中医药畅销书选粹·名医传薪

百家验案辨治心法

肖森茂　彭永开　廖声俊　编著

中国中医药出版社·北京

U0302576

图书在版编目（CIP）数据

百家验案辨治心法/肖森茂，彭永开，廖声俊编著．—2 版．
—北京：中国中医药出版社，2012.1（2020.8重印）
（中医药畅销书选粹·名医传薪）
ISBN 978 - 7 - 5132 - 0653 - 2

Ⅰ.①百…　Ⅱ.①肖…　②彭…　③廖…　Ⅲ.①医案 - 汇
编 - 中国 - 现代　Ⅳ.①R249.1

中国版本图书馆 CIP 数据核字（2011）第 229200 号

中 国 中 医 药 出 版 社 出 版
北京经济技术开发区科创十三街31号院二区8号楼
邮政编码　100176
传真　010 64405750
三河市同力彩印有限公司印刷
各地新华书店经销

*

开本 880×1230　1/32　印张 17　字数 452 千字
2012 年 1 月第 2 版　2020 年 8 月第 3 次印刷
书　号　ISBN 978 - 7 - 5132 - 0653 - 2

*

定价　55.00 元
网址　www.cptcm.com

出版者的话

中国中医药出版社作为直属于国家中医药管理局的唯一国家级中医药专业出版社，自创办以来，始终定位于"弘扬中医药文化的窗口，交流中医药学术的阵地，传播中医药文化的载体，培养中医药人才的摇篮"，不断锐意进取，实现了由小到大、由弱到强、由稚嫩到成熟的跨越式发展，短短的20多年间累计出版图书3600余种，出书范围涉及全国各级各类中医药教材和教学参考书；中医药理论、临床著作，科普读物；中医药古籍点校、注释、语译；中医药译著和少数民族文本；中医药政策法规汇编、年鉴等。基本实现了"只要是中医药书我社最多，只要是中医药教材我社最全，只要是中医药书我社最有权威性"的目标，在中医药界和社会上产生了广泛的影响。2009年我社被国家新闻出版总署评为"全国百佳图书出版单位"。

为了进一步扩大我社中医药图书的传播效应，充分利用优秀中医药图书的价值，满足更多读者，尤其是一线中医药工作者的需求，我们在努力策划、出版更多更好新书的同时，从早期出版的专业学术图书中精心挑选了一批读者喜欢、篇幅适中、至今仍有很高实用价值和指导意义的品种，以"中医药畅销书选粹"系列图书的形式重新统一修订、刊印。整套图书约100种，根据内容大致分为七个专辑："入门进阶"主要是中医入门、启蒙进阶类基础读物；"医经索微"是对中医经典的体悟、阐释；"名医传薪"记录、传承名医大家宝贵的临证经验；"针推精华"精选针灸、推拿临床经验；"特技绝活"展现传统中医丰富多样的特色疗法；"方药存真"则是中药、方剂的精编和临床应用；"临证精华"汇集临床各科精妙之法。可以说基本涵盖了中医各主要学科领域，对于广大读者学习中医、认识中医和应用中医大有裨益。

今年是"十二五计划"的开局之年，我们将牢牢抓住机遇，迎接挑战，不断创新，不辱中医药出版人的使命，出版更多、更好的中医药图书，为弘扬、传播中医药文化知识作出更大的贡献。

中国中医药出版社

2012 年 1 月

前　言

　　临证时，知常固需要，而达变更重要，关键是辨证求本，舍而言之称为知常达变求本。医案是中医临证之结晶。为拓宽知常达变求本的临证思路，不仅要勤于临床，精思明辨，而且还要善于学习，好学苦思，博学多思。学习是多方面的，而学习研究中医医案，尤其是著名老中医的医案，对启迪、拓宽知常达变求本的临证思路有着特殊的意义和作用。

　　本书收集、整理、精选的医案大多数是现代著名老中医的医案，也有杏林新秀的心得，主要选自医案医话、经验选编等专著，以及80~90年代的《中医杂志》、《上海中医药杂志》、《新中医》、《江苏中医》、《浙江中医杂志》、《辽宁中医杂志》等国内几十种中医药学术期刊。这些医案，蕴含着从四诊到辨证病因病机的分析，到施治治则治法的选择，到选方择药的巧思，具有极丰富的理论渊源和宝贵的经验心得。这些医案有的是常见病、多发病，但按常证型常法治疗罔效，而经善悟明辨，达变求本，才柳暗花明病证痊愈；有的是少见病，疑难病证，因不善于辨识而迷惑，经精思巧辨，探得病本，又绝处逢生。这些医案有的解惑，使人茅塞顿开；有的指点迷津，令人迷途醒悟；有的画龙点睛，给你理顺乱麻；有的探幽索隐，让你思考无穷；有的巧思妙变，使人信服叫绝；有的立意创新，大可借鉴旁通，故而很值得学习研究。

　　本书根据每个医案的内涵，对其证型或辨证思路作了若干分类。每个医案的案首语基本上是从该医案的辨证论治、按语分析的关键语提取出来的，颇能给人豁然开朗之感。

　　本书对同一病证的证型，大多精选了多个医案，但这些医案均有各自的特点和精妙之处，而毫无雷同之感，这样更能拓宽知常达变的临证思路。

　　本书在每个病证后面对该病证知常达变求本的相关问题做

了小结与评述，书的最后就关于拓宽知常达变求本临证思路的几个问题作了总结。但由于作者水平所限，只是抛砖引玉而已。

本书不是对某一个病证辨证分型论治的系统阐述，而是着眼于"知常达变"，精于辨证，探微求本，大有"常中之变"、"变中之常"，"奇中见常"、"常中见异"之特色，与其他相类似的专著不同，与一般教科书有别，但均可作为极好的补充，也可称之为"活的教科书"。

本书所选医案，基本上保持原案原貌，在保持原案内涵不变的基础上，仅对诸如时间、某些修饰语及某些字、词作了删节或改动。有的则是重点选录了部分内容，敬请原作者见谅，并对所选医案的作者表示真挚的谢意。为节省篇幅，不再分段，一个医案一个段落。医案中的中药剂量均用"g"。

本书可作为中医、中西医结合临床工作者及医学生参考使用。

由于编著者水平所限，精选医案难免挂一漏万，错误、缺点在所难免，敬请读者指正。

肖森茂

于赣南医学院附院

目 录

舌象、脉象

一、药物所致病态舌象不能真正反映病变本质

1. 舌诊一得辨

高辉远经验，近几十年来，随着西药的发展，在临床上又出现了一种由于长期运用西药，尤其是某些抗生素、激素等而致的病态舌象。这些舌象，从外貌上与过去的舌诊书中描述似较相同，但却与原有辨证意义的舌象相悖，而称为因药物某些副作用所致的"假象"，不能真正反映病变的本质，应当引起中医工作者的关注和警觉。如服用雌激素可致舌质红。服用某些抗生素可致舌苔增厚出现黄褐苔、黑毛苔等。随着应用西药的情况日见增多，对于识别因某些西药所致的舌象，唯有以辨证为依据才能提高疗效。曾治某 80 岁高龄患者，因感冒合并肺炎，经中西药综合治疗月余，病势基本控制，已值邪退正虚阶段，症见低热、咳嗽、胸闷气短、口干不欲饮、大便 3 日未行、脉细数、舌质淡红、舌苔发黑，加之老年张口呼吸。苔偏干燥。这种舌象的出现，实与用广谱抗生素有关。而前医未了解这些因素，仅根据大便 3 日未行，舌苔黑而干燥，辨为里热结实伤津之证，主张用苦寒撤热法，处以大剂芩、连、大黄之品。经分析病情，拟清宣养阴，调和肺胃之方药，服用数剂，黑苔渐化，诸症悉除。假若不辨舌苔真假，难免有误下伤正之虞。另外，在诊治肾病综合征时，发现某些患者由于长期服用肾上腺皮质激素出现舌质嫩红而光，有似阴虚内热之象，服清热养阴之药往往不应。或舌之中部呈片状或条状光剥无苔区，多伴口干不渴，身倦乏力，身目微肿等证，从局部看，虽似阴不足，但从整体辨证看，实为肾阳亏虚。故也不宜用养阴滋肾之法，而选用温阳益肾，化气行水之加味春泽汤。春泽汤即五苓散加人参而成。在此方基础上，再加黄芪、附子等。服此方

后，患者不仅舌质嫩红而光好转，且见薄苔，其条、片状光剥无苔区亦平复，并且逐渐撤减激素也未见反跳现象，进而使患者达到临床治愈。〔来源：中医杂志　1989；（11）：16〕

2. 阴虚夹热也有舌质淡嫩或胖嫩有齿痕辨

钟新渊经验，阴虚夹热，症见红绛舌，但临床上却有舌质淡嫩不红，或胖嫩有齿痕的，如何判定这种舌象是属于阴虚夹热，只有通过症情来确定。如虚热上冒，热流经髓无定处，手足心热而欲就冷，脉细虚数等，素来认为，这种舌象本应属气虚、阳虚之表现。为何与阴虚夹热证混淆不清？此等病人，其实多因脾胃虚弱，饮食欠佳，后天不足以补其阴液之匮乏，故面色白皙而表现舌质之淡嫩。依常规判断，则应求其有否阳虚、气虚之真情，即所谓"求无"。反之，则又与舌象不一致的阴虚证情而求其"有"，从而确定阴虚夹热证也存在着非绛色舌象，从"肾病综合征"看，更能证明这点。该病三五年，历经中西医，长期服用皮质激素，应见虚肿善食，心烦口干，夜难入睡，而舌象大多淡嫩，舌体胖而有齿痕，酷似脾虚舌。此时。舌与外症明显矛盾，那只有求之于主要矛盾和矛盾的主要方面，为激素郁热证，实属中医阴虚内热，可用甘润养阴清热治之。〔来源：江西中医药　1993；（6）：6〕

二、四诊舍参辨舌象之变

1. 黄苔也可见于脾胃虚寒辨

黄水源治某患者，脘痛，恶心，厌食，二便调，舌质红，苔黄厚，脉弦细。前医用异功散加藿香、黄连、元胡，服6剂罔效。询之，曰素喜温，遂用理中汤加草豆蔻、砂仁、吴茱萸治之，4剂，痛减。纳增，苔转薄黄，又服4剂，脘已不痛。〔中医杂志　1991；（4）：59〕

2. 辨黄腻苔救误

李辅仁治某患者，男，76岁。有黄疸型肝炎史，经治疗后肝功能恢复正常。近1年来身体疲劳，腹胀，便溏而不臭秽，呕恶纳呆，精神忧郁，舌质淡红而胖嫩，舌苔黄腻，根底浮浅，脉沉缓，经常感冒。前医按清利肝胆，利湿化浊治疗，患者初服投之辄效，但后又复发，未能根治。辨为肝郁脾虚，湿阻气滞之证。治以健脾化湿理气法，用经验方健脾温化汤：太子参10g，茯苓20g，炒白术10g，炒苍术10g，广藿香5g，炒薏苡仁15g，半夏曲15g，豆蔻、砂仁（后下）各5g，香附10g，厚朴花5g，苏藿梗各10g，佛手10g，生姜2片，大枣10g。服3剂后黄腻苔转薄腻，又服5剂后，舌苔正常，脉沉缓转弦缓，腹胀便溏已愈，精神振作，食欲增进，又继服7剂，诸症无恙。随访半年，患者身体健康。本例因苦寒清化太过，反碍湿化，其舌苔虽黄腻，但辨其根底浮浅，舌质淡红胖嫩，知非热证。如为热证，则多见舌苔黄腻而根底深痼，舌质浅红或绛，坚敛苍老粗糙，此为辨苔虚实之要点。〔来源：《李辅仁治疗老年病经验》P.81〕

3. 慢性肝炎的黄腻苔辨

汪承柏经验，黄腻苔虽属湿热证，但慢性肝炎而有黄腻苔者并非都应从湿热论治。本组病例（39例）中有黄腻苔者，计7种不同的证型，而从湿热论治者仅3例，有10例用温药治疗。经辨证论治39例中治愈30例，说明慢性肝炎不能一见有黄腻苔就投以大剂苦寒清热之品。客观上表现为黄腻苔，但这是脏腑功能失调的病理产物，是标不是本。因此本病应在辨证基础上，以恢复脏腑功能为主要治则，而不宜过用苦寒清泻之品。〔来源：中医杂志 1984；(4)：28〕

4. 黄腻苔也有属气虚湿阻辨

章叔赓经验，黄腻苔，不一定是湿热实证，其中也有气虚运化失司而致湿阻不化的。有些黄腻苔的患者舌质一般，脉滑，口苦，胸腹闷胀，纳少，溲黄等，似为实证，医用苍术、厚朴、芩、连、车前子等苦寒燥湿药达数月，苔仍如故；但细辨之，必有一二虚证，如脉虚软滑，舌胖，黄腻苔中有裂纹，胸腹虚胀，喜温，便溏等，改用补中益气、香砂六君等加减治疗，服后胸腹反觉舒适，苔也渐化，盖亦塞因塞用之法也。〔来源：《上海老中医经验选编》P.308〕

5. 脾虚阴火下陷胃脘饱胀见黄腻苔辨

朱士伏治张某，女，38岁。患慢性胃炎5年余，曾服三九胃泰、得乐冲剂等药，2月前又在某省人民医院复查，示胃黏膜充血、水肿、糜烂，有肠上皮化生，病理示慢性萎缩性胃炎。自觉四肢困倦，劳作后四肢烦热，头晕心悸，纳少痞闷，胃脘饱胀，面色不泽，白带增多，小腹坠胀，大便溏滞，舌质淡胖，苔中黄腻，脉濡。仿《医学统旨》补气运脾汤合异功散加味：太子参、生黄芪、生白术、薏苡仁各30g，陈皮、升麻、柴胡、葛根、泽泻、白茯苓、生甘草、制半夏各10g。7剂后四肢烦热始减，带下也少。守原法健脾益气、升清降浊，辨治月余，28剂后，脘痞饱胀消失，纳增黄腻苔退净。改补气运脾丸服3个月，再作胃镜复查，胃黏膜充血水肿、糜烂均已逆转。〔来源：上海中医药杂志 1996；(11)：1〕

6. 阳虚胃脘痞闷隐痛饱胀见黄腻苔辨

朱士伏治某患者，男，52岁。患慢性萎缩性胃炎15年，近2月来胃脘痞闷，隐痛饱胀，纳少便溏，头晕耳鸣，四肢不温，口苦泛恶，舌淡，苔黄厚水滑，脉沉迟，面色灰滞。辨证为脾肾阳虚，气不化水。四逆汤、苓桂术甘汤合裁：淡附片、高良姜、吴茱萸各5g，炒白芍、川桂枝、生姜、泽泻、枳实各10g，生白术、薏苡仁、丹参各40g。7剂后头晕止，口苦除，脘痞轻，黄腻苔渐化，纳谷渐增，大便转实。二诊去姜、附，加砂蔻仁、木香各10g。守方38剂后，黄腻苔已净，胃部症状消失。又以香砂养胃丸、参芪健胃冲剂调治4月，复查胃镜示胃窦轻度充血，病理检查示轻度浅表萎缩性胃炎。〔来源：上海中医药杂志 1996；(11)：1〕

7. 中风后黑苔不退属脾胃虚弱辨

施奠邦治某人，男，76岁。患脑梗死左侧肢体偏瘫1年余。初起左侧肢体活动不利，反应迟钝，长期服用华佗再造丸、健步虎潜丸及补阳还五汤等药，肢体活动有所恢复，但近半年来出现不思饮食，舌苔黄厚腻，渐见黑腻苔，用清热化湿中药，舌苔始终不退。患者刻下无口干口苦，且喜温热饮食，大便干结，腹不胀，舌质暗红，苔黄黑厚腻。辨证属脾胃虚弱。治拟健脾养胃，用六君子汤加减。处方：党参10g，白术10g，茯苓10g，甘草6g，陈皮6g，半夏10g，山药12g，石斛12g，北沙参12g，白扁豆12g，稻芽12g。服上方7剂，食欲明显增加，精神好转，面色转润，黑腻苔渐退，继服3剂后，舌上黑苔退净。〔来源：中医杂志 1992；(12)：15〕

8. 镜面舌属肝郁气滞、阴津亏耗辨

张泰康治某患者，女，51岁。胃胀闷，纳呆半年之久。因生气后，胃脘胀满，纳呆食少，日渐加重，胸痛，左胸尤剧，经某医院检查未发现异常，心电图正常。服西药无效，又服疏肝理气和胃中药数十剂病情未见好转。刻诊：左胸部时有针刺样作痛阵作，胃脘胀闷，欲噫气而不能作，纳呆食少，饮食不馨，咽干口燥，两目干涩，视力锐减，舌质淡、光滑无苔，脉细。病属肝郁气滞，胃失和降，阴津亏耗，脉络失养。治宜疏肝解郁，理气和胃，养阴生津，活络止痛。处方：柴胡6g，香附10g，佛手10g，川楝子10g，延胡索10g，当归10g，石斛15g，赤白芍各12g，天花粉15g，麦冬10g，沙参15g，枳壳10g，甘草10g。服药5剂，胸痛大减，胃脘胀满减轻，咽干口燥缓解，舌质红赤转淡，舌面可见少量丝状乳头，脉细。仍用原方加百合15g，乌药10g，又服10剂而愈。〔来源：中医杂志 1996；(2)：84〕

9. 肝火也可见舌淡苔白辨

黄水源治某患者，男，46岁。患高血压住院治疗，头晕目眩，口苦，寐差，舌淡苔白，脉弦缓。因见其舌淡苔白，辨为气虚夹痰湿上蒙清窍，选用十味温胆汤治之。药后头晕更甚，并告其病每服泻火药能缓，遂改用龙胆泻肝汤，服后果然诸症皆除。〔来源：中医杂志 1991；(4)：59〕

10. 舌质紫暗从阳虚诊治辨

潘文奎据30年之经验，从临床所诊察，发现青紫舌诚然有血流减慢瘀滞的病理，但其却存有阳虚气不运血的病机，尤其在冬寒之季，阳虚之病机更为多见。故主用温阳通脉之法，

不采用活血化瘀之技，频频获效。从四个方面观察阳虚之病机：一是舌质之紫暗是全舌还是局部，若系瘀血之由，其常可见瘀斑或紫斑，全舌之青紫深浅不匀，而阳虚所致常全舌一片紫暗，色泽均匀，且紫暗泛青，有缺氧之兆。二是舌下青筋是迂曲暴张还是仅现青筋，凡血瘀者见舌下静脉大都怒张且延伸至舌尖部，而阳虚常见青筋始于舌中部，坦直前伸，末端不达舌尖，翘舌以视之，呈上尖下粗之锥形。三是舌面，瘀血者常呈苔净而质偏干，阳虚者多见薄腻而偏湿润。四是全身伴随症状，瘀血者可见郁而化热之征象，阳虚者大多见虚寒之证。以前二者为主，后二者为次，综合分析判断。治疗宜温阳通脉，一般不配活血化瘀搜剔之品，常选用黄芪、肉桂、细辛、川芎 4 味，黄芪用 20～30g，阳虚较甚者则用桂枝。由此可见，对青紫舌也当从气血辨其主次，若不明其真相，症见舌紫即一味取用桃仁承气、血府逐瘀等活血化瘀，则其阳虚未复，青紫难消，识其病机，可不用化瘀药而退其瘀紫。〔来源：中医杂志 1994；(2)：119〕

三、四诊合参辨脉象之变

1. 脉数脉迟主热主寒宜四诊合参辨

张伯臾经验，治心律失常要善于辨脉。一般认为，数热迟寒，其实不然，必须四诊合参，方可正确识脉。脉促固然以心火偏亢者多，治当养阴清心。但临证又可见数促沉细，动则气促，溲短，面浮肢肿，形寒舌淡而当做心气虚，须用桂附、参芪之类，尤其在老年冠心病中多见，不可忽视。至于迟结代脉，虽有"阴盛则结"、"迟而无力定虚寒"之说，常用麻黄附子细辛汤治疗而获效，但于脉迟结代而属阴阳互损者来说，往往例外，非纯阳之剂可效，常须阴阳并调。阴损及阳，每于养阴剂中酌加桂枝、绍兴黄酒温通心阳；阳损及阴者，则于温阳药中加一二味阴药，如麦冬、芍药、生地等。〔来源：《名医特色经验精华》P.153〕

2. 脉数并非尽属热辨

高辉远经验，临床上有的心脏病患者，因心功能不全而致"心力衰竭"，其脉一息六至七至，甚可八至九至，此时切不可以脉数为热，有力为实热，无力为虚热。根据患者心悸、气短、胸闷、舌淡等心气虚之象，施以益气养心、调和营卫之方药，往往奏效。有一次学生为之疑惑，脉数为何用桂枝？我释之曰：此脉数非为邪热，乃心阳虚弱，心气鼓动无力，以数而济之，故温心阳、通心气，正合病机。〔来源：中医杂志1989；(11)：17〕

3. 脉弦并非尽属实辨

高辉远经验，在诊治老年病的实践中，发现不少老年人随着年龄的增长，由于血脉逐渐发生退行性变化，而出现生理性的弦数。这种健康老年人出现的弦数，实质上是人体正常衰变的征象，当视为"平脉"，不可妄断为病脉。另外，有些老年人曾因患过高血压病，经治疗后，血压已趋正常，然所致的"动脉粥样硬化"犹存，故常在诊病时，辨证为虚候，其脉反呈"端直以长，如按琴弦"之象。这种肝风已息，肾精匮乏之体，最忌攻伐，辨治时切切慎之。〔来源：中医杂志1989；(11)：17〕

4. 脉大并非尽属邪盛辨

高辉远经验，"大则病进"，后世也大多以脉大为邪盛病进之象。然而某些肺源性心脏病患者，在非急性发作期，症以胸闷气短，咳喘乏力，动则喘甚为主，脉大而微弦，尤以寸关部为显，仍示邪盛之象。倘若以脉为凭，唯以苦寒泻肺，祛邪平喘为务，难免有伤正耗气之虞。"男子平人，脉大为劳，极虚亦为劳"。说明虚劳之病可见脉虚，亦可见脉大，久病必虚，久虚而劳。肺心病患者系久罹咳喘，肺病及肾，以本虚标实为其病理特征。在急性发作期，常以邪气壅肺为主要表现；在非急性发作期，则以肺肾两虚为主要矛盾。临证者切不可以脉大而认为邪盛，不忘前贤"至虚有盛候"之戒。〔来源：中医杂志　1989；(11)：16〕

四、小结与评述

（一）药物所致病态舌象不能真正反映病变本质：如今，由于长期运用西药，尤其是某些抗生素、激素等而致病态舌象，但却与原有辨证意义的舌象相悖，是药物所致的假象，而不能真正反映病变的本质，临证时不能不注意辨识。

1. 长期使用某些抗生素，或加上张口呼吸常致舌苔偏燥发黑，对此不得滥用苦寒撤热，可随证用清宣养阴、调和肺胃之方，而使舌苔渐化，病证也除。

2. 长期服用激素后出现舌象变化可以有两种不同的相反情形，但总宜全面分析。

（1）有的长期服用激素出现舌质嫩红而光，似阴虚内热，但从整体看，实为肾阳亏虚，不宜养阴滋肾，而用温阳益肾之剂，舌象好转，诸症也临床治愈。

（2）有的长期服用皮质激素，形成激素郁热证，但舌质大多淡嫩而胖有齿痕，酷似脾虚舌，实属中医阴虚内热，所以，阴虚夹热也可舌质淡嫩或淡胖嫩有齿痕。

3. 另外，有的服用甲硝唑后舌苔变得厚腻，有的服用金霉素可出现黑毛苔，其所反映的真正临床意义尚待进一步观察。

（二）四诊合参辨舌象之变：舌苔与舌质合称为舌象。舌象的变化对反映正气的盛衰、邪气的轻重、病位的浅深、病情的进退、津液的存亡等方面有重要意义，但临证时必须四诊合参，才能更准确地辨析其变。

1. 黄腻苔不尽属湿热。一般而言，黄腻苔多主湿热，但黄腻苔不尽属湿热，不可概从湿热论治。肝郁脾虚、湿阻气滞可见黄腻苔，用健脾化湿理气之剂，黄腻苔化净，诸症愈。慢性萎缩性胃炎胃脘胀满，舌苔黄腻，不属湿热中阻，而属脾虚阴火下陷，虚阳浮越于外所致。胃脘痞闷，隐痛饱胀，苔黄厚水滑，实属阳虚水泛，水饮内停中脘，水饮之处，必有伏阳，苔之黄腻水滑为水饮内停之真寒假热证，也不得见苔黄腻而从湿热辨治。慢性肝炎见黄腻苔而从湿热辨治者反而不多，更非都应从湿热论治。除四诊合参外，仔细观察舌苔的质地、色泽是十分重要的，这种黄腻苔根底浮浅，舌质淡红嫩，则知非热证，与湿热证之黄腻苔根底较深固，舌质红或浅红，舌象较坚敛苍老，迥然不同。

2. 黄苔本属热，但亦可见于脾胃虚寒证。

3. 黑苔也有从脾虚湿滞论治才病痊愈者。

4. 舌淡苔白本主虚主湿，然火热证也可见之。

5. 镜面舌多属阴液亏虚，但肝郁气滞、阴津不足、瘀血阻滞也可见镜面舌。

6. 舌质紫暗多主瘀，但阳虚也可见舌质紫暗，乃阳虚气不运血所致。

（三）凭脉辨证，必须四诊合参：脉诊是中医重要诊法，要正确识脉必须四诊合参。"舍证从脉"，"舍脉从证"，取舍者，均是四诊合参之结果。其实，若能辨脉象之变，"舍脉"者实际上可不舍，且常常是不能舍脉，而是四诊合参。

1. 数热迟寒，其实不尽然。脉数促有属心气心阳虚，脉迟结代属阴阳互损者。脉细数多见于阴虚内热，但沉细中见数却为虚寒。脉数属气虚者并非少见，数脉并非尽属热，心功能不全脉数则不可以脉数为热有力为实热，无力为虚热辨治。

2. 弦脉主肝风主痛但也主虚候。如弦数见于动脉粥样硬化，常辨为虚候，肾精亏损，最忌攻伐，弦数并非尽属实。

3. 脉大并非尽属邪盛。虚劳之病，可见脉虚，亦可见脉大。慢性肺源性心脏病在非急性发作期，其脉大而微弦，但以肺肾两虚为主要矛盾，不可以脉大而视为邪盛而滥用攻伐。

问口味二则

一、口甘不尽属湿热

寒饮也口甘辨

李兴培治某患者,女,35 岁,农民。主诉口甘 1 周,饮水及吃任何食物均感味甜,细询尚兼畏寒,头晕头痛,嗜睡,时恶心,吐多量痰涎,咳嗽痰白,舌质淡红,舌苔薄白,脉沉细迟。根据脉症综合分析,证属中焦虚寒,寒饮犯胃,径投温中散寒之吴茱萸汤加味:吴茱萸 6g,党参 25g,生姜 10g,半夏 10g,大枣 6 枚,炙甘草 3g。1 日 1 剂,水煎两次温服。服药 3 剂后,畏寒已,口甘除,恶心止,多睡、嗜睡皆告消失,仅遗轻咳无痰,再进上方 3 剂,以资巩固,随访 4 年未犯。《内经》谓"津液在脾,故令人口甘也"。观是例症见口甘而吐多量涎沫可知是为此证之早期病机,但亦须辨明病之兼夹及寒热虚实,治疗方可中的。至若津液久蕴于脾,才会发展为湿热,为消渴,治疗原则自当从芳香化湿、清热利湿等着手。由此可见,口甘之症并非皆属湿热。〔来源:中医杂志 1993;(5):315〕

二、口苦不尽主热

口苦也有主寒辨

何梦笔经验,在时邪热病中口苦主热无可非议,但在内伤杂病中,口苦有主寒者。两者之别:口苦主热者,口苦且干,渴欲饮水,饮之为快;或口苦,舌上有麻辣感;或口苦,口中伴有臭秽。其苔多见深黄或老黄,或黄而干燥,或黄腻,舌质偏红或红绛。口苦主寒者,口苦而淡,口渴而不思饮,饮也不多,或口苦而成涩多涎,或口多清水。其苔多见白滑或白腻或白腻罩灰黑色,舌质偏淡或淡白胖嫩,边多齿印。前者系实热或湿热（痰热）之邪弥漫脏腑，内扰肝胆，以致肝热胆泄所致，常见于多种急性炎症、感染、发热病症。后者属中焦虚寒，湿痰浊邪壅滞，肝木乘脾，胆气上溢而成，常见于消化功能紊乱和多种慢性疾病之中。〔中医杂志 1995；（9）：568〕

三、小结与评述

1. 口甘多湿热，多见于暑湿季节，但口甘不尽属湿热，寒湿留于脾也口甘，其他季节也可见口甘，辨证之关键在于不死守湿热口甘，而重在辨证，虽口甘，而有一派寒饮之症状可辨，自当辨为寒饮证，治宜温化，可选用吴茱萸汤、苓桂术甘汤。

2. 热证见口苦。但口苦不尽主热，尤其是内伤杂病中见有口苦，更须四诊合参全面分析，不可见口苦则印目为热，在内伤杂病中，寒证也常见有口苦，热证口苦与寒证口苦的鉴别，主要是从口苦的兼证、舌苔舌质的不同进行辨析。

外 感 表 证

一、解表需顾兼夹

表证不解，须审兼夹辨

陈绍园体会，外感表证一般可分为风寒、风热两大类，但常兼夹其他病邪，如兼夹里热、湿浊、宿滞等。若单纯运用辛温或辛凉，仍发热不退，须细审兼夹，治当兼治。若风寒夹里热，症见恶寒发热，无汗，身痛，咽红，声嘶，乳蛾肿大等，可在辛温解表如荆防败毒散中选加金银花、蒲公英、七叶一枝花、玄参、土牛膝等，佐以清里。如风寒夹湿，兼见脘腹不适，或呕恶，身重痛，苔白腻等症，可用人参败毒散或藿香正气散加减解表祛湿。若风热夹食滞，兼见腹满或痛或呕，宜在辛凉剂中选加藿香、苏叶、防风、谷麦芽、炒山楂、莱菔子等辅以祛寒导滞。若妇女产后外感发热，常夹瘀阻，寒热往来，多汗，腹痛，宜扶正祛邪、和解表里，用小柴胡汤加当归、川芎、山楂炭、桃仁等以活血化瘀。〔来源：中医杂志　1986；（4）：32〕

二、"因时、因人制宜"应与证合参

1. 血家夏令外感表虚仍用桂枝汤辨

张伯臾治某患者，女，65 岁。体温 39.3℃，消化道出血后体虚未复，又感风邪，营卫不和，发热 4 天不退，恶寒，有汗不解，口不渴饮，苔薄白，脉浮小数。虽在夏令炎热，仍用桂枝汤。桂枝 4.5g，炒白芍 9g，生甘草 4.5g，鲜藿佩各 3g，茯苓 9g，白豆蔻 3g，鲜荷梗 1 支。2 剂。恶寒发热，1 剂即退，但仍汗多，疲倦，脉细弱，舌淡红，风邪已解，营卫未和，正气未复，再拟桂枝加人参汤，扶正以止汗。桂枝 4.5g，炒白芍 9g，生甘草 4.5g，太子参 12g，浮小麦 30g，炒防风

6g，陈皮4.5g。汗出已止，已思饮食，但面色萎黄，难眠，脉细弱，舌淡红。客邪退后，气血两亏，心肺同病，神不守舍。姑再调养心脾而补气血。患者失血之后，可知营血已伤，表气亦弱。今又复感风邪，故症见恶寒发热有汗不解等表虚营卫不和之象，虽为血家，又值夏令炎热，而仍予桂枝汤加芳宣之品，祛风辟秽，1剂而热退，风邪得解，继以桂枝加人参汤续调营卫而补其虚。由此可见，《伤寒论》方不拘之于治疗伤寒，桂枝汤虽为温药，亦不忌血家，不限于夏季，只要脉症符合，便可对证用方。〔来源：《张伯臾医案》P.1〕

2. 当归四逆汤治虚人外感辨

在感冒流行之际，虚人最易感染，其发也异于常人。章次公治某女，今恶寒特甚，手足厥冷，脉细欲绝。盖当归四逆汤证。全当归9g，桂枝6g（后下），白芍9g，细辛3g，通草5g，吴茱萸3g，羌活9g，秦艽9g，炙甘草3g，生姜2片，大枣7枚。〔来源：《章次公医案》P.7〕

三、经期外感

1. 经期感冒辨

张振彪经验，经期感冒，即在月经来潮前或经期发生的感冒，且病程较一般感冒为长，可随着行经结束而逐渐自愈。至下次月经来潮之际，感冒随即再现，与月经周期关系密切。有自觉寒热，咽干，心烦，脉弦，苔薄白，与少阳证相符合，用小柴胡汤有效。〔来源：中医杂志　1983；（10）：43〕

2. 外感热病与月经变化有关辨

刘志明体会，外感热病往往与月经的变化有联系，因而在临证中就要注意妇女月经情况。外感发热，拖延日久不解，其中有一些就是因为月经"适来"或"适断"之时，感受外邪所致。此时，于解表之中参与和解之剂，效果较好。《伤寒论》对热入血室症状的描述可归纳为三点：一是风寒之邪感于经水"适来"或经水"适断"之时；二是出现明显的精神症状，如"谵语"，"如见鬼状"等；三是寒热往来如疟状。

一女患者，发热如疟，数日不退，烦躁抽搐，神志不清。西医用消炎、解热、镇静之剂无效。详问之，得知病人正当经水来潮时，感受风寒而致此病，用小柴胡汤解之。先用针刺合谷透后溪，三阴交透绝骨，强刺激，使患者稍安静，服小柴胡汤2剂热退神清。〔来源：《医话医论荟要》P. 34〕

四、易感并非皆属虚

1. 反复呼吸道感染有属积滞辨

毕可恩等体会，一般认为复感儿属虚证，但观察认为，积滞实证的小儿也易反复呼吸道感染。这类小儿常表现为实证、热证，食欲良好，饮食营养丰富，但有易烦躁，腹胀，舌苔厚腻，舌质红等食积郁热表现。当前的复感儿属该证型并不少见。〔来源：中医药研究　1990；（4）：35〕

张士珍认为，目前中医对反复呼吸道感染的认识是脾胃虚弱，脾肾不足，卫外不固所致，治疗多从健脾补肾固表着手。但本病患儿以体虚为本，治以补虚仅为大法，不应拘泥，部分患儿虚中夹实，以实证为主，其素体脾虚，加上饮食不知自节，喂养不当，形成胃热积滞，日久必生肺热。肺素有热，感受风寒即可发病。基于此，治疗就不应以补为主闭门留寇，而应以消为主，使邪去则正自安。一旦肠胃积滞得消，胃热肺热必除，釜底抽薪，诸症皆愈，常用焦麦芽、焦神曲、焦山楂、焦槟榔、炒鸡内金、炒莱菔子、厚朴、枳壳，积滞重者加大黄炭。〔来源：中医杂志　1994；（4）：248〕

2. 小儿反复呼吸道感染迁延期是关键辨

俞景茂经验，小儿反复呼吸道感染迁延期为本病治疗的关键时期。营卫失和，邪毒留恋，治疗可用扶正固表，调和营卫法，常用黄芪桂枝五物汤加减；少阳失利，枢机失和，治疗可用和解表里，疏利枢机法，常用小柴胡汤加减；虚实夹杂，寒热错杂，治疗可用清补兼施，寒热并投法，常用自拟方八味黄芪散（黄芪、茯苓、防风、五味子、大青叶、仙灵脾、生牡蛎、鸡内金）。〔来源：中医杂志　1995；（6）：340〕

五、小结与评述

（一）表证不解，需审其因：有表证需解表，使外邪从表而解，即当汗者不可不汗，但常有运用解表剂，表证却迟迟不解，此时当审其因。除辨证、选方用药方面的原因外，表证有兼夹是另一重要原因。因其有兼夹，使外邪有附着之地，而影响其从表而解。常见的兼夹有夹里热、夹湿、夹食滞、产后外感常夹瘀血等。治疗则宜解表兼清里热，兼化湿滞，兼消食积，兼活血祛瘀等。

（二）因人因时制宜，总以"证"为根据：三因制宜是治则之一，但又要与"证"合参，以"证"为所求之根本。如"血家忌桂"，"夏令忌麻桂"，但若血家夏令外感表虚证，又不可拘泥二忌，以表虚证为根本，仍用桂枝汤。

（三）虚人外感当扶正解表：或益气或扶阳，或滋阴或养血。经方活用新用，当归四逆汤治虚人外感，恶寒特甚，手足厥冷，脉细。黄芪桂枝五物汤也善治虚人外感。

（四）经期外感有其特殊性：或使病程较一般感冒为长，或使经期发生改变，其表现与少阳证相符者多，治宜和解，用小柴胡汤加减有较好疗效，或于解表剂中参与和解，南方地区的经期外感常夹有湿热或为湿热为病，又当清利芳化，宣通和解。

（五）反复易感不尽属脾虚："脾旺不受邪"。反复易感，尤其是复感儿多属脾虚，但如今因独生子女多，因积滞内伤脾胃，而积滞不化，内生里热而致反复易感者渐多。所以反复易感不尽属脾虚，还宜注意辨析积滞，有积滞者还当化积滞助脾运，还要注意抓住迁延期这一关键时期进行调治，可取得较好疗效。

发　热

一、术后发热

1. 妇科手术后感染发热辨

刘奉五体会，热毒炽盛是术后感染的外因特点，气阴气血两伤是体质的内因特点。在辨证论治方面：①抓住热毒炽盛的特点，重用清热解毒、化瘀消痈，兼顾护阴扶正。②对于本证，不论感染的程度和病程的长短，若见表证仍应解表，更应注意表证的寒热属性，若见邪居少阳仍需枢转和解，若见热毒内盛外邪袭表则应清里疏表，内外兼治。既要重视西医的诊断，又不受其约束，而是根据中医辨证论治，正确处理扶正与祛邪的辨证关系。若见热毒炽盛就要抓紧时机重用清热解毒；若见里实热证，不要因为正虚而不敢攻邪。既要重视审证求因抓住病理实质，又要根据其发展和不同阶段的具体情况具体处理。〔来源：《刘奉五妇科经验》P. 135〕

2. 用白虎汤治妇科术后发热辨

李少华经验，有的在术后虽应用大量抗生素，但热仍不解，常用白虎汤加减，每每得心应手。具备五大，首选白虎。发热多具五大症状（大烦、大热、大渴、大汗、脉洪大），热度来势急，所以应首选白虎汤加味治之。急下存阴，釜底抽薪……如果热盛，往往不能控制发热，则热由阳明经证转入腑证，故应急下存阴，用白虎汤加大黄、玄明粉……清热生津，扶阴固本，术后伤气耗血致阴津不足……故在白虎汤中加石斛、麦冬、生地、沙参、太子参等。李氏经验白虎汤配伍僵蚕、牛黄更加强清热解毒之功。治某患者，25 岁。已婚。患者足月妊娠，因骨盆狭窄行剖腹产术。术中出血较多，第二天起发热并逐渐增高，第四天，高热达 40.3℃，形寒咽痛（检查扁桃体充血肿大，无脓性分泌物），胸闷不舒，大便秘结，口干欲饮，唇红舌红，干燥无苔。验血常规：红细胞 3.15 × 10^{12}/L，白细胞 7.5 × 10^9/L，中性粒细胞 80%，淋巴细胞 18%，单核细胞 2%。此乃热盛阴伤发热，又因术时失血过多更致阴伤，故当清热养阴。煅石膏 30g，知母 6g，生地 12g，大黄（后下）3g，玄明粉（冲）9g，牛黄（冲服）0.6g，炒僵蚕 9g，玄参 24g，麦门冬 9g，柴胡 9g，川厚朴 6g，连翘 9g，葛根 9g，甘草 4.5g。药后 2 天，热度退至 37.4℃，服上方 4 剂，体温正常，以后未复发。〔来源：上海中医药杂志 1990；(8)：14〕

3. 妇产科病术后高热属中气下陷辨

王心好治某患者，女，42 岁。子宫Ⅲ度脱垂……作阴道式子宫全切，术后 3 天出现高热，治疗无效……以"术后感染"收入我院治疗。血象：红细胞 3.2 × 10^{12}/L，血色素 60%，白细胞 12.6 × 10^9/L，中性 76%，淋巴 24%。经青、链霉素，红、氯霉素等联合治疗 1 周，仍持续高热，体温在 39℃以上……症见面色萎黄，少气懒言，倦怠无力，食少便溏，脉细无力，舌淡苔白。证属中气下陷，气虚发热，治以升举中气，甘温除热。方用补中益气汤加味：黄芪 15g，党参 12g，炒白术 12g，陈皮 6g，升麻 6g，柴胡 10g，当归 10g，金银花 15g，连翘 12g，炙甘草 6g，生姜 3 片，大枣 3 枚。服药 2 剂，体温下降至 37.5℃。继服 2 剂，体温正常，饮食增加，观察 3 天，一切如常，痊愈出院。〔来源：上海中医药杂志 1985；(9)：28〕

4. 行剖宫取婴术后高热属脾气亏虚辨

王心好治某患者，女，27 岁。患者足月妊娠滞产、早破水合并宫腔感染、子宫先兆破裂、胎儿宫内窒息……行剖宫取婴，术后 2 天出现高热，体温 39℃，心率 120 次/分，血象：红细胞 3 × 10^{12}/L，血色素 58%，白细胞 13.4 × 10^9/L，中性 78%，淋巴 22%。经输血、输液、抗生素等联合应用，治疗 10 天，无明显好转，体温持续在 39℃以上。邀余会诊。症见心慌气短，乏力懒言，脘腹疼痛，腹胀如鼓，嗳气频作，不思饮食，小便失禁，脉象弦细，舌淡苔薄白。证属中气不足，脾虚发热。治以甘温除热，健脾理气。方用香砂六君子汤加减：党参 12g，炒白术 12g，茯苓 12g，陈皮 10g，半夏 10g，广木香 10g，砂仁 10g，川厚朴 10g，金银花 20g，连翘 12g，炒延胡索 10g，炙甘草 6g，生姜 5 片。服药 2 剂后，体温下降至 37.5℃，脘痛腹胀明显好转，继服 4 剂，体温正常，饮食大增，小便已能控制。调养 1 周，痊愈出院。〔来源：上海中医药杂志　1985；(9)：28〕

5. 产科术后发热属心脾两虚辨

王心好治某患者，女，26 岁。农民。患者足月妊娠滞产，胎儿宫内窒息，子宫先兆破裂……行剖腹取婴，术后出现高热，体温在 38.5℃ ~39.5℃ 之间。血象：红细胞 $2.8 \times 10^{12}/L$，血色素 55%，白细胞 $13.8 \times 10^9/L$，中性 79%，淋巴 21%。经输液，青、链霉素，红、氯霉素等治疗 1 周，高热不退……症见头晕目眩，心悸怔忡，烦躁不眠，自汗不止，食少纳呆，小便失禁，脉细微数，舌淡苔白。证属心脾两虚，气虚发热。治以甘温除热，补益心脾。方用归脾汤加减：黄芪 20g，党参 12g，炒白术 12g，当归 10g，酸枣仁 15g，龙眼肉 15g，广木香 6g，炙远志 12g，生龙牡各 12g，金银花 15g，连翘 12g，炙甘草 10g，生姜 3 片，大枣 4 枚。服药 2 剂后，体温下降至 37.4℃，头晕、心慌、烦躁、失眠诸症递减。继服 4 剂，体温正常，饮食增加，自汗停止，诸症消失。调养 1 周，痊愈出院。〔来源：上海中医药杂志　1985；(9)：28〕

6. 产科术后发热属外有风热内有瘀血辨

董德懋治某患者，女，34 岁。患者因妊娠 41$^+$ 周，妊娠水肿，胎儿偏大，头盆相对不称，住院行剖腹产并节育手术，手术顺利……（术后 3 日）开始发热，体温达 38.8℃，以后发热持续不退，在 38℃ ~39℃ 之间……脉搏 86 次/分，肺（－）……腹软，右下腹有一烧瓶大发硬压痛区，呈 8cm × 4cm 增厚包块，边界不清……血象：白细胞 $12 \times 10^9/L$，中性粒细胞 87%。手术伤口未见异常。经外科会诊，认为是手术后血肿或炎性包块。遂以多种抗生素（卡那霉素、红霉素、氯霉素等）治疗，发热不退……患者发热，恶寒，头痛，口渴，汗出，左臂酸痛，右下腹部胀痛且灼热拒按，舌质红有瘀点，舌苔薄黄，脉浮数。细询之，产后恶露量少色淡，术后即觉左臂酸痛。属产后气血虚弱，手术中又受外风，恶露少则瘀积少腹为症，是为外有风热，内有瘀血之证。宜疏风清热，辛凉解表，且佐凉血化瘀之品，银翘散加味。处方：金银花10g，连翘10g，荆芥穗（炒炭）6g，桑叶10g，桑枝10g，野菊花10g，赤芍5g，茅根10g，芦根12g，地丁10g，蒲公英10g。4剂。二诊，发热已退，体温恢复正常，右下腹痛减轻，癥积范围缩小。脉舌同前，拟前法续进，并增加化瘀之品。处方：金银花10g，连翘10g，荆芥穗（炒炭）6g，赤芍10g，丹皮6g，丹参6g，香附10g，蒲公英10g，茅根10g，当归10g，炙甘草6g。5剂。服上方3剂，肢痛等症状皆除，癥积尽失，出院带回中药2剂继服。血象：白细胞6.7×10^9/L，中性粒细胞66%，淋巴细胞33%。〔来源：中医杂志 1983；(8)：16〕

7. 妇科术后低热从清胆利湿论治辨

林宗广治某患者，女，56岁。患者因绝经4年后阴道不规则出血，门诊诊刮发现子宫内膜腺体增生（部分呈乳头状增生）。以往有胆囊感染行胆囊切除史与化脓性胆管炎行胆总管切开引流术史。入院后作全子宫加双侧附件切除术。病理报告为子宫内膜囊腺型增生。术后出现持续性发热（体温37.8℃～38℃）。心肺及其他均无异常。白细胞9.7×10^9/L，中性白细胞87%。用洁霉素及甲硝唑等联合抗感染等治疗14天，体温未能恢复正常……患者有胆道手术史二次。本次因手术紧张致使肝胆气郁，湿热不化以致持续午后低热3周，午后升火，胃纳减退，口苦口干，苔黄腻，脉弦。故予蒿芩清胆汤出入。青蒿10g，黄芩10g，陈皮6g，制半夏10g，茯苓10g，知母10g，炒竹茹10g，六一散12g，川黄连6g，川厚朴10g，金银花10g。5剂。服药4天后，体温恢复正常，予以出院。

〔来源：上海中医药杂志　1996；（1）：25〕

8. 心脏术后应用甘温益气退热法辨

焦增锦体会，心脏术后，患者都可见发热，在抗生素常规治疗下，一般 3～7 天即可消退，但部分患者持续二三周以上热势不减，且日晡益甚，伴汗出、恶风寒、乏力、纳呆、精神萎靡不振等症状，采用甘温益气除热法治疗，一般 1～2 天即可退热，全身症状亦随之改善。治某患者，女，39 岁。……心脏术后，次日出现发烧，经抗生素治疗热势未退，症见精神萎靡，自汗，恶风寒，口苦口干，纳呆，大便干，身热每于午后 6 点达高峰（体温 37.5℃～38.5℃），舌质暗红，苔薄黄，脉沉细无力。此乃心气虚，心阳不振，营卫不调。治以益气助阳，兼疏导气机，方用玉屏风散合柴胡桂枝汤加减，药用：生黄芪 20g，防风 9g，白术 9g，桂枝 6g，赤白芍各 15g，炙甘草 6g，柴胡 9g，半夏 9g，黄芩 12g，玄参 15g，制大黄 4g，丹参 18g。当晚急煎即进，药后 1 小时，体温降至 37.4℃，2 小时后，再煎更服，翌日体温恢复正常，汗减少，恶寒轻，食欲增。效不更方，续服 3 剂，诸症消失而出院。又治某患者，48 岁。10 天前行二尖瓣替换术，即日体温升高（38.5℃），经用抗生素等治疗 10 天体温未降……患者面色憔悴，自汗出，恶风寒，口干喜饮，手足心热，盗汗，胸痛隐隐，近 3 日体温持续达 38℃～39℃，日晡尤甚，舌暗红，苔白厚，脉滑无力。证属心肺气阴大伤，卫阳虚衰。治以益气阴和营卫，方用玉屏风散合桂枝龙牡汤加减，药用：生黄芪 20g，炒白术 9g，防风 6g，桂枝 6g，白芍 12g，生姜 3 片，炙甘草 6g，大枣 5 个，煅龙牡各 20g（先下），银柴胡 9g，地骨皮 15g，青蒿 9g，白薇 15g，玄参 20g。当晚急煎即服，每隔 3 小时进一煎。2 剂后体温降至 37.7℃，3 剂后体温恢复正常，自汗、盗汗、恶寒等症状明显减轻。上方加丹参 18g，浮小麦 15g，4 剂后痊愈出院。

〔来源：中医杂志　1989；（9）：17〕

9. 和解法治疗心脏病术后发热辨

焦增绵体会，心脏手术后元气大伤，宗气大泄，伤阴动血，气滞血瘀，湿停痰阻，内邪众生，虚邪贼风更易乘之为害，常出现少阳枢机不利，气血营卫失和，中焦脾胃升降失调等变化。临床所见，寒热往来，口苦咽干或胸中烦而不呕，或渴，或腹中痛，或胁下痞硬，或心下悸小便不利，或不渴身有微热，或渴等；亦有发热，汗出恶风，精神委顿，纳呆乏力等症状。此类证候使用仲景和解剂小柴胡汤加减，调和营卫剂桂枝汤变通，正切合病机。在临床上灵活使用和法治疗术后发热，常用方药：补而和之，玉屏风散加桂枝龙牡汤；通而和之，大柴胡汤、大柴胡加芒硝汤；清而和之，柴胡加石膏汤；和解少阳调和营卫，柴胡桂枝汤；滋阴和解，柴胡汤合生脉散；宣畅少阳三焦用三仁汤等等。心脏手术后无明显感染发热患者，辨证使用如上法及方药。部分病例少加银花、连翘或芦根、茅根，服3～5剂即可迅速退热。一般最常使用的清热解毒退热法，因药物有苦寒败胃伤正之弊，应慎用少用。杨某，女，46岁。风心病主动脉瓣、二尖瓣替换术后11天，发热波动在37.5℃～38℃。手术后一直静点先锋4号、庆大霉素抗炎，使用消炎痛退热但热势不减，自觉恶寒发热交替，伴头痛，口苦，咽干，心烦纳呆，胸胁隐痛，便干，舌暗红，苔黄厚，脉虚细数，证属湿热痰瘀内阻少阳，枢机失和。治宜和解少阳，通脉退热。处方：柴胡12g，黄芩12g，地骨皮15g，半夏9g，丹参20g，赤芍12g，丹皮12g，玄参15g，生地12g，炙甘草6g。3剂。1剂药后热度降，3剂药后热退净，头疼胸痛止，纳食增，体力精神好转，2日后出院。〔来源：中国医药学报　1994；（2）：30〕

10. 颅脑手术后高热用白虎汤辨

官纯寿经验，颅脑术后高热，常表现为阳明实热证，用白虎汤加味治疗。在白虎汤中，余多重用生石膏，用其性凉能散，有透表解肌之力；虽重用知母，但不再加苦寒清热解毒之品，因苦寒药有阻遏气机，化燥伤津之弊。如加用苦寒清热解毒药后，则使白虎汤的性质由辛凉变成苦寒，成为"死白虎"，反不能清透其热。如有表证，还需加入薄荷、连翘等清泄之品，如兼有阳明腑实，则可酌加大黄、芒硝，但必须中病即止。该病后期往往有伤阴耗气之象，人参、生地、石斛、山药、枸杞等常能起扶正祛邪之效，应随时加入。治某患者，男，29 岁……经脑外科诊断硬脑膜下血肿，即行开颅清除血肿，术后 2 天即发高热，体温 38.3℃～39.4℃，经用醇浴、冰枕降温无效，给予解热退热药及大剂量青霉素、氨苄青霉素及先锋霉素治疗 5 天，发热未能控制，改用激素治疗 4 天后，热退至 37.8℃～38.3℃，但停药后体温又回升到 39.1℃。停药 4 天后查三大常规、胸片、痰培养、咽拭培养均未发现异常，西医诊断为中枢性高热。刻诊：体温 39.3℃，神昏不语，气息不均，口渴引饮，有时目睛上窜，四肢末端不自主交替抽动，肌肤灼热，大便干结，小便失禁。舌质红绛，苔灰黄而干，脉细数。此乃火邪横恣，热扰心营，肝风内动，肾阴亏损，治宜清热益气。方用人参白虎汤加味：红参 6g，生石膏 50g，知母 20g，山药 15g，生地 25g，鲜石斛 15g，枸杞 15g，石菖蒲 12g，生甘草 10g。急煎，频服。服药 1 剂，全身微汗，发热渐退，目窜肢动减轻。再服 2 剂，体温退至 37.7℃～38.2℃，神清语晰，呼吸均匀，口渴大减，大便已行。守原方加酸枣仁 12g，白茅根 20g，服药 5 剂，余热退尽。另外 2 例颅脑术后高热，也均以白虎汤出入，收效颇速。〔来源：中医杂志 1990；(7)：26〕

11. 利水化瘀治颅脑术后中枢性发热辨

茅献章治愈 1 例颅脑手术后发热，并认为中枢性发热属非感染性发热的一种，其原因主要是由于物理性、化学性或机械性因素直接损害了体温调节中枢，致其功能调节失常而引起。高热而无汗是这类病人的特点，脑水肿、局部血循障碍是其病理基础……所以，"水"与"瘀"既是脑损伤的病理产物，又是中枢性发热的发病原因。水湿瘀血充塞脑窍，郁而化热，湿热酿痰，痰瘀互结而产生高热无汗。神昏等症状。为此，用利水渗湿、活血化瘀治疗。常用方药：代赭石 30g，泽泻 15g，白术 30g，川芎 10g，牛膝 12g，红花 8g，桃仁 10g。天竹黄、

郁金、菖蒲、藿香、佩兰、金银花、地丁、大黄、白豆蔻、法半夏等可随证选用。〔来源：新中医　1986；（10）：41〕

12. 腹部术后低热属湿热瘀滞辨

叶景华治某患者，男性，74 岁。因上腹部疼痛持续增剧伴呕出胆汁及咖啡样物，急诊手术治疗，证实为十二指肠球部溃疡穿孔并发弥漫性腹膜炎，术后创口愈合尚好，但持续发热在 38℃左右，用多种抗生素治疗 3 周发热仍不退（在 38℃左右），乃停用抗生素，以中医药治疗。发热不退，纳尚可，大小便无异常，但舌质暗红，苔腻，脉缓，脉症无明显虚象。由湿热瘀阻所致，治以清化湿热瘀滞为主。处方：青蒿 15g，黄芩 10g，厚朴 6g，蒲公英 30g，红藤 30g，赤芍 12g，青陈皮各 10g，败酱草 30g，赤猪苓各 12g。服药 2 剂，发热渐退，舌苔腻渐化，继续服药 3 剂，热退清，腻苔化，舌质转淡红，纳旺，大小便正常，一般情况好，又调理 5 天出院。〔来源：中医杂志　1993；（9）：532〕

13. 胆道术后邪伏太少两经高热辨

张琪治某患者，男，21 岁。反复高热 8 个月。患者于 1985 年 5 月以右季胁痛入某医院，经检查确诊为先天性总胆管囊肿，同年 6 月 1 日手术治疗。术后出现发热，体温高达 40℃，经用抗生素热退，间隔 10 余日又高烧，复用抗生素，持续 1 周热退。嗣后每间隔 2 周左右必发热，体温 39.5℃ ~ 40℃，持续 3 ~ 5 天，发作时用解热药汗出热即退，有时不服药，热也能退。经数家医院系统检查皆未能确诊，一直迁延不愈。……发烧之前先有脊背发凉恶寒，随后约 1 小时即发热，微有恶心，头昏痛，周身肢节酸困乏力，观其形体消瘦，舌质红苔薄白，脉象沉而有力。据脉症分析，当属伏邪为病，伏邪郁于少阳，欲达不能达，病位在太少两经，治宜透邪外出，用柴胡桂枝汤合银翘散化裁。处方：柴胡 25g，桂枝 15g，黄芩 15g，半夏 15g，党参 20g，白芍 15g，金银花 30g，连翘 30g，荆芥 10g，薄荷 10g，青蒿 25g，甘草 10g，生姜 15g，大枣 3 枚。服药 10 剂，患者虽仍发热但体温已有下降趋势，发热持续时间明显缩短，舌苔白厚及脉见浮象，均说明伏邪已部分外透，仍宗前方加减。处方：柴胡 25g，桂枝 15g，黄芩 15g，白芍 20g，党参 20g，甘草 10g，金银花 30g，连翘 30g，青蒿 25g，常山 15g，半夏 15g，草果仁 10g，生姜 15g，大枣 3 枚。……服上方 19 剂，此间于某月某日下午 13 时许自觉身热，测体温 37.2℃，至 20 时体温 36.5℃，某月某日晚 19 时又觉身热，体温 37℃～38.2℃，至零点周身汗出，体温 36℃，周身酸困乏力及头昏痛症状已消失，舌苔白腻，脉滑。此为伏邪外达佳兆，仍宗前方化裁继服以除余邪。处方：柴胡 25g，黄芩 15g，桂枝 15g，半夏 15g，党参 20g，白芍 15g，金银花 30g，连翘 20g，青蒿 20g，常山 15g，草果仁 10g，川朴 10g，生姜 15g，红枣 3 枚。……服上方 20 剂……发热退后已 40 余日未发热。病人饮食增加，精神好转，体重增加 2 公斤，舌润薄白，脉缓。嘱停药观察。半年后随访，病人停服中药后一直未发热，病已痊愈。〔来源：中医杂志 1995；(3)：144〕

二、气虚发热

1. 气虚发热兼肾精不足辨

路志正认为，精血同源，营血大亏，日渐煎熬，久必损及肾阴……脾胃气衰，元气不足可导致阴火上冲，阴火炽盛可伤其脾胃升发之气，又可煎熬营血，血不养心则心火愈炽，血虚火旺伤其阴精则肾水亦亏，水火不交则炽者愈炽，亏者愈亏，故滋补肾水可使心火自降，维持其与脾胃之间原有的正常生理功能……但因病起于脾胃虚衰，元气不足，故补中益气方能治本，滋补肾水仅有辅佐之功，并非正本清源之法。余宗其义，在临床上遇到气虚生热者，根据病情，常于补中益气汤中，稍佐一二味滋补肾阴之品，常可获效。治一 26 岁男性患者，3 年来周期性高烧，每月一发，体温 38.5℃～39.5℃，昼夜无别，无前驱症状，发热时伴有周身关节酸痛，腰痛，头晕，乏力，持续 3～5 天，最后 1～2 天汗出溱溱，体温即恢复正常，诸症消失，唯觉全身倦怠乏力而已……曾先后 10 次住某医院，经骨穿、淋巴活检、十二指肠引流、胆囊造影、肝超声波检查、全消化道钡餐造影、肾同位素扫描，以及血中找 LE 细胞、疟原虫、微丝蚴、血培养、中段尿培养、抗"O"、血沉、类风湿因子、肝功、胎甲球蛋白、布鲁氏杆菌凝集试验、抗核抗体等多项检查，均无阳性发现，惟血象有时偏高（白细胞 $10 \sim 15 \times 10^9/L$，N80% $\sim$ 90%），经青霉素等抗生素治疗或不经治疗，体温均能恢复正常。……查淋巴细胞转化率25%，玫瑰花结形成率28%，γ 球蛋白定量 0.71%，均低于正常。故考虑周期性高烧可能与细胞免疫缺陷有关，给予提高免疫机能的药物（左旋咪唑）及补中益气汤等中药治疗后发热间隔时间延长，但有发作……体瘦而黄，两目无神……手足及鼻尖极易出汗，脉右虚弦而滑，左弦细而无力，舌边尖红而苔薄白……脉症合参，乃脾胃气虚，肾精不足之证，遂用补中益气汤大补脾胃之气，甘温以除大热，佐以制首乌、鳖甲、牛膝补肾益精而充下元。药用：生黄芪 12g，白术 9g，陈皮 6g，升麻 1g，柴胡 1.5g，党参 10g，当归 10g，甘草 6g，怀牛膝 9g，制首乌 10g，鳖甲 12g（先煎）。……患者连服 14 剂后，周期高烧至今未再复发。……因牙周围脓肿切开引流术后引起发热，查淋巴细胞转化率为77%，玫瑰花结形成率53%，均属正常范围。此与近世对益气养阴药能提高免疫机能的报道也颇为一致。〔来源：《医话医论荟要》P.224〕

2. 外感证合见阴火发热辨

张谋善治某患者，男，56 岁，农民。病初恶寒发热，头痛肢楚，曾用抗生素等治疗，恶寒除而发热不退，体温上午 38℃，傍晚 38.9℃。后经某医按风温之邪袭肺辨治。用《温病条辨》银翘散加板蓝根、黄芩，服 10 余剂，体温减不足言……症见：发热以日晡为甚（38.4℃），身有微汗，咽喉稍痛，无恶寒头痛，面色无华，饮食无味，神疲乏力，舌淡红，苔薄黄，脉濡数。此原属外感风温合阴火发热，现外感虽退而未尽，内伤病证益甚，方用《脾胃论》补脾胃泻阴火升阳汤加减。方用：黄芪、党参各 12g，生白术 6g，玄参 6g，升麻、陈皮各 3g，柴胡 10g，生甘草 4.5g，川黄连 4.5g，大枣 10g，竹叶 9g。服 5 剂后后体温渐退，日晡为 37.8℃，余症好转，遂予原方去竹叶，加白薇 9g，再服 5 剂，体温退至正常，三诊续服原方 5 剂，体温不再回升，诸症悉除。〔来源：中医杂志 1995；（2）：79〕

3. 里虚不足兼有外寒内伤发热辨

方鸣谦用补中益气汤加羌活、防风、蔓荆子专治内伤发热或里虚不足兼有外寒者，症见发热，间作不休，微汗，至颈而还，口不知谷味。若伴有泄泻而热不退可加附子。此里虚不足，若反用汗下则贻误病机。〔来源：《医门真传》P. 78〕

4. 升阳益胃汤治气虚发热辨

王武兴体会，甘温除热法，其用方不必拘于补中益气汤，凡东垣所立如"升阳散火、升阳益胃、黄芪人参汤"等类方均可选用，只要抓住病机要点，疗效卓然。韩某，女，50 岁，干部。发热近 3 个月，初起于感冒，经中西医治疗，鼻塞咽痛等感冒症状消除，然发热不退，体温波动在 38℃～39℃之间，午后为甚，伴短气，乏力，自汗出，头晕微胀，纳呆，神疲懒言，舌淡胖有齿痕，脉濡软。三个月来……有谓感冒用银翘散之类者，有谓阴虚而用青蒿鳖甲汤者，也有谓慢性感染而肌注青霉素一个疗程。然热势不减，且全身症状逐渐加重。审证求因，辨其为久病，损伤脾胃，运化不及，清阳不升，浊阴不降，以致虚火蒸腾于外，此正是"脾虚阴火证"，遂宗"甘温除热"之旨，拟升阳益胃汤化裁治之，药用：升麻 6g，炙甘草 9g，太子参 15g，炙黄芪 12g，焦白术 12g，川黄连 3g，法半夏 6g，陈皮 9g，五味子 9g，麦冬 9g。6 剂，水煎服，每日 1 剂，1 日服 4 次。上方服至第 2 剂，发热退至 37.8℃，6 剂服完，发热全退，精神气力明显好转，自汗头晕消除。继守上方 5 剂以巩固。随访三月余，病未复发。〔来源：中医杂志 1990；（8）：7〕

5. 甘温除热随证论治辨

蒲辅周经验，甘温益气，宜于过劳伤中，脾阳受损，内生虚热，低热缠绵。内伤低热，有气虚血虚之分，临床上以前者为多见。气虚发热，轻则补中益气汤，重则当归补血汤合甘麦大枣汤加党参，倘乏力嗜睡，关节疼痛，身重口苦，食不知味，大便不调，为中气虚夹湿热，东垣升阳益胃汤主之，实补中益气汤之变局。曾治一例低烧二年余，证如上述兼月经延期，多处就医罔效，投升阳益胃汤煮散服之，3 月而康。中虚伤寒，低热不已，头晕口苦，热如火燎，扪及灼手，又当升阳散火汤或火郁汤，升脾阳散郁热，屡用屡效。麻疹后伤阳案，低热不退，颧红咳喘，肤燥纳差，大便稀水，日二三行，首予甘草干姜汤加味，辛甘化阳，急扶胃阳复肺阳，获初效后，继进理中汤加味而获全功。〔来源：中医杂志　1990；(8)：15〕

6. 黄疸型急性甲型肝炎发热属气虚辨

胡臻经验，运用"甘温除热"，临证中屡能取效，尤其对肝炎发热的治疗，收效颇为显著，且有普遍意义。治某患者，女性，18 岁，工人。因发热 1 周，伴全身皮肤黄染 3 天而入院，经化验检查，确诊为黄疸型急性甲型肝炎，经中西药治疗 1 周，未见明显好转，体温一直波动在 38.5℃～39.5℃。诊见发热不退，全身皮肤以及巩膜色黄，但黄疸欠鲜明，伴有神疲乏力，遇劳则甚，纳差，便溏，舌苔白微腻，脉弱。拟甘温益气除热法。药用：炙黄芪 30g，党参、柴胡、葛根、藿香、白芍各 10g，当归 5g，陈皮、炙甘草各 3g，白茅根 30g。2 剂，每剂煎 2 次，分早晚 2 次服。用药 1 剂后，次晨热退身凉。肝炎患者大都可以发热，但以低热或中等发热为多见，往往黄出热退。但该患者黄出热不退，且呈持续高热达 2 周余。从其脉症来看，全身乏力症状显著，而且遇劳则甚，脉象虚弱，又兼有纳差、便溏，皆为脾胃气虚的表现。故用"甘温除热"法，使其脾胃之气得补，则其热自退，同时大多数甘温益气之品，如黄芪对免疫系统的调节作用也有利于肝炎病人的恢复。〔来源：中医杂志　1990；(8)：7〕

7. 久泻发热属脾虚阴火辨

肖森茂治某患儿,男,4 岁。患儿发热,腹泻,烦躁不安,一个月余。起病时腹泻,日十余次,为蛋花样大便,发热,热势不甚高,多在 38℃ 左右。经当地卫生院治疗数天后腹泻次数减少,发热却有增无减,一直持续不退,常在38.5℃ 以上,高至 39.5℃,仍腹泻,日 3～4 次,唇红赤口干,烦躁,纳食极差,时有呕恶,腹胀满,舌苔黄白腻……开始辨证为暑湿夹表,协热泄泻,用葛根芩连汤,进 2 剂,发热不退,大便次数反增多,余症如故。复诊时乃悟及脾虚阴火一证。细辨之,患儿虽烦躁不安于夜晚,但白天却沉沉思睡,神疲懒动,哭声低微;虽口干却不甚喝水,口唇红赤,但脸色却苍白;腹虽胀满,但按之却软且喜人抚按;大便泻但却不臭秽。睡则露睛易惊醒,喜汗出,小便时黄时清,四肢欠温,舌质红,苔黄腻,指纹紫红。诊为气虚发热,乃脾虚阴火证。宜甘温益气除热,用补中益气汤加减:黄芪 12g,党参 12g,白术 8g,炙甘草 6g,炒防风 6g,广木香 3g,藿香 4.5g,薏苡仁9g,白豆蔻 1.5g,柴胡 5g,升麻 5g,乌梅 6g,焦三仙 9g,白扁豆 9g。2 剂。进 2 剂热渐退,精神好转,夜寐较为安静,口渴减,大便次数稍减少,日 2 次,四肢仍欠温。三诊原方去乌梅之酸敛碍振阳气,加炮姜 4g,以温复脾阳,又进 3 剂。四诊时发热全退,汗止,食增,精神如常,能喜笑玩耍,夜间睡眠安静,大便转正常稍软,四肢转暖,口唇红赤转淡红而润,继用六君子汤调理脾胃而痊愈。〔来源:江西中医药 1983;(1):59〕

三、阳虚发热

1. 阳虚身热误作热盛辨

田淑霄论及误认为体温高,必然是热盛无疑,悟及辨真假寒热不在于身热烦躁,贪凉喜冷,脉数大等,而全在神色、舌质与脉之有力否。曾治一名 79 岁老龄老人,高热 39℃ 以上达2 月余,诊断为肺炎,多种抗生素配合激素、输液,体温不退。后因痰中 2 次找到癌细胞并气管镜检查，确诊为肺癌。老人面晦黯无华，舌淡胖润，脉数大无力，口中灼热喜冷饮，咳嗽，呕吐，气短心悸，膝以下凉，患者脉数身热，当为阴盛格阳所致，予以参附理中以回阳，吴茱萸面敷足心以导热下行，历时半月，热渐降，但稍劳后辄有低热，用补中益气汤加肉桂，又治月余热除。〔来源：中医杂志　1985；(2)：23〕

2. 长期高热要注意温中辨

刘志明经验，长期高热，多见于小儿，尤其在农村。此等病者，多为脾虚发热、阳虚发热。与长期积食、消化不良有关。某男童，8 岁，高烧 50 天，体温 39℃ ~ 40℃，经西医多次检查，诊断未明。用各种抗生素及中药治疗，效果不大。症见高热，颜面稍红，纳差腹胀，大便稀溏。苔微黄，脉细弱。处方：附子 9g，白术 9g，炮姜 6g，炙甘草 5g，连翘 6g，金银花 6g，黄芩 9g，焦三仙 9g。服 1 剂即效，3 剂愈。后改为异功散调理脾胃。此患儿除高热外，尚有纳差、腹胀、大便稀溏诸症，病在脾胃无疑，乃脾虚发热。治疗当以温阳健脾为主，少佐清降之法，故以附子理中汤加味而获效。刘老经验，对此类小儿发热要抓住脾胃虚寒这一重要环节，温中是其主要治法，最好用附子理中汤为主，若有热象则可少佐寒药以清降。〔来源：中医杂志　1990；(4)：22〕

3. 外感热病发热过程中，也有真阳大衰，行将外脱辨

孟澍江经验，此时切不可误作热证而投清热攻伐之品。治一男性老者，患冬温已逾一旬，经治后热势已减，病情也有转轻之势，忽又身有壮热，面红赤而烦躁，口渴欲饮，舌上满布灰黑厚苔，似乎一派里热复盛之象。其热象虽盛而手足无灼人之感，面红目赤而无红筋，烦躁却时现精神委顿，口渴欲饮但并不引饮，苔灰黑厚而扪之尚润，脉细而无力。诊为真阳欲脱，虚阳外浮之证。宜回阳固脱，用附子 12g，肉桂 2g（为末冲），淡干姜 3g，炙甘草 5g。次日复诊，精神已振，发热已平，面无红赤之色，苔已大退，脉也有力。〔来源：中医杂志　1989；(12)：5〕

4. 不拘泥血象高，高热属少阴格阳辨

某男童，1 岁。发热 7 天就诊。7 天前发热，用百尔定、青霉素等治疗数天，热仍未退。症见眼睛无神，闭目嗜睡，四肢厥逆，脉浮大无根。心肺正常，腹（-），体温 39.5℃，查血白细胞 19.8×10^9/L，中性 80%，淋巴 20%。符合于少阴格阳证但欲寐。诊断：少阴格阳证（高热），宜温中回阳，兼以散寒，方用通脉四逆汤：干姜 2.4g，附子 1.5g，甘草 1.5g，开水煮，冷服。服药后患儿熟睡 4 小时，醒后精神好，四肢不厥冷，眼睛大睁，体温 37℃，白细胞 8.4×10^9/L，症状消失而愈。〔来源：中医杂志 1962；(2)：14〕

5. 不为西医复杂诊断所惑，高热属真寒假热辨

王学勤等治一男性 45 岁患者原患高位截瘫 10 年，于某月某日突然出现寒战高热，体温 39.5℃，全身肌肉抽搐，经西医诊断为泌尿系感染、双肾积水、肾功能不全、膀胱结石，用庆大霉素、氨苄青霉素、先锋霉素等治疗 30 余天无明显好转，高热持续不退，寒战抽搐不止，语声低微，胸闷短气，周身乏力，纳呆，恶心欲吐，小便减少，腹膨隆，四肢厥冷，喜近衣被，脉沉细而数，舌质淡润，苔白滑，辨为阳气虚微，阴寒内盛之真寒假热证。停用他药，急于回阳逐寒，方以白通汤加味：制附子 30g，人参 30g，干姜 6g，黄芪 30g，鹿角霜 30g，葱白 4 根，童便适量，加水 2000mL 先煮参附 1 小时，再加黄芪、干姜、鹿角霜、葱白同煎至 600mL，每小时服 30mL，兑童便 10mL，每天 1 剂。药进 2 剂后寒战抽搐均除，四肢转温，体温降至正常。二年来病情一直稳定。〔来源：山东中医杂志 1992；(5)：45〕

6. 误用苦降清下，热炽如狂属真寒假热辨

邹云翔治某患者，男，53 岁。时值 4 月，发热 38℃，苔色白厚，上罩淡灰色，四肢脉络不舒，诊为湿温，用三仁汤化裁，以观病情。服两剂，患者见热不退，另更医诊治。见舌苔灰，诊为内有实火，属芩连证，即用苦降清下。药后，热炽如狂，连服 3 剂，病情急剧恶化。邹氏第二次诊时，病人头面汗

珠淋漓，体温 39℃，苔灰依然，脉虚大。诊为大虚证，要速用参附回阳救逆：党参 24g，淡附片 9g，淡干姜 4.5g，上肉桂 3g，焦白芍 9g，炒白术 9g，云茯苓 12g，煨牡蛎 30g，红枣 7 个。煎 60 分钟，连服两剂。初服 1 剂，汗未收，热如故，后半夜又服第 2 剂，汗已收，热也退。后以原方化裁，又服 3 剂而愈。〔来源：《著名中医学家的学术经验》P. 94〕

7. 泄泻伴高热属寒湿伤中，阳气大衰，阴盛格阳辨

顾文忠治某患者，女，37 岁。因饮食不洁李子，出现头昏头痛，恶心及阵发性腹泻，泻下物清稀水样，腥味酸浓，经单位卫生所治疗后腹痛缓解，便次感少，但翌晨又腹泻频数。诊时精神萎靡，虚烦不安，声低息短，两颧浮红，高热反厚衣，咽喉灼痛，渴欲饮水，但饮不多，腰膝痿软。舌质淡胖，舌尖微红，苔黄腻而干，咽充血，扁桃体不肿大，脉浮大无力。体温 39.5℃。此乃寒湿伤中，阳气大衰，阴盛格阳，宜峻补命火，破阴回阳。熟附片 30g（先煎 1 小时），肉桂 5g，干姜 10g，党参 30g，白术 15g，木香 g，云茯苓 15g，炙甘草 10g，大枣 15g，桔梗 6g，葱白 4 根，川黄连 6g。连服 5 剂，即热退神安，腹痛泄泻止而愈。〔来源：中医杂志　1991；(5)：20〕

8. 先阳虚高热后食复高热随证应变辨

董廷瑶治某患儿，男，1 个半月。初生即高热，已持续 40 余天，肛表体温达 40.9℃。西医诊断为肺炎。近日透视肺部正常，然高热不退。诊时体温 39℃，无咳嗽气促，能食神静，便下不化，小便清长，舌淡汗出。乃气阳不足，予全真一气汤加减：移山参 6g（另煎），黑附片 3g，麦冬 6g，五味子 4g，熟地 12g，焦白术 6g，生甘草 2.4g。日服 2 剂，高热初和，体温 37.8℃，舌淡苔薄，气阳初苏，调燮阴阳，加谷芽 9g，川石斛 6g。服后体温略有升高，曾达 39℃，便调溲长，但腹胀矢气多，舌转淡红，苔中呈腻。病中哺食过多，形成食复。以消补兼施为治：人参 4.5g，白术 6g，云苓 9g，青陈皮各 4.5g，甘草 2.4g，木香 1.8g，青蒿 9g，淡竹叶 6g，荷叶 9g，炒楂肉 6g。服 2 剂，体温 38℃，腹部已柔软，舌苔已化，质

淡红，病得稍安。健脾清热，调中行滞，以期收功：太子参6g，白术6g，云茯苓9g，清甘草1.8g，白芍6g，扁豆衣9g，青蒿9g，淡竹叶6g，谷芽9g，花粉9g。2剂，热退便畅，继续调理而愈。董老初诊察审，患儿一派虚像，乃本元亏弱，阳气外越之虚热。故一投全真一气汤，阴阳并治……病情渐缓，至三诊时见食复之热，故予调中行滞，消补结合，其热始平。同一发热，前后病机不同，全赖细心洞察，随机应变。〔《中国现代名中医医案精华》二集 P. 839〕

9. 阴火高热辨

罗允洪治患者杨女，产后40余天，高热头痛三四天，门诊以"上感"收西医内科住院。入院后体检，体温39℃，脉搏120次/分，血压14.9/8kPa，血红蛋白7.8g%，血红细胞2.7×10^{12}/L，血白细胞5.3×10^9/L，中性62%，淋巴37%，嗜酸性1%。尿常规（－），3次找疟原虫（－），肥达氏反应（－），抗"O"（－），脑脊液（－），神经系统（－），妇检（－），眼底（－），X光胸片（－），超声心动图（－），B超（－），心电图示"低血钾及早搏"。曾先后用过解热镇痛的氨基比林，抗炎的氨苄青霉素、氯霉素、激素及补钾和输液等，热虽解一时，复又发热，反反复复半个多月，故请中医会诊。诊见患者静卧于床，盖被戴帽，眼眶黑色，面红如妆或左或右，口唇干燥，白睛无黄染，体温腋下40℃，反只知寒冷，口干喜温饮，晨起口苦，纳少，二便通畅，量质正常，尚有肠鸣辘辘，闻其声低怯，懒于言语，未闻及口臭，望苔黑粗，但扪之滑润不滞手，舌质淡，边有齿印，切其脉虚数，扪肌肤灼手，腹软。拟诊为阴火高热，属阳气虚弱，无以护其营卫而寒热，阴火乘土位而苔黑粗、口唇干燥。治当以甘温除大热，选用补中益气汤合麻黄附子细辛汤治疗。处方：炙黄芪20g，西党参10g，全当归6g，广陈皮4g，炒山药10g，北柴胡5g，绿升麻6g，制附子10g，炙麻黄5g，北细辛3g，炙甘草9g。服药1剂后，即全身汗出热渐退。2剂后热退身安神爽，唯觉疲乏身困，面色苍白。后以补中益气丸、附子理中丸及附桂八味

丸加减调理，康复出院。〔中医杂志　1990；（5）：16〕

10. 反复高热属肾亏虚阳外浮辨

徐鸿魁治一患儿，女，12 岁。自幼经常发烧，近半年发热一直反反复复，治疗无效来诊。刻诊：发热 39.1℃，无恶寒，微汗，口干不渴，二便失禁，纳少，睡时露睛……形体赢瘦，胸曲背驼，精神萎靡，舌淡红，苔薄润，脉浮无力尺沉……血检：白细胞 4.6×10^9/L，血红蛋白 120g/L。辨证：高热反复发作，不似外感发热持续不退，当属内伤发热。曾受惊恐，自幼多病，发育迟缓，提示肾虚为本……形体赢弱，二便失禁即是明证。脉浮无力尺脉沉弱乃浮火之象。诸症合参，证属肾亏虚阳外浮。治宜益肾扶阳，引火归原。药用：仙灵脾、巴戟天、锁阳、当归各 15g，熟地黄、黄芪、党参各 30g，山萸肉、丹皮、柴胡各 10g。6 剂。二诊，发热显减，体温 37.2℃，二便已知，睡时目已闭合，纳增。药已中的，上方去柴胡，加砂仁 10g，守方调理 2 月，诸症消失，继以补中益气丸、金匮肾气丸早晚分服。半年后已无曲胸驼背。〔来源：辽宁中医杂志　1992；（8）：36〕

11. 真武汤治发热辨

邓培德治某患者，男，46 岁。患者素体阳虚，偶感外邪，恶寒发热，日晡热甚，头昏食少。前医先以辛凉解表，次进淡渗化湿，继进养阴透热，均未获效，而病反日渐加重……刻下：自觉小腹发热，日晡热甚，如火焚之状，但摸皮肤并不觉热，背心恶寒，头昏闷沉重，午前尚可，午后则剧，剧则心悸不安，腹胀满不欲食，口虽渴但不欲饮，饮之则反涌吐清涎，小便清利，大便数日一解，无燥屎。形体消瘦，面白无华，苔白有津，脉浮无根。此乃真元虚损，寒水内停所致。拟方：熟附子 15g，白术 12g，茯苓 12g，白芍 15g，肉桂 9g，龟板 15g，生龙牡各 30g，炙甘草 9g，生姜 12g。水煎服。连服 6 剂，恶寒消失，发热减轻。上方去生姜，附片减为 9g，再服 4 剂，各症消失，继以金匮肾气丸善后。〔来源：上海中医药杂志 1990；（1）：32〕

12. 阳虚气弱风寒湿邪留而不去高热月余辨

蒋见复等治赵某，男，22 岁。高热 5 周，起病前有吹风、淋雨受寒及赤脚走湿地史。发热晨低暮高，波动在 38℃ ~ 40.5℃ 之间，伴畏寒，咽痛，咽稍充血，肝脾肋下刚扪及，胸透阴性，白细胞 3.4×10^9/L，谷丙转氨酶46U，疟原虫、肥达氏反应、血浓缩找恶阻细胞及骨髓穿刺涂片均阴性。曾用青霉素、链霉素、四环霉素、卡那霉素、庆大霉素等治疗均无效，体温仍起伏不退，肝脾有肿大趋势……根据畏寒发热，汗出不止，心悸口干，喝喜热饮，面色灰黄，舌质淡胖，苔白腻，脉浮等，断定患者系阳虚气弱之体，因风寒湿之邪留而不去，故发热不退，病虽已缠延月余，但屡屡汗出，已属虚多实少。治当扶阳解表，宜桂枝汤加参苓术附法。方用：桂枝 9g，杭白芍 9g，熟附块 4.5g，焦白术 9g，茯苓 15g，杏仁 3g，薏苡仁 15g，生姜 1.5g，大枣 4 枚，生甘草 6g，白参 6g（另煎）。服第一剂后，次日体温高峰降至 39.3℃，服 2 剂后降到 37.4℃，服 3 剂后，体温恢复正常，出院后再续服 5 剂，诸症悉除，肝脾未扪及，各项化验检查均恢复到正常范围……后随访，几年来未再发热，一直全天工作，血象正常。〔来源：中医杂志 1984；(6)：45〕

13. 四逆汤治疗毒血症持续高热辨

李健治舒某，男，28 岁。……患者于 5 月初因感冒发烧，注射庆大霉素致左臀部感染，出现寒战，高烧体温持续在 39℃ 以上 5 天，住某医院行左臀部切开排脓，术后高热不退，应用多种抗生素治疗无效，转入我厂医院治疗。入院后仍用抗生素、氢考等静脉滴注，补充白蛋白、能量合剂，输血 3000mL，治疗 1 周，仍持续高热不退，创口处向周围呈炎性浸润，并继发肘部感染，患者精神萎靡不振，体质急剧衰弱，呈恶病质，出现黄疸并逐渐加重，血色素下降到 3.2g%，尿三胆、尿胆元为强阳性，肝功能黄疸指数上升，创面分泌物刮片细菌培养为白色葡萄球菌，以重症感染合并毒血症请中医会诊。体查：极度消瘦，精神萎靡，呈昏睡状，皮肤黄染晦暗，大便秘结，小便色黄，创面塌陷，皮肤红而紫暗，触及皮肤及手足均发凉，体温40℃，舌淡白而瘦，苔灰黑而润，脉浮细无力。辨证分析：患者虽高烧40℃，又适逢盛夏，而自觉无灼热，皮肤发凉，四肢逆冷，昏沉欲寐，此为少阴阳衰阴盛格阳之症；创口塌陷，其色紫暗，为气血不足，肌肤失其温养；全身黄染而晦暗为肾阳虚衰，太阴脾阳不足，寒湿中阻，致肝失疏泄失司而胆汁外溢。参之舌脉均系一派阴盛阳衰之候，治以回阳救逆之法。方选四逆汤加味：附子12g，干姜10g，鹿角胶30g（烊化），当归10g，炙草6g。急煎顿服，次晨体温即降至37℃。3剂后，体温降至34℃～35℃之间，持续3日不升，此为少阴真寒之象显露，仍继服上方……体温升至36.8℃之后，体温一直维持正常范围之内。根据病人汗漏不止、黄疸、血虚及创口久愈不合之症，分别又施于桂枝加附子汤、茵陈四逆汤、八珍汤、理中汤以及祛寒湿之品随证治疗，2周内，黄疸消失，创口愈合，饮食倍增，并可自行下床活动。后化验血常规及分类检查均正常，痊愈出院。〔来源：陕西中医　1986；（6）：163〕

14. 暑令格阳发热用温补辨

章次公治田老太发热旬日不退，而恶寒特甚，渴喜热饮，两足不温，脉时有歇止。此症上热而下寒，是戴阳之渐，热在外而寒在内，是格阳于外。暑令有此证候，温补之剂，效如桴鼓。有谓夏令禁用附桂等，实不可从，拟四逆汤合玉屏风散加味：炮附块9g，炮姜炭5g，清炙甘草6g，生黄芪12g，生白术9g，蜜炙防风3g，全当归9g，北细辛3g，梗通草6g。〔来源：《章次公医案》P.7〕

15. 肺心病心衰合并肺部霉菌感染高热属阴寒内结，脾肾衰辨

吕承全治马某，男，62岁。患慢性支气管炎、肺气肿病史20余年，每遇劳累、进食生冷及外感风寒辄发，用抗生素治疗可暂时缓解。近因暑天贪食生冷，遂出现背部发紧，继之恶寒高热，咳喘不能平卧，心悸，汗多，体温达39℃～40℃，心率 130 次/分，两肺满布湿性罗音，下肢轻度水肿。白细胞 10.8×10^9/L，中性 80%，痰液检出霉菌孢子，诊断为肺心病心衰合并肺部霉菌感染，病情危重。病人精神萎靡，面白唇紫，语声低微，咳喘痰鸣，张口抬肩，端坐呼吸，大汗淋漓，口干痰黏，心慌气短，胸闷腹胀，畏寒肢冷，舌质暗淡，苔灰腻，舌边有灰白斑点，脉数无力。四诊合参，患者素体较胖，内蕴痰湿，肺气失宣，久喘伤肾，复贪凉饮冷，损伤脾阳，运化失常，痰湿益盛，阴寒内结，清阳不升，浊阴不降，阴霾四布，脾肾阳衰，而成危重之症，急予回阳救逆，宣肺化浊。处方：附片 15g，干姜 10g，上肉桂 3g（冲服），炙紫菀 10g，陈皮 10g，半夏 10g，葶苈子 15g，川贝母 10g，瓜蒌仁 30g，茯苓 30g，黄连 15g，败酱草 30g，红参 10g（另煎兑）。水煎服。服方 1 剂，当夜咳喘减轻，汗出减少，能平卧入眠；3 剂后，体温降至 37.2℃，吐痰减少，精神好转，口腔白斑大部消退，舌苔稍灰腻，脉较前有力，原方再进。两周后，体温完全恢复正常，口腔白斑消失，两肺呼吸音清晰，痰量减少，胃纳渐增，脉静神安。痰涎涂片检查：霉菌孢子消失。〔来源：中医杂志 1997；(9)：529〕

四、肝郁发热

1. 肝郁发热辨

周仲英治疗 1 例"亚急性非化脓性甲状腺炎"，症见发热和喉结疼痛，或乍寒乍热。病由气郁化火，灼津成痰，心烦不安，痰气交阻成瘿瘤。乍寒乍热为肝胆失于疏泄，心烦不安，脉象弦细为肝经郁火，用丹栀逍遥散合越鞠丸加减治疗而愈。《谦斋医学讲稿》："郁证发热，在原因以七情为主，在内脏以肝胆两经为主，证候以午后有低热为主，或忽冷忽热……'木郁达之'，治宜疏畅肝气而散郁热，疏肝散郁不但可以退低热，亦能除大热。"〔来源：中医杂志 1984；(6)：19〕

2. 肝气郁结阳郁不伸发热辨

路志正经验，治疗低热当先分别外感、内伤，来路不同，治法迥别。……我们曾治一患者，女，24 岁。低烧 2 年。上午 37.1℃，下午 37.4℃ ~ 37.9℃，心慌气短，倦怠乏力，体质消瘦，心烦易怒，夜寐多梦，月经前期，量少色淡，肢背发麻且凉，脉细小数，舌尖边赤，苔薄黄。认为阳虚发热，仿东垣甘温除大热法。阅数日，患者来复诊，低烧如故，遂请路老辨析。路老重新审证按脉认为，气血亏虚之证显而易见，但气郁之象隐而难明。心烦易怒，肢背发麻且凉皆为肝郁之象，乃因肝气郁结，阳郁不伸所致。与阳虚恶寒自是有别。盖肝藏血，心主血，肝血不足，未有不累及其子者，故夜寐多梦，心慌气短。肝属木，内寄相火，舒则调畅，郁则不扬，久之则肝血虚耗，故低烧作焉。"肝者罢极之本"，今肝阴不足，肝用失和，故倦怠乏力。……此证宜开郁为主，逍遥散最能解肝之郁，又能柔肝之燥，随即疏方，逍遥散加麦冬、五味、丹皮增损，先后进 12 剂，烧退神爽，其病若失。〔来源：《医话医论荟要》P. 272〕

3. 阳气内陷郁而发热辨

寇俊霞体会，因肝胆经气郁滞，失于疏泄之职，造成阳气内陷，阴气外盛的郁证。一女性患者，38 岁，发热半年，体温在 38℃ 上下，午前病轻，午后病重，自觉内热外冷，多次检查未发现器质性病变。余诊时，患者四肢厥冷，体温 38℃，自觉精神倦怠，口渴欲饮，按其脉沉弦数，视其舌，苔薄黄，舌体红少津，大便干，小便黄。该患者发热病程较长，虽有外冷之感，并不考虑表证，却认为是阳气内陷的郁证。故用四逆散，意在调和阴阳，散发郁热，方中诸药能疏肝理脾，使土木得和，气机流畅，阳气透越，阴阳即能冲和，寒热必自解。服药 4 剂，体温恢复正常。〔来源：中医杂志　1989；（10）：8〕

五、湿滞发热

1. 五苓散治湿滞发热辨

李今庸治某患儿，男，1 岁。发热 10 余天，早上发热 38.2℃，傍晚发热至 39℃，口唇干燥，小便短少色黄。当地卫生所用中西药退热数天未见效。苔薄，指纹稍紫。治法：主以麦冬、知母、花粉、甘草等生津清热药治疗，服药后热稍减而增泻利矢气，遂本《金匮要略》"下利气者，当利其小便"之法，投以"五苓散"。处方：茯苓6g，白术5g，桂枝3g，泽泻5g，猪苓5g。服药1剂后小便即利而热亦退，患儿湿热壅遏，阻塞气机，膀胱气化不利，津液不能上奉，故下为小便短少色黄而上为口唇干燥，热邪为湿所恋而郁遏，故身体发热而指纹见紫色，湿热交结，湿不去则热不能退……生津药助湿，湿盛气滞，故导致泻利而矢气。然用生津药虽为误，但其资助湿邪，却使湿病证候充分暴露，易于认识，亦非坏事。《金匮要略》谓"下利气者，当利其小便"，以五苓散化气利小便，使湿邪从小便而出，湿去热无所恋而亦消，湿去热消，气机来复，故诸症减退而病愈。〔来源：《中国现代名中医医案精华》二集 P. 1385〕

2. 水饮内停，阳气外郁发热辨

陈慎吾治一发热患者，屡经医治，发热不退，问其小便不利，而胃脘胀满不适，脉弦而沉，舌苔白而水滑，辨为水饮内停，阳气外郁，乃不治热而治水，用桂枝汤去桂加茯苓白术汤，3剂热退而安。〔来源：《伤寒论通俗讲话》P. 25〕

3. 达原饮治高热或久热辨

王伯岳经验，小儿长期高热，发热日久，或持续高热，或忽高忽低，或寒热往来，神志尚清，表情呆滞，面色苍黄，或烦躁。舌苔中心厚腻，或满舌厚腻苔，习用达原饮加黄连、石膏。王老善用达原饮治疗高热或久热，体会小儿体质尚实，用清用利，用通下，效果都不好者，可用吴又可溃邪法达原饮，往往一二剂后体温反增，然后汗出热解。〔来源：中医杂志1987；(11)：13〕

六、长期发热还有邪实

1. 长期发热仍属风寒闭肺辨

高辉远治某患者，女，64岁。患者发热月余，自某日受凉后，自觉恶寒发热，体温在37℃～38℃内波动。十余日后，体温升高至39℃多，如是近十日，其间服用"退热药"和"消炎药"效果不显，后经服用中药柴胡、黄芩、连翘、芦根、葛根、金银花、蝉衣等5剂，遂转为低热，后虽再服原方，其热仍不除。现症：每日午后2～7时潮热，体温37.4℃～37.5℃，有时周身肌肉跳痛，微咳无痰，自汗，口渴，喜冷食，纳可，二便调畅，无恶寒及咽痛。既往2年前曾因受凉出现过长期低热症状，当时西医检查未能确诊，服用中药治疗半年多方愈。平素体温36.1℃～36.2℃。查其形体适中，舌质红有裂纹，苔薄，脉数。苏叶10g，杏仁10g，桔梗10g，前胡10g，豆豉10g，薄荷10g，葛根10g，升麻6g，炙甘草10g，生姜3片，大枣5个。服6剂，已不咳嗽，近日鼻塞，既往有慢性鼻窦炎，其余脉症同前。苍耳子10g，辛夷10g，柴胡10g，葛根10g，豆豉10g，杏仁10g，白豆蔻8g，薏苡仁15g，地骨皮10g，白芍10g，炙甘草5g。服6剂后，鼻塞症状减轻，又服12剂，鼻塞症状消失1周，两天来体温正常，周身肌肉跳痛已止。现在口渴，喜冷饮，苔薄黄，脉沉数。生芪18g，白术10g，防风8g，杏仁10g，薏苡仁15g，柴胡10g，葛根10g，豆豉10g，地骨皮10g，白芍10g，炙甘草15g。服药1月后，随访得知发热未作，口渴也除，前病已愈。本例原因感受风寒而发，初宜辛温宣散，达邪外出，反误以一派辛凉苦寒并进，虽折热势于一时，然而邪气留闭，病势缠绵难愈。〔来源：《医门新录》P.364〕

2. 寒邪失于汗解，寒郁化热，邪在气分留恋低热辨

金寿山治某患者，女，39岁。今年五月初受凉得病，寒热往来，热度在38℃以上，经治疗后热度下降，但始终未退净。半年来每天低热（37.2℃），鼻干而塞，口干怕冷，到后半夜烦热不得眠，面赤，手足出汗而全身无汗，口渴欲饮，咳嗽痰多如白沫，大便秘结，脉迟细，舌色尚正，中心苔黄，舌边起滤泡。此病历时虽久仍属寒邪失于汗解，寒郁化热，邪在气分留恋，外感之病，并非骨蒸潮热也。治宜表里双解，仿防风通圣散加减：柴胡 4.5g，黄芩 9g，知母 9g，生石膏 12g，焦山栀 9g，淡豆豉 9g，杏仁 9g，生甘草 4.5g，鱼腥草 30g，赤白芍各 9g，制大黄 9g，姜半夏 12g。服 3 剂得畅汗，大便通，已不怕冷，口干也减，痰已减少，仍守原方，用柴胡 4.5g，葛根 9g，黄芩 9g，焦山栀 9g，淡豆豉 9g，制大黄 9g，赤白芍各 9g，炒枳壳 9g，姜半夏 9g，鱼腥草 30g，杏仁 9g，夏枯草 9g，生甘草 3g。服药后外邪已解，低热不复作。〔来源：《上海老中医经验选编》P. 119〕

3. 长期低热不可忽视实证辨

刘志明经验，长期慢性低热，许多病人进行各种检查，大多属正常，且用抗生素、抗风湿药治疗不愈。中医认为此乃阴虚或气（阳）虚所致，多用滋阴、补气（阳）治之，但相当一部分病人用此法亦难奏效。慢性低热病人，病程已久，并非纯属虚证。虚的一面是有的，但不可忽视其实证。治某患者，男，26 岁。午后低热 5 年。一般午后 2～7 时左右自感手足心及颜面发热，体温 37.2℃～37.6℃，及至腋窝有汗津津，热方渐退，并有心中烦热，口苦，身疲乏力，纳差，大便偏干，腹胀矢气多。曾多次做胸透、血检等均未异常发现，舌质红，苔薄黄，脉弦稍数。处方：柴胡 9g，黄芩 9g，太子参 12g，焦三仙 9g，厚朴 12g，连翘 15g，栀子 9g，薏苡仁 15g，桑寄生 12g，半夏 9g，甘草 6g，川大黄 12g。服 7 剂体温渐至正常，仍有午后颜面微热，以此方加减，继服 20 余剂，诸症消失。此病虽低热 5 年，但除发热外，尚有心烦口苦，汗出病减，大便偏干，腹胀矢气等，犹似少阳之症，多为外邪久羁不解而致，故用柴胡剂以和解少阳，以山栀子、连翘、川厚朴、大黄清阳明，白芍、桑寄生以和阴，使 5 年之低热，1 月内治愈。此例若按阴虚治疗，则使病邪与阴药胶结不解。〔来源：中医杂志　1990；(4)：22〕

4. 寒湿化热（周期性发热）辨

蒲辅周治某患者，女，22 岁。因慢性肾炎急性发作而住院，经中西医积极治疗后肾炎基本好转。但于同年某月某日起

反复出现周期性发热，每次高热连续 7～10 天，最高达
41.2℃，一般在 38℃～39℃，一天中体温高峰也无定时，有
时早晨最高，有时中午最高，发热期间一天中间体温最低也可
降至正常。发热时伴有腰及双膝痛较甚，两腿发沉、发酸、无
力，恶心，纳差，食后上腹痛，口苦，心烦，心慌，气短，手
足心热，汗出以面部及上半身为多，也偶有头痛、咽痛等症，
两次发热间歇约 13～16 天。患者所在地区为波状热高发病区，
有接触牲畜排泄物史。实验室检查，白细胞及血小板正常，血
沉 101～130mm/h，两次查血未找到狼疮细胞及血寄生虫。谷
丙转氨酶210U，其他肝功能正常，波状热血清凝集试验：第 1
次玻片法 1:50 凝集，试管法 1:40 可凝集；第二次玻片法 1:40
凝集，试管法 1:20 凝集。布氏杆菌皮内试验 12 小时（±）、
24 小时基本消退，血培养（－）。X 线胸片及消化道造影均
（－）。骨髓穿刺检查大致正常，按波状热用多种抗生素治疗，
未见明显疗效。中医曾用清热解毒等法，后改为在发作时用达
原饮加味，不发热时先用补中益气汤，后又改用参芪知柏地黄
汤加味。虽发热程度较前有所减轻，但仍有周期性发热，请蒲
老会诊。患者发热 39℃，头痛，腰膝关节痛，多汗，纳呆，
恶心，脉弦数。舌边红，苔黄白腻。结合脉症，起病前又曾受
寒、受湿，分析病因、病史，由受寒湿引起，经过治疗，肾炎
虽有好转，但寒湿之邪仍未去净，并有化热的趋势。现正当暑
天。治此病有困难，按患者病情，应用五积散合四妙散加泽
泻、木瓜，共为末，每包 30g，每天纱布包煎 1～2 包。因近
来天气较热，不能用上方，待气候凉爽后再用。目前阶段宜用
下方：茵陈9g，青蒿6g，泽泻3g，苍术6g，黄柏3g，薏苡仁
12g，牛膝3g，木瓜3g，荷叶6g，神曲6g。服 1 个月后，再服
五积散加味方。服药 1 周，已不发热，诸症减轻。……肥达氏
反应（－），继服上药……后每晚又发热在 37.6℃以下。本例
是一个长期周期性高烧的患者，蒲老不是只看到高烧这个现
象，单纯地退烧，而是对患者的主要临床表现及病史，辨证论
治，全面具体地综合分析，认为本病由感受寒湿引起，郁久化

热，所以寒湿化热为本病的主要矛盾。但结合季节气候的客观情况，先以四妙丸加味以清热利湿，使病情有所好转，待秋后则寒湿是本，而蕴热是标，遂以散寒除湿为主兼清蕴热为辅而告痊愈。〔来源：《蒲辅周医疗经验》P. 124〕

5. 升阳举陷治低热不退辨

高辉远治某患者，男，27 岁。患者感冒后低热不退 3 个月，面色欠红润，神疲，倦怠，体温 37℃～38℃之间，嗜睡，纳少，大便稍稀，苔薄白，脉沉缓。西医检查未发现异常，化验白细胞不高，未发现感染病灶。根据病人气短神疲，以及病程缠绵的表现，结合脉象，拟以升阳举陷。升麻葛根汤加减：升麻 6g，葛根 10g，芍药 10g，甘草 5g，薏苡仁 10g，薄荷 8g，杏仁 10g，焦三仙 30g，豆豉 10g，豆蔻仁 10g，滑石 10g，通草 10g，竹叶 10g。6 剂，服药后体温降至 37℃以下，症状有所缓解，嘱其继服 6 剂，1 周后追访病人体温 37℃以下，症状已基本消失。〔来源：《医门新录》P. 412〕

6. 麻黄人参芍药汤治愈高热 3 月余不退辨

金明渊治某患者，女，39 岁。患者在今年 6 月初觉咽痛，3 天后出现畏寒高热，最高体温达 39.9℃。此后体温呈稽留热，并出现两手腕关节肿痛，甚则不能握笔写字，关节疼痛无游走性……曾用多种抗生素治疗无效，以"发热待查"收入病房。体检：右侧颈部可扪及一肿大淋巴结，右腋下扪及一黄豆大小活动淋巴结，心率 90 次/分，律齐。两肺呼吸音稍粗，脾肋下三指，质中，无压痛，形体瘦削。实验室检查：血沉 58mm/h，血红蛋白 80g/L，白细胞 15.2×10^9/L，抗"O"＜500U，粘蛋白 200mg%，γ 球蛋白 163g/L，肝肾功能（－），LE 细胞×3 次（－），淋巴结穿刺"未见异常淋巴细胞"，肥达氏试验（－），厌氧菌血培养（－），胸片提示："右上肺片状阴影"，B 超提示：脾大，骨穿刺：感染性骨髓象。入院后曾先后给予庆大霉素、先锋霉素、青霉素、卡那霉素等治疗无效。请金老会诊，西药全部停用。患者发热已 3 月之久，昨天仍达 39.2℃，自汗甚微，胃纳甚约，头晕，形体素羸怯，脐气通，脉象细数，苔薄且润。此属虚人外感。用东垣麻黄人参芍药汤全方：净麻黄3g，川桂枝6g，党参8g，五味子4g，麦门冬9g，当归4g，炙黄芪8g，炒白芍9g，炙甘草4.5g，生姜2片，大枣3枚。1剂后，热退至正常。汗微多，头晕，脉细数。舌润苔滑。拟柴胡桂枝汤：银柴胡6g，党参9g，天花粉9g，黄芩3g，炙甘草4.5g，桂枝6g，生姜3片，大枣4枚。1剂。服柴胡桂枝汤1剂后，无汗，头仍晕，腑气通，胃纳佳，脉细数，舌润质淡。拟和中法，桂枝加桂汤：桂枝9g，炙甘草9g，炒白芍12g，肉桂1.5g，黄芩2.5g，生姜4片，大枣4枚。服2剂……稳定3天后，昨下午起，高热再升，达39.4℃，皮肤不灼，汗不泄，左咽部轻度红肿，苔润，腑气时通，脉细数，拟栀豉汤合方：淡豆豉12g，焦山栀12g，生甘草6g，枳实4g，桔梗4.5g，葛根9g。2剂，仍发高热（39℃），已有4天，自汗微，脉细数，苔薄，乳蛾微胀，形体羸瘦，易方非其治也。再拟麻黄人参芍药汤：净麻黄3g，川桂枝6g，党参8g，五味子4.5g，麦门冬9g，当归4.5g，炙黄芪12g，炒白芍9g，炙甘草4.5g，生姜3片，大枣3枚。2剂后热退，再用原方10剂以巩固疗效。最后以养荣汤善后而出院。〔来源：上海中医药杂志　1990；（3）：21〕

7. 10年发热用五积散辨

白聚河治某患者，男，28岁，干部。据诉：于1978年春节期间，因一次饮酒受寒后，次日即感腹内不适，发冷发热，体温40℃，经某医院治疗7天后热退而愈。时隔3个月后，两次出现发热，腹内不适，右胁下痞闷，口苦，嗳气频作，大便不畅，小便黄，口不甚渴，汗出，头痛。两次住某医院诊治。化验血液，除白细胞偏高外，其他无明显异常，给予抗生素治疗10天，热退出院。此后每隔3个月必发热一次，体温多在38℃～40℃，伴随症状大体相似，每次病程多在7～10天，有时不经治疗也可自愈。1986年曾住省某医院，临床诊为：结核性腹膜炎。经用抗结核药物治疗3个月，出院发热又作，伴随症状相同。同年又到北京某医院，经B超提示：早期肝硬化。化验肝功：谷丙转氨酶 600U，余（－）；CT 扫描：肝、胆、脾（－），X 光胸透（－），消化道造影（－），腰穿（－），胸穿（－），骨穿（－），血沉正常，也未能确诊。此间也曾服中药数十剂，均未能阻止周期发热的现象发生，而且发热的间隔时间逐渐缩短，有时仅 2 个月就发热一次，伴随症状无大改变。诊见：面色苍白，形体瘦弱，目光有神，声音洪亮，语言流畅，虽久病神气尚佳。刻下头痛，口苦，嗳气频作，左胁下痞闷不适，按其腹部柔软，脐左旁有压痛，无肿块，舌尖暗红，舌苔白腻，脉右关弦滑，余皆无力。体温 38.5℃。辨证拟为：寒饮内伏，郁而化热。因忆及《蒲辅周医疗经验》一书中，有用五积散治愈因寒湿化热而致周期性发热一案。同本案例病因、病机有相似之处，一因寒湿，一因寒饮，在治则上均需温化，故选用《和剂局方》中五积散加槟榔、草果仁、青蒿以治之。处方：麻黄（去节）180g，苍术（米泔水浸）720g，当归 90g，白芍 90g，清半夏 90g，白芷 90g，川芎 90g，肉桂 90g，云茯苓 90g，干姜 120g，枳壳 180g，陈皮 180g，桔梗 360g，甘草 90g，厚朴 120g，槟榔 90g，草果仁 30g，青蒿 90g。上 18 味共为粗末，每次 35g，纱布包煎，每日 2 次内服。服药 3 月余发热则退延 10 多天，热势亦减，大便顺利，饮食增加，腹内不适感明显减轻，守法续服。之后，发热周期渐次延长，热势渐减，病程逐渐缩短，有时尚能坚持工作，历时年余，终获痊愈，追访 3 年未复发。

〔来源：上海中医药杂志 1994；（9）：21〕

8. 肺经伏热，久延伤阴劳风发热辨

周仲英治某患者，男，39 岁。患者开始咳嗽，持续不已，逐渐加重，伴恶寒、发热，午后入晚尤甚，晨起身热能退。先后在多个医院就诊，查血沉 88mm/h，血常规、胸透、痰找抗酸杆菌均阴性……诊为"右上肺结核"，予链霉素、异烟肼治疗。服异烟肼后感肝区疼痛剧烈而自行停服，注射链霉素半月后因耳鸣、耳膜疼痛而终止，身热仍然如故，咳嗽频剧而来就诊。初诊，恶寒发热近 3 月，朝轻暮重，入晚先寒后热，有

汗，上午热退，咳嗽频剧，气急，痰少色白质黏，咳引胸痛，苔薄黄腻，脉细数。外邪犯肺，从郁化热伤津，肺气失于宣降，防其久咳成痨。处方：炙麻黄 6g，生石膏 25g，光杏仁 10g，甘草 3g，南北沙参各 12g，知母 5g，法半夏 10g，前胡 10g，鱼腥草 15g。3 剂。二诊，近数日来入院先寒后热，体温高时为 38.5℃，夜半得汗热退，咳嗽频剧，痰少不多，气紧胸闷，口干，舌苔黄腻，舌尖红，脉细数，再度辨证分析，发热持续数月，投清宣之剂不应，已非外感所能解释，拟从肺经伏热，久延伤阴治疗。处方：前柴胡各 10g，白薇 12g，功劳叶 12g，地骨皮 10g，炙桑皮 15g，知母 10g，炙百部 12g，葎草 20g，炒黄芩 12g，乌梅 5g，胡黄连 3g，南北沙参各 12g，白前 10g。5 剂。服药 1 剂后即感食纳好转，汗出减少，体温退至 37.6℃。药进 3 剂，身热已平（37℃），咳嗽减轻，汗出亦止。5 剂之后，药尽病除。此后，静养月余，体力恢复正常。本例寒热咳嗽，咯吐白痰，已近 3 月，外感内伤一时难定……细析病情，证属劳风，病因感受风邪，失治传里，变生内热，耗伤肺阴，风邪郁于肺肝两经，势将成劳，故改投柴前连梅煎合泻白散加减出入，参入清热养阴之品，收效颇宏。曹仁伯谓"此方治伤风不醒成劳，比秦艽鳖甲汤又进一层"，信不诬也。〔来源：中医杂志　1984；（6）：18〕

9. 顽固性发热属邪郁血分，气阴两虚辨

宋祚民等治某患者，男，35 岁。患者 3 年前出车回来后，天热周身汗出，为即刻解热。便以冷水洗浴。是夜患者寒战高热，体温达 41℃，服用解热止痛片后，无汗出，体温有所下降，但不久复升高。曾先后两次在北京某医院住院治疗，诊为"败血症"，予大量抗生素及肾上腺皮质激素、消炎退热栓等治疗，好转出院。但几日后，又出现上述症状。3 年来反复高热，平日全靠退热栓缓解几小时。曾服中药数百剂，仍未见效。……患者仍高热寒战，口渴，饮水后，大汗出后体温有所下降，纳差，时有恶心呕吐，大便干，数日一行，夜寐差，自汗盗汗，面色苍白，爪甲无华，但口唇紫暗，舌体胖大，舌边

有齿痕，舌质红，舌苔中部略厚，脉寸关大数，尺脉弱。腹诊：肝脾大。此为邪郁血分，气阴两虚。治以清营解热，凉血透达，待症解后，再予同气养阴。方药：青蒿鳖甲汤合清营汤加减：青蒿15g，鳖甲（后下）15g，地骨皮10g，丹皮10g，银柴胡10g，紫草10g，润元参12g，白薇12g，金银花30g，连翘15g，生牡蛎（后下）30g。7剂后，有4天不烧，在发热的3天内，发热时间缩短，温度下降，在38℃～39℃，且恶寒消失，自汗、盗汗停止。效不更方，再服7剂。药后体温降至37℃～37.5℃，症状较前明显减轻，已有食欲，无恶心，全身症状大见改善，治法改以固护气阴为主，凉血透邪为辅，上方加北沙参30g，麦冬15g，五味子10g。7剂后体温正常，面色转润，无其他不适。已正常上班3个月，未再发热……嘱其注意饮食宜清淡，忌食大鱼大肉。〔来源：上海中医药杂志 1994；(11)：17〕

七、食积发热

1. 小儿积滞长期低热辨

王伯岳经验，症见盗汗潮热，夜热早凉，手足心热，口臭口干，睡眠不宁，辗转反侧，龄齿，便秘或大便秽臭，尿黄，苔厚腻，脉滑实，习用连翘、胡黄连、槟榔、枳壳、莱菔子、焦三仙、熟大黄、知母、甘草。汗多加地骨皮、桑白皮。〔来源：中医杂志 1987；(11)：13〕

2. 有似外感实乃积滞发热辨

高辉远治某患儿，男，7岁。发热，但无恶寒，无汗出，体温37.8℃～38.4℃，无鼻塞流涕咳嗽等症。纳食少厌食，时腹痛，大便偏干，日一行。眠差……小便黄，头汗出。苔薄黄中间腻，舌尖红，脉弦滑有力。曾在某儿童医院诊治过，均以发热待查观察治疗，效果不显。诊为食积发热，消食导滞、健脾和胃，以大安丸加减：茯苓10g，白术10g，陈皮8g，法半夏10g，神曲10g，枳实8g，竹茹8g，连翘10g，焦三仙10g，焦槟榔8g。服6剂体温降至正常，饮食好转，症状已基

本消失。……有似外感，但脉不浮，腹时痛，不欲食，舌苔中间黄腻，则为内伤饮食可知。〔来源：《医门新录》P. 413〕

3. 食积发热辨

蒲辅周治某患儿，女，1岁。发热不退已4天，曾用退热剂，汗出较多，并用青、链霉素等抗生素仍不退烧，白昼发热39℃，至夜间体温多达40℃，时有惊惕，手足反凉，无咳嗽，亦不喘促，食纳不佳，大便日两次，夹不消化物，尿少而短，渴不多饮，面黄舌淡，苔中心秽，脉滑数，右大于左。发热而不咳嗽，发汗而热不退，非外感表证可知；面黄而消化不良，纳差而舌苔秽腻，乃食积发热可知。治法当和而兼消，方用四逆散以和肝胃，楂、曲、麦芽消食积。处方：柴胡2g，白芍3g，炒枳实3g，炙甘草1.5g，竹茹3g，焦山楂3g，建曲4.5g，麦芽4.5g，莱菔子3g，淡豆豉9g，生姜2片。服上方第一剂时，高烧仍在40℃，第二剂发烧即退，大便消化改善，已不一日两次，四末仍微凉，舌苔减退，脉滑而不数，原方去豆豉、莱菔子续服两剂，诸症悉平而愈。〔《蒲辅周医案》P. 209〕。又治某患儿，女，5岁。患儿经常咳嗽有痰，入夜尤甚，身热37.4℃左右，持续不退，无汗，食欲不振，腹时痛，面部有散在红点，精神欠佳，大小便正常，脉沉数，舌质淡，苔黄腻而厚。由肠胃失调，食积化热，治宜调和肠胃兼消食积。处方：苏叶3g，香附3g，橘红3g，槟榔4.5g，厚朴4.5g，枳壳3g，桔梗3g，前胡3g，莱菔子4.5g，焦山楂4.5g，木香0.9g，生姜3片。复诊：服前方二剂，热退，咳嗽减，但因昨食橘子、广柑较多而发生腹痛，呕吐，脉沉滞，苔白，由冷食阻滞，宜温胃消滞。处方：藿香3g，白蔻仁3g，公丁香7枚，法半夏4.5g，枳壳3g，香附3g，橘红3g，槟榔4.5g，厚朴4.5g，木香0.9g，焦山楂4.5g，炒莱菔子3g，生姜3片。三诊：服药后吐出物为药水，从昨夜起复发热，今晨体温38.2℃，咽喉微红，食纳差，大便2日未解，小便短黄，舌质淡苔转白腻，脉沉涩，因肠胃阻滞，积食未消，以致便滞呕逆，治宜和胃降逆消积。处方：柴胡3g，白芍3g，炒枳实

3g，炙甘草 1.5g，槟榔 4.5g，木香 1.5g，酒大黄 2.1g，厚朴 3g，法半夏 4.5g，炒莱菔子 4.5g，苏梗 3g。四诊：服药后热降，大便解，但仍咳嗽，脉沉数，舌苔减，仍属积滞未消，肺胃未和，宜调和肠胃为治。处方：苏叶 3g，香附 3g，陈皮 3g，炙甘草 1.5g，柴胡 3g，槟榔 4.5g，焦山楂 4.5g，炒枳实 3g，炒莱菔子 4.5g，神曲 4.5g，前胡 3g，生姜 2 片。五诊：前方连服 2 剂，纳食正常，睡安，仍咳嗽有痰，其他正常，脉滑，苔薄白，继续调和肺胃。处方：苏叶 3g，杏仁 4.5g，桔梗 2.4g，橘红 3g，前胡 3g，法半夏 6g，茯苓 6g，厚朴 3g，炙甘草 1.5g，枇杷叶 6g，生姜 3 片。此方服 2 剂而愈。〔来源：《蒲辅周医案》P.210〕

八、少阳发热

1. 少阳证，邪单与阳争，长期、间断有规律性发热而不恶寒辨

孙运河治某患者，男，34 岁。入院前 10 天内，每于午后至夜间发热而不恶寒，至次日晨至中午体温下降。曾用青、链、庆大霉素治疗 8 天仍发热，病已延 18 天，始加入中药治疗。症见热象起伏同上述，口苦咽干目眩，胸闷纳差，大便泄泻，每天 4 次，脉弦，舌稍大，苔白。证属少阳与足太阴脾经合病。小柴胡汤加味：柴胡 12g，黄芩 12g，党参 12g，半夏 10g，白术 10g，生姜 10g，甘草 6g，大枣 5 个。给 2 剂，服 1 剂则热退，大便泄泻乃脾虚于里，继以健脾止泻，和胃助运善其后，加服中药共 3 日而痊愈出院。〔河南中医　1992；(4)：17〕

2. 少阳热盛兼阳明经热辨

李幼安治一不明高热患者，病已 1 周，每日午后恶寒发热，高热时心烦头痛，体温 39.8℃，至日晡汗出而热退尽，偶有轻度胁痛，腹胀，纳差，恶心，且渐口干喜冷饮，大便日解 2~3 次，小便稍感不适。脉弦细小数，舌苔薄黄，舌质红，属少阳热盛兼阳明经热，即少阳阳明合病。治宜和解为主，辅以清热解肌，用小柴胡汤合白虎汤，6 剂而病愈。〔来源：中

医杂志　1980；（2）：38〕

3. 和解少阳有变通辨

寇俊霞体会，小柴胡汤是一个解热祛邪的方剂，其主治范围较广，但该方主证中的主症是"寒热往来"。因此，在热性病中，只要见有往来寒热之症，便可用小柴胡汤，这正是"但见一证便是"的精神实质。曾治一女性病人，36 岁，发高热 4 个月，热型弛张，时发时止，发时往来寒热，关节肿痛，伴有一过性多型性皮疹，化验白细胞明显增高，经西医诊断为变应性亚败血症，用抗生素，中药清瘟败毒饮、犀角地黄汤、青蒿素等，皆无满意效果。本次发热，患者正值经期，高热 41℃，往来寒热，寒战，神昏谵语，全身布满猩红皮疹，四肢关节肿痛不可屈伸，舌红，苔黄厚，脉细数。根据月经期发热，诊为热入血室，热与血结，特别是有往来寒热一症，果断用小柴胡汤原方重剂，经服六剂，体温恢复正常。由此可见，和法虽为平和之法，用之得当，祛疑难大病也速。和解少阳法常有变通，为了提高疗效，不可胶柱鼓瑟，临证也必灵活运用。虽说见往来寒热主症便可用柴胡剂，但兼症表现突出时，理法方药还需斟酌，不能丢掉辨证施治的灵魂，所以还有和解兼汗法、兼清法、兼下法、兼温法等。曾治一男性患者，24 岁，因高热不退而住院治疗，经西医治疗 12 天，诊断不清，用抗生素治疗不效特请中医会诊。诊时，问其病情，患者自诉诱因，汗出洗冷水澡，遂发高热，身疼，头痛，往来寒热，无汗，不欲饮食，口不渴，二便尚调，面红，舌苔白厚少津，脉弦紧而数。诊为太少并病，表证未解，热传少阳。故予小柴胡汤加辛温解表药荆芥、苏叶、白芷、防风、川芎、薄荷，3 剂后热退病愈。〔来源：中医杂志　1989；（10）：8〕

4. 少阳证已由表入里，病在厥阴辨

叶怡庭治某患者，女，71 岁。精神疲惫，面色萎黄，身穿厚衣，头裹围巾，呼吸急迫，语声低微。近半月来，寒热往来，右胁痛，周身酸楚，心中疼热，手指觉冷，高热多发于夜间（39℃），至晨退热，片刻后又发热，口干不欲饮，纳呆，

大便干结，脉弦滑，舌质深红，干燥光剥无苔。高热半月，气阴两伤，少阳厥阴互为表里，今症已由表入里，病在厥阴。治宜清热育阴：柴胡 9g，黄芩 9g，知母 9g，丹皮 9g，玄参 9g，麦冬 9g，生地 12g，党参 12g，白芍 30g，鲜石斛 9g。服 3 剂，高热已解，后随症加减而愈。〔来源：《老中医临床经验选编》第 2 辑 P. 145〕

5. 败血症发热属二阳合病辨

张琪治某患者，女，31 岁。发热 50 多天，体温 39℃ ~ 39.8℃之间，经某医院诊断为败血症，曾用多种抗生素、至宝丹等，高热不退。诊时见发病时先寒后热，服解热药，汗出热退，旋即恶寒发热，而重复不已，伴有口苦咽干，胸胁苦满，烦躁不宁，不思饮食，意识尚清，大便稍干，小便如浓茶色，苔白干，脉弦数。证属邪入少阳，化热伤气又及阳明，为二阳合病。治当和解少阳，清其阳明，益气清热解毒。药用柴胡 30g，生石膏 75g（打），黄芩 20g，党参 25g，金银花 25g，蒲公英 75g，甘草 10g。水煎服，1 日 4 次，连服 4 付，体温明显下降，前方加黄连 15g，瓜蒌 25g。3 剂，体温正常，诸症全消而愈。〔来源：中医杂志 1993；(6)：333〕

6. 高热待查属三阳合病辨

张琪治某患者，女，25 岁，发热 10 余日，体温 38.5℃ ~ 40.1℃之间，某医院经用氨苄、红霉素治疗无效。血检白细胞 $25 \times 10^9/L$，血培养伤寒杆菌阴性，高热诊断未明。诊时，病人 10 余日壮热恶寒，肢体酸沉，汗出不彻，舌红少苔，脉浮数。此为太阳未解，热邪内炽，枢机不利，为三阳合病，投柴胡桂枝汤加减：柴胡 20g，桂枝 15g，赤芍 15g，生石膏 75g，连翘 20g，金银花 50g，甘草 10g。水煎分 4 次服，2 剂后汗出，恶寒消失，周身酸楚已轻，舌红转润，体温 36℃ ~ 36.8℃，白细胞 $7.5 \times 10^9/L$，血培养未见伤寒杆菌，出院观察，一直稳定。〔来源：中医杂志 1993；(6)：333〕

7. 少阳阳明合病兼气滞血瘀辨

哈荔田治某患者，女，23 岁，未婚。平素易怒，多气郁，月事常先期而行，两月前因感受风邪，发热微寒，头痛无汗，咽喉肿痛，体温 39.6℃，时月经正行而止，迄今两月未转。现症：午后阵发寒热，而体温不高，脘腹痞闷，嗳气频作，心烦懊侬，呕恶口苦，食纳不振，小腹胀硬，不喜按揉，便干溲黄，舌红苔薄黄，脉弦细而数。此外邪不解，入里化热，结于少阳，内聚胃腑，搏于血海，阻于胞脉而成少阳阳明合病，兼气滞血瘀之证。治宜双解表里，疏肝行滞。大柴胡加减：醋柴胡、白芍、枳壳、清半夏、黄芩、酒大黄（后下）各 9g，香附 6g，川楝子 9g，延胡索 4.5g，刘寄奴 12g，紫丹参 9g，甘草 4.5g，广木香 4.5g。服 2 剂，未再作寒热，烦呕已止，胸闷已宽，二便通利，唯经仍未潮，小腹尚感胀痛，舌边红，苔淡黄。此邪热渐退，瘀滞未行，依前法再进：柴胡 6g，黄芩、炒枳壳、赤芍、酒大黄（后下）、丹皮、桃仁各 9g，山楂、川牛膝、紫丹参各 12g，香附、川芎各 6g，粉甘草 4.5g。2 剂。服上方 1 剂后腹痛减，再剂月事通，唯量少色深，嘱服加味逍遥丸，连服 10 天。〔来源：《哈荔田妇科医案医话选》P. 34〕

8. 不规则发热属少阳枢机不利辨

高辉远治某患者，男，47 岁。不规则发热 10 天，午前或午后发热，体温在 37.5℃～38.5℃之间，每次发热前自感面部烘热，心中烦躁，发热数小时后，自汗出而热退。诸项检查均正常，西医对症治疗无效，或者发热时两额排痛感，胸闷不适。热退后腰酸腿软，手心微热，二便调，纳眠尚可。舌质暗红有齿印，苔白腻，脉弦。少阳为枢，枢机不运则气血痰火食湿皆可化生郁热。证属少阳枢机不利，六郁化热内蕴。治宜疏达少阳，清解郁热。方用越鞠丸化裁：香附 10g，苍术 10g，白芍 10g，川芎 8g，栀子 8g，建曲 10g，豆豉 10g，柴胡 10g，炙草 5g，薏苡仁 5g。6 剂。服药 3 剂后遍身热汗出，之后未再高热，诸症减轻，唯近日夜间盗汗，时疲乏感，舌苔薄白，齿痕消失，脉微弦，守上方加小麦 10g，大枣 5 个，补脾益气，

调治数日，诸症告愈。〔来源:《医门新录》P. 392〕

9. 柴胡桂枝汤佐以补气养血治愈高热辨

邹贵庆等治某患者，男，25 岁，农民。恶寒发热加剧，先寒后热，热甚口渴，汗出热退，日轻夜重，右胁隐痛。给庆大霉素、利胆片等治疗，右胁疼痛减轻，但恶寒发热加重，体温39℃~40℃，形体日渐消瘦。某分院经用青、链、红、氯、庆大、先锋霉素等大量多种抗生素无效，热势呈弛张热，至深夜达高峰39℃~40℃。中医诊治:持续恶寒发热近 3 个月，每于子夜达高峰，汗出则热趋退，形体消瘦，面色萎黄而带灰黯，且感头昏头痛，恶心纳差，困倦喜卧，脘腹隐痛，舌淡，苔白中根黄腻，脉象细弦。先后用大柴胡汤疏肝利胆，清热通腑，清暑化湿法、达原饮、清骨散合白虎汤等叠进数方，见效甚微。审其脉症，类似温疟，姑按温疟论治，试以白虎加桂枝汤加味治疗。……药后胃纳已增，然热势未减。细审脉症，先寒后热，休作有时，热甚腠理开，汗出而解，平素体衰易微汗，属伤寒少阳太阳合病，此乃病已入少阳而太阳证未罢，病程沉长，气血亦亏。故法宗和解少阳，调和营卫，佐以补气养血，拟柴胡桂枝汤加味为主:柴胡9g，黄芩15g，桂枝6g，白芍12g，葛根15g，秦艽9g，竹叶12g，川朴9g，薏苡仁30g，生黄芪15g，当归15g，日服 1 剂。药后当天子夜热势稍挫，体温38.2℃，但 1~2 时体温最高时仍39.5℃以上，方既应手，宜重鼓再进，以柴胡桂枝汤加重桂枝再进。桂枝9g，柴胡9g，黄芩12g，炒党参12g，姜半夏12g，白芍12g，生姜3片，红枣15g，炙甘草4.5g。日服 2 剂。药后次日体温明显下降，体温高峰竟在37.3℃~38.3℃之间，胃纳也增。原方党参加至15g，再加黄芪15g，秦艽12g，以助益气退热之功，日服 2 剂。……体温复常，精神转爽，形体日丰，胃纳如常，舌转红润，黄腻苔渐退。〔来源:江西中医药　1983;（1）: 9〕

10. 湿热阻闭少阳发热辨

董德懋等治某患者，女，23 岁。患者于 4 年前，无明显诱因，出现低热，多在午后或入夜开始，体温在 37℃~38℃

之间，发作时，先恶寒，继则全身发热，并伴有全身乏力，头痛头晕，恶心欲吐，周身关节疼痛，尤以两膝及手指关节为甚。发热2～4小时后，即自汗热退。每月发病1至2次，每次持续3至4天，甚至1周。自1983年7月感冒后，每天下午发热37.5℃～37.6℃，有时达38℃，仍伴有头痛头晕，干咳少痰，胸闷不舒，阵阵心慌，时有汗出，失眠多梦，恶心纳呆，脘腹胀满，少腹隐痛，肢节疼烦，大便时干时溏。入院时检查：咽部轻度充血，扁桃体不肿大，心肺肝脾检查未发现异常。澳抗阴性，抗链"O"600U，类风湿因子阴性，血沉7mm/h，血象：白细胞5.5×10⁹/L，中性67%，淋巴32%，单核1%，胸透X线摄片及心电图均无异常改变。入院后，中医按营卫不和，脾气虚弱，血热血瘀辨证，以调和营卫、健脾益气、活血凉血、清热解毒等立法，先后给予桂枝汤、香砂六君子汤、芍药甘草汤及清热解毒凉血活血组方治疗。西医怀疑为肠结核，给予抗结核药物试验性治疗，经治疗两个月，发热不退，症状未减……患者形体消瘦，精神萎靡，面色虚黄，眼圈黯青，嗜卧懒动，时有咳嗽少痰胸闷，午后身热不扬，畏寒喜暖，汗出不畅，头痛头重，恶心纳呆，口干微苦，渴不欲饮，全身酸痛不适，失眠多梦，右下腹隐痛，大便溏薄，泻前腹痛，泻后痛减，小便频数，舌质淡，苔白腻，舌根微黄，脉细滑小数。证属湿热阻闭少阳，治宜清湿热，和表里。处方：佩兰10g，苏藿梗各6g，青蒿梗6g，柴胡6g，黄芩6g，清半夏10g，白薇6g，白茅根10g，赤白芍各6g，丹皮6g，炒枳壳5g，炒白术5g，地骨皮6g，淡竹叶10g。每日1剂，水煎服。服药1剂，患者自感全身微有汗出，触之皮肤汗黏而凉，随之头痛头晕等症均减，身热渐退，下午体温37.2℃，连服5剂，体温逐渐恢复正常，自觉症状基本消失。……出院时体温36.5℃。按原方带药5剂以善其后，1周后，患者来院告知体温一直在36℃～37℃之间，无其他不适。〔来源：中医杂志1984；（8）：22〕

11. 少阳发热和解还需凉血辨

焦树德治某患者，经常发热 39℃ 以上，反复发作已近 2年，每于发热前即咳出血痰，体温 39℃ 以上，用抗生素治疗 2～3 天则又缓解，但过 7～10 天又发作同前，如此反复发作。近 2 年，虽经几个中医院诊治均未能治愈。每次发作前，先感微冷继则发热，一直发热 3～4 天（或 1 周），除同时伴有咳血痰外，其余症状不多，曾多次做胸部检查，心肺未见异常，舌苔舌质正常，脉弦。观其脉皆弦，定期发热，知邪已居少阳，久病入血，邪郁血分，闭而不解，每于热作时，热邪扰血上逆而咳血，诊为少阳郁热证。治宜和解少阳，清热凉血：柴胡 22g，黄芩 12g，半夏 9g，党参 12g，地骨皮 12g，青蒿 12g，白薇 12g，生地 12g，白及 9g。3 剂。服 1 剂后吐泻数次，此乃药物在体内起整体调节作用，服完 3 剂未再泻，精神好转，身体轻快，一直未再发热，舌（－），脉弦渐退，仍用原方，柴胡用 12g，3 剂，病愈，未再发热，正常上班。〔来源：《从病例谈辨证论治》P.7〕

九、营卫不和阴耗发热

长期发热属营卫不和、阴液也耗辨

安效先治某患儿，男，发热 4 月余。患儿于 7 月份受凉后引起发热，体温 39℃ 左右，颜面皮肤出现数枚红疹，无痛痒感，诊为"上感"，予服清解散、阿司匹林后热势暂退，皮疹消失，移时热势又复起，在院外以"发热待查"，多次住院诊治，先后用复方新诺明、红霉素、麦迪霉素、青霉素、庆大霉素等药，体温波动在 37.5℃～38.7℃ 之间。发热以午后较甚，多汗，无咳嗽咳痰，无恶心呕吐，无关节肿痛，无尿频尿急尿痛，纳食好，夜寐宁……面色不华，舌质淡红，舌苔薄白，两脉稍弱。白细胞 15.2×10^9/L，中性 60%，淋巴 38%，嗜酸性 2%，血红蛋白 10.8%，血小板 140×10^9/L，血沉 48mm/h，抗"O"阴性，"OT"试验阴性，大小便常规正常，肝功能正常，澳抗阴性，C_3 105u/mL，狼疮细胞阴性，X 线胸透未见异常，心电图正常。小儿体属纯阳，感邪易化热化火……久而久之寒湿暑热化燥化火，伤及营卫，使营卫失和。因此，出现以发热多汗为主证的临床表现。当然气阴亦会受损，只是程度轻浅不同而已，饮食二便尚好说明脾胃尚无伤。辨证就要抓住主证。仲景《伤寒论》谓："病人脏无他病，时觉发热自汗出而不愈者，此卫气不和也，先其时发汗则愈，宜桂枝汤。"据此治疗应用桂枝汤调和营卫。同时亦须虑及小儿"阳常有余，阴常不足"的特点，长期发热阴液必耗，故在用桂枝汤时还须配伍白薇、地骨皮等滋阴清热之品，且能监制桂枝辛香温燥之性。药用：嫩桂枝9g，生白芍9g，炙甘草6g，大枣3枚，生姜2片，白薇15g，地骨皮9g，青蒿9g，鳖甲10g。水煎服每日1剂。患儿服药5剂后热势渐退，体温在36.3℃~37℃之间，继续调治2周诸症悉平。〔来源：北京中医　1988；(1)：47〕

十、周期性发热

1. 子、午时发热用小柴胡汤辨

孟琳昇治某患者，男，21岁，学生。发热10余天。每当中午12时和夜间12时前后高热发作，后持续2小时，体温在38℃~39.0℃，余时体温正常，饮食二便正常，其他无明显不适。脉微弦，舌正常。岳美中认为子、午两时为阴阳交替之时，认为该证系阴阳不协调之候，投小柴胡汤，甘草6g，大枣5枚，其余药均为10g，2剂。药后发热38℃，发热时间变为上午9时与下午6时，原方加生石膏30g，再进2剂，高热退病愈。〔来源：上海中医药杂志　1983；(11)：21〕

2. 卯、辰时发热用白虎汤辨

孟琳昇治某患者，男，22岁，教师。患者有鼻衄史，近10余日加重，3天前突然高热，体温在39℃左右，发热常在上午7时以后，10时以前，日日如此，定时发作，伴见口渴欲饮，大汗，头晕，衄血时作，色鲜红量多，脉来洪数，舌红苔少。时值盛夏。卯时属大肠，辰时属胃，证属暑热燔灼阳明。投生石膏40g，知母10g，甘草3g，花粉10g，扁豆10g，荷叶 30g，白茅根 30g，滑石 10g。水煎 2 剂，发热退，衄血也止。本案所殊者，以发热时限卯时（5～7 时）、辰时（7～9 时）二时，属大肠、胃经，确定病在阳明。〔来源：上海中医药杂志　1983；（11）：21〕

3. 午、未时发热用葛根芩连汤辨

孟琳昇治某患者，女，24 岁。发热 13 日，体温 38℃～39.5℃，医院经多面检查均未见异常。用补液、可的松、中药白虎汤、生脉散、清骨散等罔效。初起全天发热，尤重于晨起及中午，近 4 天来则移至中午 12 时到下午 4 时以前，到晚上 7～9 点发热又高，其他时间则体温正常，伴头晕，口渴，微汗，脉沉滑略数。舌红苔薄微黄。先用白虎汤无效，反见小便黄，大便稀，日数次，便时肛门有灼热感。结合发热时间在午、未、戌，定位在心、小肠、心包经。用葛根芩连汤：葛根 10g. 黄芩 10g，川黄连 6g，滑石 10g，白茅根 30g，竹叶 10g，甘草 3g，草豆蔻 10g。水煎 3 剂，发热退，诸症消失。〔来源：上海中医药杂志　1983；（11）：21〕

4. 每年 5～8 月发热 40 余天辨

尚品杰治一患者，每年 5～8 月份均感全身不适，并发热 40 余天，退烧时则出现休克、昏迷及抽搐，入冬后即正常，已达 15 年之久。诊时发热已 1 周，体温 40℃，口苦，不思饮食，易怒，以小柴胡汤、越鞠丸合方治之，服 3 剂体温降至 38℃，服 8 剂体温正常。翌年未再复发。〔来源：湖南中医学院学报　1991；（3）：30〕

5. 顽固性周期性高热用柴胡桂枝汤辨

魏龙骧治某患者，男，48 岁。自 1959 年 1 月发生原因不明周期性高热，每月高热 1 次，每次持续 3～6 日，发热时体温 39℃ 以上，每次发热时，周身肌肉关节酸痛，心烦心悸，坐卧不安，纳少欲呕，肝脾肿大，颈项腋下和腹股沟淋巴结肿大，热退 1～2 日后即可回缩。自发病之日起舌苔交替出现白腻、黄腻或焦黑，久治无效。至 1960 年以来，发热周期愈渐缩短，约 20 日为 1 次。傍晚低热 37℃～38℃，同时出现严重

脱肛，纳食大减，失眠多梦日益加重，语言无力，且说话稍多即汗流浃背，多次住院曾怀疑为扁桃腺炎、慢性咽炎、慢性淋巴结炎、慢性胆囊炎、慢性阑尾炎、肠系膜淋巴结炎、肝脾肿大原因待查、布鲁杆菌病、黑热病、白血病、细菌性心内膜炎、何杰金氏病、地中海热等。但做骨穿、十二指肠引流、胆囊造影、肝穿刺、胃肠造影、肝功能检查、淋巴结活检、结核检查、剖腹探查、内分泌检查及各种血液检查均未见异常。1974 年 2 月 20 日来我院门诊，主诉每月高热 1 次已 14 年，每次发热时口苦咽干，周身酸楚，纳少时欲呕，热退时汗出、脱肛。当时发热恶风寒，周身酸楚，自汗，口苦咽干，纳少不馨，时欲呕，胸胁胀满而痛，苔黄腻，舌质淡，脉弦细。证属太阳少阳并病。故以调和营卫，和解少阳为治，方用柴胡桂枝汤加减：柴胡 9g，黄芩 9g，党参 30g，桂枝 9g，白芍 12g，生姜 3 片，大枣 6 个，甘草 3g，佩兰 9g。服 3 剂后热已退净，周身酸痛减轻……仍口苦咽干，肢软乏力，苔白腻，舌淡，脉弦细，前方去佩兰，加竹茹 9g，再进 3 剂。三诊时神爽，苔腻，上方加藿香 9g，薏苡仁 15g，豆蔻 3g，杏仁 9g，以前方随症加减。……至八诊，周期性发热已 2 年未发，病情稳定，食欲尚可，体力倍增，体重增加，身无不适，随访已工作多年。〔来源：中医杂志　1994；(3)：138〕

十一、经期发热

1. 经期发热用桂枝汤辨

谢升彩治某患者，一年多来每逢经行时出现发热，体温 39.5℃左右，汗出恶风，神疲肢倦，经净则热自除。经血、尿常规、抗"O"等检查均未见异常，屡用解热镇痛、抗生素及中药清热解毒、甘温除热之剂未见好转。刻诊为月经周期第 25 天，症见面色萎黄，少气懒言，四肢乏力，纳差，舌淡苔白，脉虚缓。证属素体虚弱，经行气随血泄，营卫失调，拟用桂枝汤加味：桂枝 10g，白芍 10g，炙甘草 6g，生姜 10g，大枣 7 个，黄芪 20g，当归 10g，白术 10g。服 5 剂。服药后月经来潮，体温 37.8℃，嘱下次月经前服 5 剂，体温正常，复以人参养营汤善后，半年后随访，未见复发。〔来源：北京中医　1992；(4)：25〕

2. 经行发热从肝论治辨

白兆芝等治某患者，女，26 岁。每于月经来潮前 3~4 天发热，上午体温高达 41℃左右，月经来潮后不用药可自行缓解。发烧时伴有牙痛、咽痛、目赤、烦躁，平素不发热，时有头晕，心慌，乏力，恐惧，失眠，腰困，纳差，溲黄等症。两年来，病情逐渐加重，多次检查，未能明确诊断。舌红苔黄，脉细数。内伤发热，证属肝血不足，肝郁发热，兼忧郁伤神。宜疏肝解郁，养血安神，兼清泻肝火。方用柴胡四物汤加减：当归 12g，白芍 12g，生地 15g，川芎 6g，柴胡 10g，半夏 10g，黄芩 10g，丹皮 10g，山栀 10g，丹参 15g，郁金 10g，生龙牡各 30g，远志 10g，小麦 30g，炙甘草 6g，大枣 5 个。服 9 剂后，月经前未发热。又用原方 40 剂，自觉一般情况良好。后以原方作适当加减继续调理而愈。〔来源：中医杂志　1992；(7)：13〕

3. 月经周期性发热辨

金谷城经验，月经周期性发热与黄体酮期发热不同，后者是一种生理现象，而前者往往有一感染灶，每月发作 1 次，均为月经前后，平时无热，潜伏的感染灶致病性不强和机体抵抗力也不强是本病的特点。单用抗生素、清热解毒、清化湿热等祛邪法而不扶正，往往无效。长期迁延不愈，或者发热伴乏力肢软，舌质淡胖有齿印，脉濡等，符合气虚发热之病机，用补中益气汤为主药，因小腹疼痛，压痛固定示下焦血瘀，选加桃仁、土鳖虫化瘀为辅，加地骨皮、丹皮以清余邪，上述诸药偏燥用麦冬反佐。治某患者，女，42 岁。患者月经周期正常，一年来月经前后周期性发热，每次持续 1~3 天，体温波动在 38℃~39℃之间，同时伴明显乏力，下肢酸软。半年前妇科诊断为盆腔炎，经积极治疗已经好转。因发热不能用盆腔炎解释，转来中医科诊治。平时尚有小腹胀痛，右下腹压痛，舌淡伴有齿印，苔薄白，脉细濡。症属元气不足，下焦血瘀，经期加重，热从内生。治宜甘温除热，佐以清热活血。处方：黄芪、党参各12g，升麻、柴胡各6g，当归、白术、陈皮、地骨皮、丹皮、桃仁、地鳖虫各10g，麦冬20g，炙甘草3g。水煎服，每日1剂。用上方加减连续治疗3个月，每日1剂，第一个月经期发热只37.7℃，第二个月经期未发热，但尚出现前述症状，第三个月未发热，症状也消失。半年后随访，未再发热。另又治某患者，26岁。2年前每逢月经前后发热3天，体温波动于37.8℃～39℃之间，用抗生素则热度略低，不用则高，伴有频频干呕，患有支气管扩张数年，平时无明显发热，但自觉寒热往来，恶心，胸闷，稍有咳嗽，经期上症明显。月经周期正常，经行有紫血块……长期用青、链、红、氯、庆大霉素等抗生素及鱼腥草片治疗不能退热，要求中药治疗。舌淡红，苔白，脉弦滑数。证属肺热伏邪不得宣散，乘经期体虚向外透发。治拟和解少阳，宣肺达邪。处方：柴胡、黄芩、制半夏、党参、炙麻黄、杏仁、桔梗、桑白皮各10g，生姜3片，大枣5枚，炙甘草3g，冬瓜子、冬瓜皮、麦冬各30g。水煎服，每日1剂。用上方连续治疗1个月，同时服鱼腥草片，未用西药，本次月经期前后未发热，干咳也减。因服汤药麻烦，此后改用感冒冲剂，每逢月经前后，每天服感冒冲剂1包，经期不再发热。又治某患者，女，20岁。2年来每逢月经来潮前后发热5天，体温波动在38℃～39℃之间，用退热针和抗生素可暂时退热，退后复升。发热时白细胞升高，有时还伴有咽部干痛，扁桃体Ⅱ度肿大、渗出，颈淋巴结肿大，经后肿痛消失。月经周期正常，经色黑。脉弦，苔白腻。曾根据周期性发热，苔白腻等特点作湿温病辨证，用蒿芩青胆汤1月余，该月经期未发热，再用则下一月经期又发热。考虑蒿芩清胆汤只有祛邪不扶正之弊，故停用。注意到患者反复发热3年不能根除，平时又不发热，说明这样发热正是邪微正衰之邪正相争所致，病机是正虚邪恋，咽部余邪乘经期体虚外发，治宜和解少阳。处方：柴胡、黄芩、制半夏、党参、藏青果各10g，大枣

5 枚，生姜 3 片，生甘草 3g，马勃 1g（包）。水煎服，每日 1 剂。患者连服上方 2 月，2 次经行未发热，停药又发，续用 1 月未再复发。〔来源：中医杂志 1980；(11)：42〕

4. 经行发热属肝热型辨

朱小南治某患者，21 岁。患者平素娴静寡言，月经向来趋早，拖延日期颇长，经水 20 天一转，经行时兼发高热，并有胸闷、胁胀，甚至呕吐的症状，经历 10 日，经净后发热亦退，每月如此，成为规律。发烧渐次加重，曾在某医院诊治时，测得体温高至 40℃。心烦头眩，面红目赤，甚则昏厥，隔时方醒。曾经医治无效。初诊时已届临经前期，症见精神不舒，胸闷胁胀，口鼻干燥，脉象弦数。诊断为肝热型经行发热。治以疏肝清热法。柴胡 4.5g，青陈皮各 4.5g，归身 6g，赤芍 6g，枳壳 4.5g，制香附 9g，炙甘草 3g，白术 6g，厚朴 2.4g，青蒿 6g，黄芩 9g。服药时月经来临，服 2 剂后效不显著，热势燔盛，口鼻燥热犹如喷火，头目眩晕，又将出现热厥现象。二诊时研究其征象，因肝经直上巅顶，肝火上扰，又有动风之趋势……乃于上方加钩藤 18g（后下）以平肝息风，并增强清热的功效。服 2 剂后据诉头目清凉。随访，每月经来不再发热，证明获得了长期疗效。〔来源：《朱小南妇科经验选》P.1〕

5. 养阴清热、调经解表治经行发热辨

李祥云治某患者，女，14 岁，学生。13 岁月经初潮，周期 15~30 天，经行 3~5 天净，经量多色红有小血块。自初潮后，每次经行发热 38℃~39℃，甚则达 40℃，伴恶寒，肌肤疼痛，口干不欲饮，有时鼻衄、痛经、汗出。经行发热曾测血色素 5.6g，白细胞 $13.4 \times 10^9/L$，中性 82%，淋巴 18%，前医曾用清热凉血止血之剂无效。来诊时经水将行，但发热已 3 天，体温 39.2℃，感头晕口干，恶寒身热，神疲乏力，面色萎黄，形体消瘦，薄苔质红，脉细数。予养阴清热，调经解表：太子参 15g，生熟地各 12g，北沙参 12g，麦冬 9g，玄参 9g，地骨皮 9g，黄芩柏各 9g，丹皮 9g，当归 9g，黄芪 15g，

泽兰泻各 9g，荆芥 9g，桔梗 4.5g。服 2 剂后热退，未再发热，药后经水行，经量中等，色正常，无腹痛。嘱下次月经前 1 周继服上方。随访半年，月经如期无发热。本例经行发热乃气血两虚，血去阴伤，内热滋生。今用两地汤加太子参、黄芪、熟地、沙参养阴补血，黄芩、黄柏、丹皮凉血清热，伍当归、泽兰活血通经，合桔梗开宣肺气，水道通调，配泽泻利水湿，使阴生而不滞，入炒荆芥，既解表又祛血中之风，善走血分又止血妄行。〔来源：上海中医药杂志　1985；（6）：23〕

十二、产后发热

1. 产后发热辨

朱文虎治疗 61 例产后发热。分为：①血虚汗闭，无力外解型：表现为程度不同的贫血，一般有相当严重程度贫血，产后感冒，阴血亏虚，难于做汗。症见肌肤干燥，身热不退，面色苍白、恶寒、心悸、耳鸣，形肿，苔薄白，舌质淡白。治宜养血解表，葱白饮加味。②热入血室，正邪相争型：症见寒热往来，神情默默，小腹拘痛，恶露淋漓不尽，严重者有神昏谵语。治宜廓清血室，驱除所陷之邪，小柴胡汤加败酱草、益母草、生地等。③湿热蕴结，身热缠绵型：身热延绵，其热不扬，褥汗恒多，胸闷痞满，口苦身重，早期或有恶寒，可见白痦。治宜分清开泄，三仁汤加味。④瘀毒互阻，气营两燔型：症见高热烦躁，日晡为盛，大汗著身如雨，时有谵语，小腹作痛，拒按，恶露异常色秽，或恶露忽断，热势更形鸱张，舌苔黄腻，脉洪数。治宜通腑化瘀，泻热和阴，用小柴胡汤加减，加桂枝、桃仁、赤白芍、当归、丹皮、薏苡仁、败酱草、金银花等。〔来源：上海中医药杂志　1992；（8）：13〕

2. 产后发热宜询问大便辨

赵之华经验，无论哪种原因引起产后发热都要询问大便情况，大便调畅或燥结，作为津液盛衰的一面镜子，在治疗上抓住产后多虚多瘀宜行宜补的特点，用温润养血，通便为主，便可获得良效。例一本是血虚发热，但前医用苦寒清热伤阴液而大便难，发热38℃~39℃缠绵不退，用当归、肉苁蓉各20g为君，生地、赤芍、黄芩、黄连各10g。2剂，大便行，发热随证而解。例二本是产后体虚外感发热，因过汗而伤阴，津枯便结，毒热内犯，发热难解。宜养血润燥，佐以开胃：当归20g，肉苁蓉20g，全瓜蒌20g，白术6g，陈皮10g，黄芩10g，藿香10g，佛手10g，生麦芽20g。服2剂而愈。〔来源：中医杂志　1986；（6）：21〕

3. 荆防败毒散加减治疗产后高热辨

王淑波治疗10例，发热最短者4天，最长者45天，体温38.5℃~41℃。西医诊断：败血症2例，产褥热8例。用荆防败毒散加减：荆芥30g，柴胡15g，防风、薄荷各10g，党参12g，黄芪12g，当归、白芍、陈皮各10g。瘀血发热者加益母草、桃仁、红花、丹参各10g；暑湿发热加生石膏30g，知母10g，厚朴、半夏、黄芩各10g；热甚持续不退者加黄芩10g，除酌情补液外，停用抗生素。获痊愈9例，其中败血症1例，产褥热8例。无效1例为败血症（瘀血发热型），产后持续发热45天，请中医会诊，服药5剂无变化，用中西医结合治疗，最终死于中毒性脑病。西医认为分娩24小时后至10天体温两次达到或超过38.5℃称为产褥热，其根本原因为产后百脉空虚，卫阳不固，对气候冷热适应能力差，邪毒外侵蔓延而成。本组曾投用大剂量发汗药，但未见一例大汗亡阳的副作用。〔来源：中医杂志　1986；（6）：17〕

4. 桂枝麻黄各半汤治疗产后发热30日不解辨

熊寥笙治某患者，女，30岁。患者产后感冒，一直发热不解，已延月余，经中西药治疗无效。诊见：头痛恶风，厌油纳呆，精神倦怠，四肢乏力。每热退之前出微汗，汗后热退身适。二便正常，夜寐较差。舌质淡，苔薄白，脉微而缓。此产后体虚外感延久失治，风邪拂郁于表而不解之故。治宜调和营卫，解肌祛邪为治。桂枝麻黄各半汤主之。处方：桂枝4.5g，白芍4.5g，生姜3g，炙甘草3g，麻黄3g，大枣4枚，杏仁3g。2剂，每日1剂，水煎服，日3次。本方药连进两剂，1

剂后发热缓解，2 剂后诸恙悉瘳。后未进补气血之品，而起居饮食一如常人。产后感冒，治无常法，或宜温，或宜清，或宜补，总须辨证施治，不可拘泥。本案原曾服银翘散、荆防败毒散、逍遥散、当归补血汤、四君子汤诸方，俱罔效。实以银翘凉散，荆防温散徒损正气，逍遥补血，四君补气治又过深，均无益于解肌祛邪之故。本案虽非太阳病之桂枝麻黄各半汤变证，但其病机相通，故选用此方以扶正达邪，小发其汗而取得满意疗效。〔来源：《中国现代名中医医案精华》二集 P. 1143〕

5. 桂枝麻黄各半汤治产后高热辨

王金道治某患者，女，27 岁。患者产程顺利，产前 2 天已罹感冒，产时即出现白㾦，产后复感风寒，恶寒发热，微咳有汗，头胀且痛，5 日后自觉欲汗出而不得，近 3 日体温波动在 38.6℃ ~ 39℃。实验室检查：白细胞 10.5×10^9/L，中性 81%，淋巴 19%，经用庆大霉素、卡那霉素、氯霉素、复方安基比林注射液 7 天，发热恶寒持续不退，邀中医会诊。症见体若燔炭，胸腹皮肤散在白㾦，不思饮食，时时有气逆上冲之感，精神倦怠，口干不欲引饮，脉象微紧，苔白腻，舌淡白。予桂枝麻黄各半汤加减。处方：川桂枝 9g，净麻黄 6g，光杏仁 9g，杭白芍 12g，炙甘草 6g，生姜 4 片，大枣 15g。服 1 剂后，遍体微微汗出，头痛恶寒发热诸症大减，体温降至 37.8℃，原方续服 1 剂，体温降至 37.2℃，诸症悉平，2 天后出院。患者产时现白㾦，与温病白㾦外观形态相同，但发病机理略有不同，此为产前中风，营卫失和，产时正气较强，逼邪外出，但营血不足，汗出不畅而现白㾦，彼为湿热郁蒸而现白㾦，此即程钟龄所言"当汗不可汗，而又不可以不汗"之证。〔来源：上海中医药杂志　1994；（7）：29〕

6. 产后发热属湿热中阻、气血失调辨

刘云鹏治某患者，女，38 岁。1 周前足月顺产一男，昨天下午开始发热，体温在 39℃ ~ 39.5℃ 之间，不恶寒，但胸闷恶心，昨天呕吐一次，小腹胀，时有疼痛，恶露未净，色暗量少，大便秘结，舌质红，苔黄腻，脉弦滑数（100 次/分）。询

知患者居住低洼，喜食辛辣厚味。查血象：白细胞计数：18×10^9/L，中性粒细胞82%。辨证属湿热中阻，气血失调。治当清热除湿，调和气血，方用自拟芩连半夏枳实汤化裁。处方：半夏9g，黄芩9g，黄连6g，枳实9g，厚朴9g，陈皮9g，杏仁9g，郁金9g，当归15g，白芍15g，荆芥9g，益母草15g。2剂1日服完。服上方药2剂后，体温降至38℃左右（腋下），胸闷渐开，呕恶渐平，小腹胀痛也减轻，恶露减少。舌淡红苔黄，脉弦滑（86次/分）。效不更方，再进药2剂，1日服完。药后体温正常，恶露干净，小腹区不胀痛，仅觉四肢酸软。脉弦（76次/分），舌质红苔薄黄。继用苦辛淡渗法，服药3剂后复查血象：白细胞计数7×10^9/L，中性粒细胞72%，住院5天，痊愈出院。〔来源：《中国现代名中医医案精华》二集 P.1324〕

7. 黄芩滑石汤合半夏泻心汤加减治产后发热辨

刘云鹏治某患者，女，29岁。患者足月顺产一婴，数天后，因外出检收衣服，即感畏寒，发热，口干喜饮，服银翘解毒片2天未见好转，体温40℃。经西药抗感染治疗仍不见收效，体温持续在40℃左右，继而发生呕吐，不能进食，胸闷，头昏重，口淡无味，白天多汗。最近几天检查，体温每天上午在38℃左右，晚上无汗，体温在39℃以上，脉弦滑数（110次/分），舌质红暗，舌苔黄腻。白细胞17.2×10^9/L，中性粒细胞82%，淋巴细胞18%。证属产后感受时令之邪，湿热阻滞中焦，治宜清热利湿，表里双解。方药黄芩滑石汤合半夏泻心汤加减：黄芩9g，滑石30g，茯苓皮15g，砂仁6g，竹叶9g，厚朴9g，竹茹9g，大腹皮9g，藿香9g，半夏9g，黄连6g。通草6g，姜炭3g。共2剂，嘱其1日内服完。连续服药2剂，体温开始下降，夜间降至正常，胸闷减轻，呕吐显著好转，能进少许饮食，但有时仍感畏寒，多汗，左膝关节酸软，脉弦软滑（86次/分），舌质红暗，舌苔淡黄。白细胞7.8×10^9/L，中性粒细胞78%，淋巴细胞22%。继守上方去姜炭，加薏苡仁15g，共2剂，患者体温在37.4℃以下，恶寒发热、胸闷均较前减轻，脉弦软（63次/分），舌质暗红，舌苔淡黄。

证属热势渐退，湿邪未尽，治宜清热利湿和胃为法。方药黄芩滑石汤合二陈汤加减：黄芩 9g，滑石 30g，茯苓皮 12g，砂仁 6g，大腹皮 9g，通草 6g，藿香 9g，竹叶 9g，厚朴 9g，陈皮 9g，半夏 9g，薏苡仁 15g。共 2 剂，患者服完上方后，体温已经正常，精神大振，后以三仁汤继续调治，体温正常 4 天，一般情况良好。〔来源：《妇科治验》P.221〕

8. 产后甘温除大热辨

孙锡高治某患者，产后发热 20 余天，产后受外感风邪，发热头昏，近半个月来，每天上午发热，高时达 39℃，至晚渐退，神疲肢困，气短懒言，头晕目眩，自汗畏风，纳差，口不干渴，大便溏，面色苍白无华，苔薄白，舌淡，脉虚无力，辨为产后气血亏虚，感受风邪，营卫失调，当甘温益气，调和营卫，除其大热：黄芪 30g，人参（另炖）、当归、白芍、桂枝、白术、防风各 10g，甘草 5g，生姜 3 片，大枣 5 个。3 剂后热渐退。再 3 剂，诸症渐瘥，继以十全大补调理而愈。〔来源：北京中医　1993；(5)：50〕

9. 产后发热属营卫两虚辨

徐仲才治某患者，女，26 岁。产后 3 月余反复发热已 6 次，多在午后体温升高，常在 38℃~39℃ 之间，自觉胸闷气憋不畅，有时心悸不宁（心率 130 次/分），四肢麻木，甚至手不能举，足不能履，饮水多而小便频数清长。目前头晕神疲，怕冷，面色苍白少华，舌苔薄，质淡，脉细而缓。病证得之产后，营血虚亏，营卫失和，营虚不能为卫之守，则发热，卫弱不能为营之护，则形寒。所谓"气虚则寒，营虚则热"。治宜温养气血，调和营卫。姑以养心宁神，熟附片 12g（先煎），当归 9g，生地 9g，生白芍 9g，桂枝 6g，黄芩 9g，生龙骨 30g，广郁金 9g，炙甘草 9g，小麦 30g，大枣 7 个。本方服 7 帖后，发热见退，病情改善，复诊去黄芩，加用补骨脂 12g，续以温养为主。经服上方后，两诊即愈，且多年夏季低热亦未再发。〔来源：《上海老中医经验选编》P.203〕

10. 产后高热属中虚不固，脾失健运，脾阳泛越辨

朱炳林治某患者，28 岁。产后 15 天，突发高热，体温达 40℃（腋下），伴恶寒，鼻塞，自以为受寒感冒，服安乃近 1 片，全身汗出，体温降至 37.5℃，下午体温又复升至 39.5℃，汗少，四肢不温，气短懒言，疲倦无力，嗳气恶食，小便淡黄，大便不畅。诊之，舌质淡，苔白，脉虚大，产后多虚，自不待言，此证中气不固，脾失健运，脾阳虚泛越，虚热自生，复兼一派中气虚馁之象，治以补中益气，黄芪 20g，党参 20g，炙甘草 6g，炒白术 10g，当归 12g，陈皮 10g，柴胡 3g，升麻 5g，焦山楂 10g。日 1 剂，分 3 次服，服上方 2 剂后，热势顿挫，体温 38.5℃（腋下），症状见减，又进 2 剂，中气得补，胃气因和，热退身安。〔来源：中医杂志　1990；（8）：5〕

11. 产后发热属脾胃气虚辨

瘳金标治某患者，女，24 岁。产后发热历时 2 月余，体温在 39℃～40℃之间，汗多，面色萎黄，口唇指甲不华，骨瘦如柴，皮肤干皱，精神萎靡，右臂褥疮如掌，上凹陷色淡脓稀。证属病后体虚，脾胃气虚，阳陷入阴，气虚发热，用归芪建中汤以补中益气，托里排脓，重用黄芪 60g，加忍冬藤 12g。14 剂热退。重用黄芪 60g 补气，又寓当归补血汤之义，以求阳气来复，使阳生阴长，气充血濡，则浮阳自敛。〔来源：中医杂志　1983；（12）：43〕

12. 大补气血法治愈产后寒战发热辨

张孝纯治某患者，女，25 岁。产后弥月矣，忽作寒战发热，腰背酸楚，恶露少而复多，腹不痛，口不渴，脉沉细无力，舌质淡而苔白薄腻。辨证：时有主疟治者，有主逐瘀者。子谓脉症如此，恶露虽多而腹不痛，必不是瘀。虽作寒热，而非休作有时，更与疟无涉。且产已弥月，寒热交作，亦非血虚阳浮。据脉审症，盖为产后新虚，血气未复而感寒也。治法：昔傅青主有十全大补之治法，即用之。处方：生晒参 9g，黄芪 30g，焦白术 9g，茯苓 9g，当归 9g，酒白芍 9g，熟地 15g，川芎 4.5g，肉桂 3g，炙甘草 4.5g。急浓煎进药服 1 剂，寒热

大减，精神亦振，略能进食，战抖亦不作矣。又续进药3剂，恶露遂净，病即旋愈。〔来源：《中国现代名中医医案精华》第一集 P. 709〕

13. 调补气营法治愈产后寒热往来辨

吴考槃治某患者，女，36岁。产后逾月，入夜先寒后热如疟，难于入睡，舌淡脉弱。辨证：气营两虚，营卫失调，拟调补气营。处方：党参6g，黄芪9g，白术6g，白芍6g，当归9g，茯苓6g，熟地12g，远志3g，陈皮3g，肉桂3g，五味子3g，炙甘草3g，鲜生姜3片，大枣3枚。于发作前1小时服。二诊：药后寒热虽来而微，时亦由原来3小时，缩短为20分钟左右，后经调理告痊。〔来源：《中国现代名中医医案精华》第一集 P. 223〕

14. 产后阳虚发热辨

薛伯寿治某患者，女，素体虚弱，畏寒肢冷……因胎儿死于腹中而引产，畏寒肢冷加重，自汗多，低热不退，体温37.4℃左右，已40余日，全身无力，语言低微，大便不成形，舌质淡，脉沉弱。余先用桂枝汤加附子、党参治之，病渐见好转，服10剂体温降到37.1℃左右，饮食增加，精神较振。而患者治病心切，自服民间治产后病的发汗药，以致大汗不止，畏寒肢冷更甚，体温升高至37.8℃左右，心悸，头眩，难以起床转侧，手颤身眲动，气短懒言，面苍白，口不渴。心电图窦性心动过速，白细胞8.2×10^9/L，脉沉弱而数，舌质淡。产后体虚，误汗伤阳，出现阳虚标热之证，拟真武汤合附子汤加味：制附子6g，白术6g，白芍9g，茯苓9g，生姜3片，生晒参（打）6g，黄芪12g，龙牡各18g。药后汗出渐止，服5剂能起床，手颤身眲动消失，体温亦渐降至正常，纳食增加，精神日振，守方加减治疗半个月而愈。〔来源：《医话医论荟要》P. 314〕

15. 产后高热属脾肾阳虚辨

王金道治某患者，女，25岁。患者做人流手术，术后恶露淋漓不尽，1周后渐见畏寒发热，入急诊室应用多种抗生素

5 天，发热持续不退。后邀中医会诊，症见面色苍白，表情淡漠，汗出蒸蒸，默默欲眠，不欲饮食，手足逆冷，少腹冷痛，似觉有冷风习习吹拂其少腹，脉沉细微数，舌颤，舌淡嫩而不鲜，苔腻灰黑，中部尤甚。3 日来体温高达 39.5℃。脉症合参，证属脾肾阳虚，胞宫虚寒，予附子汤。处方：制附子15g，云茯苓 12g，红参 9g，焦白术 9g，杭白芍 9g。服药 1 剂后，手足转温，少腹如扇顿减，精神有振，渐能进食，体温降至 38℃，续方改附子用量 10g，1 剂后体温正常，恶露已净，诸症平复。〔来源：上海中医药杂志 1994；(7)：29〕

十三、瘀血发热

1. 瘀血内结发热辨

聂熹尧治某患者，剖腹产术后发热，下腹痛，右下腹股沟处可扪及包块如手掌大，B 超示血肿。体温 38℃，左下腹胀痛，拒按，压痛，疲倦汗多，口干纳差，小便黄，大便瘀色，舌质暗，苔微黄较厚，脉弦细。属瘀血湿热内结，治宜活血化瘀，佐清热利湿：益母草、白芍、郁金各 15g，泽兰、丹皮、柴胡、青蒿、黄柏各 12g，茵陈、云茯苓各 20g，龙骨、太子参各 30g。服 3 剂，体温 37℃，诸症减轻，白带较多，热邪减退，瘀及湿邪未清，继以活血化瘀健脾善后而愈。〔来源：新中医 1986；(7)：27〕

2. 瘀血留结发热辨

刘树农治某患者，女，14 岁。1 个月前曾摔跤 1 次，右臂部着地，局部有红肿之象，后即发热，体温波动于 38.5℃ ~ 40℃，无明显规律，热时盛时低，神倦喜卧，热退时彻身大汗，复如常人。舌边红，苔黄腻，脉数。血白细胞 16×10^9/L，中性 80%，从瘀血留结论治。用复元活血汤佐清热解毒法：银柴胡 9g，天花粉 12g，炮甲片 9g，当归 6g，桃仁 6g，红花 6g，制大黄 6g，薏苡仁 12g，淡竹叶 9g，金银花 9g。服 3剂，热势退，又服 3 剂巩固疗效。继用活血解毒之剂臂部硬块消除而愈。〔来源：《老中医临床经验选编》第一集 P. 163〕

3. 宫内死血，瘀血发热辨

刘福春治某患者，30 岁。双胎妊娠，妊娠中毒症行剖腹产手术。产后 20 余天持续发热，高热 3 天，少腹隐痛，恶露突然增多如崩。……白细胞总数 8.4×10^9/L，中性 84%，经静脉点滴青霉素、催产素后从阴道排出一个儿头大小之血块，后症状曾一度好转，但体温不降，后腹痛又剧，压痛明显……体温 39.6℃，其高热昼轻夜重。新产后恶露量少，其后突然增多，紫黑有块，少腹硬满拒按，伴纳差，恶心，盗汗，失眠，面黄肌瘦，肌肤粗糙，舌紫暗，边有瘀点，舌苔薄白，脉细数无力。此由败血内停，结于胞宫，瘀久化热。治以活血化瘀，清热养阴：当归 25g，炮姜 6g，赤白芍各 15g，生甘草 6g，失笑散 15g（包），生地 15g，红藤 30g，川芎 9g，丹参 15g，月季花 9g，益母草 30g，川黄连 6g，蜈蚣 2 条。停用抗生素、催产素，服完 3 剂从阴道又排出一个拳头大小之血块……腹部压痛消失，体温下降。5 剂服完，体温正常，腹痛消失，血象正常。〔来源：中医杂志 1991；（1）：18〕

4. 血瘀发热辨

杜勉之治某患儿，男，2 岁。发热不退已 2 月余，体温持续在 39℃～40℃。曾在某医院住院 20 余天，未能确诊，经用抗生素、激素、解热剂等，体温虽降复升。诊时见患儿面色苍黄，精神不振，印堂三根部可见瘀黄色，纳呆，口渴而不欲饮，肌肤灼热而无汗，夜寐不安，有时烦躁不宁，大便调，尿清长，舌红，苔薄白，指纹沉隐不现，三大常规、胸透等检查未见异常。予以清热解毒、养阴生津治疗 1 周也未见效。查询病史，患儿 1 周前因跌跤后而突然起病，遂考虑其跌仆损伤，瘀血内阻，阳郁血分，不得外达，以致血瘀发热，治宜行气活血，化瘀清热，选用血府逐瘀汤加减：柴胡、生地各 6g，桔梗、当归、川芎、牛膝、枳壳各 3g，赤芍、甘草各 2g。桃仁、红花各 0.6g。服药 1 剂后，体温下降至 38.2℃，指纹呈现，面色瘀黄稍退。原方再进 2 剂，热退，诸症悉退，从此未发。〔来源：《医海拾贝》P.74〕

5. 热久不退为瘀血所致辨

蒲辅周治某患儿，男，11 岁，因发热 15 天住院……初步诊断：①双侧支气管淋巴结核，左侧已纤维化；②高热待查（肾痈）。曾给予链霉素、青霉素、对氨基水杨酸钠、异菸肼、氯霉素、金霉素等药物，并服中药青蒿鳖甲汤加味等养阴清热之剂。而患儿之高热持续月余之久，虽然体温在 40℃ 以上，而患者自觉并不发热。……蒲老会诊，其脉弦涩，其舌色黯，面无热色，右胁下痛而不移，口不渴，大便自调，小便亦利……此血瘀发热也。观其体温虽高而自觉反不热，是无表热可知；口不渴，便亦不结，是无里热又可知；脉弦涩，胁痛不移而舌质黯，是血瘀发热，已可征信。遂议活血化瘀之法。方用血府逐瘀汤加减。处方：当归尾 4.5g，赤芍药 4.5g，干生地 9g，川芎 4.5g，净桃仁 6g，西红花 4.5g，川牛膝 6g，炒枳壳 4.5g，苦桔梗 3g，生甘草 3g，北柴胡 4.5g，制没药 1.5g。连服 1 周，其中或加生鳖甲、生牡蛎，或加延胡索、血竭，而午后发热略有下降趋势。……对患者午后发热，从现代医学看，原因仍属不清，右胁下疼痛仍固定不移，脉仍弦涩，舌质仍黯，精神似稍佳，宜继续以活血化瘀为主，原方再进，并佐以小金丹，早晚各服 1 丸。1 周后，体温继续有所下降，右胁下痛点亦有减轻，食欲稍佳，精神益见好转，遂续原方，午后之热已低，胁痛消失，大便曾见黑粪，舌黯稍减而脉细，改为 2 日 1 剂，盖因胁痛止而大便下黑粪，此乃瘀血渐去之象，故缓其势而续和之，使瘀尽而正不伤。……热退已 2 周余，停药亦已达 1 周，而患者体重渐增，舌色红活而不黯，脉象缓和而不弦涩，精神、体力恢复正常……热久不退……为瘀血所致，故坚持用活血化瘀之方，瘀去而热亦退。〔来源：《蒲辅周医案》P. 206〕

6. 半夜后发热汗出属阳虚血瘀、腑气不畅辨

谢任甫治某患者，女，50 岁。半夜后发热汗出已两年，自测体温 39℃ ~40℃，黎明热渐退，汗也止。两年前曾做子宫全切除述，出院不久便发生上述症状。现症更衣难，3 ~5

日一行，小便无异常，口干不饮，纳食尚可。体胖，面色暗黑，苔白腻，舌质淡，脉细涩。证属阳虚血瘀，腑气不畅。治宜逐瘀和血，温阳通腑，桃核承气汤加味：当归 15g，桃仁 15g，酒大黄 9g，桂枝 6g，炙甘草 6g，玄明粉 12g。服两剂，腑气始通，服 3 剂，更衣两次，发热大减，且不出汗，发热时间缩短为一小时左右。上方去芒硝加生白术 24g，服 4 剂，已不发热，后用小柴胡汤调理善后。〔来源：《中国现代名中医医案精华》二辑 P. 1204〕

7. 生化汤加味治愈血瘀发热辨

魏长春治某患者，女，27 岁。患者于某月某日在当地医院引产未经休息而离院，回家后即持续发热，体温在 38℃ 以上……曾用多种抗生素、激素等治疗未见好转。……根据胸部 X 线检查，诊为肺囊肿继发感染、贫血。曾用过青霉素、链霉素、金霉素、氯霉素、二甲氧苯青霉素钠、强的松、维生素、输液、输血等治疗 17 天，体温仍在 39℃ 以上，精神疲软，除增加二甲氧苯青霉素剂量外，邀请魏老会诊。辨证：小产后血分不清，风寒下袭，由损成瘀，发热持续不退，面色苍白，皮肤干燥，足膝无力，胃纳呆钝，泛泛欲吐，脉细，舌淡苔白。治以温经逐瘀。处方：当归 9g，川芎 3g，桃仁 3g，炮姜 3g，炙甘草 3g，红花 9g，荆芥炭 3g，白薇 9g。3 剂。二诊：服药有效，热减，面有神采，脉缓，舌淡红，苔微白，原法踵进，上方去桃仁、红花，加独活 6g。3 剂。三诊：以初诊方去桃仁、红花，加丹参 9g，大枣 4 枚，桂枝 1.2g。3 剂。四诊：咳止，纳增，胸腹宽畅，仍有微热，脉缓，舌红润。处方调内脏、退虚热。处方：当归 9g，丹参 15g，胡黄连 3g，秦艽 6g，地骨皮 9g，银柴胡 9g，枳实 3g，白芍 9g，炙甘草 3g，大枣 4 枚。4 剂。五诊：病已好转，面有神采，舌红，苔薄黄，以疏通气血善后。处方：当归 6g，川芎 1.5g，炒白芍 6g，丹参 12g，生黄芪 9g，防风 3g，白术 6g，泽泻 9g，茯苓 9g，大枣 4 枚。5 剂。〔来源：《中国现代名中医医案精华》第一集 P. 334〕

8. 上消化道出血后低热辨

徐景藩经验，脾胃病中常见胃脘痛（如胃、十二指肠炎症、溃疡等）并发上消化道出血，出血较多者，往往在血止后仍有低热，体温徘徊于38℃左右，一般无明显的表证。据个人诊治240例上消化道出血患者分析，出血后发热者计74例。占30.4%。导致发热的病机主要有：一是离经之血留滞成瘀，瘀血在脏腑经络之间，影响营卫之运行；二是出血之因是脾胃气虚，摄血无权，出血后脾气尤虚，气虚又促使血行不畅，瘀血不易廓清；三是出血由于脾胃郁热，血去而热未尽，瘀血与热互结，导致低热。总之，治法均可参用行瘀，如五灵脂、制大黄、丹参、白薇、茅根等等。脾气虚者，配以黄芪、党参（或太子参）、怀山药、甘草等。肝胃郁热未清者，配以青蒿、黄芩（或黄连）、丹皮、山栀、蒲公英等。用行瘀而不破瘀，以防再次引起络损出血。经上述方药调治，一般在3～5日内低热渐退，此亦属脾胃病运用行瘀治法之例。〔来源：中医杂志　1996；（3）：142〕

十四、癌性发热

1. 肝癌发热辨

于尔辛经验，肝癌之发热，表现常不同，有恶寒发热者，常似表证；有不恶寒，但恶热者；有恶寒发热又有汗出者；有但发热汗出者；有发热而不汗出者。其热有高有低，有一日一发；有一日数发；有二日或三日一发；有退清者，有持续发热者。有作表证治者，常不效；有作虚热治者，亦不效；有作半表半里治者，亦不见效。多汗者，汗常出于夜间，或昼寝亦汗，亦有闭目即大汗出。有作盗汗治者，常不效；有作表虚治者，亦未见效……发热之病机多矣哉。如"夫饮食不节，则胃病……精神少而生大热"，是胃病亦可致大热也，又如"脾病似疟"，"脾病上下不宁……寒热往来"，是脾病亦可发热也。《伤寒论》中，发热诸条，如太阳、少阳外，阳明可致大热，亦有"汗出恶寒，身热而渴"等。于氏认为，曷不一试

以脾胃诸药治发热乎？按胃、脾治肝癌发热，常可有效者，以
两方为主。一为仲景白虎汤，以生石膏为主，治阳明胃经之
热。凡肝癌有大热，或肝区大热，有大汗出者，均可以白虎汤
治之。……脾胃又为阳明中土，实热则予白虎汤，虚热则以补
中益气汤治之。肝癌发热亦有以白虎汤不效者，或热虽减而未
退尽，此时，可中西药并治。每宗张锡纯阿司匹林石膏汤法，
亦能收热退、汗止之效。或口服紫雪散，对癌热也常有效。不
同部位之癌肿，所致癌热之治法常不同。肝癌常以白虎汤法，
恶性淋巴瘤则常以当归六黄汤法，手术后之发热亦常以当归六
黄汤。肺癌发热，亦常予生石膏、寒水石辈。众多之癌肿发
热。或可以一方治之。常忆先师张耀卿先生曾云，可以豆豉、
清水豆卷治癌热。于氏试之，果有效。临床运用，常以下法加
减。如有恶寒者，加苏叶，倍豆豉、清水豆卷之用量。如有多
汗者，再加生石膏，或寒水石，或并用。如热势较高，可再加
银柴胡、青蒿、葛根。中药无西药退烧药之副作用，且有效。
上方或可使多半之癌热者不必用西药。〔上海中医药杂志
1996；（1）：12〕

于尔辛治疗癌性发热44例，发热一般在38℃以下，个别
在38℃以上，治疗方法在其他中医治疗方药基础上，加入清
水豆卷和淡豆豉。清水豆卷的剂量一般为15～30g，淡豆豉10
～15g。应用以上两药配合的中药汤剂7～14帖以后，发热已
消退者为显效，显效率为55%。有效率为41%。无效2例。
据上显示，应用该两药后癌性发热的控制率为96%。认为以
辛凉解毒中的淡豆豉、清水豆卷清泄邪毒，使邪毒自腠理而
出，癌性发热往往奏效。〔来源：上海中医药杂志　1996；
（2）：13〕

2. 小柴胡汤治肺癌发热辨

李发枝经验，由于癌组织变性坏死或吸收中毒是肺癌发热
的另一原因，称为"癌性热"。肺癌的基本病理变化属中医痰、
热、瘀互结为患。其发热，有往来寒热者，有发热恶寒者，有
壮热汗出者，有低热缠绵者，但无论何种热型，均因痰、热、

瘀互结上焦，致上焦郁闭不通，宣发肃降失常，营卫不和。其往来寒热者，为邪正相搏；发热恶寒者，为邪偏于表；壮热汗出者，乃邪热炽盛；低热缠绵者，多因气阴俱伤。……在总的病机上多有正虚（气虚或阴虚）的一面。《伤寒论》小柴胡汤证的病机为"血弱气尽，腠理开，邪气因入，与正气相搏"，与肺癌发热的病机有相似之处，且小柴胡汤具有"上焦得通，津液得下，胃气因和，身濈然汗出而解"之功。因此，治疗肺癌发热，常用重剂小柴胡汤加味，效果尚满意。方药：柴胡60g，黄芩30g，清半夏30g，党参30g，甘草20g，生姜10g，大枣5枚，桑皮30g，地骨皮20g，全瓜蒌30g。并随症加减。全方具有清热散结、涤痰益气、宣畅气血之功，与肺癌发热之病机颇符。日本学者研究，小柴胡汤有较强抗肿瘤，延长生命的作用。〔来源：河南中医　1996；（2）：12〕

十五、小结与评述

（一）术后发热：手术后发热是一个常见的症状，近十几年来已引起临床工作者的广泛注意，并积累了较丰富的经验。术后发热的病因病机与常人发热不同，有其特点，不可不辨。

术后可因刀创之伤，耗气血损阴阳；术后感染发热以热毒炽盛为外因特点，气阴气血两伤是内因特点；手术刀创之伤既易伤血，又易形成瘀血。

术后发热的辨治也不外虚实两端，应以辨证论治为主，辨证与辨病相结合。

1. 气虚发热：以心脏手术后发热较为多见，也可见于妇产科术后发热或高热。症见发热持续不退，日晡益甚，易汗出，恶风，乏力，纳呆，精神不振等。治宜甘温除大热，可随证选用补中益气汤、归脾汤、香砂六君子汤、玉屏风散等。若属心气虚心阳不振，营卫不和，则可用柴胡桂枝汤、桂枝加龙牡汤加减。

2. 阳明经证发热：多见于妇科术后发热，热势急，具五大症状，用白虎汤加味治之。有的颅脑手术后高热也表现为阳明实热，也用白虎汤加味获效。

3. **热毒瘀血壅滞发热**：以术后感染发热为多见，尤多见于妇产科术后、腹部术后感染的发热。此时应正确处理扶正与祛邪的辨证关系。若见热毒炽盛、瘀血阻滞就要抓住时机，重用清热解毒、活血化瘀之剂；若是里实热证就要果断攻下泄热，不要因为正虚而不敢祛邪，更不可误补。当然，祛邪亦要中病即止。

4. **湿热瘀血交阻发热**：肝胆疾病术后、妇产科术前术后情志紧张、腹部手术后等，常先有肝胆气郁，肝脾不和，后湿热瘀血交阻而发热。发热缠绵不退，汗出不透，局部疼痛拒按，苔黄腻。治宜清化湿热瘀滞，可随证选用蒿芩清胆汤、甘露消毒丹加化瘀之品，颅脑术后中枢性发热有属水瘀交阻者，又宜利水化瘀。

5. **邪伏太少二经发热**：胆属少阳经，胆囊术后发热，缠绵反复，口苦，呕恶。伴全身酸痛，恶寒，属邪伏太少二经不得透达，可用柴胡桂枝汤疏达透泄和解退热。心脏病手术后发热也常表现为少阳枢机不利，营卫不和等病机，使用小柴胡汤为主之和解法有较好疗效。

（二）**气虚发热**：气虚发热多用补中益气汤等方，但一些气虚发热用甘温剂后疗效欠佳，对此宜注意于细微处辨证，同中求异，随证变通。

1. **气虚发热兼肾精不足**：脾胃气虚，久病及肾，元气不足更致阴火上冲，使气虚发热更加久久不退。治宜用补中益气汤补脾胃之气，甘温以除大热，佐以补肾益精而充下元。

2. **外感病过程中可合见阴火发热**：此时风温之邪虽退未尽，而脾胃元气更虚，阴火更甚而成阴火发热证。辨证要点主要抓住近有劳力过度病史，面色不华，神疲乏力，饮食无味，发热日晡为甚，无头痛恶寒等；咽喉微痛，苔薄黄是风邪未尽。这是病证发展演变过程中出现的阴火发热，辛凉清解不能除热，耗散之品也不可用，误用继用辛散之品则往往发热更甚。

3. 里虚不足兼有外寒而内伤发热：这是虚实夹杂以虚为主的内伤发热，与气虚外感风寒是不同的，一是内伤发热，一是外感发热。治疗宜用补中益气汤加羌活、防风、蔓荆子等。

4. 湿温病也有用甘温除大热者：湿温病的治疗应芳化清利宣透，但也有由于患者体质虚弱，中阳气虚不振，致久热不退，宜甘温除大热，用补中益气汤加青蒿、鳖甲治疗。

5. 黄疸型肝炎发热属气虚者，用甘温除热：以低热或中等发热为多见，往往黄出热退。若黄出热未退，且持续高热可达 2 周余，多为脾胃气虚发热，用甘温除热法往往退热较快。必须注意的是，这种发热往往与病情的轻重不相一致，即病人虽然发热不退，但一般情况尚好。如病人发热不退，黄疸复现或日渐加深，一般情况较差，又是病情转重的表现，宜注意观察。

6. 甘温除大热的适应证：有的对甘温除热适应证做过文献总结，甘温除热法能补气退虚热，益气生血，扶正祛邪，增加机体抗病能力，抗感染，抗病毒，调整植物神经功能紊乱等。其方剂不只限于补中益气汤、归脾汤、黄芪建中汤、圣愈汤、十全大补汤、人参养营汤、当归补血汤等，凡是以参芪术甘为主，而又能解除发热的方剂皆属此类。张景岳用于虚劳发热，薛立斋用于瘰疬发热，陈实功用于痈疡类发热，武之望用于产后发热，陈复正用于小儿疳热、久泻发热、久疟不解等。

今人运用该法适应证主要有：内科的肺结核发热、糖尿病发热、白血病发热、虚人外感发热、大病之后低热不退、原有慢性病合并感染、功能性低热、原因不明的发热等；外科的疮疡溃后、手术后及脓毒败血症和烧伤引起的发热，或合并感染的发热等；妇科的产后及月经过多血亏气虚，或合并感染的发热等；儿科的疳热、久泻脾虚发热等。

总之，以气虚发热为运用本法的主要依据。在临床上应掌握如下几点：①病因病机，以脾胃气虚，升降失常，阴火独盛，营血衰减为要点。②病程病势，以病程长，来势缓为主。③热象，温温烦热，或壮热烦乱，手心热甚于手背，扪之初觉发热，久则不热。④恶寒，多为背微恶寒，且得衣被可减，自汗盗汗，倦怠气短懒言，眩晕，头昏痛，口渴喜热饮，饮也不多。喜静怕光，喜闭目嗜睡，似睡非睡。

郭贞卿对甘温除大热提出诊断要点是：面色苍白或黯，疲乏，精神委顿，困倦，语言无力。甚则气息下陷，食欲不佳，或劳动后食量本当增加而反不欲食，脉无论浮、沉、迟、数，以虚为主，大便溏薄不成形。认为甘温除热法主要由三个方面组成：温中补气，调整升降，消除各种由气机、气化升降失常所致的病理产物。如痰、瘀，祛除各种致热病因，如郁热、外邪等。

潘丽萍等对甘温除热法获效的发热病例分析，其运用指征有如下几个方面：病程较长，但一般在数月之内；以10岁以下儿童，或20～50岁的中青年患病人数较多；热象，持续低热或壮热不退，饮食失节或过度疲劳时加重；兼有脾气虚或气血两虚的症状；用甘寒养阴、苦寒清热，或使用多种抗生素无效。

甘温除热法不适宜阴虚火旺、湿热、积滞发热、阳虚欲脱之格阳戴阳及单纯外感发热等。

（三）阳虚发热：关键在于辨证，不为高热假象所迷惑，而能于高热之中辨识阳虚本质。

1. 阳虚发热的辨证要点：发热或虽高热，而手足无灼热之感；或虽高热，而自觉无灼热；或虽高热却喜静卧喜暖，闭目嗜睡，精神委顿；或虽高热而膝以下凉，皮肤发凉，面红赤而无红筋，或面青黯无华，或面红如妆左右交替，或眼眶青黑；口渴欲饮，但不引饮；舌淡胖嫩，或苔灰黑厚而扪得尚润，或滑润不滞手，或有齿印；脉细无力，或脉数，或浮大无根。以辨证为主，辨证与辨病相结合，不拘泥血象高，西医复杂诊断，如败血症、毒血症、霉菌感染等，重在辨证。

2. 注意观察形成阳虚发热的因素：造成阳虚发热的原因是多方面的，如有下面几种情形时宜注意阳虚发热：外感热病高热过程中，曾热退一时，后复发热或高热，可因"壮火食气"，由实转虚，真阳大衰，虚阳外浮而致阳虚发热；或因误用苦降清下伤阳而致大虚，热炽如狂之阳虚高热；或因泄泻寒湿伤中，阳气大衰，阴盛格阳而高热。故不论成人小儿，长期高热要注意温中。

3. 阳虚发热也需随证应变：阳虚发热过程中也会出现变证，如本阳虚发热经治疗后热退身和，但因食复又高热。此时则应随证应变，消补兼施，调中行滞，不可执阳虚发热而一成不变。

（四）肝郁发热：肝气郁滞发热常见于功能性低热或内分泌失调所致发热，如亚急性非化脓性甲状腺炎伴发热、某些甲状腺功能亢进伴发热等。

1. 肝郁发热，在外因以七情为主，在内因以肝胆两经为主，在临床上有因误用或滥用清热泻火等苦寒郁遏而致气机郁滞肝郁发热，久久不退者也屡见不鲜。

2. 肝郁发热以午后低热为主，或忽冷忽热，伴有胸闷不适，心烦易怒等肝气郁结表现。肝郁发热与情志改变往往有较大关系，可时高时低而不稳定。肝郁发热与气血亏虚发热要注意鉴别，气血亏虚之证较易辨识，而肢背发麻且凉心烦易怒等肝郁之象隐而难明。肝郁发热有"忽冷"，但不是外感表证。有时伴肢冷，但也不是阳虚，乃因肝胆经气郁滞，失于疏泄，阳气内郁，阴气外盛的郁证，用四逆散调和阴阳，散发郁热，气机流畅，阳气透越，阴阳即能冲和，寒热必自解。

3. 肝郁发热的治疗宜疏肝解郁，调和阴阳，可选用四逆散、逍遥散、越鞠丸等。

（五）湿郁发热：湿性黏滞，易郁遏气机，郁滞而发热。湿郁发热的辨证除了抓住湿郁致病特性，如发热不透，或长期发热不退，或周期性发热，头身困重，胸脘痞满，舌苔浊腻等外，注意如下两点，对辨证极有帮助。

1. 从用药前后反应辨析：如先服用清热生津药治疗，清热药寒凉郁遏，生津药助湿，则使热不退或反而增高，或发热稍减又增泻利矢气，使湿病证候充分暴露。

2. 从小便通利否辨析：水湿水饮内停，阳气外郁而发热不退，常法屡治不效，但其小便不利，舌苔白而水滑，不治热而治水，热退而安。

（六）长期发热不尽属虚：久病多虚，长期发热多属气虚、阴虚或气阳虚所致，但并非全属虚证，不可忽视实证，还有邪实，其主要原因有：

1. 失于汗解：有表证时误用或过用寒凉闭邪，或滋补碍邪，或物理降温措施运用不当等均可引起"当汗不汗"而失于汗解，闭表留邪，而致十余天或数十天或数个月长期发热不退，但仍有全身酸痛，恶寒，鼻塞微咳，少汗，苔薄等表证可辨，且脉舌不虚，神气尚佳，声音洪亮等久病不虚之症可识。

2. 体虚外邪久羁不解：素体正气不足，不能祛邪外出或托邪无力，均可使外邪久留不解而发热久久不退。如感冒后低热长期不退用升阳举陷托邪外达。虚人外感长期发热用麻黄人参芍药汤。感受风邪，失治传里，变生内热而肺经伏热，久延伤阴而成劳风发热，用柴前连梅煎合泻白散加减治疗。邪郁血分，气阴两虚，长期高热，用青蒿鳖甲汤合清营汤加减以清营透达。邪留少阳发热不退，状似阴虚，但尚有心烦口苦等症状，若按阴虚治疗，则使病邪与阴药胶结不解，而宜用柴胡剂以和解少阳。

3. 寒湿寒饮郁而化热：长期发热仍有邪实，寒湿寒饮郁久化热是一个十分重要的原因，但又不易辨识。寒湿郁滞发热或长期高热，或周期性发热，常伴有头身困重，关节疼痛，纳呆恶心，苔白腻。详细询问发病，可有受寒、淋雨、游泳等感受寒湿的病史，对辨证有重要参考意义。寒饮郁而化热也可致长期高热。寒湿与寒饮有相似之处，治疗上均需温化，均可选用五积散加减治疗。

（七）食积发热：饮食积滞，可使邪气有伏着之地，蕴结不解，郁而发热，所以又称食郁发热。

1. 在小儿发热中，饮食积滞常作为兼证，在辨证方中加用消积导滞之品常可使邪热易于清解。

2. 食积又可成为小儿发热的一个病因：小儿积滞可致长期发热。食积发热通过分析鉴别是可知的，有似外感，但脉不浮；腹时痛，不欲食，舌苔中间黄腻，则为内伤饮食积滞所致。

（八）少阳发热：邪在少阳为少阳证，以寒热往来，胸胁苦满，口苦咽干，目眩，默默不欲饮食，脉弦为主证。

1. 少阳发热也有其变：邪在少阳而单与阳争，可长期间断有规律发热而不恶寒，也有表现为不规则发热，但总要以辨证为宜，只要有少阳病主症之一两症或两三症便可辨为少阳证。

2. 和解少阳有变通：少阳病发热，治宜和解退热，主以小柴胡汤，但临证时，又宜随证变通，如有和而兼汗，和而兼清，和而兼下，和而兼温，和而兼凉血，和而兼疏肝行滞，和而兼养阴清热等。

3. 和解少阳治重症：败血症多属热毒入营血，治多用清营凉血解毒，但见有少阳证或少阳阳明见证时，又不可拘泥于败血症而清热解毒，而宜和其少阳清其阳明。高热待查，10余日壮热恶寒肢体酸沉，汗出不彻，舌红少苔，脉浮数，为太阳未解，热邪内炽，枢机不利，属三阳合病，用柴胡桂枝汤加减。蒲辅周经验"和而勿泛"，而当和解时用和解法，其功效确亦不凡。

（九）周期性定时发热：此类发热与季节、时辰、阴阳运作交替有密切关系，与午后潮热有所不同。

1. 周期性定时发热与少阳枢机不利密切相关。少阳为枢，对调畅人体气机、气血、阴阳平衡有重要作用。因少阳枢机不利，使人体气血阴阳的交替运作不能适应自然界季节、时辰、阴阳运作交接的变化，导致气机、气血阴阳的失调而周期性定时发热。另外，周期性定时发热与阳明胃经、太阳小肠经等也有关系。

2. 治疗周期性定时发热多用小柴胡汤以和解少阳取效。小柴胡汤为和解少阳之主方，有调畅少阳枢机，平衡阴阳，调整机体的免疫功能等多方面作用。

（十）经期发热：发热随月经周期而出现，周而复始，或高热或低热。经期发热多为热入血室，用小柴胡汤加凉血活血之品治疗，但又不尽属热入血室，不可不辨：

1. 经行气随血泄，营卫失调发热：多见于素体虚弱者，用桂枝汤治疗，易汗者合玉屏风散。

2. 肝血不足，肝郁不舒发热：女子以肝为先天，以血为根本，素体肝郁血虚，血随经泄，更致肝血不足而致经期发热，可用柴胡四物汤、逍遥散以养血疏肝退热。

3. 正虚内有瘀热伏邪发热：月经周期性发热与黄体酮期发热不同，前者往往有一感染病灶，潜伏的感染病灶致病性不强和机体抵抗力也不强是其特点，单用抗生素、清热解毒、清化湿热等祛邪而不扶正往往无效。有属中气虚弱，兼有血瘀，热从内生者，用补中益气汤加活血凉血之品；也有属肺热伏邪，不得宣散，或咽部余邪乘经期体虚外发，可用小柴胡汤和解少阳，加麻黄、杏仁等宣肺达邪，清咽利咽之品如青果、马勃等均可随证选用。

4. 血去阴伤，内热滋生又兼表邪发热：素体阴虚内热，经期阴血耗损，体虚兼有表邪而发热，治宜滋阴清热，调经解表。

（十一）产后发热：产后有多虚多瘀的特点。产后发热证情较复杂，虽不外虚实两端，但虚与实又有其特点。

1. 血虚津亏汗闭：汗血同源，产后血虚津亏，无以作汗而发热，肌肤干燥发热不退，恶寒，面色苍白，心悸。治宜养血解表。产后发热要注意询问大便情况，大便通畅或燥结是津液盛衰的一面镜子。

2. 邪毒外侵：产后百脉空虚，邪毒外侵蔓延，有属败血症，有属产褥热，辨证属风寒表证，均可用荆防败毒散加减，不可拘泥败血症而过用清解苦寒之品。如属产后体虚外感，延久不愈，头痛恶风，厌油纳呆，精神倦怠，每热之前而出微汗，汗后热退身适，脉微而缓，病虽日久，风邪仍郁于表而不解，用桂枝麻黄各半汤以调和营卫，解肌祛邪。桂枝麻黄各半汤治疗产后寒热持续不退，体若燔炭，属"当汗不可汗，而又不可以不发汗"者有较好疗效。

3. 湿热蕴结：产后在多湿热或暑湿之时，或饮食不节，易致湿热中阻，气血失调，发热不退，或恶露与黄带并下，胸脘痞满，呕恶。治宜清化湿热，和中消痞，可选用半夏泻心汤、黄芩滑石汤等。

4. 气虚阳虚发热：产后中虚不固，脾失健运，阴火上逆而高热，伴恶寒，四肢不温，气短懒言，疲倦无力，小便淡黄，大便不畅，舌质淡，苔白，脉虚大，治以补中益气汤。素体阳虚，产后阳气更伤，或误汗伤阳，均可致脾肾阳虚，胞宫虚寒而发热不退，可用真武汤或附子汤，或两方合用加减。

5. 另外，气血两虚、热入血室、瘀毒阻滞等均可引起产后发热，也有产后新虚，血气未复而感寒致寒战发热，但非瘀非疟。

（十二）瘀血发热：《诸病源候论》谓："血瘀在内，则时时体热发黄。"唐容川也谓："又有瘀血发热者，瘀在肌肉则翕翕发热，证象白虎，口渴心烦……"久病多瘀，不论何种原因引起的发热，久则可致气机不畅，血脉瘀滞，所以对久治不愈之发热应注意调畅气血，随证选用活血化瘀之品。瘀血发热是指瘀血阻滞，郁而发热。许寿仁最得心应手的是治疗小儿瘀血发热，用血府逐瘀汤治疗有很好疗效，并将小儿瘀血发热的症状归纳为六点：

①小儿跌倒后突然发热；②面部稍见黄色，以印堂、三根部较为明显，⑧指纹沉隐不显；④夜卧头向上耸，或烦躁易惊；⑤日轻夜重，有时角弓反张；⑥发热稽留不退，用任何解热剂无效。上述六项，不必悉具，凡因跌倒而引起发热者，必须首先考虑瘀血发热。

治瘀血发热除用血府逐瘀汤外，还可随证选用桃核承气汤、生化汤，上消化道等部位出血常兼有瘀血而发热，均可参用行瘀之品。

　　（十三）癌性发热：这类发热治疗比较棘手，肝癌发热按胃、脾病治疗常可取效，随证用白虎汤、阿司匹林、石膏汤法等，于尔辛经验，豆豉、清水豆卷加入其他中药治疗方药中可取得较好疗效。肺癌发热，可重用小柴胡汤加味，疗效尚属满意，因《伤寒论》小柴胡汤证的病机与肺癌发热的病机有相似之处。

恶　寒

一、肝郁恶寒

肝郁日久，损及肾阳，致畏寒重证辨

张长义治某患者，女，33 岁。5 年前因情志抑郁，半年后出现全身发冷伴腰脊发凉，即使在夏季三伏天气也要穿棉衣，盖棉被，每日晨起便溏一次，恼怒之情后，小腹胀坠伴夜尿量多。平时胸闷善叹息，出汗，乏力，诊为植物神经功能紊乱，多方治疗无效。舌质淡红，苔薄白，脉弦细无力。属肝气郁结，肾阳亏虚。治宜疏肝解郁，温补肾阳：柴胡、枳实、白芍各 10g，肉桂 6g，附子 10g，甘草 5g。服 10 剂，症状消失，精神较振奋。又服 5 剂，诸症俱除。随访多年未复发。本病为肝郁日久，损及肾阳，肾阳不足，也可影响肾阳之敷布，宜疏肝解郁加温阳之品，使肝气调畅，元阳回复，真火归原。〔来源：山东中医杂志　1992；(1)：50〕

二、少阳恶寒

少阳证邪入于阴而长期、间断有规律性恶寒不发热辨

孙运河治某患者，男，46 岁。两月前因受凉感冒，发热恶寒，经治疗后热退，但两个月来每日下午恶寒（不发热）不除，且每天早晨、晚上吐黄脓痰，痰量晨多于晚，吐痰后口中有臭味，咽干口干，头目眩晕，脉弦不数，舌红，苔薄黄。胸透肺纹理增强。虑其外寒内热，宜发表清里，先用大柴胡汤治疗 2 剂未效。二诊诊为小柴胡汤证兼太阴肺经郁热，用小柴胡汤加南沙参、枇杷叶、天花粉清肺化痰：柴胡 15g，黄芩 15g，山药 30g，南沙参 30g，竹茹 10g，天花粉 15g，炙枇杷叶 10g，甘草 3g。3 剂。恶寒之证尽剂而除。继清肺化痰润肺调理。邪在半表半里，有反复出入之常规，但也有只出于表而从

表解的，或只入于里不从里解的特殊情况，对此不可忽视。
〔来源：河南中医　1992；（4）：17〕

三、火郁恶寒（风）

恶风非表，咎在火郁辨

陈亦人治某患者，女，54岁。迩来小腹坠胀，小便少而黄，时感恶风凛冽，口干面色萎黄，面部烘热升火，屡投补剂升提，亦曾效法桂枝，始终乏效，察舌质红而坚敛。此正虚邪实，火邪内郁。治当邪正兼顾，补正清泄为法。方用党参12g，炙甘草6g，天花粉、淡豆豉、黑山栀、枸杞子、女贞子、桃仁、杏仁各10g，鱼腥草、建泽泻、杭白芍各15g。5剂后，小便渐清，小腹坠胀告缓，身不凛冽，面不烘热。邪去正虚显露，予补益气阴法善后。方用杭白芍、建泽泻、赤苓、猪苓、女贞子、太子参各15g，枸杞子、天花粉各10g，炙甘草6g。此例凛冽恶风是假，火郁内伏是真。《伤寒论》110条类似阐发详明，只是此例周身凛冽，而110条所云单足下恶风，以此别耳。其火郁内伏则同，切不可误认为营卫不和。《重庆堂随笔》曾告诫我们："热壅于上，气不下行而见下寒者，不可误认为火虚。"本例虽有周身凛冽恶风之假象，但面部升火，舌见坚敛苍老，属邪实火郁无疑。〔来源：浙江中医杂志　1988；（3）：127〕

四、血瘀恶寒

1. 血瘀恶寒辨

张学文治某患者，女，46岁。患者于1972年冬作"人流"时，衣着单薄受凉，时感恶寒，背冷尤甚。嗣后，虽经医治，仍感恶寒，冬重夏轻。延至1976年恶寒加重，身感置冰室之中，寒冷彻骨，虽叠增衣物，近靠火炉也无济于事，至就诊前近4个月，虽天气暖和，而恶寒未减，伴见腹胀纳差，气短倚息不能平卧，胸痛心悸，腰痛，浑身悉肿，按之如泥，头身困痛，尿频便溏，小腹冷痛，自觉唾液及二便均有凉感，发病至今月经未行，皮肤干燥覆有鳞屑，面色滞暗，舌黯红不鲜，舌底有瘀点，脉沉细涩，某医院拟以"植物神经功能紊乱症"、"肾虚"而服中西药未效。辨证：风寒稽留筋骨之间，延久脾肾两虚，瘀血内阻不行。治法：温补脾肾壮阳，祛湿通络散寒。方药：鸡血藤30g，丹参15g，红花9g，川芎9g，桂枝6g，附片9g，黄芪24g，桑寄生15g，杜仲15g，骨碎补12g，当归9g，狗脊12g，独活12g，细辛3g。每日1剂。二诊：上药连服60剂后，诸症悉减，已能上班工作，效不更方，上方继续服用。三诊：服40剂后，诸症消退，患者仅觉背部还有凉感，有时泛酸便溏，舌苔舌质基本正常，脉沉略细，以健脾益胃，调和气血为法。方药：党参12g，黄芪15g，白术15g，茯苓15g，山药15g，扁豆15g，附片9g，肉桂3g，巴戟天9g，丹参15g，红花9g，炙甘草6g。四诊：服上方10剂后，泛酸、便溏消失，精神振作，背部仍偶有凉感。仍宗上方，加川芎9g，益母草15g。1个月后随访，背部恶寒消除，已正常上班。〔来源：中医杂志　1990；（5）：14〕

2. 阴冷属肝寒血滞辨

高泳江治某患者，45岁。素有月经错后，经来腹痛史。近1月来，自觉阴部及小腹如浸冷水中，喜暖畏寒，时值初夏仍以厚棉裹其小腹部，伴阴道干涩、紧缩感，月经近两月未潮。诊见舌青紫苔白，脉紧涩。辨证为肝寒血滞，经脉受阻，选用少腹逐瘀汤加减。药用：当归、川芎各12g，桃红、红花、蒲黄（包）、五灵脂（包）、小茴香、桂枝、干姜各9g，制没药6g，吴茱萸、甘草各4.5g。服药5剂，阴部及小腹寒冷感减轻，已不用厚棉裹小腹部，月经来潮，但量少色黯，夹杂血块，2日即净。遂后沿用此方共服30余剂，诸症消失而瘥。〔来源：中医杂志　1996；（2）：82〕

五、痰郁恶寒

痰饮内伏，形同外感辨

朱曾伯经验，洒淅恶寒，啬啬恶风，浑身酸楚，喜暖喜热，呕恶，或频频呕恶痰涎，胸脘满闷，头痛头重，或背部、额部凉冷而喜热熨。本证常在气候凉冷、潮湿时发作，或感受风寒而发病，也有因恣食冷饮或过食油腻而发病者。大便稀溏，舌苔薄白，津液湿润，或复白腻苔，脉滑。治宜化伏痰散寒饮，兼以透表，药用：藿香、紫苏叶、半夏、干姜、生姜、橘皮、苍术、桂枝、云茯苓、甘草。〔来源：《中医疾病学》P.111〕

六、阴阳失调恶寒

1. 双向调节法治愈阴阳失调恶风畏寒辨

姜春华治某患者，男，41 岁。患者于 2 年前因抢救病人连续四夜未睡，劳累过度晕倒，继则高热恶寒，骨节酸痛，全身乏力，肢体沉重，精神萎靡，嗜睡多汗，胁痛，以后发热退而恶寒更甚（体温 35℃），虽值酷暑仍穿棉衣棉裤，恶寒不已。上海某医院诊断为"中枢神经功能紊乱、脑垂体体温调节功能低下症"。舌苔黄腻而舌质淡，恶风恶寒而口苦咽干，渴喜冷饮，神倦溲深。辨证为中气内耗，营卫不和，少阳之邪未解，寒热虚实错杂，以致阴阳失调。阳虚外寒，内伏郁热。治宜温补虚之阳，清泄遏伏之热，平和阴阳，双向调节：党参15g，黄芪15g，白术12g，桂枝9g，白芍9g，柴胡6g，黄芩9g，附子9g，肉桂3g，仙茅9g，黄柏9g，黄连3g，生姜3g，大枣15 个。7 剂。药后畏寒明显好转，体温上升至36℃，余症也减。原方去仙茅，加益智仁9g，仙灵脾9g，生姜9g，干姜9g。又服7 剂，畏寒尽除（体温37℃），诸症悉解如常人。神经科复查，脑垂体及中枢神经功能正常。〔来源：《中国现代名中医医案精华》二集 P.918〕

2. 健脾阳祛湿浊贯通内外之阳治怕冷辨

夏德馨经验，炎暑之时，某病员竟着绒线衫及棉背心来诊，问之怕冷而已。夜间更须覆被 2 条而睡，闻者均以为怪……求医颇多，均未见效。余遂以仙茅、仙灵脾、巴戟天、桂枝、芍药、黄芪、附片、苍术、肉桂而治，竟好转如常人，欣然返去。此症见舌淡脉细，乃全身阳气不振，既是心阳不振，肾阳不足，又是脾阳不运，卫阳不固，故大刀阔斧，四管齐下，乃取固卫阳，壮肾阳，温通心阳，从健脾阳祛湿浊，来贯通内外之阳，故能痊愈也。〔来源：《上海老中医经验选编》P. 284〕

3. 阳虚阴亏寒战辨

张赞臣治某患者，男，42 岁。始觉头晕，精神疲惫，由战栗畏寒，肢体欠温，渐进则寒甚而终日恶寒凛栗，虽重衣叠被，犹不觉暖，昼轻夜甚，但不发热，体温偏低（35℃左右），夜寐不宁，有时心悸恍惚。胃纳一般，但食而善饥，大便干燥，小便稍黄。脉象弦紧，重按力不足，舌苔两边干白，尖红。证属心营不足，气血失于谐和所致。拟和营益气，阴阳并调为法。桂枝 4.5g，当归 6g，南北沙参各 9g，远志 3g，白芍 9g，丹参 9g，制首乌 9g，制黄精 9g，焦白术 9g，生黄芪9g，炙甘草 3g，二至丸 9g（包煎）。二诊，前方服后，恶寒战栗较轻，体温虽稍上升（36℃），但尚未达正常，头痛骨楚亦减，脉象稍缓……再宗前法更进一筹。桂枝 4.5g，白芍 9g，当归 6g，丹参 9g，南北沙参各 9g，生黄芪 9g，炙甘草 3g，远志 4.5g，制黄精 9g，制首乌 12g，焦白术 6g，柏子仁 9g，二至丸 9g（包煎）。三诊，恶寒战栗已减，体温尚偏低，晨起面目浮肿，精神疲乏，脉象按之较前有力，舌苔由干而转润，中剥边红亦退。唯两胫部木胀不利，此乃脾乏健运，气血尚亏之证。再与调和营卫，扶正悦脾为法。黄芪 9g，桂枝 4.5g，汉防己 9g，当归 6g，丹参 9g，鸡血藤 9g，焦白术 9g，南沙参9g，巴戟天 6g，怀牛膝 9g，制首乌 12g，玉竹 9g，制黄精 9g。服上方 5 剂，体温恢复正常，晨起面浮足胫木胀均瘥，继服 5剂而愈。〔来源：《上海老中医经验选编》P. 177〕

七、阳郁恶寒

1. 通阳化饮治背冷辨

顾丕荣治某患者，男，45 岁。背为阳，背冷如掌大，已延 2 年，迭进温阳之剂，未见疗效。平时入冬咳喘，天暖自已。因寒饮伏于肺俞，当以留饮论治。近来喘咳已止，但背冷未减。舌淡红，边有齿痕，脉沉弦。痰饮之候，当以"温药和之"，苓桂术甘汤主之。处方：桂枝 9g，茯苓 15g，焦白术 12g，白芥子 6g，姜半夏 9g，生姜 3 片，炙甘草 3g。10 帖。另以细辛、生南星、生半夏、川乌、草乌、白芥子，姜汁研末调敷患处。内服、外敷，双管齐下，10 日后背冷显著减轻。再以前法损益。7 剂，未劳再治……旧病未发。背冷一症，表证、里证均可出现，以其部位而言，五脏六腑之俞穴皆在背膂，而脏腑之气血均注入俞穴。背又为总督诸阳之督脉所过，故不论风寒外束经输，卫阳失于展布，或阳虚阴寒太甚，中阳不足敷护，均可见恶寒一症。前者必兼发热、肢楚、脉浮的表证。后者必具肢厥、便清脉沉的里证。但临床上痰饮内伏亦往往背冷……其冷每出现一片冰冷，而非阳虚通背皆冷，多伴咳喘，舌苔白滑，脉弦，饮热汤颇感舒适，治疗舍通阳化饮，不能建功。〔来源：《疑难病诊治探幽》P.125〕

2. 胸背冷属寒湿痹阻、中阳不运辨

程门雪治某患者，男，40 岁。胸背觉冷，泛恶，自觉口燥无津，苔白腻而润。寒湿痹阻，中阳不运，胃失和降，先拟和胃安中：川厚朴 4.5g，橘红 4.5g，竹沥半夏 4.5g，紫苏梗 3g，桔梗 3g，杏仁 9g，云茯苓 9g，白蔻壳 2.4g，枳壳 3g，炒竹茹 4.5g，薏苡仁 12g，炒香枇杷叶 9g。2 剂。本例湿在中焦，而以上中二焦为多。治宜升上宣中渗下，升上以桔梗、杏仁、苏梗（也可轻展中阳），宣中以川朴、豆蔻壳、枳壳、橘红、半夏为主，渗下则用茯苓、薏苡仁，枇杷叶炒香以和胃肃肺而降逆，枳壳、炒竹茹则能宽胸止恶。此例自觉口燥无津，但苔白腻而润，不红不干，乃寒湿痹阻，津液不升之故。口燥无津乃假象无疑。其胸背觉冷，亦当属中阳不运，故苔白腻而润，乃是此例辨证之要点。〔《来源：程门雪医案》P.126〕

3. 中脘特别怕冷属寒饮留中辨

张海峰治某患者，男，31 岁，工人。病者经检查确诊为胃十二指肠球部溃疡病，已一年余，期间一直不断用药物治疗，症状不见好转，曾服附子理中汤及丸多剂亦无效。其主要症状为中脘部特别怕冷，而疼痛不甚显著，用自己特制毛巾包成棉花小垫3个，重叠缚于脘部，外面尚需紧裹棉衣，才觉稍暖，精神不振，饮食少进，大便软溏，舌苔白滑，脉弦迟。由于体力不支，不能工作，在家休息治病。辨证：脾阳不足，寒饮留中。治法：温阳涤饮。苓桂术甘汤治之。处方：茯苓30g，肉桂9g，焦白术12g，炙甘草9g。3剂。复诊中脘部畏冷感显著减轻，已可除去一块棉花垫子，饮食稍有增加，精神稍好，原方再进4剂。三诊：前方服7剂后，中脘怕冷明显好转，棉垫子已完全除去，但有时仍需将棉衣裹紧方感舒适，饮食已正常，精神转佳，拟欲上班工作，观其舌滑象虽除但仍有白苔，脉弦虽减，而仍有弱象……继续服药。处方如下：黄芪12g，党参12g，焦白术9g，茯苓18g，肉桂5g，法半夏9g，陈皮5g，炙甘草6g。7剂。服完药后，即可坚持上班工作，随访中脘畏冷一证已全除，未再发过。〔《脾胃学说临证心得》P.73〕

张氏对胃下垂，胃中终日辘辘有水声，中脘特别怕冷，有时觉闷胀，少气懒言，口淡不渴，脉沉细无力，舌质淡红，苔白滑，辨证为中气下陷，寒饮留中，也用苓桂术甘汤加黄芪、升麻以温阳涤饮，升提中气取效。对咳嗽痰多，中脘及背心特别怕冷，舌苔白滑，脉沉弦而迟，证属脾肺阳虚、寒饮内留者，仍用苓桂术甘汤加味以温阳涤饮、降气化痰。〔来源：《脾胃学说临证心得》P.74、75〕

4. 舌冷属痰饮化热，阻遏阳气辨

李孔定治某患者，男，37岁。自觉舌冷8年，易医10余人，服桂、附、参、芪之类药百余剂，未能见效。诊见：形体肥胖，自觉整个舌体如冰块，脘闷不舒，嗳气，肢体倦怠。舌质黯淡，舌苔黄厚腻，脉弦缓。脉症合参，证属痰饮内蕴化热，阻遏阳气。治以健脾蠲饮，清热化湿。药用：茯苓、白术、茵陈、鱼腥草各30g，桂枝、小茴香各12g，甘草、草果

仁各 10g。服药 2 剂，舌体转温，舌苔转薄。上方去桂枝加党
参 30g，续服 2 剂，诸症悉除。随访至今未见复发。〔来源：
浙江中医杂志　1993；（8）：356〕

八、阳明病初期恶寒

阳明病初期恶寒非表辨

　　郭子光治某患者，女，74 岁。……两周前夜半突然发生
腹痛……经连续注射庆大霉素十余日，腹痛有所缓解，但未尽
除，时轻时重。罹病两周后，突于午后 4 时许，恶寒发热，体
温高达 39.6℃，服"解热止痛片"1 次汗出，体温下降。不
到 1 小时，体温复升至 39.2℃。……观其卧床倦怠，神志清
楚，自诉头眩晕，周身不适，不思饮食。未曾呕吐，口不渴，
腹中隐痛，轻微作胀，查其腹部柔软，并无板实、压痛之感。
舌质鲜红，光剥无苔，脉象滑数。当时断为里有气郁，复遭风
热外感之证。以银翘散、四逆散合用与服。次日……热势更
高，体温 40℃，汗出，且午后有往来寒热之状，口微渴，心
烦躁，已 3 日未解大便，舌质鲜红、光亮无苔，脉转洪数，腹
中隐痛如前状，乃知昨日不识其恶寒为阳明病初起之一时表
现，其脉滑数为里热盛，舌象更显津液不足，误作表证投解表
之剂，伤其津液，故今日热势更高，大有阳明气分之热将入腑
内结之势，其往来寒热表明邪气旁涉少阳之域。幸好是投辛凉
解表之剂，若是麻桂辛温之品，可能已成坏病矣。……投重剂
人参（沙参代之）白虎汤加板蓝根，清泄阳明邪热而生津液，
加柴胡枢转少阳，加枳实导行腑气，旨在使上焦得清，津液得
下，腑气通行，热去津回。方用柴胡 18g，生石膏 45g，知母
12g，粳米 12g，甘草 6g，板蓝根 24g，沙参 30g，枳实 9g。2
剂急煎，每 3 小时服药 1 大杯，日夜连服。嘱每 4 小时测体温
1 次，次日午后 8 时半复诊，得知昨晚夜半开始退热，今晨热
尽，体温 36.5℃，午后未回升，大便已解，腹中不痛，知饥，
舌上已有薄白苔，舌质正常。后以竹叶石膏加谷芽去半夏，生
津养胃作善后调理。〔来源：中医杂志　1983；（10）：55〕

九、小结与评述

一般说，恶寒与畏寒是有所区别的，恶寒多属表证，畏寒多属阳虚。但上案对恶寒与畏寒不作严格区别，恶寒也有属里证而非表证者，有属实证也有属虚证者，或虚实夹杂者，且以"郁滞"所致者较多见，即病机多有"郁滞"。

（一）肝郁恶寒：肝气郁结，阳郁不伸而恶寒，久则损及肾阳，既可导致肾阳不足，又可影响肾阳之敷布而致恶寒重证。阳虚易识，肝郁难明，但若能细辨仍能于阳虚见证中有胸闷易怒，腹胀等肝郁不舒可辨。治宜疏肝解郁加温阳之品，使肝气调畅，元阳回复，真火归原而病愈。

（二）火郁恶寒：热证在外也多表现热象，但若火热壅滞而火郁则可恶寒。其辨证在于虽有周身凛冽恶寒，那是假象，而面部升火，舌见坚敛苍老，属邪实火郁无疑，切不可误认为营卫不和，更不可误认为火虚。

（三）瘀血恶寒：瘀血阻滞，气血不通，阳气难布，或局部恶寒，或全身恶寒，甚则身感如置冰室之中，寒冷彻骨，近火炉也无济于事。若兼脾肾阳虚见证，或见肝经寒滞诸症，则瘀血诸症常不易辨识，但阳虚恶寒近火炉可减轻，与瘀血恶寒有别，还有舌见瘀点，脉沉细涩等瘀血见证可辨。

（四）阳郁恶寒：阳气有温养之功，若阳气郁遏无以宣通温养而出现恶寒。引起阳郁恶寒之病因，最多见是痰湿、痰饮内伏阻遏。此阳郁恶寒或为全身恶寒，形同外感，但脉滑而不浮紧，苔白滑而不薄白，自可鉴别。痰饮郁遏阳气恶寒与阳虚恶寒也需鉴别。局部恶寒，如寒饮伏于肺俞则背冷，寒饮留滞中焦则胃脘恶寒特甚。痰饮内蕴化热郁遏阳气而舌冷，虽已化热，但其病本是痰饮阻遏，不可见热而一味苦寒清热。寒湿与痰饮同类，寒湿郁遏胸阳而胸背冷，虽自觉口燥无津却是假象，其辨证要点是舌苔白腻而润，口燥乃寒湿痹阻，津液不升之故。痰饮郁遏阳气恶寒宜选用苓桂术甘汤通阳化饮，重在温化宣通涤痰，而不宜一味温补阳气。如附子理中汤温阳散寒有余，而宣通涤痰之力尚嫌不足，故用苓桂术甘汤较切"当以温药和之"之旨。

（四）阳明病初期恶寒：恶寒一症是辨别阴阳表里的重要临床标准，中医"有一份恶寒便有一份表证"之说，有表证则当汗，但也有恶寒非表证且不当汗者。阳明病发病初期不发热而恶寒，或发热恶寒并见就属于非表不当汗，其辨证要点有三条：一是热势高，病人恶寒或寒战不自觉发热，或扪之也不甚热，但体温测量已是高热；二是烦躁，脉滑数，热证似无热候，但烦躁不宁，脉滑疾数，为内热暂时尚未外蒸之象；三是亡津液，一般从舌象、二便、口渴与否去辨识。阳明病初期恶寒自当不可误汗，否则将误汗伤津，更助里热燎灼，加重病情与变证。

厥　　证

一、寒厥也有实证或虚实夹杂

1. 手凉如冰用麻黄汤辨

王星田治某患者，女，38 岁。两个月前因触冒风寒，出现两手麻木发凉，众医以阳虚、血虚、血瘀论治无效，又疑为"脉管炎"，先后去两家大医院检查未确诊。诊时两手发凉如冰，麻木疼痛，周身有紧束感，头晕蒙，咳嗽，常以热水袋暖手。舌淡苔白腻，脉弦紧。思其病触冒风寒之后，仍有表证，以太阳伤寒表实证论治。投麻黄 12g，桂枝 10g，杏仁 15g，炙甘草 6g，附片 6g，细辛 5g。服完 1 剂，汗出身爽，咳嗽也减，手不麻木，继进 2 剂，两手渐暖。唯觉咽干，原方麻黄减至 9g，加北沙参 15g，再服 1 剂，手温如常。随访 3 年未复发。本例主要忽视了病史。太阳伤寒，风寒之邪留滞肢端经脉，阳气欲伸不达，血脉应畅不通，是故两手冰凉木痛。身困咳嗽，脉浮紧为太阳伤寒之明证。治疗必以发汗解表，宣肺通阳为主，麻黄汤可谓应证之主方。〔来源：河南中医　1992；（6）：10〕

2. 养血和营，温阳驱陈寒治寒厥辨

刘鹤一治某患者，女，34 岁。啬啬恶寒，淅淅恶风，四肢厥冷。虽重裘而不觉暖，虽围炉犹不足。人穿单而彼穿夹，人穿夹而彼穿袄，整日苦恶寒，朝轻暮重，入夜尤甚。经治年余，如鹿茸、人参、附子、干姜之类亦服不少。口中和，圊便尚可，脉沉细而弱，寻之始得。此症得之小产受寒，血虚络空之时，显系血虚而有陈寒之证。书曰："病有发热恶寒者，发于阳也；无热恶寒者，发于阴也。"前服参茸附姜之类未效者，入气分有余而入血分不足，温经有余而益血不足。治当养血以和营，温阳驱陈寒。当归 9g，桂枝 2.4g，白芍 6g，吴茱

黄 1.5g，细辛 4.5g，木通 3g，炙甘草 3g，生姜 2 片，大枣 5
枚，陈酒 15g（入煎）。3 剂后，诸证霍然而愈。唯感乏力神
疲，遂以当归桂枝汤合人参养营丸善后。〔来源：《上海老中
医经验选编》P.75〕

二、热厥病因别论

1. 四逆散治热厥辨

范春如治某患者，女。夏日呕吐四肢厥逆，某医处方用参
附汤未服，请余决断。余察其手足虽厥而脉来沉实有力，口气
甚热，小便奇臭，大便也腥臭异常。此与少阴寒化证，脉微
细，但欲寐，恶寒蜷卧，四肢厥冷之四逆汤证，迥然不同。遂
进四逆散加藿香、佩兰、六一散、香薷等，药后汗出，四肢温
而热象毕露，后续以清化而愈。盖此症当时如误投温补，不啻
抱薪救火，是促其毙矣。柴胡升达内郁之阳气，枳实以行血中
之滞，芍药、甘草以和血中之逆，使脉道通，厥可回。〔来
源：中医杂志 1985；（8）：17〕

2. 四逆散加味治小儿阳厥发热辨

沈经宇经验，临床上每遇小儿发热，身灼热而手足发冷，
往往发热越高，手足越凉，指尖尤甚，常有腹痛阵作，痛无定
处。此症属仲景《伤寒论》之阳厥证，乃传经郁热，陷入于
里，阳郁不伸，气机失和，不得通达于四肢所致。治当以四逆
散为主方。程门雪对本方的运用明确指出其主症是"身热腹
痛肢逆头汗出，利后痛减郁邪散"，"脉沉弦，苔腻或黄或
白"，至于邪郁不达之厥，与少阴病脉微细欲绝之虚寒厥脱有
别，亦不同于温热病之热深厥深，但稍近似于热厥一面，故称
之为阳厥发热。如果病情相符，用之殊有奇功，实一极佳之
方。治李某，女，6 岁。发热 2 天，体温 38.5℃（肛），脐围
痛阵作，手指尖冷，伴大便黏液不化，昨日呕吐食物 1 次，今
日仍恶漾漾。脉象郁而滑数，舌苔薄根厚腻。症属邪滞互阻，
气机不和，予四逆散加味：柴胡 5g，枳实炭 5g，炒白芍 10g，
生甘草 3g，姜半夏 10g，竹茹 6g，焦楂曲各 10g，炒莱菔子

10g，佩兰6g，川黄连1g，生姜2片。另玉枢丹0.6g，分次化服。投四逆散加味，阳郁外达，身热已和，大便畅行多次，腹痛随瘥。〔来源：上海中医药杂志　1995；(9)：137〕

3. 热为湿郁，中阳不通手厥冷辨

沈绍九治某患者，女。面白手冷，苔灰白湿润，脘痞脉濡，额汗大点。断为热为湿郁，中阳不通故发厥，乃系闭证，额汗为湿热上蒸所致。用开透法治之，数剂而愈。〔来源：《沈绍九医话》P.13〕

4. 暑湿夹滞内阻，心气不足厥证辨

张伯臾治某患者，女，59岁。厥证（肺部感染、中毒性休克）。患者体质素弱，5日来，发热，脘闷、呕吐，近2日四肢厥逆，汗多胸闷，曾经昏倒2次，血压下降，烦热不欲衣服，便秘，口黏干，苔白腻罩黄而干，脉沉细。暑湿热伏，夹滞内阻，心气不足，邪热内陷，此厥逆之属于热者，先拟宣化暑湿，扶正通腑。生晒参9g（另煎，冲），银柴胡12g，枳实12g，炒川连3g，炒黄芩9g，制半夏9g，川厚朴4.5g，山萸肉18g，当归15g，制大黄9g，炒白芍9g。1剂。四肢厥冷转温，汗出亦减，大便解2次而干燥，心烦内热，口干脉小滑，苔白腻干未化，暑湿热内陷已有外达之机，阳明燥热尚未尽下，仍以扶正宣泄。生晒参9g（另煎，冲），银柴胡12g，炒川黄连3g，鲜石菖蒲9g，当归15g，枳实12g，川厚朴4.5g，山萸肉18g，制大黄9g，炒黄芩9g，炒白芍9g。2剂。四肢已温暖，烦热减轻，汗出亦少，便软不畅，口仍干，苔白腻渐化，脉迟小滑。正虚已有来复之象，而暑湿滞虽化未清，再拟扶正祛邪。朝鲜白参9g（另煎，冲），当归12g，炒黄连2.4g，川厚朴4.5g，炒黄芩6g，鲜石菖蒲6g，制南星6g，猪苓9g，广郁金9g，焦楂曲各9g。本例肺部感染，中毒性休克。两次昏倒，不省人事，血压9kPa/5kPa以下，用升压药维持，既不能减量。更不能停用，同时也曾服参附龙牡之类中药，药效阒然。……本例热厥，病在气分，阳明又有积滞，故用泻心汤、小承气汤泻火清热导滞，又用四逆散宣散被郁之阳气。根据张伯臾

老医生的经验，对正虚邪热内传，阳郁不伸，四肢逆冷之热厥，四逆散有透解郁热，疏畅阳气之效，是治疗热厥初起之主方。……临床上治疗厥逆一证，不可一见手足逆冷、脉象沉细、血压下降等症，便一概认为是阴寒之证而乱用热药，必须详察细辨。对于这种阳极似阴，热极似寒的热厥，要特别注意。〔来源：《张伯臾医案》P. 16〕

三、阴虚也可成厥证

1. 阴虚也可成厥辨

张伯臾治某患者，女，58 岁。因咳嗽发热 2 天，体温 39.7℃来某医院急诊。留院观察期间，体温不升，血压下降，于某月某日收入病房。入院后，用升压药维持血压，经摄片证实为右下肺炎，伴胸膜反应，痰培养为金黄色葡萄球菌生长。患病以来，先后用过 9 种抗生素及较大量激素，都未能有效地控制病灶，并继而出现了中毒性肠麻痹和口腔霉菌感染，因而除留 P_{12} 肌肉注射和氯霉素间歇静脉滴注以外，停用所有其他抗生素，以中药为主进行治疗。一诊，胸闷气急，腹胀痛，恶心呕吐尿少，便秘神疲，腹部膨隆拒按，肠鸣音消失，苔干焦，舌暗红，脉细小。内热炽盛，阴液耗伤，由实致虚，虚实夹杂，拟仿新加黄龙汤法，泄邪热而救阴液。玉竹 9g（另煎，服），北沙参 30g，麦冬 12g，玄参 18g，当归 12g，生大黄 6g（后入），石斛 30g（先煎），玄明粉 9g（分冲），枳实 9g，川厚朴 3g，淡竹沥 1 支（冲服）。二诊，药后尿量稍增，腹胀痛也减，肠鸣音已可闻及，大便解下燥屎数枚。守方再服 1 剂，以后由本方加减服 6 剂，大便渐畅，腹胀渐除，小便也见增多，肠鸣音恢复。三诊，腹胀痛虽除，胸闷气急仍在，口渴，口糜，口舌溃疡，痰稠咳艰，恶心，热蕴营血，唇齿干燥，舌绛而干，须防神昏之变。广犀角 18g（先煎），鲜生地 30g，丹皮 15g. 生白芍 12g，桑白皮 18g，地骨皮 18g，鲜茅根 30g，鱼腥草 30g，鲜竹沥 1 支。4 剂。另：玉竹 9g，鲜石斛 30g，麦冬 18g，煎汤代茶。四诊，胸闷气急已除，恶心亦瘥，能进食及服药，口味颇佳，痰少咳爽，精神尚觉软弱，口舌溃疡日渐见少，昨日解便 4 次，量不多，舌尖红，苔少而干，脉细数。胃气已有渐馨之象，血分之热虽减未消，再守原方而轻其剂。广犀角 9g（先煎），鲜生地 18g，丹皮 9g，生白芍 9g，桑白皮 18g，地骨皮 18g，鲜茅根 30g，金银花 18g，连翘 18g，鱼腥草 30g。5 剂。另：玉竹 9g，鲜石斛 30g，麦冬 18g，煎汤代茶。

五诊：精神转佳，咳嗽已减，口渴舌红绛亦好转，口舌溃疡渐小，脉细有力。阴液渐复，痰热亦有化机，症势趋向稳定，仍应养阴生津化痰。赤芍 9g，丹皮 9g，生地 12g，木通 6g，鱼腥草 30g，杏仁 9g，茯苓 6g，川贝母 6g，淡竹叶 9g。另：玉竹 9g，鲜石斛 30g，麦冬 12g，煎汤代茶（此后，以养阴益气，健脾补心之剂，调治月余，痊愈出院）。本例为热厥……热厥一证，非独邪热内陷所致，阴虚也可成厥，也就是内经"阴衰于下则为热厥"之谓。张伯臾老医生认为这种阴虚之厥，一般见于热性病之后，热病伤阴，舌红少苔，神清，四肢欠温，可用生脉散治之，严重者，可予三甲复脉之类〔来源：《张伯臾医案》P. 18〕

2. 清热宣窍，养阴透络治热厥辨

冉雪峰治某患者，体弱，患秋温（伏暑夹燥），高热（体温 42℃），20 余日不解，舌绛唇焦，颊赤，自汗，气喘，昏顿，言语难出，脉微细欲绝，兼虚数，时似一止。邪甚正衰，病情危重。诊断为：温邪久羁，弥漫胶着，表里合邪，气血两燔，清窍蒙蔽，风阳上巅。治以清热宣窍，养阴通络。方用：鲜生地 30g，鲜石菖蒲 2.5g，同捣汁，青蒿露 25g，金银花露 25g，犀角尖磨汁 1.5g，卷心竹叶 40 片，莲子心 1.5g，连翘心 5g，佩兰叶 3g，鲜石斛 12g。后 5 味微煮，冲入前各汁。服 1 剂，汗出较少，略安；2 剂，热渐退，汗又减少。复诊去竹叶、金银花露，加白薇 10g，地骨皮 25g，热大减，汗渐止，勉进薄粥半杯，水梨数片。三诊，去白薇，犀角减为 1g，加玄参心、连心麦冬各 10g，再 2 剂，热退身凉，气平神清，惟困倦无力，乃以清养肺胃，育阴醒气之品治之，调理 1 月痊

愈。〔来源：中医杂志　1993；（11）：649〕

3. 养阴活血愈肢冷辨

李孔定治某患者，女，49 岁。双下肢厥冷 3 年，易医十余人。服乌头汤、阳和汤之类百余剂罔效。诊时，时值盛夏，患者仍身着棉厚衣……自觉双下肢冰冷至膝，畏寒，神疲乏力，面色黯滞，舌质黯淡、无苔，脉沉细涩。予补中益气汤加红花、丹参。服药 5 剂，肢冷如故，乃请业师诊治。师曰：证属气阴两虚，瘀血阻络。法当以养阴为主，辅以行气活血，少佐益气之药导之。药用：山茱萸、熟地、山药、黄芪、鸡血藤各 30g，茯苓、橘核各 15g，红花 10g。服药 3 剂，肢冷明显减轻，原方去红花加丹参 30g，续服 5 剂而愈。后服六味地黄丸近 2 月，巩固疗效，随访无恙。〔来源：浙江中医杂志　1993；（12）：537〕

四、阴阳不相顺接而成厥证

下肢厥冷属阴阳上下不通、水火不济辨

刘渡舟治某患者，男，无明显诱因而自觉双下肢发凉。厂医用金匮肾气丸、虎骨酒、青娥丸等大量温补之药，而病情未能控制，仍逐渐发展，冷感向上至腰部，向下则冷至足心，如赤脚立冰上，寒冷彻骨，同时伴有四肢麻木，痒如虫行，小便余沥与阳痿等证。曾先后在北京医院、首都医院、友谊医院检查，均未见异常……虽服补肾壮阳、益气和血等中药二百余剂，未能见效。患者素体健康，面部丰腴，两目有神，舌质色绛，少苔，脉弦而略数，饮食如故，大便不爽，小便短少而发黄。初投四逆散，按阳厥之证治之。药进三剂，厥冷依然。……追询其病情，患者才说出睡眠不佳，多乱梦，心时烦，容易汗出。视其舌尖红如杨梅，脉来又数，反映了阴虚于下而心火独旺于上之主证，其证与黄连阿胶汤证颇为合拍……此证因心火上炎，无水以承，是以心烦少寐，多梦汗出，火盛于上，阳气不能下达，使下肢不得阳气之温，上下阳气不相顺接，是以为厥。四逆散疏气通阳而

不能泻上盛之火，是以服药无效，乃以下方治疗：黄连9g，黄芩3g，白芍6g，阿胶9g（烊化），鸡子黄2枚（自加）。上5味，以水三碗，先煮1碗，取1碗，去滓，纳阿胶烊尽，小冷，纳鸡子黄，搅令相得，分两次服下。服3剂后，患者即觉下肢寒冷麻木之感逐渐消退，心烦、汗出、失眠多梦等证均有明显好转，小便余沥和阳痿亦有所改善。察其舌，仍红赤而少苔，脉弦而微数，继宗原法治之。处方：黄连9g，阿胶10g（烊化），黄芩3g，白芍9g，鸡子黄二枚（自加），丹皮6g。6剂，煎服法同前。……适值降雪，寒风凛冽，但患者并无异常寒冷之痛苦，腰以下厥冷证基本治愈，未再复发。〔来源：中医杂志 1980；（12）：19〕

五、瘀血与厥证

1. 气滞血瘀肝厥辨

颜德馨治某患者，女，40岁，记者。患者经常性、阵发性昏厥已六载，发时不能自主，精神恍惚，有濒死感，血压升高，就诊于各大医院，原因不明，遍用镇静药及补益之品罔效。诊见眶周色素沉着，口唇青紫，脉细，舌紫。证属肝厥，气滞血瘀，脑与脏气不接，取血府逐瘀汤，令其条达而致和平。处方：柴胡、郁金、川芎、当归、桃仁、红花、赤芍、失笑散各9g，枳壳6g，桔梗4.5g，生地12g，甘草3g。14剂。二诊，药后肝厥未再发作，精神好转，唯感夜寐欠安，多梦，治宗前法加味，即上方加葛根9g，紫贝齿20g。14剂，6年顽疾竟得治愈。〔来源：江西中医药 1989；（4）：2〕

2. 血府逐瘀汤治血厥辨

宋向元治某患者，女，30岁。自述每经期则常昏仆不识人，数月来均如此。问其症得知其经期不准，量少色黑有血块，属血厥，用原方服5剂而愈，下次月经至又服5剂，未再昏厥。〔来源：《医门真传》P.284〕

六、咳嗽晕厥

1. 咳嗽晕厥属痰瘀搏结辨

陈定生等治疗 2 例咳嗽晕厥综合征，属"痰厥"，其病机主要是气机突然逆乱，升降乖逆，气血运行失常。但气机逆乱又有虚实之分，大凡气盛有余者，气逆上冲，血随气逆，或夹痰、夹食壅滞于上，以致清窍阻闭，发生厥证；气虚不足者，清阳不升，气陷于下，血不上达，以致精明失养，也可发生厥证。就咳嗽晕厥综合征而论，其病机除痰致病外，更重要的还有血瘀。因心主血脉，肺主气、主咳，肺朝百脉，咳之太过，气机不宣，郁而不展，则致血脉瘀阻，百脉不畅。如此痰瘀内蕴，相互搏结，终致气机乖逆，上蒙神明，清窍不利而为厥。立法时务以标本兼顾，治其本者豁痰化瘀，顾其标者通络开窍，选用王氏通窍活血汤当属合拍。在善后方面，因本病多久咳体虚，故及时给予肾气丸、生脉饮、补中益气汤之属可以巩固疗效。〔来源：中医杂志　1990；(2)：43〕

2. 咳嗽晕厥属气机逆乱辨

施志明认为，咳嗽晕厥的病机是气机逆乱、阴阳失调，治疗宜平气调血，调理阴阳。分痰湿内阻型（用六君子汤合温胆汤）、肝火犯肺型（用丹栀逍遥散合泻白散）、痰瘀互结型（用血府逐瘀汤合二陈汤）、肺肾阴虚型（用八仙长寿丸）、脾肾阳虚型（用黑锡丹、肾气丸），并提出预防措施：积极防治咳嗽的原发病；戒烟禁酒，积极防治心血管疾病；减少回心血量，或用布裹紧两下肢，或咳嗽时做弯腰动作。〔来源：上海中医药杂志　1991；(2)：5〕

七、乳厥

乳厥属产后血虚，脾虚不运辨

哈荔田治某患者，女，30 岁，已婚。平素体弱，产后半月余，常因哺乳引起晕厥。婴儿吸引奶头即觉心慌，汗出，头晕，继而虚脱晕厥。乳少，不思饮食。舌红，苔黄腻，脉沉细。属产后血虚，脑失其养，脾虚不运。治法益气健脾。处方：党参10g，白术10g，茯苓10g，陈皮6g，佩兰10g，生黄芪15g，炙草10g。服3剂药后，婴儿吸乳时仍感心慌汗出，但无晕厥现象。原方药又服3剂，乳汁增多，婴儿吸乳时无明显心慌、汗出诸症，精神饮食均好转。共服药10剂，哺乳一如常人，乳房属胃。乳头属肝，故乳房病变多责之于肝胃，治疗亦多以调肝和胃为主。此例患者因为禀赋虚弱，正气已虚，加之产后气血骤去，脾胃更趋衰弱……当以大补气血，健脾助运之香砂六君加减……气血充，脾胃壮，诸症日消。〔来源：《中国现代名中医医案精华》第一集 P.25〕

八、排尿性晕厥

排尿性晕厥属肝肾阴精不足辨

庞景三治某患者，男，32岁。某月某日在排小便后，即晕倒在厕所内……患者自述，便后先头晕，眼冒金星，继而眼前发黑，自己控制不住便倒下了。现感困乏，手足发凉。问其平时有无此类情况，答云：时有小便后头晕、心跳，眼冒金星或眼前发黑的情况，但旋即消失。脉弦细数，舌红少苔。此肝肾阴精不足，心脑失养所致。以复脉汤合生脉散加减：太子参20g，茯神15g，麦冬10g，生地10g，五味子10g，枸杞20g，生首乌15g，菊花10g，生龙牡各20g，甘草6g。服3剂后，康复如初。嘱服六味地黄丸4个月，并节房事未见复发。〔来源：江西中医药 1993；(1)：13〕

九、小结与评述

（一）寒厥不尽属虚寒证：阳气虚衰不能温养四末而成寒厥，为虚寒证，但寒厥也有属寒证实证者。

1. 太阳伤寒，风寒之邪留肢端经脉而厥：手凉如冰，麻木疼痛，周身有紧束酸痛感，脉浮紧，仍有表证可辨。治宜宣肺散寒通阳，可选用麻黄汤、荆防败毒散加减。

2. 血虚有陈寒四肢厥冷：仲景对此早有论述，并制当归四逆汤加味治之。临证时若用参茸附姜则入气分有余而入血分不足，温经有余，益血不足，宜用当归四逆汤养血和营，温阳祛陈寒，贴切有效。

（二）热厥兼夹多端，治疗当须兼顾：邪热内陷，阳郁不伸，热深厥深，谓之热厥，用四逆散透达郁热，疏畅阳气，是治疗热厥初起之主方，不可一见手足厥冷，脉沉细微欲绝，血压下降，便认为阴寒之证而用热药，也不可见热厥则一味大剂苦寒清热解毒而置疏畅透达之剂而不用。

1. 热深厥深：手足虽厥冷而脉来沉实有力，口气甚热，小便奇臭，苔黄质红等，与少阴寒化证，脉微细但欲寐，恶寒蜷卧，四肢厥冷之四逆汤证迥然有别。

2. 热厥若兼有阳明燥热内结，腑气不通，还须兼以通腑泄热。

3. 热为湿郁，中阳不通而厥冷，又须宣通开透，用药宜轻灵使湿郁易化宣通，热邪也易清透，厥可回。

4. 热厥常夹血瘀：热郁血滞，热厥又常夹血瘀。现代医学也研究证明，这类病人的血液黏稠度增高，故治疗还须兼以活血通脉以通厥。

5. 阳厥发热不同于热厥：阳厥发热是指邪郁不达之厥，与虚寒厥有别，也不同于温热病之热深厥深，又有近似热厥一面，其主症是“身热腹痛肢逆头汗出，利后痛减郁邪散”，脉沉弦，苔腻或黄或白。四逆散是治疗小儿阳厥发热极佳之方。

（三）阴虚也成厥：多发生于热邪炽盛，阴液耗伤，由实转虚，虚实夹杂时。所以热厥一证，可向两个方面演变：或因邪热炽盛，耗伤阳气，由实转虚，亡阳而厥；或邪热耗竭阴液，由实转虚，亡阴而厥，即《内经》所谓“阴衰于下则为热厥”。症见舌红少苔，神志尚清，四肢欠温，血压下降等。治疗阴虚热厥可随证选用新加黄龙汤、生脉饮、复脉汤。若邪热久羁未清，阴液耗伤，又须清热宣窍，养阴透络。阴虚成厥不仅可发生在热病发展演变过程中，还可见于内伤杂病，阴虚血瘀也致双下肢厥冷。所以，阴虚或阴虚血瘀不仅可致五心烦热，也可致下肢厥冷，下肢厥冷也不尽属阳虚气虚，阴虚或阴虚血瘀也可引起下肢厥冷。

（四）阴阳不相顺接而厥：阴虚于下而心火独亢于上，阳气不能下达，上下阴阳不相顺接而致下肢厥冷。这种下肢厥冷虽属阴虚，但与阴虚成厥在病机上还是有所不同：此厥属阴虚于下，阴旺于上，阴阳不相交济。治宜滋阴降火，交济阴阳，可选用黄连阿胶鸡子黄汤。

（五）瘀血阻滞而厥：属血厥之一种。由于气滞血瘀，气血逆乱，阴阳失调而昏厥，常呈阵发性昏厥，或发生于经期，均有目眶色暗，口唇青紫，月经量少，色黑有血块等瘀血见证可辨，用血府逐瘀汤活血化瘀，顺畅气血，平衡阴阳，厥可回。

（六）咳嗽晕厥：由于剧烈咳嗽，气机突然逆乱，升降失调，气血运行失常，痰瘀相互搏结，蒙蔽神明，清窍不利而为厥。治宜化痰活血，调畅气机，可选用王氏通窍活血汤加味。

（七）乳晕厥：因哺乳引起晕厥。乳汁为气血所化，产后血虚，脾虚不运，脑失其养。治疗不可拘泥于乳头属肝乳房属胃而调肝和胃，而宜用大补气血，健脾助运之香砂六君子汤加减，使气血充，脾胃壮，诸症自消。

（八）排尿性晕厥：此种厥证多见于老年患者，有属肝肾阴精不足，心脑失常者；也有属中气虚亏，清阳不升者，可随证选用复脉汤合生脉散加减、补中益气汤加减等方治疗。

咳　喘

一、"炎"字不可与"热证"等同

1. 大叶性肺炎从虚寒论治辨

黄云治某患者，女，51 岁。西医诊断为大叶性肺炎，查血象：白细胞 13.8×10^9/L，中性 79%，淋巴 21%。以中西医结合治疗，先用麻杏石甘汤、清燥救肺汤配合庆大霉素、青霉素、氨苄青霉素、先锋霉素等治疗，1 周后虽寒热退，但咳嗽不止，夜间为甚。彻夜不眠，胸痛，吐黄白稀痰，量多，纳差乏力，舌质淡暗，苔淡黄，根部稍厚，面色少华。前医拘泥炎症，一派寒凉药，痰饮冰伏于里，肺气不得肃降。素体虚弱，病后一攻再攻，脾肺之气虚损。遂弃炎症不顾，以脾肺气虚、寒饮阻肺辨证，治以补益肺脾，散寒化饮。拟六君子汤合小青龙汤加减：太子参 20g. 白术 10g，云茯苓 10g，法半夏 10g，陈皮 10g，麻黄 7g，桔梗 10g，白芍 10g，五味子 5g，干姜 7g，细辛 3g，蒲公英 12g，甘草 5g。4 剂，咳喘渐平，除去西药，再守方 4 剂，咳喘渐止，夜间睡眠明显改善，纳食倍增。仍以六君子汤加味调理而愈。肺炎多见痰热壅肺，一般讲炎症多属热证实证，但"炎"不可与"热"等同，即使是急性期，其辨证也不可局限于"热"，应考虑多种病因病机。炎症绝非皆属于热证。此为病之变。此种变异多由素体禀赋不足，阳气素虚，感邪后正气无力抗争；或外感寒邪偏重等多种因素所致。临床不可不察，不可被"炎"字所束。〔来源：中医杂志 1993；（10）：596〕

2. 方用辛温不拘夏日冬月辨

张发荣经验，酷暑也可用辛温重剂，甚至用伤寒原方，关键在于手执准绳，方能少有偏倚。治某患者，男，31 岁，干部。某年盛夏受凉后即出现恶寒发热，鼻塞流清涕，头身疼痛，咳嗽痰多，质清稀……曾用感冒冲剂、川贝精片、强力霉素、螺旋霉素等治疗2天，病情未见好转，咳嗽加重，咳则胸痛，夜间需服可待因、安定方可入睡，遂来医院诊治。体温39.5℃，咽部充血，右肺中部语颤增强，叩浊，呼吸音减弱。血象：白细胞1.8×10^9/L，中性粒细胞85%。胸片示右肺中叶有一3cm×3cm边界模糊不清之片状阴影。诊断为右肺中叶肺炎。病者体温虽呈高热，但询之却恶寒重，发热轻，无汗，咳引右胸痛，声音重浊，吐白色泡沫痰，饮食少思，精神欠佳，小便清长。舌色不红，苔白腻，脉浮紧，一派风寒袭表，肺失宣肃之象。病既属风寒实证，则不惑于"夏月无正伤寒"之说，遂用辛温重剂以解表散寒，宣肺止咳。予麻黄汤合葛根汤，大制其剂：麻黄、桂枝、白芍、大枣、杏仁各15g，葛根30g，甘草、生姜各10g。急令煎汁，不分昼夜，每3小时服1次。服药2小时后微微汗出，体温开始下降，24小时体温降至正常，恶寒发热顿减，咳嗽减轻。原方再进1剂，咳嗽再减，但见口干，咳嗽少痰，咳痰不爽，由于有化热之象，故改用清金化痰汤加减治疗，服药4剂，病获痊愈。〔来源：新中医 1992；(5)：46〕

3. 治咳要正确对待"炎"字辨

凌耀星经验，从中医辨证，同样是炎症，既以表证、热证、实证为多，也不乏里证、寒证、虚证，绝不是清一色的火热证。急性支气管炎大多属于外感咳嗽，一般有风寒、风热之分，临床所见风寒咳嗽多于风热咳嗽，冬季患咳嗽者较多。风寒入肺，肺气为风寒所束，于是气逆而咳。此时如果遽用寒凉，往往只能加重对肺气的遏抑，使痰稀难出，咳嗽增剧，胃纳减退。故凡风寒咳嗽，不论有无发热，均宜辛温宣散，风寒咳嗽患者如见痰液由稀变稠，由白转黄，有化热趋向者，多是向愈之佳兆。风热咳嗽的急性支气管炎自当用寒凉清热之剂，以清肺中邪热，但在疾病初期，仍必须配合辛散宣肺的药物，使风热消散，肺气得宣，如果单纯应用大剂量寒凉之品，亦可使肺气被抑，邪热不得宣散，咳也难愈。慢性气管炎属痰饮咳嗽之类，更不可囿于"炎"字而肆用寒凉。有一汤姓幼儿，出生4月患发热咳嗽，诊断为病毒性支气管肺炎，用多种抗生素治疗，历时月余，发热起伏而不退清，咳嗽反日益加剧，要求用中药调治。患儿发热38.1℃（肛表），形体瘦小，面色苍白，四肢不温，痰声辘辘，微有喘息，咳嗽连连，其声不扬，呕吐痰涎，舌淡苔白。此外有风寒，内有寒饮。患儿幼小，病程久延，正气已虚。乃处麻黄附子细辛汤合二陈汤加生姜3片，浓煎频喂。其父睹方后似有疑虑之色。余曰：病虽属炎症，但毫无热象可见，但服无妨。服2剂咳减，3剂而咳止，热退病愈。其父始信服"炎"证亦有属于虚寒者。〔来源：上海中医药杂志　1990；(7)：24〕

4. 肺部感染用桂枝汤加味辨

喻森山治某患者，男，60岁。因反复咳喘27年，加重伴发热胸痛1天。均诊断为慢性支气管炎、肺气肿、肺心病、心功能不全。此次突然发冷发热，体温38.8℃，伴有左胸痛、咳嗽，痰不易咯出，气喘，在急诊室注射一针退烧针，体温仍上升到39℃~40℃，急查白细胞总数 $18.9 \times 10^9/L$，中性80%，以慢性支气管炎、肺气肿、肺心病并发肺部感染收入住院。入院后，除吸氧、补液、止咳祛痰等对症处理外，用氨苄青霉素治疗4天，效果不理想，加用白霉素，一天0.8g，服药2天，效果不佳，体温不降，并咳铁锈色痰，又停白霉素，改用甲硝唑，一天250ml，静脉点滴，同时邀中医会诊。刻诊：患者发热已8天，现体温38.1℃，恶寒无汗，头痛全身不适，咳嗽，气喘，咯铁锈色痰，纳谷欠佳，口干喜饮，脉数，苔薄白。证属风寒外束，热毒蕴肺。治以解表散寒，清解肺热。方药：桂枝10g，白芍15g，甘草6g，生姜3g，大枣4枚，生石膏（先煎）30g，知母10g，鱼腥草15g，金银花15g，连翘15g，蒲公英15g，地丁15g，4剂，水煎服。药后病人微微汗出，头痛及全身不适明显减轻，下午体温即降到36.3℃，此后体温一直正常，除轻微咳嗽外，其他症状亦逐渐消失。为巩固疗效，续服原方4剂。其后投调理脾胃之剂，以善其后，

顺利治愈。〔来源：中医杂志　1991；（7）：5〕

二、脾胃与咳喘别论

1. 半夏泻心汤治痰饮咳喘辨

胡不群经验，以半夏泻心汤加减治疗痰饮咳喘，证属寒热错杂，疗效卓著。治某患者，因外感延日，咳喘不解，辗转治疗2月余，近仍卧床不起，脘腹痞满，痰白黏有泡沫。脉弦滑，舌苔白腻。用半夏泻心汤加大黄10g，五味子10g。2剂症减，5剂而愈，数月顽疾，1周而愈。〔来源：上海中医药杂志　1982；（1）：29〕

2. 半夏泻心汤治小儿痰热咳喘辨

刘弼臣治某患者，男，3岁。患儿病发热喘咳近半个月。曾在某医院治疗经摄胸片检查，两肺下野可见大小不等片状阴影，左膈角变钝，诊断为腺病毒肺炎，给予肌注青霉素、庆大霉素等抗感染治疗后，发热控制。但仍有低热，咳喘未除，继服用麻杏石甘汤和板蓝根为主汤剂多剂，肺部罗音始终不消失。刻下患儿咳逆痰多，喘憋不安，喉中痰鸣如拽锯，咳甚则泛吐痰涎，患儿面色苍白带灰，口唇轻度发绀，腹部作胀，按之不痛，大便稀薄苔少，口干渴饮水，不思食，舌苔灰腻质绛，脉弦滑而数。证属肺胃痰热郁阻，病在上中两焦。该病重心不在肺，而首重在胃，治宜苦辛宣泄，涤痰宣闭，方用半夏泻心汤合苏葶丸。药如：干姜1g，法夏6g，马尾连3g，黄芩6g，莱菔子3g，苏子7g，甜葶苈5g，清炙草3g。3剂后，喘势渐平，胸腹胀满明显减轻，略思饮食，已不吐痰涎，惟咳逆未瘥，循上方加枇杷叶9g，再进3剂，咳减喘平，肺部罗音明显吸收。继以陈夏六君子汤加薏苡仁、款冬花以理脾化痰收功。〔来源：江西中医药　1993；（3）：15〕

3. 胃气不和，病气干犯干咳辨

刘红书经验，饮食不节，嗜食醇酒辛辣，或情志不畅，或素体脾胃虚弱等致胃气失和，病气干犯，多见于胃－食道反流。症见干咳无痰。夜间咳甚，伴脘腹痞满，或有疼痛，胃灼热泛酸，胸骨后灼热，纳呆，口干口苦。舌淡或红，苔薄白或黄，脉弦滑或细弱。少数病人仅有干咳，而无胃及食道的症状，检查可见反流性食管炎或慢性胃炎。治疗选用清燥救肺汤、沙参麦冬汤、桑杏汤，少效或无效，此时辨证多属寒热互结，交阻中焦，胃气失和，病邪干犯，用半夏泻心汤加减：半夏、苏子、藿香各9g，黄连、黄芩、干姜各6g，党参12g，乌贼骨、赭石各30g，吴茱萸3g。〔来源：山东中医杂志　1992；(6)：11〕

4. 胃酸反流致咳喘辨

赵棻经验，西医有"胃反流性肺疾病"，胃酸反流导致支气管受刺激而发生咳喘者，其轻者多为饭后饱胀感，嗳气，或胸骨后类似于心绞痛样疼痛；重者有上腹部灼热，胸骨后烧灼，嘈杂感，呕恶泛酸。咳嗽多骤作，多见于进食后，尤常见于进食酸性食物和醋、橘子水之后，夜间易于发作，常在卧睡中呛咳而醒。此咳少痰，胃病与咳嗽纠缠在一起，单治咳，咳不止；专治胃，胃难宁。中医论其病机，先有胃肠疾病，后生咳嗽，脏腑先伤，后传于肺，标见于肺，而其本在脏腑之间，除胃气不得通降外，最明显的当涉及肝气作用，推及肝气犯肺病机，又不同于木火刑金，上逆侮肺之证，只是肝胃气机失调，升降失司，肺失清肃为本病主要病机。论治应以肺为标，肝胃为本；止咳为标，降逆为本。治疗宜平降肝胃之气，兼予助肺肃降，而咳自宁。自拟"降逆止咳汤"疗效较为满意。木蝴蝶12g，蜜枇杷叶9g，苦杏仁7g，蒸百部12g，川厚朴9g，枳壳9g，旋覆花9g（包煎），代赭石15g，郁金9g，麦谷芽各30g，海螵蛸20g，甘草5g。方中木蝴蝶既能入肺理气，又可疏肝健脾，为治疗本病最得力主药。选药精究，如疏肝理气，不取柴胡、香附，而重用清轻的木蝴蝶及善于行气解郁的郁金，治咳不取肺风草、紫菀、冬花、麻黄，而用枇杷叶、杏仁、百部，此乃赵老经验之处。该方不在单纯止咳化痰，意在和胃降逆，疗效颇彰。该治疗方法为治疗胃酸反流性、难治性咳嗽摸索出一条新路，填补一项空白。〔来源：中医杂志

1994；（1）：20〕

5. 非肾非肺咳喘用"治中"法辨

于天星经验，非肾非肺的咳喘用"治中"法治之。某患者，咳喘日久，夏重冬轻，胸胁胀闷，痰多喘促，苔白滑腻，为痰浊中阻气机，用利湿化痰理气之法：瓜蒌30g，薤白10g，半夏10g，杏仁10g，白豆蔻10g，薏苡仁30g，枳壳10g，焦三仙6g，鸡内金10g，生甘草10g，黄芩10g，桑白皮10g，白薇10g，麦冬15g。〔《中医临床200解》P.28〕

6. 胃咳辨

赵锡武经验，心下痞塞，肋下坚硬，大便秘结，频发咳嗽，各药无效者可用大柴胡汤下之，此即"腹满而喘病在胃"之证。〔来源：《赵锡武医疗经验》P.53〕

7. 调理脾胃升降治哮喘辨

张京安经验，在临床实践中常有相当部分的病人，虽有肾虚的症状，但虚不受补，一服补肾药就感到胸闷、脘胀、憋气，甚至使哮喘症状加重或者再诱发哮喘。据临床观察，这部分病人多有湿阻中焦，胃气不降，或者胃气上逆的胃部证候，如胃部痞闷，胀满，泛酸，呕恶，二便不畅，舌质胖大，舌苔滑腻，脉濡缓不清等，这些表现都与长期大量使用化学合成的解痉平喘药物有关。以前的中医临床由于没有现在这么多的化学药物及其导致的胃部表现，所以治疗多重肺、肾，如提出肺为气之主，肾为气之根，肺主气、肾主纳气等，而忽略了脾胃这一气机升降的枢纽在哮喘治疗中的重要作用。据现代中医临床观察，哮喘病人伴有胃病者约占40%～50%，特别是顽固性哮喘的病人合并胃病者更多。针对上述这些情况，我们在临床上应用和胃化湿、升阳益胃等方法，用甘露消毒饮、加减半夏泻心汤和升阳益胃汤等方剂治疗顽固性哮喘取得了明显的疗效。病人胃部症状缓解后，其肾虚的症状也可得到改善。从中进一步认识到和胃与补肾、胃与肾之间相互促进关系。这一结果与现代医学文献报道的胃食管反流与肺疾患关系的临床观察结果相一致。如有人报告45%～65%的哮喘患者伴有胃食管反流，其主要症状为反胃；相当于中医的胃气不降或胃气上逆的证候表现。当胃食道反流治愈时，喘息症状随之好转，甚至痊愈。还有人认为，治疗胃食管反流能改善呼吸道症状，甚至摆脱长期使用激素状态。长期使用激素或激素依赖性哮喘病人，多有明显的肾虚表现，中药治疗使其减少激素用量也主要是靠补肾法。通过治疗胃食管反流（和胃降气），改善呼吸道症状，甚至摆脱长期使用激素状态，间接地说明了降胃气与补肾之间存在着一定的联系。〔来源：中医杂志　1990；（11）：10〕

8. 补中益气汤加味治内伤久咳不愈辨

方鸣谦经验，症见潮热，微汗，咳嗽痰稀，不思饮食，是为气虚痰饮，不必理痰治咳嗽，正气足，病自除。某人患咳嗽，经久不愈，曾用疏表宣肺，散寒清解，降气化痰，抑肝制咳，或健脾蠲饮，温中止咳，又用养阴润燥，敛肺固金，皆罔效。请方鸣谦诊治，用补中益气汤（党参12g，黄芪12g，白术9g，陈皮4.5g，当归6g，炙升麻4.5g，柴胡4.5g，甘草6g，大枣3个，生姜2片），加麦冬12g，五味子6g，罂粟壳9g。服2剂，咳嗽顿失。并云："老人家久咳气怯，痰少稀薄，夜间尤甚，每有微汗，此证咳久，肺脾气虚，阴液耗伤，益气伍甘寒，少佐敛肺之罂粟壳，标本兼顾。"〔来源：《医门真传》P.77〕

9. 燠土胜水治咳喘辨

谢自成治某患者，女，12岁。九天前因感寒而致咳嗽气喘，痰白清稀，喉中痰鸣。患者自2岁起经常咳嗽气喘，好发于冬春两季。迨至1980年以来，无论春夏秋冬，稍感即发，虽进开肺化痰、温肾纳气，疗效不佳。近两天尤其加剧，夜间为甚，纳食尚可，尿频数，面部浮肿，淡白少华，唇微发紫绀，舌体胖嫩质淡，苔薄白，脉濡细。此乃痰浊阻肺，肾不纳气。脾为生痰之源，徒治肺肾，当不为法，用培土胜水法。方以肾着汤合苓甘五味姜辛夏汤加味：制附片8g，白芥子8g，炙甘草8g，炮干姜10g，白术10g，海浮石10g，五味子6g，细辛2g，沉香5g，生姜3片。连服4剂，喘息稍平。守本方

出入。连服 30 剂而愈，观察半年未复发。〔来源：上海中医药杂志　1987；（12）：17〕

10. 食积咳嗽辨

夏绪恩治某患儿，男，2 岁零 10 个月。患儿于两天前因饮食不节而致咳嗽，五更咳甚，咳剧时呕吐出饭后咳嗽暂缓，手足心发热，夜卧不宁，不思饮食，小便黄，大便秘结。舌质红，苔白，中心厚腻，指纹沉滞。肺部 X 线透视未见异常，体温 36.8℃。血检：白细胞 9.8×10^9/L，N40%，L52%，E8%。曾服西药增效联磺片、川贝止咳糖浆，无效。证属食积咳嗽，治拟消食导滞，化痰止咳。予保和丸方加减：连翘、陈皮、半夏、云苓各 7g，莱菔子、槟榔各 5g，山楂、神曲、香附、炙冬花各 8g，枇杷叶 3 张，水煎服。1 剂。二诊：服上药后大便已解，昨晚咳嗽明显减轻，且纳差，舌质正红，舌苔薄白。上方去槟榔、香附，续服 1 剂，诸恙遂平。半月后家访，咳嗽愈后未再复发。〔来源：上海中医药杂志　1990；（8）：17〕

三、肝与咳喘

1. 四逆散加味治肝郁咳嗽辨

常秀贞治某患者，女，40 岁。咳嗽 2 个月余，痰白量少。曾服白霉素、蛇胆川贝液、止嗽散等未效。精神抑郁，咳嗽阵作，伴胸闷，两胁胀痛，恼怒后症状加剧。苔薄白，脉弦。X 线透视诊断为支气管炎。证属肝气郁结，横逆犯肺，肺失宣降。治宜疏肝解郁、宣肺止咳。用四逆散加杏仁 10g，桔梗 10g。连服 8 剂，白芍用 15g，甘草 6g，其余各用 10g。〔来源：山东中医杂志　1992；（5）：28〕

2. 气郁咳喘用四逆散合三拗汤辨

俞慎初经验，如情怀抑郁，忧思恼怒则气滞胸中，若肝气上逆侮肺，每致肺失肃降而咳嗽。治宜疏肝宣肺，止咳平喘，肝肺同治。用四逆散合三拗汤加冬花、香附。如肝郁化火犯肺则用四逆合泻白散加杏仁、黄芩。〔来源：中国医药学报

1994；（2）：55〕

3. 疏肝理气治哮喘辨

　　张建明体会疏肝有利于平喘，除对明显由于情志抑郁，肝气不畅，或肝用太过以致哮作而主用重用柴胡疏肝散或镇肝息风汤，对即使没有情志因素影响的他型哮证也必辅以疏调肝气一法，药则用逍遥丸，柴胡、枳实（壳）、青皮、郁金、香附之属。治一患者，男，51岁。素有哮喘史12年……一旦心思愁结则哮喘必作。发则先觉脘腹膨满，继则胸闷如窒，呼吸急促，喉中痰鸣，但得嗳气或矢气则症少宽……舌淡红苔薄白，脉细数带弦。辨为肝气郁结，肺气痹阻。治从疏调肝气。处方：柴胡15g，制香附20g，焦枳实（壳），八月札、郁金、炒白术、炒白芍、当归各9g，小麦60g，大枣10个，炙甘草、桔梗各6g，炙苏子、葶苈子各20g，代赭石90g，灵磁石60g，僵蚕、蝉衣、水蛭各6g。服3剂后哮喘顿衰，又服4剂，逆气悉平。后用逍遥丸善后。〔来源：上海中医药杂志　1992；（4）：9〕

4. 逍遥散合半夏厚朴汤治肝郁气滞咳嗽辨

　　熊寥笙治某患者，男，30岁。咳嗽2个月余，服中西药至今未效，多为祛痰散寒、清热润燥之剂。症见咳嗽吐痰，早晚为甚，气上逆则咳剧，时作寒热，头晕胁痛，胸闷不舒，疲乏少食，口苦咽干，痰涎壅塞，咽喉如物梗阻，神情抑郁。苔薄白，脉微弦。证属七情郁结，气郁生痰，肺道不利而咳，肝也病也。宜疏肝解郁，理气化痰。用逍遥散合半夏厚朴汤加味：柴胡9g，当归9g，白芍9g，云茯苓9g，白术9g，薄荷9g，苏叶3g，厚朴9g，法半夏9g，金钱橘9g，川贝母6g，甘草3g。服6剂，药后咳嗽气逆减，喉间有物阻感消失，不作寒热。又服4剂。后用逍遥丸早晚吞服以善后。〔来源：《中国现代名中医医案精华》第二集 P. 1152〕

5. 理气解郁止咳嗽辨

　　高辉远治某患者，54岁，工人。咳喘咳痰3年，每因生气而作。近一个月来因琐事忧恼而又发病。症见咳嗽频频，痰白而稀，胸膈痞闷，咽喉似有物梗阻，嗳气纳少，精神抑郁，口苦气急。舌质淡红，苔薄白微腻，脉细弦滑。证属七情郁结，宣降失常，宜疏肝解郁，理气化痰：苍术、香附、法夏、云茯苓、浙贝母、川厚朴、建曲各10g，橘红、柴胡、白芍、川芎、苏叶各8g，炙甘草5g。连服14剂，咳嗽咳痰明显减轻，咽梗感消失。再守原方调理半个月，咳嗽气急皆平，病情稳定。〔浙江中医杂志　1993；（4）：175〕

徐炳琅治某患者，女，42岁。因咳喘，水肿1周，伴意识障碍模糊1天入院。诊为支气管哮喘合并感染、中毒性休克。经抢救苏醒，但哮尚未平。诊时见咳喘频频，喘促气急，痰多而稠，脘胁闷胀，时有呃逆，精神抑郁，喜叹息。而舌略紫暗，哮鸣音明显。有支哮史20余年，每因精神刺激而诱发。属肝郁气滞，冲逆犯肺。宜疏肝解郁，降逆化痰：柴胡、香附、枳壳、旋覆花、川贝母、地龙、苏子、白芥子各10g，代赭石30g，法半夏、莱菔子各15g。4剂，喘平。再以扶本化痰善后。〔来源：浙江中医杂志　1993；（2）：68〕

6. 疏肝活血治肝瘀咳喘辨

徐炳琅治某患者，因外伤，右胸胁疼痛，伴咳嗽气急，诊断为右侧第6、7、8肋骨骨折，肺部感染，入院后对症抗感染治疗3天无效。诊时右侧胸胁痛不可忍，入夜尤剧，不得转侧，咳逆倚息不得卧，声高息涌，咳痰黏稠。舌暗红，脉弦微涩，可闻及干性罗音。证属瘀滞，逆乘犯肺。治宜活血化瘀，疏肝通络。用复元活血汤：柴胡15g，天花粉、当归、桃仁各10g，红花、甘草、穿山甲各6g，大黄30g（后下）。服两剂后数更衣，咳喘顿挫，胁痛减。上方减大黄为15g，又进3剂，咳止喘平，胁痛续减，可自转侧，调理半月而愈。《素问》"有所堕恐，喘出于肝"；《血证论》"瘀血乘肺，咳逆喘息"。治以活血疏肝，不治肺而肺自和，不治气而气自顺。〔来源：浙江中医杂志　1993；（2）：68〕

7. 厥阴呛咳辨

陆慎其治某患者，男，22岁，仓库职工。无咳嗽夙恙，无外感表证，猝然呛咳大作，咳而昏厥。多方检查诊断不明，治疗无效。诊时感气从心下上冲于咽，呛咳不止，状如小儿顿咳。咳久息止神昏，俄顷气还识人，日发十余次，小便不利，苔白脉弦。厥阴咳嗽是也。平肝降逆，润养肺阴为法：百合、百部、山药、桑白皮、地骨皮、生熟地、枣皮、五味子、炙粟壳、炒乌梅、生牡蛎、黛蛤散、龙骨、炙甘草、阿胶、白蜜。二诊时呛咳已平，神昏偶见，小便爽利，脉来小弦。肝气已敛，余波未尽。原方加五倍子，服后呛咳未作。用养肝保肺法善后。《备急千金要方》："咳而引舌本，谓之厥阴咳。"厥阴咳，病因在肝，伤及于肺。〔来源：江苏中医　1991；（3）：5〕

8. 寒滞肝脉上犯肺胃肝寒咳喘辨

徐炳琅治某患者，右胸胁间断性疼痛1天，遇寒触冷易诱发，得热则减，发则伴咳嗽气急，痰清稀，甚则呕吐痰涎。诊为肋间神经痛、慢性支气管炎。诊时伴形寒肢冷，舌淡嫩，苔白润，脉弦紧。属寒滞肝脉，上犯肺胃。宜温通肝脉，降逆化痰：吴茱萸、细辛、附子、川楝子各5g，白术、法半夏、苏子、款冬花、生姜各10g，红枣5枚。服5剂胁痛减，咳喘已平。再进5剂以巩固。1年后随访未发。〔来源：浙江中医杂志　1993；（2）：68〕

9. 温肝化饮治咳而呕涎辨

王占玺治某患者，女，29岁。产后着凉，咳嗽，少许白痰，经半月后经常咳嗽，干呕，吐涎沫，稀痰，咳后则吐量多，不能进食，又住院20余天。诊为"气管炎"。经用复方甘草合剂、咳必清、橘红丸、巴氏合剂及中药治疗均不效，患者体质消瘦，诊时咳嗽不停，作呕，呕吐痰涎，大量涌出。舌苔薄白，脉象滑细。观其呕吐涎沫，为吴茱萸汤加味：吴茱萸10g，干姜10g，党参15g，大枣4个去核，半夏12g。服4剂，呕咳等症状已去大半，又服4剂而愈。〔来源：《临床验集》P.123〕

10. 咳剧而恶寒特甚右胁痛属肝失条达辨

章次公治史某，女。肺主皮毛，咳剧而恶寒特甚，肝失条达，因拂逆而右胁作痛：炮附块 4.5g，醋炒柴胡 4.5g，细辛 1.5g，旋覆花 9g，青皮 6g，娑罗子 9g，白芍 9g，甘草 3g。〔来源：《章次公医案》P. 53〕

11. 证似燥咳，本在肝郁辨

随朱良春治某患者，21 岁。咳嗽痰少，时夹血丝，两颧红赤。两胁引痛，午后自感全身皮肤烘热，病已 3 月余。曾服中药 30 多剂，效不显，苔少，舌质红，脉弦细数。我认为是阴虚作咳，又值秋令，阴虚燥咳无疑。随即予养阴润燥之剂 3 剂。复诊时患者诉说服药后曾有小效，但胁痛反剧……再于原方加重药量续进之，然服后仍旧罔效。乃请教朱老师。朱老师问："胁痛原来有否？"病者答："宿有两胁时痛，且情志易于冲动。"我顿时领悟，此并非单纯阴虚，而是肝郁化火，肝火灼金，木叩金鸣，又病程较长，阴分亦亏。乃于原方中加入解郁清肝泻火药，朱师称可。药用：北沙参 12g，麦冬 12g，百部 18g，软柴胡 4.5g，黛蛤散 12g（包煎），旋覆花 9g（包煎），生白芍 9g，黄芩 4.5g，瓜蒌皮 9g，丹皮 4.5g，焦山栀 4.5g。4 剂后，咳已平，胁痛亦减。拟一贯煎去当归，加生白芍 9g，瓜蒌皮 9g，2 剂而愈。〔来源：上海中医药杂志 1986；（1）：22〕

12. 胆火上逆，咳呕胆汁辨

魏馨文论述了这种咳嗽。《素问·咳论》曰："胆咳之状，咳呕胆汁。"叶桂曰："少阳郁热，上逆于肺，症见两寸脉大，咳甚脘闷，头胀，喉痒，应先解木火之郁。"均说明胆附于肝，与肝相表里，同为相火之脏，性温而主升发之气，受邪后常易使气上逆冲肺而致咳。稽其邪之来路，正如《咳论》所指："肝咳不已，则胆受之"。考其治法，"肝气上逆，必夹胆火而来，平其胆火，则肝气亦随之而平。"胆秉木之余气，所以清胆不宜清肝而用大剂苦寒和重镇之剂直折其火。必须配入适量的祛湿利胆之品，当以俞根初《通俗伤寒论》中的蒿芩清胆汤为主方，其他如矾郁金、夏枯草、金钱草、蒲公英、冬瓜子、车前子等均可辨证增入。另吴鹤皋《医方考》有柴胡连梅饮一方（柴胡、前胡、黄连、乌梅、薤白、猪胆汁、童便、猪脊髓），主治"咳嗽，时盛时衰，粉红痰后变为青黄"。曹仁伯认为系"肝胆留邪"之症，治胆火上逆的咳嗽时，亦可使用。〔来源：中医杂志　1983；(5)：21〕

13. 七情所伤而招致的外感咳嗽辨

陆石如经验，这种咳嗽特点是：气血上逆，肝热上升的外感咳嗽，头痛眩晕，呕吐较重，胸胁满痛，面赤面暗，舌苔干白，质绛，脉弦大有力。久郁伤肝，血虚肝热的外感咳嗽，表现精神忧郁烦躁，夜不成眠，脘腹胀满，胸胁疼痛，面容消瘦，两颧干赤，唇红咽干。舌苔干白，质红，脉沉弦或沉涩有力。忧或悲伤肺而招致的外感咳嗽，其咳声重不扬，咽痛声嘶，语言不出。治疗这种咳嗽要表里兼施，既要解表驱邪，又要清其郁火，舒其肝结。对怒伤肝兼外感咳嗽者，除用桑银汤解表，还要加入银柴胡4.5~6g，龙胆草3~6g，郁金4.5~6g，香附4.5~8g。胸胁满胀甚者加青皮4.5~6g。对久郁伤肝者，可用丹栀逍遥散加香苏散加减，瓜蒌皮、金银花、知母、代赭石、旋覆花等可随证选用。对悲伤肺者，可用养阴清肺汤加桑银汤等。〔来源：《北京市老中医经验选编》二集 P. 227〕

四、心与咳喘

1. 心咳即肺气肿咳喘辨

赵锡武经验，咳喘多年，胸闷气短咳逆倚息，胸呈桶状，指端粗大，偶咳兼心痛，中医旧名心咳，即现代医学之肺气肿。乃因其多兼见心虚征象，宜用清·王旭高心咳汤治之。北沙参9g，生石膏9g，薄荷3g，牛蒡子4.5g，杏仁9g，桔梗1.5g，甘草1.5g，麦冬9g，半夏3g，茯神9g，远志1.5g，小麦15g。痰多加川贝母，咽痛去半夏，汗多加五味子。此方原剂量较轻。临床宜酌情加量。原方中薄荷宜更改为麻黄3g，沙参改为党参30g，生石膏酌量，远志增为12g，半夏增为

12g，麦冬增为15g，茯苓增为15g，甘草、牛蒡子均增为9g，再加厚朴9g。肺源性心脏病之咳喘，主以真武汤合麻杏石甘汤加唐氏参苏饮治之。浮肿甚加消水圣愈汤。兼见肝大腹水者以真武汤、越婢汤加活血、利尿剂治之。〔来源：《赵锡武医疗经验》P.54〕

2. 早搏引起心咳辨

沈宗国治某患者，60岁。患冠心病10余年。时感胸闷，冬季尤甚，常用扩冠中西药调理。特别近年来，当出现心悸怔忡时伴频发干咳，甚则引起胸前区闷痛。脉结代，舌红，苔薄黄，心电图示频发性室性早搏。予酸枣仁汤加茵陈、郁金、桑寄生、白芍、黄芪、苦参。服7剂，心电图偶发性早搏，咳嗽也明显好转。〔来源：中医杂志 1993；(4)：224〕

3. 心咳辨

王志坦认为，心咳是由于心病传于肺所引起的一种内伤咳嗽，属五脏咳之一。《素问·咳论》："心咳之状，咳则心痛，喉中介介如梗状，甚则咽肿喉痹。"……临床表现主要有咳嗽，短气，短暂的发作性心痛或胸闷，心悸怔忡，咽喉不适，甚则吐泡沫痰，或其中混有血色（又称唾血、唾白血），气促，咽喉如痹，吞咽不利，面唇青紫，乏力，脉象细数或疾而无力，或兼促、代脉，舌苔薄白，舌质有不同程度紫色……心咳的病机多为心气不足，心血瘀阻，血瘀津停为饮，肺气郁而上逆所致。治疗当以补益心气、活血泻肺、化饮止咳为大法。以下方为基础化裁：红参10g，三七（分冲）5g，桂枝10～20g，茯苓20～30g，丹参20g，桃仁15g，葶苈子20～30g，桑白皮15g，制附片15～20g，麦冬10～20g，炙甘草10g。每日1剂，分3次服……气虚甚者，红参重用至15g，加炙黄芪30g；瘀血甚者，加赤芍20～30g，地龙10g（血压低者不加）；症见阳虚者，重用附片至30g，甚则加干姜10g；症见阴虚者，重用麦冬至30g，加玉竹20g；咳不止者，加车前子20g；心痛心悸甚者，加血竭5g（分冲）。若病情严重者，则需中西医结合治疗。〔来源：中医杂志 1995；(2)：116〕

五、湿、湿热与咳喘

1. 甘露消毒丹治湿热咳嗽辨

刘渡舟经验，湿热浊气上逆，使肺宣降功能失常而发生咳嗽。其症状特点是：咳嗽，痰多稠黏，色白或微黄，胸闷不适，或见身重困倦，脘胀纳呆，或见低热头重，汗出热不退，咽喉不利，渴不欲饮，或口淡不渴，大便黏滞不爽，小便色黄。舌苔白厚腻，或水滑或黄腻，脉滑数，或浮弦。其中尤以咳嗽胸闷，舌苔黄腻或水滑为辨证要点。用甘露消毒丹取效。〔来源：新中医　1991；（10）：12〕

2. 湿热咳喘辨

一些咳喘，如急性支气管炎，症见身热不扬，或无汗或微热恶寒，咳嗽，痰白而黏，头昏，肢倦，口淡不渴。胸闷不饥，大便或干或溏，溲黄。苔白腻或黄腻，脉滑或略数。多为湿热内蕴，外感风寒，宜芳化清利，祛湿止咳，用藿香正气散、二陈汤加减：藿香、佩兰、云茯苓、陈皮、枳壳、麻黄、杏仁、黄芩、百部、莱菔子。〔来源：中医杂志　1987；（5）：19〕

3. 感湿咳嗽辨

柳学洙治某患者，女，51岁。咳吐白痰，身重腰痛，食少，腹痛拒按。苔薄白稍腻，脉沉细。治以宣肺化湿消食：杏仁10g，紫苏10g，藿香10g，薏苡仁20g，款冬花10g，槟榔10g，莱菔子10g，草豆蔻10g。舌苔白腻，吐白痰，身重皆属湿象，腹痛拒按，食少，为宿食停滞，故用温化湿邪复以消导药取效甚速。〔来源：《医林锥指》P.162〕

4. 小儿湿咳辨

孙浩治某患者，男，8个月。奶、食夹杂，形体白胖。2个月前即闻喉间有痰駒声，遂尔咳嗽，咳则呕恶清稀痰水。易出汗，大便濡，夹有黏液，小便短少，舌淡红，苔中根白腻，指纹隐约不明。体胖多湿，湿聚成痰，为脾虚不运之象，治以健脾利湿，佐以化滞祛痰。处方：米炒太子参9g，茯苓9g，炒白术9g，炒苍术6g，陈皮4.5g，制半夏6g，甘草4.5g，焦薏苡仁9g，焦山楂9g，莱菔子4.5g，炒扁豆9g，砂仁3g。上药共研细末，1次服3g，1日3次，用姜枣汤（生姜1片，小红枣4枚煎汤）调服。服上方4天，痰涎大减，咳嗽稀疏，大便已实。药尽后，咳痰均愈。再服原方一料，经随访多年，未再复发。〔来源：中医杂志 1984；（3）：20〕

六、瘀血与咳喘

1. 治肺需活血辨

李孔定经验，肺病多瘀，常云"肺主一身之气，肺气和，则血脉利；肺气病，则血脉瘀；血脉瘀，则肺病益甚，故肺病多夹瘀"。治肺需活血。认为活血化瘀可改善肺部血液循环，促进血液进行气体交换，从而恢复肺的宣发肃降功能。治疗肺系疾病常在辨证施治的基础上加入活血化瘀之品，实证常选桃仁、赤芍、莪术，虚证常用丹参、鸡血藤，胸部胀满疼痛选加香附、郁金、降香，血瘀痰滞者加红花、泽兰。李氏认为桃仁活血化瘀，宣肺止咳，功兼两用，用治血瘀咳喘最为合拍。丹参化瘀不伤正，虚实均适用。赤芍既可活血，又可缓解气管痉挛。莪术活血功猛，但有清热解毒之功，肺热咳喘最为适用。红花、泽兰活血化湿，血瘀痰滞，用之允当。香附、郁金、降香活血行气，胸闷胸痛，用之颇效。宣肺活血治咳嗽。李老治咳嗽以宣肺活血为大法。外感咳嗽者，治以解毒散邪，宣肺活血；内伤咳嗽者，治以扶正祛邪，宣肺活血。如对间质性肺炎，治某患者，咳嗽频作，痰少胸闷，口干神疲乏力，声低气短。苔薄黄少津，脉弦涩。属气阴两虚，肺燥夹瘀，肺失宣肃。宜益气养阴，清热润燥，宣肺活血：沙参30g，黄精30g，黄芩15g，连翘12g，浙贝母12g，桔梗15g，桃仁15g，赤芍30g，郁金12g，鱼腥草30g，甘草6g。服3剂，咳嗽明显减轻，胸闷消失。后于上方随症加减，续服9剂而愈。益气活血平喘，常以益气养阴活血为大法。气虚者，用五味异功散加女贞子，合活血之品。益气活血平喘，活血利水疗肺胀。认为本病的病位在肺与心，累及脾与肾，主要是气（阳）虚，痰阻水停血瘀，且易于化热，属虚实夹杂之证，治宜益气强心，活血利水，常用人参12g，五加皮15g，丹参30g，葶苈子30g，大枣30g，黄芩15g，枳实或青陈皮、红花各10g。〔来源：中医杂志　1993；（1）：23〕

2. 小儿痰喘久治不愈用血府逐瘀汤辨

宋向元经验，久治不愈的小儿痰喘用血府逐瘀汤加射干。〔来源：《医门真传》P.28〕

3. 复元活血汤治哮喘辨

朱鹏经验，用柴胡6～9g，当归10g，桃仁6～9g，红花5g，酒大黄6～9g，甘草5g，天花粉6～9g，地龙18g，麻黄9g，白芍6～12g，枳壳6～9g，苍耳子6～9g。痰黄稠，胸闷不爽加瓜蒌12g，黄芩9～12g，鱼腥草9～12g。兼脾肾虚加附片6～9g，党参、白术各9～12g。哮喘频发加生晒参或红参6～9g，蛤蚧1对。一般服5～10剂，哮喘基本控制。〔上海中医药杂志　1992；（3）：36〕

4. 血府逐瘀汤治疗月经性气胸咳喘辨

陈利治某患者，女，16岁。在每次月经来潮前3～5天，即出现胸闷、气急、咳嗽。经来腹痛，量少色暗，月经错后。是年7月，经前3天，突然出现右胸痛，气憋，咳嗽。胸透示右胸气胸，肺压缩30%。诊断：月经性气胸。服血府逐瘀汤3剂，经潮，经量少，有血块。服药11剂后，胸透示气胸完全重吸收。至第二个月经周期，气胸再发，但症状较轻，肺压缩10%。继服药巩固两个周期，病未再发，月经正常。后在月经来潮前每日服1剂，直至气胸完全吸收，以后根据患者月经周期，在每次月经来潮前10天，每日1剂，直至月经完毕。〔来源：四川中医　1993；（3）：43〕

5. 化瘀攻下法治疗发作性哮喘辨

赵光明治疗45例哮喘，认为瘀既是哮喘的病理产物之一，也是治疗中不可忽视的一个重要因素，痰瘀交阻肺气是哮喘的重要因素，痰瘀并治是治疗哮喘的重要治疗措施。〔来源：浙江中医药杂志　1993；（3）：104〕

6. 久咳因瘀辨

谢海洲治某工人，10 年前肩扛重物，卒然致咳，伴心窝部发热，此后每逢劳累、受凉、食辛辣及性生活之后均易复发。现症：咳嗽，无痰或少痰，痰色时黑时黄。因咳而致寐不安，不发热，时心慌，多梦，头晕耳鸣，腰酸，食少，大便干，小便量多色黄。舌质淡红嫩胖，苔薄黄，脉弦滑。肺部听诊、胸部叩诊均阴性，胸透未见异常。强力负重，跌打闪挫，经脉受损，络破血瘀，瘀血又称蓄血、恶血。"人有所堕坠，恶血留内"。瘀血内阻，瘀血与好血均不相合，随气运行而留滞于脏腑经络，停积于肺，犹如江河之淤沙阻洲。瘀血不除，则新血不生，血不归经，且瘀积化热，则疾病终生，而产生上述证候。负重努损，血溢脉外，阻滞于肺，血瘀则气滞，肺失宣降，气壅则发为咳嗽，胸闷。瘀血内阻不通则痛，故伴有胸部隐痛。日久邪瘀化热，炼液成痰，则咳吐黄痰或黑痰。肺与大肠相表里，肺津失布则大便干结，咳嗽夜作则寝眠不安。舌暗红，有瘀点，苔黄腻，脉弦滑，皆瘀血内阻，湿热内盛之证。观其病史、病程、病证，辨为瘀血内结，湿热壅肺之咳嗽，投以清热利湿，通瘀散结之法。千金苇茎汤合泻白散加减为治。药用芦根、桃仁、薏苡仁、冬瓜仁，清热祛痰化瘀为主，辅以鱼腥草清热解毒，赤芍凉血化瘀，炙白前、牛蒡子宣利肺气，陈皮、远志温化痰浊，炙百部温润止咳。纵观全方，药味不多，且药无特殊，以辨证准确，用药精当，虽多年痼疾，故收桴鼓之效。〔来源：新中医　1991；（1）：20〕

7. 瘀咳别论辨

管济生经验，临床常见一种与前贤所说不尽相同的瘀咳。其症状特点是：咳嗽断续，一下即停，旋即又咳一下，如此频频而作，咳声低沉如闷于喉下，常于吃饭时加重；有的还伴见胸闷或胸痛；多数患者咳而无痰，唯兼外感风寒者常有清稀泡沫痰。脉象多弦，也有细涩或浮滑者，舌象一般无甚变化，少数舌尖可见瘀点、瘀斑。由于这种咳嗽多发生于负重努责或咯血之后，也有的是由于跌打损伤而引起，因此，当属瘀咳范围。……治疗此咳，必须益气化瘀，保肺肃肺。……用八味参苏饮（二味参苏饮为主，加桃仁、当归、橘络、杏仁、枳壳、陈皮）治疗本病，疗效尚称满意……如兼外感而痰多清稀者，加苏叶、前胡、茯苓、半夏以宣肺化痰，瘀血较甚，咳嗽顽固，胸胁疼痛者，加旋覆花、生茜草、水蛭、郁金，助苏木、橘络等逐瘀透络；兼喘者，加苏子、五味子、生赭石、生龙牡以降逆定喘；咯血者，可去桃仁、陈皮，加赭石、牛膝、茜草炭、三七以化瘀止血。刘某，女，22岁。患者于去年8月上旬被自行车撞伤右侧胸部，当时治愈。今年2月初又因负重努伤，胸痛复发，且伴咳嗽，自服三七伤药片和止咳糖浆，未见好转……症见胸痛拒按，气短似喘，咳嗽断续而无痰，咳声低弱而沉闷，每逢吃饭，其咳颇甚，并有月经过期，经来腹痛，血色紫黯而有小瘀块。舌质微淡，舌尖可见四五枚针尖样瘀点，舌苔薄白，脉象弦细。证属肺络瘀阻，肺失清肃。治以保肺逐瘀，肃肺止咳。处方：炒党参、苏木、全当归、桃仁（打）、杏仁（打）、炒枳壳、生茜草、红花各10g，旋覆花5g，水蛭3g。服上方3剂，闷咳显减，胸痛亦有缓解。遂宗原方去枳壳、水蛭，加柴胡、天花粉各10g，续服5剂。1年后随访，咳嗽、胸痛已愈，并未复发，而月经亦随之正常。〔来源：上海中医药杂志　1991；(8)：11〕

8. 血府逐瘀汤加减治哮喘辨

杨俊修治某患者，男，21岁。患支气管哮喘7年，多次用中西药治疗无效。患者体温正常，形体消瘦，面色无华，呼吸急促，张口抬肩，嘴唇发绀，背曲腰弯，舌淡苔白，边缘有紫纹，胸腹胀满，咳痰稀薄，脉象沉涩。胸透见肺纹理增粗。听诊双肺有明显哮鸣音。诊为气滞血瘀之候，兼夹有寒湿袭肺之症。取血府逐瘀汤加蜜炙麻黄6g，白芥子10g，莱菔子15g。服5剂，复诊时患者哮喘平息，痰鸣音消失，心情舒畅。自述除头眩不适外，无其他不良反应。继以原方去麻黄、白芥子、莱菔子，加党参15g，白术10g。7剂后发作控制，随访4年未曾复发。〔来源：上海中医药杂志　1984；(11)：9〕

9. 肺心病正虚血瘀忌单用活血化瘀辨

周次清体会，因肺心病人血瘀多属肺气虚衰，无力运血所致，是因虚致实的瘀血证，单用活血化瘀不能减轻症状，反而可引起疲乏无力，食减、肝区疼痛等不良反应，这种病人常伴有少气懒言，疲乏无力，舌质紫暗，舌体胖大，治宜益气养血活血法，方用保元汤合芎归汤。阳虚血瘀，伴见畏寒肢冷，尿少浮肿，治宜温阳养血活血，方用六味回阳饮合黄芪桃红汤。气阴两虚用生脉散合桃红四物汤。此时部分患者，久病及肾为肾脏之真脏色，所以即使外邪已除，心阳得复，但瘀血之象也仅表现为减轻，而很难完全消失，可长期服用肾气丸或济生肾气丸，切忌活血化瘀法以防伤其本。〔来源：山东中医杂志1992；（2）：41〕

10. 痰夹瘀血碍气肺心病咳喘辨

赵炯恒体会，肺源性心脏病属痰滞，瘀阻心肺，选用高丽参 20g（另炖），再投血府逐瘀汤。《丹溪心法》“肺胀而咳，或左或右不得眠，此痰夹瘀血，碍气而咳”。〔来源：浙江中医杂志 1993；（3）：101〕

七、血虚与咳喘

1. 哮喘有因血虚辨

哮喘本虚，多责之肺之气阴、肾之阴阳。张建明临床所验，哮喘也不乏血虚者。其辨证有明晦两端。明显者可见心悸，眩晕，面色无华，指甲色白，翻甲，脱甲，唇舌睑膜淡白诸症；晦者，其血虚之症隐匿，以常法久治不果，但试用养血法后症情即见缓解为据。养血之品施以哮喘，量皆以重为宜，一般可取 15～70g 之间，而以 15～30g 为常，唯熟地、阿胶，性重质厚，故于舌苔厚腻者，古来多禁。其实舌苔厚者有纳呆，也有纳常者，故余之选用，唯以纳呆与否为则，而不究其苔之厚薄。倘证属必用而又胃弱脾湿见纳呆者，则轻者佐陈皮、生姜，重则佐陈皮、焦三仙、焦枳壳。当归用 30g 以上易令肠薄之人便溏或泄，可配禹余粮、山药以纠正之。白芍其性虽然偏凉，但若非大量则寒性不大，故不论寒热悉可启用，剂量以 15～60g 为宜。此外，养血莫忘填补肾精，故枸杞子、女贞子、菟丝子、龟板、枣皮、鹿角霜（胶）之属也可适当选用。〔来源：中医杂志　1992；（9）：57〕

2. 金水六君煎治咽痒咽喉痹闭不畅咳嗽辨

窦金发经验，有一种咳嗽，如顿咳样的呈发作性、刺激性咳，痰不多，咽中瘙痒，咳甚头痛气憋，目胀如红。如潘某，男，51 岁，干部。病史 10 年许，近年来加重。这次病发于受凉感冒之后，西医诊断为"慢支合并感染，喘息性支气管炎"，针药并施月余，咳嗽终不能已，喉头稍受刺激（油烟、异味或冷空气），即感咽喉部痹闭不畅，胸闷气憋，旋而咳逆大作，舌质暗红，苔白干涩，脉沉。先用射干麻黄汤加减不应，继以定喘汤出入亦无功，后改用金水六君煎补养肺肾，化痰降逆，更重用蝉蜕 30g，以解痉缓急，疏利气道，结果竟 3 剂而咳止。〔来源：中医杂志　1994；（7）：391〕

八、三焦咳喘

1. 小柴胡汤治咳嗽辨

江尔逊经验，用小柴胡汤治愈的久咳，属于外感咳嗽，迁延不愈，其病机为外寒内热，三焦郁火弥漫肺胃之"三焦咳"，《素问·咳论》云："五脏六腑皆令人咳，非独肺也。"又云咳嗽之总病机为"聚于胃，关于肺"，而三焦咳者，肺胃症状特别明显，"久咳不已则三焦受之，三焦咳嗽，咳而腹满，不欲饮食"。故治三焦咳者，尤当于肺胃上求治法。唐宗海深悉此中真趣，而遵《内经》之旨，宣称"兹有一方，可以统治肺胃者，则莫如小柴胡汤……盖因小柴胡汤通水津，散郁火，升清降浊，左宜右有，加减合法，则曲尽其妙。"〔来源：《血证论评释》人民卫生出版社，1980. P201〕

再从单味药作用看，柴胡止咳，代有明训。如《别录》云："主痰热结实，胸中邪逆"。《大明》云："主消痰止咳，润心肺。"《全国中草药汇编》云："有较强的镇咳作用。"余

临证体会可作为治三焦久咳不愈之通剂。〔来源：中医杂志
1983；(3)：58〕

2. 小柴胡汤加减治郁火咳嗽辨

汪新象经验，咳嗽，病程较长，夜咳为甚，吐清稀泡沫
痰，苔白薄，脉弦，或发热，或寒热往来，或胸胁胀闷，或口
干等，辨诊为火郁咳嗽，用小柴胡汤加减治之，每获良效。这
类咳嗽病程较长，大多在一月以上，符合"久咳不已，三焦
受之"，故治当清解三焦郁火，温肺散寒为法。用小柴胡汤加
减治疗郁火咳嗽 50 例，效果确实很满意。处方：柴胡 12g，
黄芩 10g，半夏 10g，细辛 6g，五味子 10g，生姜或干姜 10g，
杏仁 10g，枳壳 10g，甘草 6g。治某患者，女，50 岁。咳嗽已
20 天，夜间咳甚，吐清稀泡沫痰，恶寒发热，口干苦，胸胁
闷，苔白润，脉弦。用本方煎服 3 剂。复诊咳嗽大减，惟头额
恶风，背心冷，下肢发烧（自觉症），微咳，舌正常，苔微
黄，脉弦。原方去生姜，加炮姜 10g，葛根 20g，煎服 3 剂。
三诊，咳嗽已瘥，惟神疲，纳差，时吐白泡沫痰，拟六君子汤
加炮姜、细辛、五味子、枳壳、桔梗调治善后。〔来源：中医
杂志　1986；(4)：43〕

3. 小柴胡汤加减治外感后咳嗽不愈辨

潘氏治某患儿，男，5 岁。其父诉：患儿 3 月前因玩耍出
汗着凉，以致畏冷发热、咳嗽、喷嚏流涕，即在本院门诊就
医，经服药打针（药名不详），热退，喷嚏流涕消失，但咳嗽
持续不已，虽多方医治效果不显。近来咳嗽阵发，咯痰爽，尤
以午夜后至天明咳声频繁。刻诊：形体消瘦，面色少华，唇红
而干，舌苔薄黄而少津，舌尖边红，脉细数。双肺可闻及少许
散在干罗音。X 线胸透肺纹理紊乱。西医诊断为支气管炎。中
医辨为咳嗽，乃为客邪恋肺，化燥伤阴。治宜疏达气机，清热
养阴润燥。处方：柴胡 8g，黄芩 6g，法半夏 5g，天冬、麦冬、
沙参、怀山药各 10g。先后服药 4 剂，咳嗽消失。用小柴胡加
减治疗 41 例外感后咳嗽不愈，分寒夹饮型、痰热型、燥热型、
气阴不足型，随症加减，取得较好疗效。〔来源：新中医

1994；（10）：23〕

4. 热郁胸膈哮喘辨

宋孝志治一哮喘患者，每年5～9月哮喘发作，经治3年无效。因其3年前在烈日下劳作，于大饥大渴时，饱餐冷食，痛饮冰水而诱发此疾。宋诊治时据此辨为热郁胸膈，郁热扰肺所致。方用栀子豉汤宣散郁热而收功。栀子豉汤在仲景书中原治热郁胸膈，郁热扰心的虚烦证，主症为虚烦不得眠，重则反复颠倒，心中懊侬，并无哮喘，而本案则不见心烦，只见哮喘，见症殊异，但热郁胸膈的病机相同，只不过一为郁热扰心，一为郁热扰肺罢了，心肺相邻，故可选用相同的方剂。〔来源：中国医药学报　1995；（2）：48〕

九、喉源性咳嗽

1. 喉源性咳嗽辨

干祖望经验，其主要表现是喉间作痒则咳，不痒不咳，无痰或少痰，甚则咳引胸痛，喉痒多因风、火、燥等异气侵袭所致。①宣肺散邪法：由于风寒之邪上犯咽喉，肺气失宣，喉痒干咳，或有少量痰液，方用三拗汤加味：麻黄、杏仁、甘草、蝉衣、桔梗、川贝母。若痰色白者加苏子、僵蚕、陈皮。痒咳剧烈，咽喉黏膜充血者，系风寒化热之证，可加薄荷、竹黄、芦根、射干等。②清心泻火法：用于心火偏亢，循经犯喉，喉痒干咳，频作清嗓，咽干喜饮，心烦失眠，咽喉黏膜充血，小血管网布，舌尖红，脉弦细，方用导赤散加味：生地、竹叶、白茅根、灯芯、玄参、丹皮、芦根、天竺黄、知母、杏仁、石膏。③滋阴降火法：用于肾阴不足，虚火上炎所致喉痒干咳，夜间卧则尤甚，口燥咽干，饮水不解，咽喉部黏膜暗红干燥，咽喉壁淋巴滤泡散在增生。舌红苔薄白，脉细数。方用知柏地黄丸加减：知母、黄柏、生地、枣皮、山药、牛膝、丹皮、百合、麦冬、玄参。④养阴润燥法：用于肺阴不足，燥火上冲而致喉痒干咳，甚则咳引胸痛，偶有黏痰带血，咽喉干燥，黏膜慢性充血或部分黏膜萎缩。舌偏红苔薄，脉细。方用养阴清肺汤：沙参、麦冬、生地、知母、石膏、桑叶、杏仁、茅根、天竺黄、川贝。⑤活血化瘀法：用于瘀血阻滞，津不上承，咽喉干燥作痒而咳，经久不愈，渴喜温饮，咽喉黏膜充血干燥，咽后壁淋巴滤泡增生。舌紫，苔薄，脉细涩。方用桃仁四物汤加减：桃仁、红花、当归、生地、赤芍、蝉衣、地龙、苏子、川贝母、桔梗、甘草。⑥脱敏敛肺法：用于禀质特异，异气刺激咽喉，引动肺气上逆。咽喉作痒干咳，甚则呕恶。方用脱敏汤：紫草、茜草、墨旱莲、蝉蜕、地龙、金佛草、荆芥炭、乌梅、诃子肉、甘草。〔来源：江苏中医　1993；(3)：5〕

2. 喉源性咳嗽与心之关系辨

马东丽经验，喉源性咳嗽伴见有心悸怔忡，虚烦失眠，溲赤便干，舌红少苔等。宜滋阴清热，养血宁心，用天王补心丹加减。"诸痛痒疮，皆属于心"，喉源性咳嗽主要特征便是喉痒而咳，越咳越痒，由此说明此型咳嗽与心之关系。〔来源：江苏中医　1991；4（封三）〕

十、经期咳喘

行经咳嗽辨

谭健民治某患者，女，行经前后发作咳嗽。每逢行经前2~3日始作，经净2~3天后自愈，刻下正值经期，咳嗽气急，痰少难咯，胸胁疼痛，头晕目涩，月经先期，量少色红。舌质红，脉弦细。属肝阴不足，肝火犯肺之咳嗽。宜清肝泻火，宁肺镇咳。取柴胡饮子：炒柴胡、生黄芩各6g，桑白皮、白芍各10g，山栀子6g，黛蛤散、云茯苓各10g，郁金、桔梗、浙贝母各6g，生甘草3g。经净后服杞菊地黄丸。下次月经再至咳嗽已减，坚持服药3个月经周期，咳嗽不再复现。〔来源：江苏中医　1991；(7)：4〕

十一、夜咳

1. 越婢加半夏汤加减治夜咳辨

张伯臾治某患者，男，56岁。素有痰饮，兼感外邪，初起寒热咳嗽，经治热退而恶寒未罢。顿咳，咳痰不爽，咳则胸闷气促胁痛，口渴引饮，纳便正常。脉浮小滑，舌尖红，苔灰黄边白。辨证属表邪虽解未彻，热饮内阻。越婢加半夏汤加减：麻黄 4.5g，生石膏 20g（先煎），炙甘草 4.5g，制半夏 15g，杏仁 9g，木防己 15g，生熟薏苡仁各 15g，冬瓜子 12g，桃仁泥 9g，芦根 15g。服 2 剂，顿咳夜间减少。后随症加减之清化痰热之品而愈。本例由外感发热转为咳嗽，月余未止，夜咳尤剧，咳不安眠，前医曾投桑菊饮、止嗽散等多方清肺化痰、养阴解毒未效。张老认为应抓住两点：一是热虽退而恶寒未罢，病证虽久，表证未解。二是口渴引饮内热可知。参合脉舌及痰饮病史，断为有痰饮，证为外有表寒，内有郁热之势。治宜两者兼顾。方中麻黄散表寒，生石膏清里热，配以半夏、防己化痰祛饮。木防己与生石膏为木防己汤主药，本案以内有热饮为主，故去桂枝、人参，方中还配合苇茎汤，该方不专主肺痈，凡肺部感染证属痰热皆可运用，对痰饮化热咳嗽日久，灼伤肺络而兼瘀者尤宜。〔来源：《中国现代名中医医案精华》　第二集 P. 778〕

2. 当归二陈汤治夜咳辨

刘江经验，当归 5～30g，陈皮 10g，法夏、云茯苓各 10～15g，甘草 5g，紫菀、百部各 15g。治疗夜咳，儿童剂量酌减。表未解者，风寒加荆芥、苏叶、细辛，风热加银花、牛蒡子、桑叶，阴虚加熟地、二冬、百合，阳虚加附片、肉桂、淫羊藿叶、干姜，痰热加黄芩、栀子、鱼腥草、浙贝母、桔梗，燥热加马兜铃、枇杷叶、全瓜蒌、沙参，痰湿加苍术，重用半夏。〔来源：四川中医 1993；（5）：35〕

3. 通腑泻下治夜咳辨

蓝添成治某患者，女，50 岁。夜咳 3 个月，咽痒难忍，咳声连续无间断，彻夜难寐，其苦难于言状，四处求医均罔效。诊见患者形体瘦削，面颊较红，似阴虚火旺之躯，有高血压病史，长期服降压药，干咳无痰，无胸痛，但心烦，口干渴，询及大便，素有便结，患咳嗽以来，则 3 日一行粪如羊矢，舌红，苔薄黄，脉弦紧有力，四诊合参……拟开宣肺气，通腑泻下之法。大承气汤加味。处方：川厚朴、枳壳各15g，芒硝、大黄（后下）、桔梗、荆芥、防风、白鲜皮各10g，蝉蜕、甘草各6g。3剂，水煎服。服1剂，便通咳也减。2剂已，便通且软，咳痒减半。3剂后便下臭秽多次，夜咳顿失，但转之为日咳，喉尚微痒，后以三拗汤加桑菊、荆防类加减化裁调理而愈。〔来源：新中医 1995；(7)：15〕

4. 定时夜咳属肝木之气侮肺金辨

窦金发治某患者，男，56岁，教师。据述半月前的一个晚上，睡觉至夜半时，突然感到喉中瘙痒难忍，呛咳不已，约两个小时后渐渐恢复正常。次日白昼无异样感觉，入夜又如是咳嗽同前。经验血，摄X线胸部正侧位片无异常发现。服药如吗啉呱、头孢氨苄、咳必清、吐根片、静点庆大霉素等，均毫无效果。半个月来夜夜如此。舌淡红，苔薄而干，脉沉弦。反复揣摩，虑其时居子丑，胆肝气萌，或是肝木之气生发太过反侮肺金而然？姑从之，治以清金制木法。蝉衣入肺经、肝经，有疏散肝经风热，宣发肺金之长，以之为主，加白芍、刺蒺藜、桑白皮、桑叶、车前子、木瓜、甘草。1日1剂，嘱其睡前煎服，只服1剂，咳竟大减半，3剂后咳逆若失。〔来源：中医杂志 1994；(7)：391〕

十二、燥咳并非秋燥所独有

1. 外寒郁而化热之燥咳辨

顾丕荣经验，燥咳一证，非独秋季所有，常年可见，自拟辛温甘凉法治疗外寒郁而化热之燥咳，屡获良效。集辛温散寒，甘凉清润于一方，使辛温散外寒不伤阴；甘凉清内热而不碍表，俾外寒得散，郁热得清，则咳嗽自止。某患者，女，54岁，咳嗽年余，屡服抗生素、止嗽药及中药润燥化痰止咳药皆无效。近来干咳无痰，咽痒咽燥，吃咸味菜则呛咳不已，涕泪俱下，气促，形体微寒，口干，食欲欠佳。胸透示肺纹理轻度增粗。舌质偏红，苔薄微黄少津，脉弦细。……外寒内郁，郁久化热，热灼津伤，肺金失润，宣肃失职。宜辛温以解表，甘凉以清肺。细辛5g，制半夏10g，鲜生姜3片，五味子10g，炒瓜蒌皮15g，远志6g，炙马兜铃10g，麦冬10g，天竺子10g，炙枇杷叶6g，炙甘草6g。服3剂，咳嗽已失其七，服完6剂，经年咳嗽已止。〔来源：上海中医药杂志　1993；（3）：25〕

2. 大承气汤治燥热咳嗽辨

熊寥笙治某患儿，男，3岁。患儿受凉伤食，发热汗出，气逆咳嗽，病已7日，曾服疏表宣肺之剂多付，病有增无减。每日午后壮热尤甚，彻夜咳嗽不休，小便黄少，大便秘结3日。舌苔微黄而燥，指纹色紫，脉滑数。辨证属表邪不解，外感夹滞，入里化热而成阳明燥实证。治宜大承气汤急下之。大黄6g，炒枳实6g，川厚朴6g，芒硝6g，玄参3g，甘草3g。服1剂，当晚咳嗽大减，能食且入睡，次日晨得大便，下燥屎1次，午后咳嗽、高热也平，竟1剂收功。本案因外感夹滞合病咳嗽，为表里俱病之候，病在里而求之于表，非但治之不效，且辛温伤津。肺与大肠相表里，肺之移热于大肠，热与积滞搏结，则其治不可宣肺而通大肠。〔来源：《中国现代名中医医案精华》第二集P.1144〕

3. 热病后干咳不已属肺气虚辨

董斌传治一例感冒发热后咳嗽半个月，干咳无痰，气急而促，入夜咳剧，咽干口燥，胸闷不畅，咳引胁痛，身无寒热，纳呆寐差，溲黄便干，舌质淡胖嫩，苔薄白，脉沉细无力。先以热病伤肺阴，用清燥救肺汤化裁服5剂。干咳不减，又思药力未到，加大阿胶用量，继服5剂。服药后不仅干咳未减，反致胸闷纳呆更甚，无奈另请某医诊治，某医辨为肺气虚甚，用补中益气汤加五味子、乌梅愈之。细思辨，热病后干咳虽属阴虚居多，但由于受邪轻重有别，禀赋有异，热邪既可伤阴，亦会耗气。该病人既阴虚然无午后潮热，且舌淡不红，脉也不数，不是阴虚。以后临床发现热病后干咳不已确有不少属肺气虚损之证，采用补气敛肺治之，确有良效。〔来源：北京中医　1993；（5）：51〕

十三、体虚咳喘滋补宜与不宜

1. 体虽虚之咳嗽，却腻补难投辨

叶熙春经验，脾阳虚则积湿为痰，肾阳惫则蓄水成饮，痰饮上泛，咳嗽气逆，痰味带咸，形寒畏冷，脉象滑而无力，舌苔薄腻。体虽虚，腻补难投虑为痰饮树帜耳：炮姜3g，拌捣炒五味子2.1g，细辛2.4g，姜半夏6g，茯苓12g，炙橘红5g，金沸根9g，煅代赭石15g，煅灵磁石15g，炒杜仲12g，沉香末1.8g（分冲），炙紫菀9g，红枣3个。〔来源：《叶熙春专辑》P. 86〕

2. 虚喘不论有痰无痰，又宜大剂熟地辨

张成铭运用熟地治虚喘积有丰富经验和体会：①熟地所治者为虚喘，特点是气短不足以息，动则喘甚，不论舌脉如何，有痰无痰，均可用之，不必有所顾虑；②用熟地补肾纳气，用量必大，一般30~45g，多则60g，唯其量大才能效专力宏；③注意配伍，咳喘发作期以虚为主者，治以补肾固本，用熟地、枣皮、山药、党参、麦冬、云茯苓、五味子、胡桃之类，兼阳虚内寒者加鹿角胶、仙灵脾、杜仲、菟丝子；阴虚内热者去党参，加知母、生地，或从麦味地黄汤加阿胶、牛膝；咳喘频作，发无已时，属阳虚兼饮者，用阳和汤；阴虚夹痰者，取金水六君煎。对感受外邪，咳嗽气急，痰多色黄，或白黏多沫，舌红口干，宜清上固下，用熟地、山药、云茯苓、麦冬、五味子、虎杖、蚤休、鱼腥草、竹沥水、黄芩、胆星。腑气不通者加大黄，气虚欲脱加人参，夹瘀加丹参、桃仁。对慢支、肺气肿合并感染，经用抗生素、中药清肺化痰效果不明显者，改用补肾纳气兼以化痰方后，效果明显增加。〔来源：上海中医药杂志　1995；(10)：30〕

十四、小结与评述

（一）"炎症"不尽属热证：上呼吸道感染咳嗽、肺部炎症咳喘等，有属风热表证、肺热壅盛等热证，但炎症、感染不

可与热证等同，不尽属热证，辨证不可局限于"热"，不乏风寒表证、虚寒证等，就是在炎症的急性期也是如此。

1. 大叶性肺炎从虚寒论治：这是由于素体禀赋不足，阳气素虚，感邪后正气无力抗争，或外感寒邪偏重等多种因素所致。另外，因拘泥炎症、感染，而误用滥用大剂苦寒清解之剂而伤阳也是重要因素。

2. 大叶性肺炎从表寒实证论治：大叶性肺炎喘咳，血象高，体温呈高热，但自觉恶寒重发热轻，无汗，舌色不红，脉浮紧，属风寒束表之风寒表实证，虽夏月酷暑，也用辛温重剂。如拘泥炎症误用大剂寒凉之品，则可使肺气更加遏闭，外邪更加不得宣散，而使热势更高，咳喘更加难愈。肺部炎症属风寒外束，热毒蕴肺，也不可一味清泄肺热，而置风寒束表于不顾，应解表散寒，当用麻黄、桂枝也不忌，并加清解肺热之品。

（二）调理脾胃治咳喘：脾胃为生痰之源，所以调理脾胃健脾化痰对治疗咳喘显然占有重要地位，尤其是在咳喘缓解期，大多可调脾胃以治本，但调治脾胃治咳喘又不可局限于健脾化痰一端，不可不辨。

1. 胃中邪气干犯肺气咳喘：现代医学有"胃反流性肺疾病"，胃酸等胃内容物反流导致支气管受刺激而发生咳喘。咳嗽多骤作，多见于进食后，尤常见于进食酸性食物如醋、橘子水之后，夜间易于发作，在卧睡中呛咳而醒，咳嗽少痰，伴有胃脘、上腹部、胸骨后灼热，嘈杂，呕恶泛酸等症状。证属肝胃气机不和，升降失司，肺失清肃，论治应以肺为标，肝胃为本；止咳为标，降逆为本。可随证选用降逆止咳汤、半夏泻心汤加减治疗。

2. 胃中寒热错杂痰热犯肺咳喘：心下胃中寒热错杂交阻犯肺而咳喘，或肺胃痰热郁阻，但重心不在肺，而重在胃。除咳嗽外，还兼见脘腹作胀、痞满，或泛吐痰涎，苔黄腻等。治宜用半夏泻心汤以辛开苦降，平调寒热。若属"腹满而咳病在胃"则用大柴胡汤下之。

3. 调理脾胃升降治咳喘：脾胃为气血生化之源，气机升降之枢纽。肺主气，肾主纳气，但肺气之肃降、肾之纳气，要靠脾胃中焦升降之枢转才能得以完成。当有痰湿或湿浊中阻，脾胃气机升降失调时，咳喘难愈，此时或非肾非肺之咳喘，自当"治中"，调理脾胃气机。或虽有肾虚症状，但虚不受补，一服补肾药就感胸闷腹胀、憋气，甚至使咳喘加重，有的诱发哮喘，病人有脾胃气机失调的脘腹部症状却易被忽视，不辨识调理脾胃气机失调在治疗咳喘中的作用与地位，徒治肺肾当不为法，专补脾胃也不中肯綮，而宜和胃化湿、升阳益胃、调理脾胃升降。可随证选用甘露消毒丹、半夏泻心汤、升阳益胃汤等。痰浊水饮阻于肺脾者，又当燠土胜水，可用肾着汤合苓甘五味姜辛夏汤。随着胃气和降，脾胃气机升降正常，其肾虚症状也可得到改善，呼吸道症状好转。说明调理脾胃升降与补肾之间存在着一定的关系。另外，老人久咳气怯，痰少稀薄，夜间尤甚，每有微汗，此咳久，肺脾气虚，阴液耗伤，治宜用补中益气汤伍甘寒之品，少佐罂粟壳敛肺，标本兼顾。

（三）积滞咳嗽：多见于小儿，因小儿饮食不节，易导致脾胃积滞，影响肺气之宣降而咳嗽。症见咳嗽伴有呕吐，不思饮食，脘腹胀满不适，手足心发热，夜卧不宁，大便秘结，苔垢腻等脾胃积滞症状可辨。临证时，多见小儿外感咳嗽兼有夹滞，常于解表宣肺止咳方中加用消积导滞之品，而因脾胃积滞致咳嗽者，若仅用一般止咳通方则效果不佳，应详辨脾胃积滞诸症，即小儿久咳不愈，也应辨识是否有脾胃积滞。

（四）调肝治咳喘：肺主气，肝主疏泄，调达气机，肺气之宣降，也需肝气之疏泄调达。"五脏六腑皆令人咳"，肝占有重要地位，但调肝治咳喘，不仅是肝火犯肺一端，还有多种，不可不辨。

1. 肝郁咳嗽：肝气郁结，上逆侮肺，肺失肃降而咳嗽。症见咳嗽，两胁胀痛，胸闷不舒，咽中不适似有物梗阻；或咳剧而恶寒特甚，右胁痛；或似燥咳、两胁引痛，情志易于冲动等。所以，肝郁咳嗽，有寒热之不同，多为肝郁化火，肝火灼金，咳嗽少痰，需与燥咳鉴别；但也有属寒证者，咳剧而恶寒特甚，恶寒非表证乃阳郁不达所致。对于肝用太过而致哮喘发作或哮喘用诸法不得缓解者，疏肝有利于平喘。治疗肝郁咳喘，宜疏肝解郁，宣肃肺气，可随证选用四逆散、四逆散合三拗汤、柴胡疏肝散、逍遥散合半夏厚朴汤等，肝郁化火可用四逆散合泻白散，或加用养阴润燥之品。肝郁咳嗽兼肝阳虚者，附子、细辛也可酌用。

2. 七情所伤兼外感咳嗽：肝主疏泄，条达气机，对敷布正气抗邪有重要作用。当情志不悦，肝气不疏，正气抗邪能力下降而易感外邪。现代医学证明，精神紧张、抑郁的人群上感发生率明显增加。七情所伤兼外感咳嗽有其特点，即与常人外感咳嗽有所不同，还兼有肝郁化火、血虚肝热、悲忧伤肺等相应的症状出现，如头痛眩晕，呕吐较重，胸胁满痛，烦躁，睡眠不宁，面红赤等。治疗宜表里兼顾，既要解表驱邪，又要疏其肝郁，清其郁火，宣其抑郁，随证选方加用相应之品。

3. 厥阴咳病因在肝伤及于肺："咳而引舌本，谓之厥阴咳"。多猝然呛咳，感气从心下上冲于咽则呛咳不止，咳久息止神昏，脉弦苔白。病因在肝，伤及于肺，治宜平肝降逆，润养肺阴。

4. 寒滞肝脉上犯肺胃咳喘：症见咳嗽痰多清稀，甚则呕吐痰涎，可伴形寒肢冷，舌淡嫩，苔薄白，脉弦滑。此证需与外寒内饮之小青龙汤证区别，后者表寒实证较前者明显，舌苔多水滑，治宜温通肝寒、降逆化痰，可选用吴茱萸汤加味。

（五）心咳：心主血，肺主气，心与肺同居胸中，气血关系密切。"五脏六腑皆令人咳"，由心令人咳论述者较少。现代医学的心源性咳喘多属急重危症，肺气肿多属中医之肺胀。咳而兼心痛，中医旧名为心咳，因其多兼见心虚征象，可用王旭高心咳汤加减治之。当出现早搏，病人心悸怔忡时伴频频干咳，或同时感心前区闷痛，脉结代，也称为心咳。由此可见心咳是由于心病传于肺所引起的一种内伤咳嗽，属五脏咳之一，多由心气心血不足，气血瘀阻，肺气郁而上逆所致。治宜补心气养心血，活血化痰为主，兼以泻肺止咳平喘。可选用生脉散、炙甘草汤、葶苈大枣泻肺汤、桂枝甘草汤、二陈汤、酸枣仁汤加减。

（六）湿咳：湿性郁滞，易郁遏脾肺气机，或遏阻肌表而致肺气宣降失调而咳嗽，称为湿咳。若湿夹热，湿热郁滞咳嗽，则为湿热咳。湿咳症见咳吐白痰，或呕吐清稀痰水，身重酸困，苔白腻。湿热咳嗽症见咳嗽胸闷，舌苔黄腻或水滑，痰或黄稠。湿咳、湿热咳多为感受湿邪或湿热之邪，与内伤痰湿咳嗽、痰热咳嗽有别。治湿咳宜宣化湿邪，导滞祛痰，可选用三仁汤加减。治湿热咳宜清化湿热，宣畅肺气，可选用甘露消毒丹加减。如属湿热内蕴，外感风寒而咳嗽，又宜芳化清利、祛湿止咳，用藿香正气散合二陈汤加减。

（七）瘀血咳喘：瘀血阻滞，肺失宣降而发为咳喘，形成瘀咳。或久咳由气入络而多瘀也成瘀咳；或强力负重，跌打损伤、闪挫，经脉受损，络破血瘀，阻滞于肺；或咳血之后，治法不当而留瘀；或月经性气胸咳喘等。瘀咳症状特点有：咳嗽，咳嗽断续，一下即停，旋而又咳，频频而作，咳声低沉如闷于喉下，或常于进食时加重，或有胸闷或胸痛，多数咳而无痰，或咳吐黄痰、黑痰，治宜益气化瘀，保肺肃肺，可选用血府逐瘀汤、复元活血汤加化痰宣降肺气之品。若兼有湿热、痰热内蕴，可合用千金苇茎汤、泻白散。但对肺心病正虚血瘀者，又忌单用活血化瘀之品。临床实践证明，肺病多夹瘀，久咳顽咳常有瘀，治肺需活血，久咳顽咳需化瘀，活血化瘀可助恢复肺的宣发肃降功能。

（八）血虚也咳喘：哮喘本虚，多责之于气阴气阳、肾阴肾阳、肺脾肾诸虚，而少责之血虚，但哮喘也不乏血虚者。哮喘伴有血虚时常使病情不易缓解控制，不可不辨。其辨证有明晦两端。晦者，其血虚之症隐匿，常法不效，而养血补血治之则效；其血虚之症者与他人血虚见症相同。前人有苏子降气汤，降肺气止咳平喘方中则配用当归，是取其养血活血止咳喘之功。咽痒则咳嗽多见于外感咳嗽经治疗后，其他外感表证基本消失，唯留下咽痒则咳嗽，甚则咽痒则呛咳，或伴有少许恶寒，多属风邪未尽，常选用止嗽散加蝉蜕、僵蚕等疏风利咽之品。但咽痒咳嗽不尽属风邪未尽也有属血虚生风，痰瘀交阻者，可选用金水六君煎治疗，有养血祛风，痰瘀并治之功。

（九）三焦咳："久咳不已则三焦受之"。外感咳嗽，迁延不愈，外寒内热，三焦郁火弥漫肺胃三焦而咳嗽，为三焦咳。三焦咳的肺胃症状特别明显，症见咳而腹满，不欲饮食，或夜咳为甚，咳吐清稀泡沫痰，或发热，或寒热往来，或胸胁胀闷，苔薄白，脉弦，用小柴胡汤治之。"统治肺胃者，则莫如小柴胡汤"，"盖小柴胡汤通水津，散郁火，升清降浊，左宜右宜，加减合法，则曲尽其妙"。临床实践表明，小柴胡汤对治疗上呼吸道感染咳嗽有较好疗效。

（十）喉源性咳嗽：症见喉间作痒则咳，不痒不咳，无痰或少痰，多因风、火、燥等邪所致。有风寒犯咽喉或风寒化热，心火偏亢，循经犯喉，肾阴不足，虚火上炎，肺阴不足，燥火上冲，瘀血阻滞，津不上承咽喉之不同。"诸痛痒疮皆属于心"，喉源性咳嗽对常法治疗不效者，应注意辨识心火是否亢旺，从清心火利咽止痒论治。另外，还有咽源性咳嗽、鼻源性咳嗽、颈源性咳嗽等。对久咳不愈者，不宜泛泛止咳，还需分辨久咳与鼻、咽、喉、颈椎诸病之关系。

（十一）经期咳喘：咳喘发生在月经前后、经期，经净后可自愈，与月经周期有密切关系，与月经期经血的改变也有关。

1. 肝血不足，阴虚火旺犯肺咳嗽：经期因经行时，血注胞宫，肝之阴血不足，阴虚火旺，肝火犯肺而致咳嗽。治宜清肝泻火，宁肺镇咳，咳时可选用柴胡饮，平时可用杞菊地黄丸。

2. 血虚痰湿蕴肺咳喘：素体血虚有痰之人，经期经血耗伤，痰浊蕴肺而咳嗽，治宜养血化痰止咳，金水六君煎加味为首选之方。

3. 肺卫不固，痰湿壅滞哮喘：行经时，气血易亏，肺卫不固，痰湿壅滞而哮喘，治宜益气固表，宣肺涤痰定喘。

（十二）夜咳：咳嗽发生于夜间，而白天少发或全然不咳，称为夜咳，有其特点，不可不辨。

1. 表邪未尽，热饮内阻夜咳：辨证时应抓住：一是病证虽久，但表证未解；二是口渴引饮有内热；三是素体有痰饮。治宜宣肺解表，清热化饮，可选用越婢加半夏汤加减。

2. 血虚痰湿内蕴夜咳：用当归二陈汤加味。

3. 燥热内结夜咳：燥热内结，肺气不得宣降，且与阳明病甚于日晡同理而夜咳，咳嗽气逆，小便黄少，大便秘结，舌苔黄燥。治宜泄下燥热，可选用大承气汤加减。

4. 定时夜咳：肝木侮金，治当清金制木。

（十三）燥咳并非秋燥所独有：燥咳多见于秋令，但并非秋令所独有，常年可见；也不仅限于燥邪犯肺，病因也多端，不可不辨。

1. 外寒郁而化热燥咳：症见干咳无痰，咽痒咽燥，呛咳不已，涕泪俱下，舌质偏红，苔薄白微黄少津，但仍有形体微寒等外寒未解之症，这种咳嗽有时可达年余。治宜辛温甘凉法，使辛温散外寒不伤津，甘凉清内不碍表。

2. 阳明燥实而燥咳：外感夹滞咳嗽，误治而致入里化热，形成阳明燥实，肺气不得宣降而燥咳，用大承气汤泻下燥实，肺气自可宣降而燥咳自止。

3. 热病后干咳有属肺气虚：热病易伤津液，热病后咳嗽多属肺胃阴虚津伤之咳嗽，但"壮火食气"，温热病也可致气虚，热病后咳嗽也有属气虚者。证似阴虚咳，然无午后潮热，且舌色不红，脉也不数，实属肺气虚咳嗽。治宜补益肺气，可选用补中益气汤加减。

（十四）体虚咳喘滋补宜与不宜：咳喘之正虚，以脾肾虚为主，所以，补益脾肾以扶正为治本要法，但补益滋补有宜与不宜。

1. 体虚咳喘滋补难投：咳喘本虚，脾肾亏虚，但有因进食滋补而碍脾胃，咳喘加甚，痰浊增多，因脾阳虚则积湿为痰，肾阳虚则蓄水成饮。所以，体虚咳喘滋补难投。

2. **体虚咳喘也有宜大剂熟地**：若患者气短不足以息，动则喘甚，属体虚咳喘者，不论舌脉如何，有痰无痰，又宜用熟地，不必有所顾虑，且用量必大，才能力宏效专。总之，咳喘宜补或不宜补，还是要临证时辨证分析酌定。

音 哑

一、音哑从寒闭辨治

1. 麻黄附子细辛汤治暴哑辨

宋兴治某患者，男，63 岁，干部。因骤然音哑，几至于废，4 日就诊。自诉途中北风呼啸，雪花纷扬，凝血寒骨，至晨，声嘶神倦，头痛项强。银翘丸服后音哑近绝，且转增脘闷欲吐，遂要生姜一块，咀嚼吞食，食后稍安……观其人形体壮盛，虽年逾花甲，鬓尚少霜，夹鼻青灰，面有倦容，舌质正常，苔白润，言谈时状如呼喊，仍微弱不可闻；询知其头痛项强，脘闷欲吐等症状并无稍减，察六脉沉细而紧。辨证：寒中太、少二阴。治则：宣肺温肾，佐以暖脾。方药：麻黄细辛附子加干姜汤。麻黄 18g，辽细辛 8g，附片 40g，干姜 10g。上方昼夜各尽 1 剂，至次日黎明，汗大出，汗后醋然入睡，至晌方醒，醒来音声恢复，诸症若失。唯觉全身松散乏力，原方麻黄、细辛均减至 3g，附片、干姜各减半，1 日 1 剂，避风暖卧静养，服 3 剂，体力恢复。……凡大寒如临所致暴哑，有明显的受寒史，这是辨证诊断的重要依据。"脉沉细"则是少阴虚寒证，当以麻黄细辛附子汤治之的重要依据，只有抓住了这两点辨证用药，断不致误。〔来源：中医杂志 1994；(8)：505〕

2. 治喉喑切忌苦寒早投辨

路志正经验，朱丹溪所谓"风冷令人卒失音"……有些医者不察，喜清凉，失疏解，专以苦寒清热为事，致寒邪内闭，酿成"喉喑"重症，可不慎乎？……曾治一妇女某某，年 34 岁，教师。因感冒引起急性咽喉炎，未予根治，即照旧上课，致每年辄发数次，发时咽喉疼痛，音哑 1 周左右，始逐渐恢复正常。近 4 月来，咽喉一直疼痛，音哑，语言难出，先后经四个医院确诊为"喉肌软化症"。曾用抗菌、消炎等西药以及清热解毒、清咽利喉、清燥救肺等多剂中药，效果不仅不显，反出现胸膈窒闷，纳呆脘痞，气短，背后怕冷，体重下降，尤以声音嘶哑，不能讲话为苦……患者面形瘦弱，色夭不泽，两目乏神……舌体胖有齿痕，质淡，苔腻水滑，脉象沉细。四诊合参，详为辨证，显系风寒外束，失于宣散，苦寒早投，阴柔过用，致寒邪内闭，客于少阴，上逆会厌，形成太少两感，本虚寒而少阴标热的喉喑重证，急以温经散寒治其本，涤热利咽治其标。仿仲景麻黄附子细辛汤合大黄附子汤、甘草汤意化裁。药用麻黄1.5g，淡附片（先煎）3g，细辛0.3g，生大黄（后下）1.5g，青果12g，半夏6g，生甘草3g。2剂。药后胸膈得舒，背寒已除，声嘶好转，少能发音，但不能说话……上方去大黄加沙苑子，以益肾气。又服14剂，声嘶明显减轻，发音较前稍高，能说简单语言。唯经常感冒，乃阳虚所致，予补中益气丸先后8袋，每次6g，日2次，气短亦轻，说话的声音较前清晰，但身倦乏力，腰酸膝软，下肢浮肿，白带多而清稀，舌体瘦、质淡、苔薄白，脉来沉细而弱。总属脾肾阳虚所致，宜温补脾肾，佐以利咽。药用党参、白术、附子、仙灵脾、菟丝子、沙苑子、茯苓、山药、玉蝴蝶、蝉蜕。5剂，兼予针灸疗法，药后声音清晰，说话正常，诸症向愈，嘱再进上方5剂，以资巩固。
〔来源：中医杂志　1980；（9）：21〕

3. 失音属寒邪郁遏，阳气不通辨

吴孝华等治某患者，男，32岁。患者失音20天，加重4日。1月前咽部肿痛，吞咽不爽，伴发热（38.5℃）、头痛、畏寒，曾服板蓝根、蒲公英等寒凉之剂。3日后，发热咽痛减轻，但胸嗝满闷，频吐清涎，声音嘶哑，言语不清，饮食时从口呛出，扁桃体1度肿大，色淡不鲜，舌质淡，苔薄白滑润，脉象沉细。证属寒邪郁滞，阳气不通。治宜温阳散寒、活血通滞。仿阳和汤加减。药用：熟地20g，炮姜、白芥子、黑附片各8g，鹿角胶10g，炙甘草6g。2剂后，可发出较清楚语言，胸闷减轻，饮食时不再呛咳。4剂服完，语言渐清晰，唯见胃纳呆滞，继以原方加白豆蔻6g，麦芽12g，以醒脾和胃。3剂，

其病告愈。〔来源：中医杂志 1994；（9）：532〕

二、音哑从湿郁辨治

感湿失音辨

柳学洙治某患者，女，54 岁。咳嗽，痰如白唾，声音嘶哑已两个月。初起咽干，喉内发甜，甜味上泛，胸满纳呆，凛凛恶寒，脉弦细，舌淡。属湿蕴阻中焦，脾阳被困湿气上泛，肺气为之壅闭。藿香 10g，白豆蔻 10g，通草 6g，冬瓜仁 10g，半夏 10g，胖大海 10g，麻黄 5g，细辛 3g，杏仁 10g，甘草 6g。服 2 剂，音略亮。胸脘不畅，仍微恶寒，原方加麻黄 2g，细辛 3g，附子 3g，又服 2 剂，音渐爽朗，口甜减，随证略作加减，共服 10 剂痊愈。又治某患者，女，57 岁。胸闷纳呆便秘，咳嗽吐白痰，声音嘶哑，苔白腻，脉虚大。宣肺化湿：杏仁 10g，薏苡仁 12g，冬瓜仁 12g，通草 4g，蝉衣 12g，木贼 12g，连翘 10g，胖大海 10g。〔来源：《医林锥指》P. 310〕

三、音哑从肝郁辨治

1. 气机郁闭，肺气失宣音哑辨

薛伯寿治某患者，女，25 岁。患者声音嘶哑一周，肌注青链霉素，口服喉症丸，未见效果……余 1980 年冬天跟随薛伯寿老师实习，用麻黄附子细辛汤加减治疗急性音哑例，均获奇效，故仿此方：麻黄 4.5g，细辛 1g，附子 5g，赤芍 5g，桔梗 6g，蝉蜕 6g。2 剂，1 日 1 剂。药后声嘶依然，无奈约同病人诣见薛老师诊治，处以四逆散合升降散加减：柴胡 10g，枳壳 10g，当归 6g，川芎 5g，赤芍 9g，白僵蚕 9g，蝉蜕 6g，露蜂房 9g，桔梗 6g，生甘草 6g，栀子 5g。2 剂，1 日 1 剂。不意药后其病顿愈。乃俯首求教。薛曰："去冬用麻黄附子细辛汤加减治愈的 4 例音哑，症见：音哑，恶寒，咽喉淡红不肿，舌质淡，苔白，脉沉，舌脉症俱见阴盛郁闭之象，其时令正值冬季，冬季少阴主令，病起于风寒，脉沉阴盛阳弱，肺闭失音，此即'金实不鸣'，故用此方化裁，助阳散寒，宣利肺气，而多获效。今患者来诊，症见音哑，痒咳，咽部漫红微肿，胸闷，胁痛，腹胀，嗳气，舌色暗，苔白，脉弦，二便正常，询其起因，因处事不遂，气机郁闭，肺气失宣，碍于咽喉，一以致失音。故用四逆助其疏泄，解郁散结，以治其本，合升降散辛凉宣泄，清热利咽，以治其标，先其所因，而伏其主，审证求因，务使药证相符，丝丝入扣。二证'寒'、'郁'天渊，不可不辨，一方岂能应临床无穷之变乎?"〔来源：中医杂志　1989；(10)：60〕

2. 肝经郁热，气机不畅失音辨

赵绍琴治某患者，女，38 岁。患者于 1 个月前的一天下午，因为小孩与邻居发生口角，第二天起床发现失音不语，急去医院检查，诊断为"癔症性失音"，经用中西药、针灸、诱导等多方治疗无效。现病人不能发声，心烦急躁，纳食不香，头目眩晕，胸胁胀痛，大便干结，舌红起刺，苔白且干，脉弦滑且数。证属肝经郁热，气机不畅。治宜舒畅气机，清泻肝胆郁热，以复其音。处方：蝉蜕 6g，僵蚕 10g，片姜黄 6g，柴胡 6g，黄芩 6g，川楝子 6g，大黄 1g，苏叶梗各 6g，茅芦根各 10g，焦三仙各 10g，水红花子 10g。5 剂，水煎服。患者因欲病速愈，第一天连服药 2 剂，晚上大便泻泄 5 ~ 6 次，便秽浊奇臭难闻，夜寐安。第二天清晨起床发出咳嗽声，能说出话来。5 剂服完，声音完全恢、复正常，余症皆除，再以上方 7 剂。〔来源：《中国名医特技集成》P. 68〕

四、音哑从痰瘀辨治

启膈宣肺治失音辨

路志正治某患者，男性，54 岁。语音嘶哑，以"咽部慢性充血，声带息肉"，予以手术摘除，术后以息肉未净而症状依然，相继又做了 3 次手术……又"右声带前1/3 处隆起，色淡，余部充血"，以养阴清肺汤加减治疗近月，症情不减。病人身高体胖，声微音哑，面色晦黯，性情烦躁，头晕而重，腰腿疼痛，纳谷一般，时感胃脘胀满，咽喉紧而不爽，神疲乏力，口干烦渴喜饮，晚间睡前饮水甚多。舌淡苔白滑，脉虚弦而数，按之无力。此系湿邪阻滞，气机不畅，痰瘀互结，咽喉不利。治以启膈宣肺，佐以活血化瘀，用启膈散化裁。处方：郁金10g，丹参15g，浙贝母10g，荷叶6g，羌独活各10g，柴胡6g，防风10g，白芷10g，半夏15，茜草10g，鸡血藤15g。药进3剂，语声虽仍嘶哑，但声域较前扩大。后以益气健脾、补血活血、化瘀散结、舒畅气机为治，调理近月，声音恢复正常。追访3年，声带息肉未再复发。〔来源：中医杂志　1984；（8）：27〕

五、音哑从寒水上泛辨治

音哑属寒水上泛辨

何宗德认为，少数老年患者，肾阳不振，寒水上泛，双侧声带广泛水肿，色白，半透明，有光泽，状如蚕体，可肿至前联合及声门，有如金鱼之水泡眼，随呼吸而飘荡于声门间，影响呼吸和发声。病者喉痒声嘶，自觉痰黏于喉，咳吐不出。人体消瘦，神疲乏力，面色黑黄，喘息气短，纳谷不馨，四肢不温，夜尿清长，舌红少津，苔薄白，脉细无力。宜用温肾散寒，利水退肿法。选真武汤加味：赤芍、茯苓、白术、生姜、附子、山药、泽泻、熟地、丹皮、桂枝、山茱萸。治疗后部分病例的声带水肿逐渐消退。〔来源：上海中医药杂志　1983；（12）：11〕

六、音哑从气虚辨治

补中益气汤治慢性喉喑辨

李英姿治某患者，女，30岁。因患感冒而致失音已3月，多方医治皆无效。患者讲话费力，不耐多言，言多即失音，面色不华，形体消瘦。患者原有胃下垂病史。查：咽黏膜色淡，会厌无充血，声带色磁白，活动好，闭合欠佳，有梭形缝隙。辨为脾胃不健，土不生金，风寒外束，肺气不宣，音窍不利。治以健脾益气，宣肺散寒。方选补中益气汤加减。药用：生黄芪20g，党参10g，白术6g，茯苓10g，升麻30g，柴胡5g，桔梗6g，前胡12g，蝉蜕3g，乌梅10g，炙甘草3g。7剂。药后失音稍有好转。检查：见声带闭合好转，仍有缝隙，守方续服7剂告愈。〔来源：江苏中医　1993；（8）：17〕

七、小结与评述

（一）音哑不尽属热证：音哑多为风热、阴虚肺燥所致，治疗多以疏散风热，清热润燥，但音哑不尽属热证，不乏音哑从寒闭论治。

1. 音哑寒闭病因：或感受风寒，尤其是猝然暴受风寒之邪，素体阳虚者感受风寒之邪，易形成太少两感而音哑；或误用、过用苦寒之品闭遏；因辨识不清，风寒犯肺而误用苦寒闭遏，也有辨证无误，风热犯肺但过用苦寒清热为事，失于疏解，更致郁闭，终致音哑重证；或过食生冷、冰制饮料而致寒闭音哑。

2. 寒闭音哑辨识：多有受凉病史，或有误用过用苦寒清解之品，症见音哑声嘶，甚则全然失音，多有风寒表证之见状，舌体胖嫩有齿痕质淡，舌苔腻而水滑，脉沉细，辨证属少阴虚寒证或太少两感证。治宜温阳宣通，多选用麻黄附子细辛汤、大黄附子汤、附子甘草汤等，阳和汤也可随证选用，取其温阳散寒，活血通滞之功。切忌苦寒早投，误用阴柔之品。

（二）音哑从湿郁论治：湿性黏腻郁滞，湿蕴中焦，脾阳被困，湿气上泛，肺气为之壅闭而致感湿失音。辨证要点在于失音，虽"咽干"，但喉内发甜，甜味上泛，胸闷纳呆等湿郁表现，与阴虚咽燥不同；"咽干"乃湿郁津液不得上承所致。即使无甜味上泛，但若能四诊合参，也不难与阴虚咽燥失音区别。治宜芳化宣肺，不宜用苦寒、滋腻之品。

（三）音哑从肝郁论治：肝主疏泄，性喜条达，肝气郁结，气机郁闭，肺气失宣而音哑。症见音哑，或咽痒而咳，或感咽喉有堵塞、发胀感，胸闷胁痛，嗳气，咽部漫红微肿，脉弦。此证以"气郁"为特点，与麻黄附子细辛汤"寒闭"为特点之音哑迥然有别。治宜疏泄散结、辛凉宣泄，清热利咽，用四逆散合升降散。肝气郁结音哑常见于癔症性失音，可伴有心烦急躁，大便干结，舌红起刺，脉弦滑数，属肝经郁热气机不畅，也可选用升降散调治。

（四）音哑从痰瘀论治：王清任创用会厌逐瘀汤治血瘀音哑。痰瘀互结碍于咽喉音哑，又当化痰宣肺，活血化瘀，可选用会厌逐瘀汤、启膈散加减。声带息肉音哑常可从痰瘀互结治疗。

（五）音哑不尽属阴虚：音哑虚证多为阴虚，如肺胃阴虚，肺肾阴亏，治疗多用养阴润燥，但不尽属阴虚，而不乏阳虚，不可不辨。

1. 肾阳不振，寒水上泛音哑：多见于老年患者，症见喉痒声嘶，神疲乏力，面色黑黄，喘息气短，四肢不温，夜尿清长，脉细无力，局部望诊见双声带水肿，色白不红。治宜温肾散寒，利水退肿，用真武汤加味。

2. 脾胃气虚音哑：脾主诸窍，脾胃气虚，肺气不宣而音哑，多见于老年人或素体脾胃气虚或脾肺气虚不足者，或见于久咳肺脾气虚，卫气不固，又常易感兼夹表邪、痰浊者。症见音哑，稍语多则音哑更甚，费力懒言，面色不华，局部望诊多无充血，声带色白，闭合欠佳。治宜健脾益气，夹风寒者还宜散寒宣肺，有痰浊者又宜化痰通窍，可选用补中益气汤加味。

呃　逆

一、中气虚与呃逆

1. 补中益气汤治呃逆辨

张志雄治某患者，男，60 岁。素体虚弱，形体消瘦，疲乏无力，少气太息，纳后脘中饱满，平时脘有停饮。近两月来原因不明常有呃逆。舌胖苔白，脉弱。辨证为中气不足，胃气不行。方用补中益气汤加减：黄芪 15g，白术 6g，陈皮 6g，升麻 3g，柴胡 3g，党参 9g，炙甘草 3g，当归 10g，半夏 6g，服药 5 剂呃止，食增，体力好转。〔来源：《医门真传》P.65〕

2. 补中益气汤治呃逆一得辨

邢亚平治某患者，男，48 岁。8 年不得早餐，继之则终日呃逆不止，虽多处求治，尽服降坠之品，亦未能小瘥。察其舌脉，几同常人，每每神倦不已，思其司采购一职 18 年，常年奔波，惯好坐夜，作息无常。与补中益气汤加槟榔少许佐之。1 剂应病，当日未发。三剂尽，并告之顺时、晨暮作息之理，虽放胆早餐也无恙矣。而今时逾 7 年未曾复发。此例之呃，源在作息不依常度，致使生生之气，郁于中焦，欲伸不能，失常而致。要在问诊，得知病源。所用方药意在助阳气之升达，使其得以伸展而病自愈。〔来源：河南中医　1992；(6)：24〕

3. 中气下陷，浊气上逆呃逆辨

张美华治一患者，病起长夏，始为腹泻，质如稀水，日行 10 余次，腹痛肠鸣，微有寒热，苔白腻，脉细数。自服板蓝根冲剂、藿香正气丸后，热退泻止。认为病后体虚，妄用肉桂，复致脾胃受伤，升降失调，清浊混淆，上增呃逆连连，厌食恶心，头晕神萎；下则腹泻如初。脉濡，苔薄白腻。病伤于湿，脾被浊遏，清阳不升，浊阴不降。治当补中益气，升清降浊：太子参 15g，炙黄芪 20g，苍白术各 10g，升麻 6g，干姜

5g，藿香、佩兰、苏梗、煨木香各 10g，白豆蔻 3g，炙甘草 5g，桔梗 6g。药后呃逆有所敛，腹泻也缓解。原方去佩兰、苏梗、苍术，加怀山药 15g，公丁香 3g，附子 6g，服 6 剂，脾醒湿化呃止。〔江苏中医 1993；(1)：15〕

4. 升阳活血愈顽固性呃逆辨

刘树农治某患者，男，17 岁。两年多来，每天都接二连三地打呃逆，食入尤甚，别无所苦，并不妨碍睡眠。前医均作胃气上逆，迭进镇逆软痞的旋覆代赭、温中益气的丁香柿蒂、化痰理气的橘皮竹茹汤加减方，迄未见效。察其脉症，确认病机属胃失和降。对前医所进诸药已竭尽和胃降逆之能事而不效，乃从《温疫论》"鸟之将飞，其身必伏"的比喻中引出欲升必先降，欲降必先升的见解，体现了辩证法思想，故宗李东垣升阳法，复方血府逐瘀汤意。方用：生黄芪 9g，防风 9g，香白芷 1.5g，川芎 3g，粉葛根 9g，紫丹参 12g，陈皮 6g，升麻 9g，生甘草 3g，赤白芍各 9g。病者服 1 剂而呃逆大减，再剂而完全消失。方中生黄芪不取其补中，而用以活血，《别采》谓其有"逐五脏间恶血"。〔来源：上海中医药杂志 1983；(12)：16〕

二、寒热、痰浊中阻与呃逆

1. 半夏泻心汤治顽固性呃逆辨

熊魁梧治某患者，女，53 岁。素有十二指肠球部溃疡、慢性萎缩性胃炎。腹胀痛，呃逆，其声高亢，不能自主，历时 4 月，服中西药罔效。诊时感口苦，胸脘胀闷，有堵塞感。每日进食半两稀饭，两目浮肿，呃声频频，体重下降 20 余斤。舌质淡苔薄黄，脉虚数。证属寒热失调，久郁痰聚。治宜寒热平调，降逆和胃，理气化痰。用半夏泻心汤加减：法夏 9g，黄连 6g，黄芩 9g，干姜 6g，党参：15g，大枣 5 枚，代赭石 15g，旋覆花 9g，陈皮 9g，竹茹 10g，云茯苓 15g，山楂 15g，甘草 6g。后守方加减（曾用过香附、枳实、厚朴等），经治两月余，呃逆止，食增，体重增加 30 斤。〔来源《中国现代名

中医医案精华》二集 P. 1359〕

2. 半夏泻心汤治冠心病顽固性呃逆辨

　　单会府治某患者，男，66 岁。患者头晕心悸十余年，频频呃逆近 1 年，尤以晚 23 时至次晨 3 时为甚。呃逆时自觉从胃脘部有气上冲感，头晕耳鸣，体倦乏力，腰膝酸软，两下肢怕冷……苔薄白，脉沉细弦……中医诊断：①呃逆；②心悸。辨为胃气上逆，心脉虚弱。治以和胃降逆、益气养心法。用半夏泻心汤加减：清半夏、马尾连各 10g，党参 20g，陈皮、竹茹各 10g，全瓜蒌 30g，旋覆花 10g（包），枇杷叶 12g，代赭石 20g（先煎），生姜 10g。服药 6 剂，呃逆停止。〔来源：江苏中医　1986；(7)：7〕

3. 颅脑手术后呃逆属热伏脑络，胃肠传导失司，肺胃宣降不利辨

　　林启光等治某患者，男，45 岁。患者头晕 10 天，头痛 3 天，突然人事不省 7 小时，急送我院脑外科。检查见病人昏迷，右面及左上下肢中枢性瘫痪，项强。头颅 CT 扫描示脑室系统为高密度阴影，诊断为脑室出血。既往体健，无高血压史。用甘露醇、抗血纤溶芳酸、红霉素、地塞米松等药及脑室外引流治疗，第 12 天出现顽固性呃逆，用维生素 B_1、阿托品各半支于内关穴注射无效，邀余急诊。刻诊：脑室出血半月已止，神清，左上下肢轻瘫，呃逆 2 天，间隔约 1 小时发作 1 次，脘腹胀满，叩腹呈鼓音，无触压痛。苔黄，脉弦滑。体温 37.4℃ ~38℃，末梢白细胞 13×10^9/L，脑脊液外观呈金黄混浊，潘氏试验（+），糖 56mg%，蛋白 162mg%，氯化物 129MEq/L。证属中风，颅脑术后，热伏脑络，胃肠传导失司，肺胃宣降不利，上逆动膈所致。停用止呃逆西药，予清热通腑降逆方药：生石膏（先下）20g，竹茹 12g，半夏 12g，枳实 12g，莱菔子 12g，生大黄（后下）3g，元明粉 2g，白芍 30g，炙甘草 10g，黄芩 12g，黄连 12g，炒栀子 10g。服中药 1.5 小时后矢气频频，12 小时呃逆发作期延至 2 小时 1 次，1 天后明显减轻，服 2 剂后呃逆仅每日发作 2 次。体温 37.6℃。服药 5 剂后呃逆消除，体温 36.6℃。

三、少阳与呃逆

1. 小柴胡汤加味治重症呃逆辨

邵一亭治某患者，男，24 岁。患者发热咽痛，呃逆连声。经西医检查诊断治疗及用旋覆代赭石汤加减，未见效。患者仰卧床上，呃逆不停，声高而短，目瞪口张，有欲脱之象。脉濡弦数，苔薄黄，尚有形寒发热，头痛咽痛，胸胁胀闷隐痛，口干苦，溲黄赤。邪伏少阳，胃气上逆而致呃逆不止。宜和解少阳，和胃降逆，用小柴胡汤合橘皮竹茹汤：柴胡 10g，黄芩 10g，夏枯草 10g，陈皮 10g，苏梗 10g，薄荷 10g，制香附 10g，广木香 10g，竹茹 10g，生姜 3 片。服 2 剂，得汗出，呃逆便止，安然入睡，以后一直未有呃逆。〔来源：江苏中医 1983；（1）：35〕

2. 大柴胡汤治呃逆辨

胡希恕治某患者，男，56 岁。20 天前因饭后生气，接着发生呃逆。前医用丁香柿蒂汤、针灸治疗未见效。诊时胸腹胀满，大便干结，口苦，急躁易怒，舌苔黄舌质红，脉滑。辨证为少阳阳明合病，用大柴胡汤加减：柴胡 15g，黄芩 10g，白芍 20g，半夏 10g，生姜 10g，大黄 10g，厚朴 10g，生甘草 6g，大枣 5 枚。服 1 剂，气顺，便通，呃止。留下 1 剂未服，必要时再服。〔来源：《医门真传》P. 65〕

3. 小柴胡汤治外感呃逆辨

李文瑞治某患者，女，17 岁。患者患温病发热 10 数日，热退后各种症候也相继消失，唯遗留心烦不宁，呃逆频频，有声无物，欲吐不得。虽经中西医止呕治疗皆无效，凡 3 天 3 夜无暂止时，痛苦异常。诊断为胆气不得下降，引起胃气上逆。治用小柴胡汤加陈皮、竹茹、伏龙肝，以和解少阳，清利胆经。1 剂后减轻，3 剂后痊愈。〔来源：《金匮要略汤证论治》P. 576〕

四、肺与呃逆

1. 麻黄汤治顽固性呃逆辨

王星田治某患者，男，26 岁。月余前外出淋雨，回家后即发热恶寒，头身酸痛，腹部胀痛，恶心欲吐，呃逆。经治疗后除呃逆如故外，余证悉减，又专治呃逆月余，有加剧之势。表情痛苦，呃逆频频，声音响亮，胃内食物常因呃逆而漏出，脘腹时痛，厚衣裹体，身困头昏。舌淡苔白，脉浮稍紧。此乃太阳表寒未解，郁闭肺卫，经输不利使然。宜发汗解表、宣肺止呃，麻黄汤加味：麻黄 12g，桂枝 10g，杏仁 15g，炙甘草 6g，柿蒂 50g。1 剂后，周身出汗少许，厚衣尽去，呃逆有减，原方再进 1 剂，呃逆几除，余证也减。减麻黄量为 6g，坚持服完 3 剂，呃逆不作病愈。该患者厚衣裹体，呃声响亮，脉浮紧有力，说明表寒实证仍在。手太阳经贯膈，络胃属肠。风寒在表，肺卫闭遏，太阳经输不利，故膈动呃逆脘腹痛。此时不能因感冒主要典型症状消失，又出现了一些兼症成了主要矛盾，就不能只对症治疗，还应固守治病求本原则。〔来源：河南中医　1992；(6)：10〕

2. 葶苈大枣泻肺汤治顽固性呃逆辨

罗中秋治某患者，男，41 岁。自诉呃逆 3 年有余。初时仅在食后发作，以后逐渐加重，日夜不愈，多方诊治，时轻时重。近半月来呃逆不止，呃声急促、有力，咳嗽痰稠，恶心呕吐，不欲食，烦渴喜冷饮，形体肥胖，面色红润有光泽，呃逆频发持续。舌红苔黄，脉滑数。证属痰热交阻，客于肺胃，肺失宣降，膈间气机阻滞，逆乱上冲而作呃。治当清热降气化痰。葶苈子 20g，大枣 12 枚。每日 1 剂。3 剂后呃逆发作趋缓，咳嗽明显减轻。前方减剂继服 3 剂，呃逆声顿止，后用六君子汤调理而安。1 年后随访未复发。〔来源：新中医　1991；(12)：41〕

3. 呃逆从肺论治辨

仲润生治某患者，男，26 岁。10 天前畏寒发热，微咳，越 2 日寒热虽罢而时作呃逆，此后有增无减，剧时呃声连续不断，全身振摇，涕泪俱下，历三四小时方止，夜间也常发作，致令不得安宁，胃不知饥，强食则吐。曾服旋覆代赭汤、丁香柿蒂汤等方药及西药解痉镇静之剂，仅暂安一二小时，复而如故。刻诊脉来细数，舌苔薄白，舌尖偏红，此风寒外袭，肺失宣降，胃失和降。予宣上和中，升降并施法。处方：杏仁10g，桔梗8g，炒牛蒡子10g，紫菀10g，炙苏子10g，法半夏10g，代赭石30g（打，先煎），旋覆花10g（包），陈皮6g，生甘草3g，枇杷叶2片（去毛），2剂。二诊，呃逆渐减，纳谷已安，微感口渴，食不甘味，脉细，苔白，以前法增减之。处方：杏仁10g，桔梗8g，紫菀10g，炙苏子10g，茯苓15g，法半夏10g，炒枳壳6g，姜竹茹10g，炙甘草5g，生谷芽15g。服药2剂，呃逆已瘥，纳增，别无所苦，脉细，苔白，嘱避风节食好自调养。〔来源：中医杂志　1985；(4)：26〕

4. 肺气郁逆，浊气犯胃致老人顽固性呃逆辨

高治平治某患者，男，71岁。患者因中风后遗偏瘫。最近1月间阵作咳嗽，痰白量多，喉间痰嘶，神志时清时蒙，经治疗后渐臻稳定。1982年3月底犯呃逆，频呃不止，日夜不息，针药及手法治疗乏效。血白细胞 $11.3 \times 10^9/L$，中性80%，淋巴17%，嗜酸性1%，单核2%。卧位胸片：右中下肺支气管周围炎症。4月4日，呃逆频发持续，寐中也作呃不止，呃声响亮，面颧红，咳嗽痰稠，胃脘胀气，大便需借助通导，舌质红，苔黄糙，脉细弦。辨证属阴虚兼夹痰火，肺胃之气上逆。治以养阴清热，降气化痰。处方：南沙参、北沙参、麦冬、石斛、桑白皮各12g，芦根30g，半夏、枇杷叶各10g，橘皮、竹茹、黄芩各6g，代赭石30g，全瓜蒌15g。上方服两剂；熟睡能止，醒来复作，原方加沉香3g，生大黄6g（后下），服药1剂，呃逆发作已减少，夜间偶有一二声，咳嗽明显减轻，胃脘按之柔软，腑气得通，痰热渐去，前方去生大黄，续服1剂。因患者性躁善怒，胃脘隐痛不舒，另给乌芍散（海螵蛸、白芍、炙甘草）3g，1日3次，以和中缓急，呃停3

天，今又见发作，胃痛得止，但仍感痞胀，夜寐不宁，舌红，苔黄糙。病久阴亏之体，脏腑积滞，宿垢未尽，仍予养阴利膈，顺气通腑。处方：南沙参、北沙参、麦冬、石斛各 12g，芦根 30g，橘皮、竹茹、生大黄（后下）各 6g，代赭石 20g，半夏 10g，全瓜蒌 15g，沉香 3g。服药 2 剂，大便畅通，黄糙苔尽去，夜间安睡，呃逆未再发作。〔来源：中医杂志 1983；(8)：37〕

5. 清燥救肺汤治呃逆辨

张凤郊治某患者，女，60 岁。素有肺气肿史，经常咳嗽，气喘，半月前因发高热，引动宿疾。经某医院治疗咳喘虽减未除，午后仍有低热，体温持续在 37.5℃～37.8℃ 之间。近 5 天来突然呃逆频作，食入气逆欲吐，口干，欲冷饮，胸中如焚，大便秘结已 1 周，形气怯弱，舌绛光剥如镜面，脉象细数。肺胃津涸，燥热内炽，堪虞卒变，姑与喻氏清燥救肺汤加减。处方：西洋参 9g（另煎，冲），鲜石斛 12g，麦冬 9g，桑白皮 9g，光杏仁 12g，火麻仁 12g，生石膏 12g（先煎），乌梅 9g，枇杷叶 9g（去毛，包煎），陈阿胶 9g（烊化，分 2 次冲），清炙甘草 3g。服上方 1 剂，呃逆、咳喘得减。继服 2 剂，胸中焚热、低热、呃逆均除，大便畅行，口渴也见改善，继以甘凉滋润之剂，以复肺胃津气。〔来源：中医杂志 1985；(10)：48〕

五、肝肾与呃逆

1. 炙甘草汤加减治疗重病呃逆辨

刘沛然治某患者，男，79 岁。3 月 11 日会诊。患者于 3 月 5 日不停呃逆，曾给予山莨菪碱 10mg 肌注及胃复安 10mg 肌注，针灸，0.5% 奴夫卡因 10mg 中脘封闭，中药等处理罔效。呃逆频繁加剧，日夜不分，近 2 天来以夜为重，辗转不寐，并牵引剑突部疼痛，形体消瘦，口干无涎沫，头痛，视物不清，无发热无呕吐，食欲不振，二便难。舌面光如猪腰，舌体成球，舌质红如涂朱。脉弦数。老年肾气虚竭，失其奉纳，戊癸失合而致呃。人参 10g，炙甘草 12g，桂心 6g，麦冬 15g。附子 6g，车前子 15g，生地 10g，麻仁 6g，阿胶珠 20g（烊化），肉苁蓉 12g，苏子 10g，大枣 10 个。煎服，每 6 小时 1 次，每次 200mI。服药 1 剂后呃逆即止，舌亦能伸展，并觉有食欲，渐进食。又治某患者，男，79 岁，患原发性肝癌住院。患者恶心，不吐，厌油腻，乏力，遗尿，呃逆不止，形气虚弱，脱色，毛悴色夭，皮肤微汗。舌质绛，脉三候细弱无力。呃逆声短而频，节奏匀匀，不能自制，语言不能成句，呃时全身振动，时有遗尿，因精气内夺，肾气不纳，脾气败而内脱，三焦火热皆相失。炙甘草 20g，党参 12g，桂心 2g，干姜 6g，麦冬 15g，生地 3g，阿胶 20g（烊化），白前 6g，旋覆花 12g（蜜炙，包煎），大枣 10 个。1 剂而得，2 剂而安，呃已停止，饮食渐增，出院疗养。〔来源：中医杂志　1982；(11)：45〕

2. 镇肝安神治呃逆辨

李鸿翔治某患者，女，21 岁。呃逆不止 2 年余，患者于夏季某日晚突作呃逆，连续不止，夜间加重，待极度疲倦，乃能入睡 2～3 小时，寐中仍有轻呃，有投丁香柿蒂，有进旋覆代赭汤，达 200 多剂，以温寒降气为多，其效罔然。呃逆止时，呼吸均匀，神情忧郁之中有惊惧态，呃声响亮，再询问病史，发病之当日晚，为动物之声所惊，于是突作呃逆。此后，每于夜晚即内心恐惧，其呃愈重，乃拟镇肝安神法。处方：生龙骨 30g（先煎），生牡蛎 30g（先煎），茯神 30g，酸枣仁 15g，枳实 10g，淡竹茹 10g，炙远志 10g，京菖蒲 10g，合欢花 10g，甘草 6g，琥珀末 3g（吞服）。连服 2 剂呃逆渐止，夜寐亦深。〔来源：中医杂志　1984；(5)：51〕

3. 妊娠呃逆也属肝气上逆辨

钱伯煊经验，有妊娠 1～2 月呃逆不止者，称为妊娠呃逆，其病机与恶阻大同小异，也是由于肝气上逆而致。有一妇人怀孕则呃逆不止，全身都随之牵动，因而几次怀孕都在 3～4 月间小产。用旋覆代赭汤，以沉香末冲服代赭石，呃逆即被控制，一直用到妊娠第 5 个月方停药，孕妇、胎儿安康无恙，足

月顺利分娩。〔来源:《名老中医医话》P. 512〕

4. 中风继发呃逆用镇肝降逆辨

任达然认为,本病是肝阳亢盛,极而生火,横逆犯中,胃气上逆所致,主张应用镇肝降逆一法,自拟"镇肝降逆方",常用药物为:代赭石 15～30g(先煎),天麻 10g,茯苓 10g,橘皮 10g,竹茹 10g,柿蒂 10g,川郁金 10g,炒枳实 10g,上沉香片 2g(研细末和服)。每日 1 剂,水煎两次,口服或鼻饲。若出血性中风继发呃逆者并有手足拘挛,可加羚羊角粉 5g(冲服),双钩藤 10g(后下),石决明 15～30g(先煎);若缺血性中风继发呃逆,可加丹参 10g。本病与一般的寒性或热性呃逆迥然有别。若单纯运用止呃药,难以奏效,必须遵循"高者抑之","凡肝阳有余,必须潜之"的治疗法则。〔来源:中医杂志　1993;(4):205〕

5. 呃逆样癫痫属肝气郁结辨

张洪斌治某患者,女,54 岁。反复发作性呃逆半年。半年前开始有发作性癫痫呃逆,声短而频,呃逆连声,不能自制,伴有胸闷、胁痛,纳呆,每次发作持续 1～2 天,不治可自行缓解。每月发病 1～2 次,常因精神刺激或劳累、失眠而诱发,曾服中西药无效。患者呃声不断,痛苦非常,舌质淡红,舌苔薄白,脉弦。脑电图检查:各导联散在中波幅慢波,过度换气试验上述慢波增多。辨证属肝气郁结,治宜疏肝理气,用柴胡桂枝汤加减。处方:柴胡 12g,半夏 15g,黄芩 12g,党参 15g,桂枝 9g,白芍 20g,甘草 6g,生姜 3 片,大枣 5 枚。水煎服,日 1 剂。二诊:服药后症状减轻,呃声间断。6 剂服尽,胸闷、胁痛症状消失,舌脉同前。上方加代赭石 30g,水煎服,日 1 剂,嘱其继用 1 个月,服药 30 余剂。呃逆未再发作。随访 1 年无复发,脑电图正常。〔来源:中医杂志　1992;(9):13〕

六、瘀血与呃逆

1. 通窍活血汤治呃逆辨

颜德馨治某患者，女，31岁。患者产后受寒，精神不好，发生呃逆，持续不已，病经3年，遍用中西药物罔效。症见表情淡漠，呃逆频频，脉沉迟，舌紫苔薄。肝郁气滞，寒邪凝泣，气滞血瘀，胶着不化，前医均用温寒理气，忽略化瘀，病势越久越深矣。通窍活血汤主之：赤芍、桃仁、红花各9g，川芎4g，老葱3支，大枣7枚，生姜2片，麝香0.15g（吞）。7剂。药后呃逆即止，继以少腹逐瘀汤以逐产后留滞之瘀。〔来源：江西中医药　1989：（4）：4〕

2. 血府逐瘀汤治胃中烘热，呃逆不止辨

肖森茂治某患者，51岁。因胃中有烘热感伴呃逆不止3月余来诊。患者因十二指肠球部溃疡合并梗阻行手术治疗，出院后不久又患外感伴胃脘胀满不适，经中西药治疗后，恶寒发热等症状消失，但仍感胃脘胀痞，自觉胃中烘热，又增呃逆不止。曾服疏肝和胃、清热止呃中药多剂，但收效甚微。诊时呃逆不止，上午轻，午后重，呃声沉闷，有欲呃不快之感；胃中烘热，时作时止，也从午后为著；不泛酸水，口苦，口干不多饮，纳减，进食后无倾倒综合征现象，两胁不舒，大便稍紧，小便尚可。苔黄较腻，舌质红有瘀点，脉弦。证属瘀血痰热结于胃中，阻遏胃气不得和降之呃逆。治宜清化痰瘀，降胃止呃，方用血府逐瘀汤合小陷胸汤加减：柴胡10g，赤芍10g，枳壳10g，当归12g，黄连4.5g，桃仁9g，红花5g，生地12g，全瓜蒌12g，法夏10g，香附10g，郁金10g，旋覆花10g（另包），代赭石20g（先煎）。服3剂后，呃逆转畅快，呃声反洪亮，次数明显减少，脘痞胃中烘感已除。因有少许咳嗽，原方加枇杷叶12g，宣肺气降胃气，又连服6剂，呃逆止，诸症消失而愈。〔来源：中医杂志　1994；（11）：659〕

七、小结与评述

（一）调脾胃治呃逆不尽用降逆：呃逆一症不外虚实两端，其病机总由胃气上逆动膈而成，治疗多以降逆和胃止呃，但不尽都用降逆或降镇之剂。

1. 降镇不效，本在气虚：中气不足，清气不升，胃气不和，浊气不降而呃逆。症见呃逆，呃声低，气息不足，疲乏无力，纳差，脉弱。或素体脾胃气虚，或病后体虚中气不足，或误用镇坠之品，使中气虚，清不升，胃不和，浊不降，升降失调。治宜欲降必先升，补中益气，升清降浊，用补中益气汤。病久则气虚而瘀，使呃逆更顽而难愈，又宜升阳活血。对气虚而作呃逆者，若用降镇之剂，自当不效，反生头晕，脘腹胀满而坠，大便泄泻不止之变。

2. 平调中焦寒热治呃逆：寒热错杂，交阻于中焦脾胃，胃失和降而呃逆。症见呃逆声高，胸脘胀闷痞满，或有堵塞感，舌质淡红，苔薄黄或黄腻。见于慢性胃炎、冠心病伴有呃逆属寒热或湿热、痰热郁阻者。治宜平调寒热，清化痰热，降逆和胃，理气化痰。可选用半夏泻心汤、小陷胸汤加减。颅脑术后呃逆属热伏脑络，胃肠传导失司，肺胃宣降不利而呃逆，又当清热通腑降逆。

（二）调畅少阳枢机治呃逆：少阳为枢，枢机不利，胃失和降而呃逆，症见呃逆不止，伴形寒发热，胸胁胀满，口苦咽干，脉弦等。常见于肝胆病、外感病发热过程中发生的呃逆，属邪伏少阳，胃气上逆，治宜和解少阳，和胃降逆，方用小柴胡汤加味。若兼见脘腹胀满，大便干结，乃属少阳阳明合病，又当用大柴胡汤加减。

（三）从肺辨治呃逆：手太阴肺经起于中焦，循行胃口，贯膈属肺，肺胃之间有经络相连，其气同主于降，若肺气失降，胃也失和降，膈间气机逆乱上冲而作呃逆，从肺论治使肺气宣降，胃气和降则呃逆可止。

1. 风寒外袭，肺失宣降，胃失和降呃逆：常有受寒外感病史，症见呃声连连而响亮，伴有恶寒，头身酸困，脉浮紧等风寒表实证未解，肺卫郁闭之症状。此时辨证之关键在于不能因外感典型症状消失而出现呃逆兼症，医患双方均见呃逆不止而置表证未解于不顾，只好见呃止呃，此时还应详辨未解之表证，固守治病求本原则。治宜疏表和里，表解胃气和，呃逆自止，一般可选用香苏散、杏苏散，表寒实证较重者，可选用麻黄汤加减。

2. 痰热交阻肺胃，肺失宣降呃逆：症见频频呃逆不止，呃声急促，伴咳嗽痰稠，舌红苔黄，脉滑数，辨证之关键在于不能孤立地见呃止呃，而宜把呃逆与咳嗽痰稠有机联系起来，整体地、辨证地分析咳嗽痰稠与呃逆之内在联系。治宜清热化痰，降气止呃，可选用葶苈大枣泻肺汤、泻白散、小陷胸汤加减。若属肺胃痰热交阻，久病伤阴而呃逆，呃逆不止而响亮，面颧发红，大便不畅，舌红苔黄糙。可见于肺部感染而素体阴虚者，治疗还宜养肺胃之阴，可选加南北沙参、麦冬、石斛等。

3. 肺胃津涸，燥热内结呃逆：症见呃逆频作，口干，胸中烦热，大便秘结，舌绛光剥，脉细数。治宜清养肺胃，润燥降逆，可选用清燥救肺汤加减。

（四）从肝肾辨治呃逆：肾主纳气，肾气虚衰而不摄纳，或心肾虚衰，均可致气机逆乱，胃气上逆而呃逆；或脾肾衰败，失其奉纳也致呃逆，多见于重病、久病之后，如中风、肿瘤晚期、冠心病心绞痛、心梗、慢性肾衰等。

1. 炙甘草汤加减治重病呃逆：症见呃逆不止，呃逆短而不续，形气虚衰，或大小便失禁等肾气亏虚，心气不足，脾气衰败等症状。治宜补益脾肾元气，振奋心肾之气，可选用炙甘草汤加减、生脉散、大补元煎，左归饮、右归饮均可随证选用，而补益升提剂宜慎用。

2. 镇肝安神降逆治呃逆：肝胃不和呃逆，用疏肝和胃降逆止呃。肝主魂。若有所惊吓而致肝魂不宁，气机逆乱而呃逆。症见呃逆，神情忧郁，易惊恐等。治宜镇肝安神降逆止呃。妊娠期呃逆之病机与恶阻大同小异，也是由于肝气上逆所致，妊娠期呃逆不止可全身随之牵动而引起流产，治宜平肝降逆止呃、安胎。中风呃逆病机多属肝阳上亢，气机逆乱，与一般的寒性或热性呃逆迥然有别，治宜镇肝降逆。癫痫多属风痰为患，治疗多用镇肝息风化痰之剂，呃逆样癫痫属肝气郁结，又当疏肝理气，可随证选用柴胡桂枝汤、逍遥散、温胆汤等。

　　（五）瘀血阻滞呃逆：瘀血阻滞，胃气不得和降而致呃逆，常见于呃逆日久，由气入血，或见于肝、胆、胃消化道疾病手术后，也可见于产后瘀血不尽，循冲任阻滞胃气和降而呃逆，盖冲任隶于阳明。瘀阻呃逆，呃声沉闷，欲呃不快，表情抑郁，脉沉迟而涩，舌紫。治宜理气化瘀，和胃降逆止呃，可选用通窍活血汤、血府逐瘀汤加减。

胃脘痛痞、纳呆

一、宣降肺气和胃止痛

1. 治脾胃病毋忘宣肺气辨

魏长春经验，在治疗脾胃疾病中，宣泄肺气能提高疗效。治某患者，男。胃病 12 年，经常胃痛，甚则牵引胸胁之间，咳嗽气急，不能平卧，曾在外院诊治数年未能改善。症见舌红，苔黄中腻，脉滑。认为该病属肝气不和，肺气不宣，胃失和降，浊滞内阻所致。当宣肺理气，消胀泄浊。处方：紫菀9g，桔梗3g，杏仁6g，鱼腥草3g，川厚朴6g，陈皮6g，枇杷叶12g，苏子9g，枳壳9g，香谷芽12g。服药20余剂，症状大为改善，且能平卧，纳食渐增。方中紫菀、桔梗两药，取其"肺朝百脉"，主宣发和肃降之意，起到通调一身之气的作用，有助于机体气化正常；枇杷叶升清降浊，理气畅中，枳壳行气宽中，苏子降气化痰，陈皮理气健脾。四药同用可使脾胃升降恢复正常。肺主一身之气，气舒则脾运得健。〔来源：上海中医药杂志　1994；（1）：34〕

2. 肝气不和，肺气不宣，胃失和降，胃脘胀痛辨

黄一峰治某患者，男，46 岁。胃病多年，经常胃痛，甚则牵引胸胁之间，咳嗽气逆，喜太息，嘈杂，大便干结，舌苔薄腻，脉濡软，经 X 线钡餐透视及摄片："胃呈瀑布型，胃内潴留液中等，胃窦部黏膜增粗"，提示胃窦炎。辨证为肝气不和，肺气不宣，胃失和降，浊滞内阻。拟宣肺理气，消胀泄浊。药用：生紫菀5g，桔梗5g，苏梗9g，川楝子9g，吴茱萸1.5g，炙刺猬皮9g，鸡内金9g，瓜蒌仁15，楂曲12g，良附丸（包）12g。连服 7 剂，胃痛明显好转，胸闷胁胀顿减，继予原方加减，先后治疗 3 个月。X 线钡餐透视及摄片复查"仅胃大弯侧黏膜纹增粗，余无异常"。提示好转，症情向安。〔来

源：中医杂志 1979；（5）：5〕

二、疏肝宁心和胃止痛

酸枣仁汤加味治脘痛不寐辨

赵先锋治某患者，患十二指肠溃疡后，西医治疗半月无效，也曾用黄芪建中汤、香砂六君子汤 10 余剂罔效。诊时胃脘疼痛，连及两胁，尤以空腹为甚，偶有痛甚难忍，呕吐黄酸苦水，"心下"嘈杂不适，头目眩晕，夜卧不安，甚则通宵难寐，舌红，苔薄白，脉弦细。肝胃同病，肝木侮心，肝胃不和，用酸枣仁汤加味：酸枣仁 30g，云茯苓 15g，川芎 6g，甘草 6g，代赭石 30g，延胡索 10g，白芍 15g。服 3 剂，胃痛减轻，呕苦已止，夜寐好转。又服 5 剂，临床治愈。〔来源：辽宁中医杂志 1989：（2）31〕

三、化痰行瘀和胃除痛痞

1. 脘痛自感重物压属痰饮留胃，胃络瘀阻辨

徐景藩治某患者，男，52 岁。胃脘痛胀，时而呕吐黄水，胃镜示慢性萎缩性胃炎伴胆汁反流、间质性十二指肠炎，钡餐示胃下垂。经用吴茱萸汤合半夏泻心汤治疗 10 余天未效，自感胃脘有重物压迫感。舌淡紫，苔薄白，脉弦滑。证属痰饮阻中，用化饮理气和胃法治疗 20 余剂，症状有所减轻，但胸闷，胃脘痞塞，自感有重物压迫，胃中辘辘有声，舌质暗紫。证属痰饮留胃，胃气不和，胃络瘀阻。治宜化痰理气，行瘀和胃。血府逐瘀汤合二陈汤加减：炙柴胡 6g，炒白芍 20g，炒川芎 10g，红花 6g，桃仁 10g，怀牛膝 10g，法半夏 10g，陈皮 5g，枳壳 12g，桔梗 5g，谷麦芽各 12g，鸡内金 10g，焦楂曲各 12g，服 10 剂，诸症减轻，胃脘痞塞压迫感、胸闷均改善，纳增，续前方巩固疗效。〔中医杂志 1993；（12）：722〕

2. 胃痛属中虚营损、痰湿留滞辨

马培之治沈某，胃痛 3 年，脉细而数，中虚营损，痰湿留中，小溲不畅，痛则湿浊不清，食入不舒。拟和中化痰。法半

夏、薤白、桂枝、当归、全瓜蒌、陈皮、枳壳、茯苓、白酒酿、佛手，用瓜蒌薤白白酒汤合二陈汤化裁，对有痰湿留滞所致胃痛，可由上方加减，此另一法也。〔来源：《孟河马培之医案医论精要》P. 42〕

四、化湿和中治胃脘痛

1. 胃痛苔黑似酱治以清化和中辨

徐景藩治某患者，男，60 岁。素患胃脘痛已 10 余年。本次因解黑便住院，胃镜示萎缩性胃炎伴腺上皮化生，浅表性十二指肠炎，大便隐血（＋＋）。入院后经治疗黑便消失，大便隐血转阴，但住院 10 天胃脘痛未除，并见苔黑似酱。症见胃脘隐痛，纳呆乏味，口干欲饮，两便尚调。舌质红，苔黄黏腻，如罩霉酱，脉弦数。证属中虚夹有湿热。治宜清化湿热，理气和中。冬瓜子 30g，佩兰 10g，黄连 3g，薏苡仁 20g，地榆 10g，陈皮 10g，法半夏 10g，鸡内金 10g，佛手 6g，白术 10g，山药 15g，生甘草 3g。每天 1 剂。服 14 剂后脘痛不显，胃纳渐增，口中已和，黑黄腻苔渐退。守原方加减，共服 20 剂而出院。炒冬瓜子能清胃肠湿热，泄肠腑热毒，并能开胃，常用其治疗湿热中阻的慢性胃炎。〔来源：中医杂志　1993；(12)：722〕

2. 阴虚夹湿胃痛辨

路志正治某患者，男，年过半百。几年来胃脘部一直胀闷，伴有隐痛不适，中下腹发凉，便溏，得暖不解……先后服用香砂六君子汤、理中汤、旋覆花汤、黄连汤等方剂，非但无效，症状反而加重……且胃脘时有灼热感，嗳气，矢气频作，便溏量多，中下腹发凉，舌质红少苔，脉沉弦小滑。从证候上看，脘闷腹胀，隐痛，嗳气，矢气频作，为脾胃升降失调，湿阻气滞之征；便溏量多，中下腹发凉似属脾肾阳虚无疑，但无四末不温，恶寒，肢倦等症，反而得暖不解，胃脘部时有灼热感，加之舌光红少苔，脉来沉弦细滑，实系阴虚夹湿之候。治宜理气和胃，佐养胃阴法。药用太子参、玉竹、山药、藿梗、枳壳、厚朴花各9g，半夏、草豆蔻（后下）、腹皮子各6g，茯苓12g，甘草3g。3剂，药后腹胀消失，大便正常，腹部发凉亦瘥，但胃脘隐痛，嗳气如故，舌质仍光红而无苔，口干，口渴，脉弦细小数。湿邪虽除而胃阴不足之象毕露，遂以滋养胃阴，兼理气止痛法。药用：沙参、太子参、丹参、檀香（后下）、石斛、白芍、佛手、炒枳壳各9g，草蔻仁（后下）4.5g，瓦楞粉（包）15g，玉竹12g。先后以本方加减8剂，药后胃脘隐痛已瘥，灼感亦减，口干、口渴大减。……本案辨证要点在于胃脘隐痛有灼热感，舌光无苔，得暖不解为阴虚之候；腹胀便溏量多，中下腹发凉，是脾虚湿盛之象。〔来源：《医话医论荟要》P.228〕

3. 脾胃虚弱，湿阻中焦胃脘痛辨

刘仲琪治某患者，男，37岁。诉1969年起中上腹经常烧灼样疼痛，多发生于饥饿时，伴嗳气泛酸，有黑粪史。……诊断为"十二指肠球部溃疡"。中脘隐隐作痛，闷胀不舒，反复发作，由来已久。每于饥饿时尤甚，得食则痛缓解，但食后闷胀难受，面色萎黄，神疲乏力，四肢困重，纳呆便溏，舌质淡，苔白腻，脉濡细。证属脾胃虚弱，湿阻中焦，中阳不振。拟健脾化湿、补气和胃。苍白术各9g，藿佩各9g，薏苡仁12g，豆蔻仁（后下）3g，炒六曲9g，陈皮9g，茯苓9g，谷麦芽各12g。7剂。药后胃纳渐增，精神振作，胃痛未发，苔白腻略化。仍守原法，共服20余剂，诸证缓解。……半年来胃痛未发，近又因劳累胃痛发作，神疲乏力纳少，二便调，舌质淡，苔薄，脉细。脾胃虚弱，气机不畅，治以健脾和胃，理气畅中，以六君子汤配芍药甘草汤加减，而取得较好疗效。〔来源：《上海老中医经验选编》P.85〕

五、顽固性胃脘痛久病及肾

顽固性虚寒胃痛中阳式微久病及肾辨

邓宗南治某患者，男，48岁。该患者从1979年初始患胃中下脘疼痛，两胁时痛时胀，其痛得矢气稍减……先后曾服厚

朴温中汤、逍遥散、丹参饮、香砂枳术丸、香砂六君子汤、理中汤、大小建中汤，均少效验，其病反复，脘腹之痛感寒更甚，痛甚时脘腹彻背通宵达旦。经超声波和胆囊造影检查未见病变……作胃镜检查，确诊为：胃和十二指肠炎。初诊：症见胃中下脘整日疼痛，其痛以夜 7 时至翌晨 4 时和饥时较甚，只有俯卧于床，才能入睡，气短乏力，喜进稀食，腹鸣便溏日数次，冬季四末欠温，脉伏细缓，舌苔薄白，舌质淡嫩。其病明系虚寒，何以服理中、大小建中而效微呢？推敲其脉症，知此病不仅中阳式微，且清阳下陷，久病及肾。前服诸方均偏于脾胃而未及肾，故而少效。法当益气升阳，培补脾肾，温阳止痛。方选补中益气汤、附子粳米汤合方加减。处方：潞党参 15g，黄芪 12g，柴胡 9g，焦白术 10g，炙甘草 6g，炮附子 9g（先煎半小时），炮姜 9g，清半夏 9g，赤石脂 12g，砂仁 5g（冲、后煎），茯苓 12g，白芍 9g。3 剂。二诊：脘腹痛之程度减轻，痛的时间大大缩短，头晕、气短、乏力也有好转，大便成形。现偶有脘腹及两胁微微作痛，口气臭。口臭一症，多因胃火所致，若属胃火必兼见吞酸嘈杂，消谷善饥，渴喜凉饮等；若属阳复太过，亦尚有唇燥咽干苔黄等症。然二者均未出现，口臭乃阳虚浊气上逆故也。原法既效，毋庸改弦更张，仍宗上方继进。三诊：昨日因食水果后胸脘觉闷胀不舒，脘腹又感隐痛，手足欠温，大便溏泻 4 次，脉弦浮，苔白。此为脾肾阳虚不慎生冷，内生之湿不化，虚中夹湿，故于上方药中去补中益气之品，加草果厚朴汤、平胃散祛内蕴之湿。处方：草果仁 10g，厚朴 12g，法半夏 12g，苍白术各 10g，陈皮 9g，广木香 9g，甘草 6g，炮附子 6g（先煎半小时），炒薏苡仁 15g，赤石脂 15g，干姜 9g。砂仁 6g（冲、后煎）。2 剂。四诊：上药服后诸症皆愈。〔来源：中医杂志 1984；（4）：21〕

六、肺胃阴虚、脾阴不足胃脘痛

1. 慢性萎缩性胃炎属肺胃阴虚辨

吕秉仁经验，除见胃阴不足之脘闷，纳呆，便燥等症状外，伴有干咳无痰或少痰，咽干喉痒，鼻干等肺燥之证。宜润肺清胃，用益胃汤合清燥救肺汤加减。方由枇杷叶、杏仁、麦冬、瓜蒌、沙参、石斛、玉竹、白芍、生地、三曲、鸡内金、生甘草组成。〔来源：《名医特色经验精华》P.8〕

2. 脾阴不足胃脘灼痛辨

韩先知体会，凡脾体本虚，胃强脾弱，胃火灼盛，耗伤脾阴，或年老肠燥，产后体虚，皆使脾气不得护津，失其转输之能、滋润之性，即有脾阴亏损。脾阴亏，则见消渴，中脘嘈杂，大便秘结，舌红，脉细等症。然脾阴亏损多由内伤所致；胃阴不足，多系热伤津液。治胃偏于清热生津，治脾则当养阴和营。余常喜用富含脂液之品如肉苁蓉、白芍、当归、枸杞子、麻仁、何首乌、郁李仁、蜂蜜、杏仁等。……唯有加入白术一味，以滋其化源，才是治法。此所谓"补脾不如健脾，健脾不如运脾"之意。治某患者，女，66 岁。近年来常感中脘灼热，伴纳食减少，大便不行，舌红，苔薄，脉细数。法当育阴健脾，化瘀通幽。药用肉苁蓉 20g，乌梅 12g，何首乌 10g，全当归 10g，黑芝麻 10g，漂白术 15g，桃仁 6g，黄栀子 10g，蒲公英 12g，蜂蜜 30g 为引。水煎服，日 1 剂。3 剂后诸症显退，食欲增加。上方 10 倍量制成蜜丸口服，每次 10g，每日 2 次，连服 1 个月，经年痼疾得除。随访半年，未见再犯。〔来源：中国医药学报　1994；(3)：35〕

七、小柴胡汤治胃脘痛

小柴胡汤愈胃脘痛瞑眩辨

赵金铎经验，故里邵某，胃脘痛数年，适逢感冒，往来寒热，项背强几几然，延余诊之，以小柴胡汤加葛根施治。午夜时分，突然来人召唤，言服药后吐泻交作，烦乱不安，已两时之久矣。余匆匆往视之，果如来人所言……正值惊疑不定之时，患者微汗出，吐泻渐止，疲倦安卧，诊其脉虚软和缓，身热亦退，始知此为服柴胡汤后之瞑眩现象，嘱其家人不必惊慌，使其安舒静卧，啜以糜粥，待天明观之。翌日往视，果见

其病若失。更为意外者，数年胃痛宿疾自此未再发作。问其故，答曰：药不瞑眩，厥疾弗瘳。〔来源：《医话医论荟要》P.154〕

八、胃下垂不全属中气不足

1. 胃下垂属肝气犯胃，胃络气机失和辨

马文秀治某患者，女，67 岁。有胃病史 10 余年。近日因生气脘腹胀满而疼痛加重，经中西医多方治疗未见好转。经某医院 2 次 X 线钡餐透视，诊断为慢性胃炎、胃下垂髂脊下 12cm。刻诊：脘腹胀痛，食后加重，纳差，时而呃逆，嗳气，肢倦乏力，口干苦，大便干结，2～3 天一行，尿少色黄，形体消瘦，面色青黄，舌红少津，苔中、根部黄稍腻，脉弦细数。证属肝气犯胃，胃失和降所致。治以疏肝理气，降逆和胃。共服 26 剂，诸症基本消失。X 线检查，髂脊下 2cm。随访 2 年，未复发。认为此病并非皆属中气下陷所致，肝气犯胃者有之，胃阴不足者亦有之。肝气犯胃致胃络气机失和，所患弛缓下垂之症，采用自拟疏肝理气和胃汤治之，每每获效。方药组成：当归、槟榔各 20g，枳壳 30g，白芍、乌药各 20g，木香 1.5g，柴胡、香附各 10g，沉香 0.3g。多数患者服 6 剂后，舌质转淡红而润，胃痛胀满等自觉症状好转，食欲增加，胃下垂程度有所改善。〔来源：辽宁中医杂志 1991；（4）：26〕

2. 用养胃阴清胃热治胃下垂辨

章庆云治某患者，女，50 岁。胃脘胀满，饥而不能进食 1 月余，每天吃一两亦感困难，夜寐不安，易怒。苔薄质淡，脉细，服大黄苏打片后，腹泻，体重下降，钡餐检查发现胃下垂 6cm，胃胀力较低。证属中气不足，气滞不畅，治当补中益气，理气畅中：炒党参 9g，黄芪 9g，当归 9g，白芍 9g，升麻 9g，香附 9g，郁金 9g，八月札 9g，厚朴花 2.4g，砂仁 3g（后下），沉香 1.2g，清炙草 9g，钩藤 9g，磁石 30g，宁志丹 9g（包）。二诊：服药 10 余剂，效果不显，胃脘胀满，进食困难，依然苔薄质淡，脉细。体弱气滞湿阻。姑拟芳香化湿，理

气畅中，以观动静。处方：苏藿梗各9g，佩兰9g，厚朴2.4g，苍术4.5g，八月札9g，白豆蔻3g，徐长卿9g，半夏4.5g，白芍9g，生姜9g，六曲9g，清炙草4.5g。三诊：饥仍不能进食，食则胀满益甚，情绪急躁易怒，苔薄脉细，未见好转，日久气滞郁而伤阴，应予养胃阴、清胃热之剂。竹叶9g，连翘9g，黄连2.4g，麦冬9g，生地9g，丹皮9g，升麻9g，当归9g，炙甘草9g，麻仁丸4.5g（吞）。上方连服22帖，症状逐渐改善。门诊随访，病人每日进食三两，脘不胀。〔来源：《上海老中医经验选编》P.303〕

3. 胃下垂属胃阴不足辨

龚士澄治某患者，女，44岁。钡透检查：胃下垂6cm，胃张力低，饥不能食，食后即胀，曾服开胸顺气丸而便泻，胀满不因泻减，形瘦口干，胸闷喜嗳气，日以豆浆面包为主。医投加味补中益气汤10剂，无进退，更医用培土化浊法，服药1周亦未应。诊时，仍饥不能食，食后胀满，虽平卧也不减轻，性急易怒，唇干咽燥，脉细，舌质红少苔。是胃乏濡润，食物干滞并转吸残存之阴，已呈胃阴伤损之象。处方：蒲公英15g，黄连4g，鲜竹叶20片，清其热；北沙参、麦冬各12g，生地、石斛各10g，滋其阴；绿萼梅6g，生麦芽20g。生津消胀，并以山药粥、藕粉糊加蔗糖为食。方服7剂，可食稀饭不胀，去黄连，加娑罗子10g。接服14剂，以后食量逐渐恢复，无不适感，再经钡透复查，胃位、张力均恢复正常。〔来源：北京中医 1993；（5）：29〕

4. 胃下垂用清、降辨

柯新桥等体会，胃下垂并非都是由气虚下陷引起。有些病人常是由于肝气（或肝火）犯胃所致，或因脾胃虚弱，运化无力，兼有湿热（湿邪阻滞，郁久化热）；或脾胃升降失常，胃气上逆等。若脾胃虚弱，夹有湿热中阻，每常形瘦无华，四肢疲乏，腹胀隐痛，纳食呆滞，呃逆，口苦，苔黄腻，脉沉滑，当用香砂六君子汤加炒枳壳、炒黄芩、车前子、薏苡仁益气健脾散满，清热利湿。若系中焦寒热互结，虚实夹杂，升降失常，症以心下痞满，干呕欲吐，或肠鸣下利，或舌苔黄白相兼为主者，可用半夏泻心汤加枳壳治之，寒热并进以和阴阳，辛苦并用顺其升降，补泻同施调其虚实，其中清、降之法是为主法。此外临证还可酌情选用吴茱萸汤、四磨饮、橘皮竹茹汤等方加减以治之。〔来源：中医杂志　199；（2）：118〕

5. 疗胃下垂，治脾不应求之于肾辨

　　王荫三治刘某，女，46 岁。患者因脘腹胀满疼痛间作年余，服中西药无效。刻诊诉上腹隐痛，脘腹胀满，嗳气频繁，进食量少，口淡乏味，不欲饮水。大便秘结。平素屡发失眠，头昏倦怠，舌红苔白质润，脉缓。此一派脾虚湿困之象，自信投温阳益气、健脾燥湿可愈，服药后病无佳兆。大剂量枳壳可增强膈胃韧带、肝胃韧带及胃体的张力，故加枳壳20g，柴胡10g，香附10g，乌药10g，继续治疗 1 月，病情依然如故。患者尚有畏寒、腰部酸痛等不适感。究其病机，除脾虚湿阻外，尚有肾阳不足，宜加用温脾肾剂。拟陈皮 12g，法半夏 12g，枳壳15g，茯苓15g，菟丝子12g，巴戟天10g，狗脊20g，山药12g，丁香6g，生莱菔子30g，熟附片6g，厚朴12g。用此方连服月余，患者自觉腰部酸痛、腹胀嗳气有所好转，但始终纳谷不馨，口淡乏味，肠鸣辘辘，腻苔不化，度其肾虚已除，病仍在脾，于是舍补肾药，专司温运脾阳燥湿理气，间断服用。患者自述半年多来脘腹胀满隐痛，嗳气，腰酸痛复发，进食量仍少，大便数日未行。另诉性功能较差。此证显系肾虚脾不温运所致，补肾健脾是为证法。予肉苁蓉 12g，山药 12g，百合 30g，升麻 10g，柿蒂 10g，建曲 20g，党参 10g，白术10g，茯苓 12g，陈皮 12g，砂仁 6g，法半夏 10g。另加用"东方神力胶囊"每次 5 粒，每日 2 次。宗此法续进 5 个月，腹胀、腰痛、嗳气均消失，纳食正常，性功能明显改善，仅偶发有上腹隐痛。作 X 线胃钡餐检查，报告胃下垂消失，仅轻度十二指肠球炎。因无大苦，停止服药，随访未再复发。〔来源：中医杂志　1996；（10）：595〕

九、纳呆

1. 胃中血瘀不食辨

张伯臾体会，大黄䗪虫丸出自《金匮要略》，治"五劳虚极羸瘦，腹满不能食……肌肤甲错，两目黯黑，缓中补虚"。曾治一男性病人，不思饮食，食后即吐，消瘦倦怠，舌有瘀点，口干欲漱水不能饮。初用一般活血化瘀合和胃药治疗无效。后改用大黄䗪虫丸，也感不适。据述病起忧郁，气滞瘀阻胃络，由纳减至不能食。方书曾云：水蛭、虻虫能化瘀血为水，故改用一味虻虫，去头足烘干，研粉吞，日3g。分4次吞服。服后渐思纳食，并渐增加至正常，1月顽恙得以痊愈。〔来源：《难病辨治》P.8〕

2. 肾阴虚亏，虚火上冲纳减辨

章永红治某患者，女，48岁。素有妇女病，两个月来，食欲不振，每日不足四两，喉中觉有热气上冲，口干，有时手心发热，舌偏红苔少，脉弦细数。处方：女贞子30g，墨旱莲30g，生地24g，知母12g，丹皮15g，芦根30g。5剂。当日服1剂，晚上胃口即开，原方续服3剂，食欲恢复正常。

3. 平肝调气治小儿厌食辨

刘弼臣治某患儿，女，4岁。近三个月来厌食拒食，若强与之则呕吐。平素性情执拗，急躁易怒，夜寐不安，嗜饮酸乳、可口可乐等。大便溏薄。曾在某医院做木糖试验及尿淀粉酶、发锌、小肠吸收功测定等，均低于正常儿童。诊为小儿厌食症，经多方治疗效不佳。患儿面色微黄，舌质淡红，苔薄白，脉弦细。证属脾虚肝亢，治拟平肝调胃法。处方：代赭石10g（先煎），白芍10g，焦山楂10g，炒白术10g，枳壳6g，防风5g，白芷4g，青陈皮各3g。上方服5剂后，食欲增加，不呕吐，夜眠安和，仍有烦躁。续进原方去白芍，加钩藤10g，香稻芽10g，调理而愈。〔来源：中医杂志　1991；（7）：12〕

十、小结与评述

（一）从肺调治脾胃病：胃气以通降为顺，肺主气，主宣降，能通调一身之气以助胃气之和降通调，资脾气之健运。

1. 宣肺理气，消胀泄浊治胃痛：症见胃脘痛，甚则牵引胸胁之间，伴咳嗽气急，不能平卧，苔黄腻，痛引胸胁，辨识为肝胃不和并不难，但伴有咳嗽，肺失宣降，金不制木，则不易辨明，治疗不仅疏肝和胃，还宜宣降肺气，宣肺理气以平肝和胃止痛。章次公善用杏仁宣理肺气治脾胃病，姚奇蔚则肃肺达肝法调治包括脾胃病证在内的多种病症均有较好疗效。所以治脾胃病毋忘宣理肺气，宣理肺气能舒展脾胃的气化。临证时可选用紫菀、杏仁、桔梗、枇杷叶、苏子、北沙参等。

2. 肺胃阴虚胃痛不可置肺燥于不顾：症见胃脘隐痛嘈杂，脘闷纳呆等胃阴不足见证尚易辨识，而干咳少痰、咽干、鼻燥等肺燥症状与脘痛之内在联系却不易辨明。若一味养胃清胃，而置肺燥于不顾，则疗效必差。治宜润养肺燥清养胃阴，用益胃汤合清燥救肺汤加减。

（二）宁心可和胃止痛：症见胃脘痛，甚则连及两胁，心下嘈杂不适，头目眩晕，夜卧不安难寐，舌红，苔薄白，脉弦细。胃络通于心，胃不和则卧不安，卧不安则胃也不和。前人有百合乌药汤治胃脘痛胀，则取百合养心和胃之功。临证时，肝胃不和，痛连两胁易辨，而肝木侮心，夜卧不安与胃痛久而不愈之病机关系难明。治宜疏肝宁心和胃止痛，可选用百合乌药汤、酸枣仁汤加减。

（三）痰瘀并治愈胃脘痛痞：痰饮内停，瘀血阻滞是胃脘痛胀的常见病因，治疗或温化痰饮，或活血通络；若痰饮停滞，日久瘀血阻滞，形成痰瘀交阻胃脘痛痞，症见胃脘痞塞，或胃中辘辘有声，胃脘似有重物压迫，舌质紫暗，治宜化痰理气，行瘀和胃，痰瘀并治，可用血府逐瘀汤合二陈汤加减。对中虚营损，痰湿留滞胃脘痛，则可用瓜蒌薤白白酒汤合二陈汤化裁，白酒、当归和营行瘀，也痰瘀并治。

（四）化湿和中尚需辨中虚有湿、阴虚夹湿之不同：湿性郁滞，易阻滞脾胃，是引起胃脘痛等病证的重要病因，化湿和中是治疗胃脘痛等病证的重要治法，但还需辨湿阻脾胃有气虚湿滞，阴虚夹湿之不同，化湿还需议益气或养阴轻重缓急才能和中。

1. 中虚夹湿热胃脘痛：症见胃脘隐痛，纳呆乏味，口干欲饮，舌质红，苔黄黏腻或苔黑似霉酱，与脾胃气虚胃脘隐痛之舌苔薄白质淡红有别。治宜清化湿热，理气和中，用药不宜先进壅补以助湿热，而应待湿热化后再议补中健脾。

2. 阴虚夹湿滞胃脘痛：症见胃脘痛，隐痛或伴有灼热感，舌光红少苔或无苔，得食不解为阴虚之候。此时虽见有便溏，中下腹发凉，似属阳虚，实乃湿滞所致，与阳虚还应有四末不温、畏寒等症可供鉴别。治疗阴虚夹湿胃脘痛，养胃阴与化湿滞应随二者之轻重缓急，酌定用药主次，养阴不助湿，化湿不伤阴。养胃阴可选用玉竹、石斛、沙参、山药等，化湿可选用藿香梗、枳壳、法半夏、厚朴花、茯苓、白豆蔻等。

（五）胃脘痛也有久病及肾：久病入络，穷则及肾。脾胃虚寒胃脘痛，久治不愈，有入络者，亦有及肾者，不可不辨。此时。尚有肾阳虚见证，只是需要细辨。所以，脾胃虚寒胃脘痛，不仅中阳式微，且清阳下陷，久病也可及肾。治当益气升阳，培补脾肾，温阳止痛。

（六）脾阴不足胃脘痛：胃为燥土，喜润恶燥，为病易致胃阴不足；脾为湿土，喜燥恶湿，为病多致脾阳不足。其实，不仅胃阴不足可致胃脘痛，且脾阴不足也致胃脘痛。病虽在胃脘，而其病本却为脾阴不足。症见胃脘灼痛，嘈杂，大便秘结，纳差，口干，舌红，脉细等。脾阴不足常见于胃火灼伤脾阴，年高肠燥，产后体虚等内伤所致，而胃阴不足多由热伤阴液所致。治脾宜养阴和营健脾，治胃偏于清热养胃。

（七）胃下垂并非皆用益气升提：胃下垂属中气虚陷，治用补中益气升提固然有之，但并非尽然，不可拘泥"下垂"二字而套用升提，相反还有下垂者还要清降之才病愈者。胃下垂属肝气犯胃者有之，属胃阴不足、气阴两虚者有之，还有治胃下垂，疗脾不应求之于肾才获效者。辨证是关键，不为"下垂"所惑，这样才能求得胃下垂之病本，从而提高疗效。

（八）纳呆不可概用健脾消导：不思食而纳呆，在小儿又称厌食。引起纳呆或厌食的原因虽然多端，但总以脾不健运或饮食积滞为主要，故治疗多用健脾运消积导滞为常法，但又不可概用健脾消导治纳呆。胃中有瘀血，阻滞胃气，胃气被阻，自当不纳食，治宜化瘀开胃气，可选用大黄䗪虫丸，甚者可选用虻虫。胃阴不足无以润化水谷而纳呆，也较易辨识，倘若肾阴也不足，即使胃阴更虚，又因虚火上冲，均加重纳呆一证，治疗还须滋肾阴以养胃阴清虚火。如今独生子女多，家教过严或娇惯，小儿厌食有因肝气不调，肝胃不和所致者，治疗又不得一味健脾消导，更宜调肝平肝，调和肝脾才能取得较好疗效。

呕吐、反胃

一、阴伤水热互结上逆犯胃呕吐

猪苓汤治间歇性呕吐 3 月，加重 20 天辨

郝万山经验临证用方，主症虽言"必见"，然不必俱见，副症虽言"或见"或"非必见"，然有时也可上升为"主症"，而凭从副症，抓副症与辨病机、求病本相结合，每能峰回路转，柳暗花明。猪苓汤在《伤寒论》中的适应症有两条，一是 223 条"脉浮发热，渴欲饮水，小便不利"，二是 319 条"少阴病，下利六七日，咳而呕渴，心烦不得眠"。据此，医家把小便不利，渴欲饮水，发热，脉浮作为其主症；把心烦不得眠，或咳，或呕，或下痢，作为其副症。分类合理，切合实用。本方在临床上广泛地用于泌尿系多种疾患，辨证属阴虚水热互结者，疗效很好，皆是抓住了小便不利等主症。例如，患者某女士，37 岁，因间断性呕吐 3 月，加重 20 天住院治疗，中医会诊见重度消瘦，呕吐频作。饮食下咽，旋即呕出。中西药物，入口复出，输液禁食，则呕吐黏液痰涎，输液量越大，呕吐物也越多，西医诊断为神经性呕吐，中医和胃降逆止呕诸法皆不效。详询病情，除恶心呕吐症之外，尚有口干渴，小便少且尿有白浊，心烦失眠等症，舌光红无苔，脉弦且细数。初诊虽疑有阴伤水结，但因呕吐甚剧，且日数已久，尚难除外久呕伤阴，只是前有从胃治者皆不见效，决计另辟思路，按阴伤水热互结，水热邪气上逆犯胃论治，方用猪苓汤加味，不料服此方仅 6 剂，即呕止、渴消、烦除、寐安，小便复常，痊愈出院，随访 5 年未见复发。〔来源：中国医药学报　1995；（2）：49〕

二、肝胆郁滞，通降无权呕吐

1. 肝胆气郁，阴浊上逆呕吐辨

赵金铎治某妇女干部，患神经性呕吐，服中药及西药罔效。余诊之，其脉沉弦，唇青白，胸胁满，不欲饮食，时时呕吐痰涎。证属肝胆气郁，阴浊上逆，以小柴胡汤合吴茱萸汤投之而愈。〔来源：《医话医论荟要》P. 154〕

2. 半夏泻心汤治神经性呕吐辨

某患者，女，17 岁。剧烈呕吐 2 年余，不发热，饭后即吐，呕吐不费力，反复多次住院。平时只用葡萄糖盐水维持营养，便秘，半月至 1 月都可不大便，人消瘦。舌苔干质淡，两脉细软无力。胃气上逆，宜降胃气，半夏泻心汤加味：姜半夏15g，黄连 10g，党参 9g，干姜 5g，竹茹 12g，枳实 12g，大黄10g，代赭石 60g，鸡内金 10g。3 剂后呕吐缓解，6 剂后已能完全进食，再服 6 剂以巩固疗效。随访 3 年，病人呕吐未复发。〔来源：《古方妙用验案精选》P. 255〕

三、反胃不尽属无火

1. 反胃属少阳蕴热，阳明腑实，血瘀阻滞辨

张伯臾治某患者，女，43 岁。中脘疼痛复发半月，夜间痛剧，形寒而出汗，连日来朝食暮吐，兼夹酸苦水，便艰六日未通，口干不欲饮，脉象沉弦而数，舌质黯，苔厚腻。痰湿夹瘀，肝胆蕴热，郁阻阳明，通降无权，致胃家实，上逆而吐也。方拟疏肝泄热而化痰湿。炒柴胡 6g，枳实 12g，赤芍 9g，茅术 9g，川厚朴 9g，陈皮 6g，制半夏 12g，炒川黄连 2.4g，炒吴茱萸 4.5g，制大黄 9g。二诊：药后腑气已通，痰湿热得以下泄，故呕吐见止，脘痛亦减，苔厚腻渐化，脉沉小弦。方药既效，当续前法再进。前方去陈皮加丹参 15g。三诊：脘痛止后未发，大便每日得畅，舌苔厚腻，舌边黯，脉小弦。痰湿热虽渐泄化，而血瘀之证犹在，再拟调气化瘀，佐以化湿。丹参 15g，降香 4.5g，砂仁 3g，炒苍术 9g，川厚朴 4.5g，陈皮

6g，炒枳壳 9g，制大黄 4.5g，炒当归 9g，生蒲黄 9g，焦楂曲 9g。〔来源：《张伯臾医案》P. 67〕

2. 通阳化饮，温运消导治食入即吐辨

倪克中治某患者，男，38 岁，工人。胃病史 15 年，形寒畏冷，喜热喜按，得食稍减，间有泛酸……为十二指肠球部溃疡，有黑便史四五次。此次因 1 周前聚餐过饱，以致胃脘剧痛，纳食即吐，急诊时给予解痉止痛，稍停片刻后依然如故。检查可闻及明显振水音，诊断为幽门不全梗阻入院。舌暗淡，边有齿痕，苔薄腻。脾胃阳虚，饮滞不化，治以通阳化饮，温运消导，佐以和营缓急止呕之法。处方：桂枝 6g，白术 9g，茯苓 9g，半夏 9g，川芎 6g，当归 9g，芍药 30g，甘草 6g，干姜 6g，延胡索 9g，焦楂曲各 9g。眼药 1 周，痛停呕平，苔薄腻，给予半流质。胃镜检查为幽门前区明显充血、水肿糜烂及溃疡，胆汁反流。饮滞初化，治以益气健脾为主。处方：党参 9g，白术 9g，白芍 9g，半夏 9g，陈皮 6g，苏梗 9g，吴茱萸 2g同炒川连 2g，甘草 3g，旋覆花 9g。服药 10 剂后诸恙消失而出院。〔来源：中医杂志 1986；(6)：22〕

3. 反胃属实属痰热中阻辨

张伯臾治某患者，女，55 岁。胃病史十余年，三日来食后 2 小时呕吐食物痰涎酸水，大便艰秘，背恶寒，口干脉细，舌尖红，苔根腻。胃失和降，痰饮内停，肝热乘之，下关既涩，势必上涌。先拟清肝化饮通泄法。姜黄连 2.4g，炒吴萸 1.5g，炒黄芩 4.5g，枳实 12g，制半夏 9g，防己 12g，椒目 6g，生大黄 4.5g（后下），煅瓦楞子 30g（先煎），4 剂。二诊：大便溏软，腹痛止，稍感不舒，呕吐得瘥，并思纳食，苔根腻渐化。肝热减而痰饮已得下泄，梗阻已有缓解之象，仍守前法叠进，原方 3 剂。三诊：大便已正常，呕吐未复发，纳增，食后无不适，惟口多清涎，下腹时或胀气，脉细，舌红口不干。反胃之疾已有向愈之势，再拟和胃化饮理气，以善后巩固，炒黄连 1.8g，炒吴茱萸 0.9g，川石斛 12g，茯苓 12g，防己 12g，椒目 6g，制半夏 9g，炒枳壳 9g，大腹皮 12g，佛手片

4.5g，7 剂。〔来源：《张伯臾医案》P.66〕

4. 气结血凝，胃气上逆呕吐辨

倪克中治某患者，男，35 岁，教师。胃病史 4 年余，入院前 2 月，胃痛频频发作，进食后尤甚，伴腹胀，傍晚尤甚，甚则呕尽方舒。因朝食暮吐，曾在某医院按脾胃虚寒论治，先用理中汤，后用大半夏汤，治疗月余，病情未减而来本院诊治。外院钡餐检查为"十二指肠球部溃疡、幽门不全梗阻"。检查胃可闻及明显振水声。舌淡，苔薄白，脉弦。前用温中无效，系幽门痉挛，气结血凝，气机失调，胃气上逆。拟调气和营，缓急止呕。处方：川芎6g，当归9g，芍药20g，甘草6g。2 剂后呕停，5 剂后症状消失，未闻及振水音。治疗 1 周后，饮食正常出院。〔来源：中医杂志　1986；（6）：23〕

四、从肺肾辨治呕吐

1. 补肾启关和胃治呕吐辨

顾丕荣治某患者，女，28 岁，工人。两年来不时呕吐，每闻臭气或劳累即发，发则倾肠倒胃，苦不堪言。溯其发病之由，起于往年孕期，产后加厉，诸治罔验，以致形瘦骨立，舌质淡红苔薄白间罩微黄，脉沉细，此非湿痰致病，因孕产耗元伤肾，奇经斫损，盖肾为胃关，由于关门不利，以致胃失和降，治当和胃降逆以治其标，补肾启关以治其本。处方：炒党参12g，制半夏9g，麦冬12g，旋覆花6g，代赭石15g（打，先煎），川黄连3g，干姜3g，炒枳壳12g，补骨脂12g，菟丝子15g，肉苁蓉15g，仙灵脾20g，炙甘草3g。4 帖，药后呕吐即止，前方去旋覆花、代赭石，加白术、茯苓各9g。5 帖，调理而安。〔来源：《疑难病诊治探幽》P.31〕

2. 呕吐属肾虚夹痰辨

朱曾伯治某患者，男，14 岁。恶心呕吐黄色水液，头晕 4 月余。食减，神疲，头晕，面色淡白无华，恶心呕吐静发而动止，稍一静止，即作恶心呕吐，舌质淡，舌根部覆白腻苔不化，脉虚弱，尿量短少，西医检查未发现异常体征。患者肾气不充，加之攻读过劳，肾气再伤，肾气虚不能化气行水，水聚为痰，痰犯脾胃肝胆，合肝胆之本热，遂致恶心呕吐黄色黏稠痰涎不止。纯服止呕降逆之剂，有静无动，故罔效。以益肾化痰，扬静抑动为治。枸杞子15g，制首乌15g，熟附片6g，云茯苓30g，姜竹茹30g，泽泻15g，炒吴茱萸6g，法半夏10g，藿香10g，柴胡6g，甘草3g。5剂，水煎，随意频饮。服药3剂，病去八九，5剂毕，病瘥，半年后来信情况正常。〔来源：《中医痰病学》P.95〕

3. 肃肺涤痰平恶阻辨

承忠委等治某患者，女，28岁。怀麟已3月，近月余呕恶频作，纳谷锐减，甚至得食即呕，日渐消瘦，曾服维生素B_6和输液未效……初投香砂异功散，加苏梗、吴茱萸3剂，反致3日未更衣，呕恶更甚，详询知其素体丰润，喜嗜辛辣厚味，性急烦躁，痰多太息，呕吐物中亦夹黄色痰块，胸胁胀甚，带下亦多，舌苔黄白浊腻，脉弦滑。忧思太过，痰浊渐化痰火，加之前方温补又过，更助痰火上逆，当速用肃肺涤痰法，使肠腑得通，肺清肃之令得复，胃气亦遂下降矣。予以黄连温胆汤加减。太子参、茯苓各15g，苏子梗、瓜蒌皮仁、莱菔子、冬瓜子、枳壳、竹茹各10g，竹沥、陈皮各9g，酒黄连5g。暂服2剂，药后解带黏液之便颇多，中脘胀满遂减。但仍有点呕恶，去冬瓜子、莱菔子，加旋覆梗、枇杷叶各10g，3剂，呕恶渐瘥，惟纳仍不善，去瓜蒌皮仁，加白术、神曲各10g。5剂后，一切如常人矣。〔来源：辽宁中医杂志 1991；(9)：4〕

五、小结与评述

（一）上病下取猪苓汤治顽固性呕吐：呕吐是胃失和降，气逆于上所致。而引起呕吐的病因不外乎外邪犯胃、饮食积滞、肝胃不和、劳倦过度导致胃气上逆。但有些呕吐见呕止呕，常法不效时，又当仔细辨证，不可局限于上述诸种病因。阴伤水热互结上逆犯胃，症见呕吐，或呈间歇性发生，口干渴，小便少而不利，心烦失眠，舌红少苔或无苔。辨证之关键在于辨析呕吐与其余诸症的内在联系，而其余诸症中，哪一症状与呕吐的内在联系最为密切？若能抓住辨析小便不利与呕吐的内在联系，就能辨为下焦水热互结上逆犯胃呕吐，久则互结之水热已伤阴。治宜上病下取，养阴清热利尿，猪苓汤为的对之方，使下焦互结之水热得以清利，已伤之阴得以清养，而不再上逆犯胃，则不止呕而呕吐自止。张仲景创用经方，后人运用时，常有某方之主症或副症之别，主症"必见"，然不必俱见，只要一二症即可；副症虽言"或见"或"非必见"，然副症有时也可上升为主症，成了辨证之"着眼点"，却不易为患者所主诉，也易局限医者的辨证思路，不可不察。

（二）神经性呕吐不尽用镇肝降逆：肝之疏泄条达，少阳枢机之调畅，对胃气之和降起重要作用。神经性呕吐多属肝胃不和，治疗多用镇肝降逆，但镇降不效者，又当详辨。

1. 肝胆气郁，浊阴上逆呕吐：症见呕吐，时呕吐痰涎，胸胁满，或伴见面色青白，不欲食，脉沉弦。治宜疏肝调畅少阳枢机以降浊阴，可选用小柴胡汤合吴茱萸汤。此时不宜过用重镇之品，以免更增肝胆浊阴之郁滞。

2. 平调胃中寒热止呕吐：症见呕吐，或很剧烈，饭后即吐，不费力，大便秘结，舌苔干或薄黄稍腻，脉细软，乃属胃中寒热交阻，胃气上逆呕吐。治宜平调寒热，和胃降逆，可选用半夏泻心汤，用"和"法取效，也不宜镇降。

（三）反胃不尽属无火：反胃，朝食暮吐，暮食朝吐。中医认为多属脾胃虚寒，属无火者多，但不尽属无火，也不仅属脾胃失调一端。

1. 痰湿夹瘀，肝胆蕴热，郁阻阳明反胃：症见中脘痛，朝食暮吐，吐酸苦水，大便不通，口干不欲饮，苔厚腻，舌质黯，脉沉弦而数。治宜疏肝泄热化痰瘀。

2. 痰饮夹肝热中阻反胃：症见食后2小时呕吐食物痰涎酸水，大便秘结，背恶寒，口干脉细，苔腻。治宜清肝化饮通泄。背寒乃阳郁所致。

3. 寒饮停滞反胃：症见胃脘有振水声，呕吐多量痰饮则舒，平素形寒畏冷，喜热喜按；舌暗淡，边有齿痕，苔白腻。治宜温阳化饮，温运消导。

4. 气结血凝反胃：症见脘腹胀满，进食后尤甚，朝食暮吐，暮食朝吐，或上腹部有痞块，舌紫有瘀斑，脉涩。治宜调气和营活血，和胃降浊。

（四）呕吐也可从肾论治：肾为胃之关，关门不利，胃失和降而呕吐，多见于久病体虚，久病呕吐也可及肾。除呕吐见症外，还有肾虚不足见症可辨，只是需要详察。治宜补肾启关，和胃降逆，夹痰浊者又宜益肾化痰，和胃降逆。

（五）肺气不肃降胃气上逆恶阻：恶阻属肝胃不和，脾胃气虚者多。倘若肺气不肃降而胃气上逆恶阻，则又宜肃降肺气以和降胃气止呕，不可一味治胃而置肺气不肃降于不顾。故对顽固性恶阻，除注意平肝外，还需详辨肺气宣降失调之证。

腹泻、泻痢

一、阴虚与泄泻

1. 养阴治泄泻辨

胡翘武经验，泄泻以脾虚湿盛为主，然而，阴精亏损，阳失阴助，相应脏腑功能失调而致泄泻也不少见，滋阴补液不失为治疗阴虚泄泻之一法。分别从不同脏腑着手：①肺为娇脏，不耐风寒，最忌火灼，肺阴灼伤，金失濡养，治节失权，燥火内动，下迫大肠，便泻急迫，次频量少，肛门灼热，小便黄赤，多伴胸闷微咳，口干喜饮，面颊艳红，身热肤痒，纳谷不馨，舌淡红少苔，脉虚细数，两寸独显。治宜轻清凉润甘凉。方用北沙参、麦冬、五味子、百合、天花粉、芦根、梨皮。②脾居中州，有升清降浊，斡旋上下之职。唐容川："脾阳不足，水谷固不化；脾阴不足，水谷也不化"。因脾阴不足，中州也少化谷湿之能。泄多如鹜溏，黏滞不畅，便次不甚多，日两三次，唇颊淡红，四肢倦怠，手心灼热，神疲乏力，脘腹痞满，纳差，口干不欲饮，小便淡黄。舌淡红或嫩红少苔，脉虚细略数。治宜甘淡微寒以清润脾土，滋补脾阴，稍佐甘凉益气之品。方用六神散最为合拍：芡实、莲子、石斛、玉竹、黄精也可随证加入。③肾主二便，又为胃关，职司于下。"元阴不足而泄泻者，名之肾泄"。赵养葵于脏腑泄泻中尝谓："治阴虚而肾不能禁锢之权者，峻补其肾而愈。"症见其泄泻不过一两次，但以凌晨临厕为多，量少，质稀黏或稠，小腹或有微痛，还伴有其他肾阴虚表现。治宜滋补元阴以复静守之能。方用六味地黄汤去云茯苓、泽泻合水陆二仙丹加牡蛎较为合拍。④泄泻久羁，非但阴津暗耗，精血也不无亏损，当用黄连阿胶汤、驻车丸。如治某患者，男，47岁，自述患慢性肠炎反复发作6年。现便泄鹜溏，常夹不化之物，气味腐臭，时或兼下赤白黏液，腹痛隐隐，形瘦神疲，面容憔悴，头昏目眩，纳差嗳气，脘腹痞满，口干黏，浊气颇重，喜饮。舌红微暗苔薄黄微腻，脉细数濡滑。证属营阴亏虚，精血内夺。用：阿胶10g，乌梅30g，当归10g，生白芍20g，葛根15g，川黄连6g，马齿苋30g，甘草6g，三七6g（冲）。用滋养精血与清解活血同步。5剂后症状减轻，连服1个月，症状十去八九。后去葛根、马齿苋，加墨旱莲20g，地榆10g。服用3个月症状消失。〔来源：江苏中医　1991；（11）：3〕

2. 玉女煎治五更泻辨

顾世德治某患者，女，58岁。两个月来每到黎明即肠鸣泄泻，少则1次，多则2~3次，泻后即安。曾用四神丸无效。诊时，五更泄泻，溏便量多，伴嗳气时作，食少纳呆，口唇干裂，渴并欲饮，头晕心烦。舌红赤无苔少津，自感舌僵硬，脉沉细数。治以养胃阴泻胃火，佐以健脾止泻。用玉女煎加减：生地12g，麦冬10g，牛膝12g，石斛30g，栀子10g，竹茹10g，陈皮10g，山药15g，丹皮10g。服3剂，病情好转，大便渐成形，嗳气除，口干大减，饮食有增，唯口唇尚干裂。舌红无苔，脉沉细，原方又进5剂，诸症悉除。后随访，泻未再作，大便成形，1日1次。〔来源：中医杂志　1982；（4）：21〕

3. 小儿脾阴虚泄泻辨

贝叔英经验，小儿大便溏薄，一日数次，形体消瘦，食欲不振，食后腹胀，口干唇燥，手足心热，舌红少津光剥少苔，脉细软无力。治宜敛养脾阴止泻，宜淡宜平，滋而不腻。用山药、扁豆、莲子、黄精、玉竹、芡实、茯苓、糯稻根、大枣、甘草等。山药尤为常用。喜用慎柔养真汤，"煎，去头煎不用，只服第二、三煎"之法。〔来源：江苏中医　1991；（1）：35〕

二、肺与泄泻

1. 主从肺治疗久泻辨

瞿文楼治疗慢性久泻，主从肺治疗。有一慢性腹泻病人，日泻四五次至七八次不等，用健脾补肾之剂四神丸、参苓白术散加减，疗效不显著。主以补肺理气机，次以健脾和胃升清，适用于久泻不愈，气短乏力，纳后腹胀，口咽干燥，苔少质嫩，脉细。选方药：杏仁 10g，川贝母 6g，陈皮 9g，百合 9g，炙枇杷叶 9g，云茯苓 9g，厚朴 6g，桔梗 9g，法夏 9g，野白术 9g，炙甘草 3g，升麻 3g，金银花炭 9g，薏苡仁 15g。〔来源：《医门真传》P. 51〕

2. 肺失通调，大肠泄泻辨

王建平治某患者，69 岁。患慢性支气管炎 6 年，慢性结肠炎 4 年，每逢冬季症状加重。诊时形体消瘦，气喘乏力，语言微微，咳吐大量白痰，下肢微肿。每于黎明腹痛腹泻，手足冷凉，食欲不振，面色苍白少华，脉虚无力。证属肺肾两虚，通调失司，大肠失于固涩。治宜补肺温肾，涩肠止泻。方用苓桂术甘汤合四神丸加减：炒白术 15g，甘草 3g，党参、吴茱萸、肉豆蔻、五味子、桂枝、补骨脂、粟米壳各 10g。连服 15 剂，痰量减少，喘促减轻，黎明泄泻基本停止，仅黎明时，腹部隐隐作痛，时有肠鸣。上方去桂枝加肉桂 6g，芡实 10g，五倍子 9g。连服 15 剂，气力大增，食增，咳喘明显减轻，腹痛也除。后改用附桂八味丸调理。〔来源：新中医　1986；（10）：5〕

3. 慢性泄泻从肝肺入手治疗辨

任继学经验，慢性泄泻久治不愈或反复发作，常从肝肺入手治之，往往有效。药用前胡、桔梗、川芎、木香、青皮、柴胡、当归、甘草、茯苓、莲子。若不效，再增乳汁浸 3 日荜茇一味，其效明显。治某患者，男，37 岁，患慢性腹泻已 12 年。症见胸闷，脘腹不舒，胸胁下痛而胀，纳呆乏力，大便溏薄，4～5 次/天，小便色白，颜面苍黄，毛发不荣，体瘦，舌质淡红舌体胖有齿痕，苔白腻而厚，脉沉濡，经用健脾利湿、和胃止泻不应。证系久泻伤脾，脾气呆滞，升降阻滞，引起肺失治节。故用宣肺疏肝，理脾和胃之法，用上方进10剂而愈。〔来源:《名医特色经验精华》P. 45〕

4. 肺之津气受伤，洞泄不止辨

何志雄治一小孩，初起发热咳嗽，随见腹泻，以后咳嗽加重，痰白黏而量少，腹泻也由日3~4次增加到10多次，身热不退。诊时患儿肌肉瘦削，呛咳不已，午后身热较甚，其泻如竹筒倒水，身倦神疲。舌红无苔，脉濡数。予以千金苇茎汤去桃仁，加北沙参、山药、扁豆、滑石、灶心土、甘草。服2剂发热咳嗽俱减，腹泻也略为减少。按前方去灶心土，加柿霜，两剂后腹泻停止，身热也退，仍有微咳，后用异功散加北沙参、麦冬、五味子等调理而安。〔《名老中医医话》P. 209〕

5. 肺燥火邪，下奔大肠泄泻辨

郝文轩治某患者，男，30岁。患者始感秋燥，咳而喉痒，微有寒热，余以白苔满布，未审润燥，予金水六君煎加苍术、厚朴治之，遂胸腹胀满，咳声不扬，肺迫大肠而呈泄泻，病家见药不效，更求他医，以补中益气汤加诃子举而收之，药后其泻更甚，日下十余行，遂致形容憔悴。……症见完谷不化，食后即出。舌红苔黄，脉象数急，胸闷气逆，头晕心悸，小水虽通，质色浑赤。此金郁水涸，火迫大肠症，完谷直出，全由火性急迫，不及变化使然。治宜清金润燥，以济肠胃激烈之火。予俞氏清金润燥法加桑皮、竹茹，清金伐木而肃肺胃。处方:黄芩15g，杏仁15g，阿胶20g，甘草10g，桑皮15g，地骨皮20g，竹茹5g。4剂而泻止脉静，黄苔告退。嗣予泻白散加天花粉，肃肺润燥而滋阳明，服至5剂而愈。〔来源:中医杂志1983；(9)：17〕

三、久泻久痢并非皆属虚

1. 久泻属肝热夹湿辨

赵绍琴治某患者，罹腹泻证已2年余，每晨泄泻必作。近半年来汗多,甚则被褥皆湿,夜不能寐,杳不想纳,形体日削,面色干黑,月来病势有增。诊之脉弦按之有力,沉取略有数意,虽面黑形瘦而两目炯炯,舌干粗老根厚且腻,尖部红刺满布。问之腹泻,每于五更,如厕即泻,其势如注,泻前腹中绞痛,得泻即舒,前医皆谓老年脾肾两虚,所服之药全是温补益气。余曰"中气不足,脾肾两虚,面色必淡白,四肢当清冷,脉当多虚弱无力,今脉是弦数,舌上尖红起刺,根部厚腻,舌质粗老,此乃木郁克土也。五更乃少阳初升之时,厥阴肝郁下迫,故泻在黎明,泻势如注,非虚证也"。他医见年逾六旬,汗出日久,断为虚证,不知其工作繁重,五志化火,肝热夹湿上扰,病虽日久,却非虚证。此汗属热汗、湿汗、燥汗之类。汗为心液,久则心阴不足,肝热复炽,又不可从滋养入手,必须先泄木热,俟热减而木土调和,诸症皆减矣。方用:黄连、黄芩、黄柏、阿胶、炒白芍。加减治之,7 日显效,月余而愈。〔来源:《名老中医医话》P. 460〕

2. 积下而痢自除辨

王少华治某患者,女,67 岁。前秋患痢,自服氯霉素而痢止,尔后又复下痢,仍自服氯霉素而痢止,如此反复多次,历时一载余。后延医予温补或涩肠,或补涩并施。自述每服药后,下痢次数虽减,惟腹痛有增无减,且胀。刻下大便日必三五行,夹有白冻,里急后重,便前必腹中冷痛,便后则痛止。四日前饱食后脘胀而纳减其半,形寒,四末欠温,脉象沉细,舌淡晦,有紫气,边有齿痕,苔白厚腻。此证病机,当属脾阳不展,寒湿积滞,深积曲肠之分。不通其腑,无以荡其积,不祛其寒,无从温中阳。拟攻补兼施,仿温脾汤意。处方:潞党参 12g,淡附片 6g,淡干姜 5g,炙甘草 3g,生大黄 6g(后下),神曲 15g,炙荷蒂 3 枚。2 剂。复诊时大便依然日三五行,解出白冻甚多。询知腹痛大减,后重之势亦衰其半,脘胀已消,谷食亦增。前方去炙甘草,加茅白术各 9g,大黄减为3g。3 剂。三诊时大便每日仅二行,质渐转稠,白冻不多,腹痛亦止,四肢已温。改用香砂六君子汤出入,先后服药 16 剂

而愈。〔来源：中医杂志　1986；（1）：19〕

四、五脏六腑皆令五更泻

1. 五更泻辨

王旭经验，五更泄泻还有如下几种证型，不可不辨。①酒食积滞证：治某患者，男，40 岁，工人。每至黎明即腹胀而痛，泻下溏垢，夹有粪块，便后痛减，伴见胸脘痞闷，不欲饮食，苔厚腻。问病史，一月前有酗酒、饮食过敏史。此乃食滞肠胃，运化失常。治宜消食导滞，和胃除湿，用保和丸合平胃散加减：焦山楂 15g，炒莱菔子、麦芽、焦神曲各 10g，苍术 5g，厚朴 6g，云茯苓、制半夏各 10g，陈皮、广木香各 5g，泽泻 15g，连翘 10g。给 5 剂，腹痛腹泻减轻，食欲增加，腻苔渐消，原方加减调治而愈。②肝经郁火证：治某患者，32 岁。2 年来每因情志不遂而致黎明前左下腹痛，痛则欲便，泻下溏薄，泻后疼痛即止，平素胸胁痛，痛连少腹，心烦易怒，口干而苦，苔薄黄，舌质红，脉弦数，证属肝火犯中，肠胃不调，用龙胆泻肝汤出入：龙胆草 3g，柴胡 6g，焦栀子、黄芩各 10g，木通 8g，大生地 12g，泽泻、车前子各 10g，川黄连 3g，吴茱萸 2g，白芍 10g，生甘草 4g。服 3 剂，痛泻均除。时过 1 月，复见此状，复投上药，其症遂平。后用丹栀逍遥散调理善后。〔来源：江苏中医　1990；（9）：14〕

2. 肝郁脾虚五更泄泻辨

崔兆祥等治某患者，女，35 岁。最近 3 年，每至黎明之时则腹部疼痛，肠鸣即泻，泻后腹仍痛，且有下坠感，患者饮食尚可，月经延期，时有白带，舌红苔薄，脉象沉弦，此乃肝郁脾虚之五更泄泻证。治当用四逆散疏肝理脾，加木香调畅气机。方为：柴胡、枳壳、木香、炙甘草各 6g，白芍 9g。服药 5 剂，后重已除，去木香再服 5 剂而瘥。〔来源：江苏中医 1994；（10）：35〕

3. 五脏六腑皆令晨泻辨

鲜光亚体会，脾胃清阳不能五更应运而升是晨泻的基本病机。五脏皆令人晨泻，非独肾也，除命门火衰，肾阳不足引起晨泻外，尚有如下几型：脾虚湿盛，治宜健脾升阳除湿。偏湿困者，升阳除湿汤主之；偏脾虚者，升阳益胃汤主之。治某患者，女，56岁。患溃疡性结肠炎，近4个月来晨起肠鸣暴注下迫，泻下清水，食生冷或受凉即加剧，肢体困倦，面色萎黄，舌淡，苔白腻，脉濡细。乃脾虚湿困中阻，治以升阳除湿汤加泡参健脾除湿止泻，连服10剂，药后常得微汗，肢体渐舒，大便溏状，湿邪已去大半，当增健脾之力，继用升阳益胃汤合香砂六君子汤治疗月余，晨泻向愈。肝脾不和，治宜调理肝脾，随证选用痛泻要方合柴胡疏肝散、痛泻要方合柴芍六君子汤。治某患者，女，50岁。平素性情急躁，患过敏性结肠炎3年。刻诊：五更腹胀肠鸣，气撑作痛，随即泻下，大便溏薄，夹有矢气，泻后则舒，情怀不遂即加剧。舌边红，脉细弦。此乃肝旺克脾，治从疏肝为主，佐以健脾。方用痛泻要方合柴胡疏肝散加黄芩、炒栀子、紫苏梗。服10剂大便基本成形，腹痛也止。改投痛泻要方合柴芍六君子汤调理半月而愈。肺失治节，宣肃失常，治节不利，不能下助脾胃升发清气，肠中水湿每于黎明阳气发动，时而外泻，多泻而不爽，并见胸闷、咳喘……当宣展肺气以舒展脾胃气机，宣展肺气药如桔梗、麻黄、紫菀、紫苏梗、前胡等。偏肺气虚者，当侧重于补脾敛肺，方如人参固肺汤。治某患者，男，58岁。肺卫素虚，感冒咳嗽时作，五更胸闷咳嗽气逆而泻下2月。刻诊：黎明胸闷，喘咳，气逆，急迫如厕而泻，泻而不爽，痰排便泻之后胸闷稍减，感外邪后发作尤剧，神疲气短，舌苔白腻，脉濡缓。乃肺虚治节不利，脾胃清阳升展不舒，肺窒于上，水湿停留于下而泄泻。治宜宣肺舒脾。处方：党参30g，白术、茯苓、陈皮、法半夏各15g，紫菀、前胡、桔梗各12g，炙麻黄、吴茱萸各8g，细辛、五味子各6g，肉桂（后下）、炙甘草各4g。5剂后诸症明显缓解，续以原方加减治疗月余，咳平泻止。瘀血阻滞，王清任谓："总提上有瘀血，卧则将门挡严，水不能由津门出，由幽门入小肠，水粪合成一处，粪稀溏，故清晨三五次"。治某患者，女，41岁。患过敏性结肠炎2年，近来夜间常感小腹部刺痛，清晨痛甚而泻下黏冻，泻而不爽，泻则痛减。曾用四神丸等治疗少效，观其面色晦暗，神疲倦怠，纳呆，舌边有瘀斑，脉细涩。乃瘀血阻滞，治宜化瘀健脾，通因通用。处方：五灵脂（包）12g，香附、赤芍、乌药、枳壳各12g，当归15g，桃仁8g，乳香6g，黄芪、鹿角霜（先煎）各30g，服3剂后泻出大量黏冻样大便，疼痛止，上方加党参30g，白术15g，续服10余剂，大便恢复正常。〔来源：新中医 1992；（10）：11〕

4. 晨泻别论辨

曹永康经验，晨泻又名肾泻，其证在黎明时脐腹作痛，肠鸣泄泻，泻后即安。因其发病有特定的时间规律而定名。张景岳认为肾中阳气不足，命门火衰，阴寒独盛，故于子丑五更之后，阳气未复，阴气极盛之时，即令洞泄，治以四神丸、胃关煎等。但别有一种晨泻，时间也在黎明，腹痛肠鸣，泻下稀溏，泻后腹中仍感隐痛，此证脾阴亏虚，肝木乘脾，黎明寅卯木旺之时，肝气升动，木来疏土，故亦定时而腹痛泄泻。治宜柔肝敛阴，濡养脾阴。用白芍、乌梅、木瓜、清炙草、怀山药、扁豆衣、莲子、芡实、煅牡蛎、生谷芽、橘白等。辨证要点有：舌上少苔，舌瘦欠润，口干思饮，脉来小弦。若见舌红少苔，脉有数意，则有湿热夹杂，可加川黄连为治。〔来源：中医杂志 1988；（5）：68〕

5. 肝胆郁热，木郁克土五更泄泻辨

赵绍琴治某患者，女。患者从1991年春节开始患每日晨起必泻之苦，曾用过四神丸、参苓白术散、黄连素以及汤药等治疗均无效。现病人晨起泻泄必作，中脘堵闷，两胁作痛，心烦急躁梦多，舌白苔腻厚，脉弦滑且数。此为肝胆郁热，木郁克土之象，当治以舒调木土，以泻肝胆之热。处方：蝉蜕6g，僵蚕10g，片姜黄6g，荆芥炭10g，防风6g，陈皮10g，白芍10g，灶心土30g，猪苓10g，冬瓜皮10g，焦三仙10g，白蔻仁4g。7剂，水煎服。药后晨起即泻已止，中脘堵闷见舒，大便

成形，仍有夜寐梦多，脉弦滑，舌白苔腻。再以前法进退。处方：蝉蜕6g，僵蚕10g，片姜黄6g，荆芥炭10g，防风6g，陈皮10g，白芍10g，灶心土30g，白蔻仁4g，川楝子6g。7剂，以善其后。〔来源：《中华名医特技集成》P.67〕

6. 用升阳法治晨泻辨

丁光迪经验，现在有些晨泻病例，阳虚的证候并不显著，而脾虚湿胜病情却较突出，如肢体困重，倦怠嗜睡，不耐劳动，动则气短，面色萎黄，舌苔白腻或薄白……病在脾而不在肾，宜用升阳法治之。升阳法的用药，余常用羌活胜湿汤加味，加味药如白芷、升麻、葛根、苍术、白术、白芍等，目的是"下者举之"，使清阳上升，挽回中气下陷之势，所以用风药较多，但用量较轻……使升清而微微得汗，则阳气升腾，脾气来复，泄泻亦可愈。〔来源：中医杂志 1982；(10)：22〕

7. 宣肺开上行治节治晨泻辨

张志坚治某患者，男，34岁。病起风温犯肺，大便溏泄，刻下热、咳俱已，晨泻二行，病经匝月，且见耳闭若室，鼻塞时作，胸闷气短，咽干口渴，午后下肢微肿，傍晚稍有腹胀，舌暗红，苔薄，脉细带数，此系肠泄于下，肺窒于上，治节不行水聚，金气不宣传导乱。欲塞其流，先澄其源，拟法宣肺以畅气机，开上以资固下。处方：生紫菀10g，桔梗10g，生苡仁15g，通草5g，薄荷5g，北沙参10g，连翘10g，黄芩6g，陈皮10g，荷梗5g，六一散10g（包）。3剂。药后大便成形，浮肿消退，唯口仍干渴，阴伤未复。前方去六一散加北沙参至15g，石斛10g，生甘草3g。续服5剂，上窍通，口渴已，诸症消失，晨泻竟瘥……肺郁不宣者除晨泻主证外，尚有清窍窒塞（鼻塞、咽痛、耳闭）、气道壅遏（咳嗽气急、呼吸不利、胸闷）、表卫不和（头项胀痛、隐疹瘙痒、寒热）、通调失职（面浮、足肿）等证可辨。治法宜宣展肺气，轻疏上焦，药如前胡、蝉蜕、麻黄、枇杷叶、杏仁、紫菀、薏苡仁、桔梗之类。〔来源：中医杂志 1983；(2)：22〕

8. 养心和血治晨泻辨

张志坚治某患者,女,48岁。素患胸痹,心悸心痛止作无常。服冠心苏合丸症状可解。偶缘饮冷脘痞,遂致肠鸣便溏,初发无定时,后作于天明,泻次不等,辗转3月有余。诊得心悸偶作,夜寐不安,神疲乏力,下肢水肿,虽无胸痛之感,却有窒闷之象,舌淡暗红苔薄,脉象细软,偶有结代。此前屡投四君、理中等方,纳虽香而泻不减。用归脾汤增损为治。处方:炒白术10g,潞党参15g,炙黄芪15g,炒当归10g,炙甘草5g,白茯苓15g,酸枣仁10g,煨木香10g,嫩桂枝5g,紫丹参10g,檀香10g,川芎5g,红花3g,龙眼肉10g。5剂。服药后,肠鸣始见小息,腹泻已减过半,虽未成形,却亦转厚,心悸、少寐,足肿诸症均有起色。药既应手,原方再加炒白芍10g,续进7剂。大便基本正常。守法施治,共服药19剂,晨泻痊愈。晨泻因于心病及脾或心脾同病者,养心可安仓廪,健脾不忘养心。对于久进益气之剂而不效者,必需伍以养血,庶可有济,这是血中求气的治法。〔来源:中医杂志1983;(2):21〕

五、痰湿与泄泻

1. 湿痰泻泄,当化痰顺气辨

许继祥治某患者,女,42岁。罹患慢性腹泻已近2年,每日三四次,稀涎,腹胀肠鸣,夹有白色黏液,胸闷头晕,呕恶痰涎时不泻,反复不愈。全消化道检查未见器质性改变,大便化验多次,亦无异常。……虽泻时久,形体不瘦,面色不瘁,饮食无减,脉弦滑有力,舌苔白腻满布。脉症合参,显系湿痰致泻。治当化痰顺气。处方:白茯苓15g,制半夏9g,陈皮10g,广木香6g,川厚朴6g,胆南星6g,枳实8g,车前子(布包)15g,生山药18g,甘草3g。服6剂后,腹泻每日2次,便无黏液,呕恶、腹胀、肠鸣均减轻。效不更方,上方加炒白术12g,又服9剂,大便成形,每日1次,诸证霍然。继服二陈丸巩固,随访2年未复发。〔来源:中医杂志 1984;

(7)：20〕

2. 寒痰泻泄，宜温化寒痰辨

许继祥治某患者，男，45 岁。素有慢性气管炎，经常咳嗽吐痰，近一年来，又添慢性腹泻，胃脘痞闷，腹胀肠鸣，便中夹有白色黏液，一日三至五次，便前腹部冷痛，背部畏寒怕风，四肢厥冷，经钡剂灌肠诊为"慢性结肠炎"。曾用多种抗生素及中药，效果均不著。诊见精神欠佳，痰多纳呆，小溲清长，脉细滑而迟，舌淡苔白腻滑。证属脾肺阳虚，寒痰内阻，虚中夹实之寒痰泄泻。治宜温运中焦，蠲饮除痰。处方：党参15g，炒白术12g，干姜15g，炙草9g，茯苓15g，清半夏10g，天南星6g，肉桂6g，细辛4g，五味子10g，海浮石12g。服药9 剂，泻止痰少，精神转佳。仍以原方加苏子12g，陈皮10g，依法调治匝月，泻未复作，咳嗽也见减轻。〔来源：中医杂志1984；(7)：20〕

3. 热痰泻泄，拟清化热痰辨

许继祥治某患儿，女，3 岁。患肺炎已 7 天，烧退仍有轻度咳嗽，咯吐黄痰，复见泻下不休，日行 10 余次，绿色稀便，夹有黏液，腥臭难闻，腹胀纳呆，尿赤口干。大便常规：白细胞（+），红细胞偶见，未消化食物残渣（++），大便培养无致病菌生长……脉滑而数，指纹色紫至气关，舌苔薄黄质红。证系热痰下迫之热痰泄泻。投清气化痰丸化裁：陈皮4.5g，杏仁4.5g，枳实3g，黄芩6g，茯苓6g，制半夏3g，胆南星2g，桑皮6g，车前子（布包）9g，瓜蒌6g，六曲10g，山楂10g。服药 2 剂，泻止咳轻，黄苔消退，脉转缓和，遂于原方去车前子、枳实，加地骨皮6g，沙参4.5g，服至 5 剂，诸症若失，一切良好。〔来源：中医杂志 1984；(7)：20〕

4. 燥痰泻泄，投清热润肺辨

许继祥治某患者，女，38 岁。原有慢性支气管炎，每遇深秋干咳不已，咽痒口燥，旋即大便泻下，每日四五次，腥臭稀便，无脓血，腹痛肠鸣，历经三载不愈。曾经某医院检查诊为"结肠过敏"、"慢性支气管炎"，迭进抗生素，自服中成药多种无良效。近十天，咳剧无痰，泻下日益增重，纳呆呕恶，形体消瘦，脉细而数。辨证为肺阴亏损之燥痰泄泻。治宜润燥化痰，清肺养阴。处方：知母12g，川贝母10g，橘红10g，麦冬12g，桔梗10g，生地15g，天花粉12g，杏仁9g，黄芩12g，桑皮10g，蜜炙枇杷叶10g，甘草6g。药服6剂，干咳得止，泻下减至每日2次，舌津已回，薄苔渐生，续以原方去生地、天花粉，加乌梅12g，生山药30g。服至8剂，二便自调，处健脾丸调理，追访3年未复发。〔来源：中医杂志　1984；(7)：21〕

5. 痰瘀泻泄，主痰瘀同治辨

许继祥治某患者，女，32岁。患慢性腹泻近四载，日行三四次，溏薄不成形，夹有黏液，伴头昏心悸，疲倦乏力，纳谷欠佳，厌油腻厚味，胸闷胀痛，呕恶痰多，身体消瘦。经钡灌肠诊为"慢性结肠炎"。服多种抗生素及健脾固涩之中药达百余剂，其症不减……少腹胀痛拒按，脉弦滑，舌胖边有齿痕，苔白腻质暗紫，尖见瘀点，辨证脾虚生痰，痰阻血瘀之痰瘀泻泄。治应痰瘀同治。处方：苍白术各15g，陈皮10g，制半夏12g，白茯苓15g，蒲黄10g，五灵脂12g，丹参18g，赤芍15g，莪术10g，生山药30g。药服7剂，腹痛若失，大便或黄成形，黏液减少，唯纳谷不馨，于原方去蒲黄，加砂仁6g，山楂24g，再进5剂，药后思饥纳食。〔来源：中医杂志1984；(7)：21〕

6. 虚痰泄泻辨

朱曾柏治某患者，男，65岁。1978年以来，少腹经常隐痛不休，肠中辘辘有声，日晡后必解黏液稀便三四次。若稍食生冷、腥荤则黏液更多，以致面晦肌削，精神不振，畏冷喜热，多番医治无效。经会诊确诊为病毒性肠炎，给予对症治疗，依然无效。诊其脉，虚滞无力，望其舌，质淡而根部覆白腻苔。本症其所以延4年之久而屡用敛涩止泻之剂罔效，主要是罹病于"八八"阳衰之后，肾中命火不充，脾土无从受其萌化赞育之功，致使精微失而下渗。患者面晦色夭，泄泻在日晡后始作，足证阻气之衰。脾主化湿，肾主化水，今两脏阳衰，津液凝聚而痰饮作，虚痰上泛骊于舌则根部覆腻苔不化，流于肠则辘辘有声，囷于下则形同黏液而出，故本病治法欲止其泻必先化其痰饮，欲化散痰饮必温其阳。处方：附片10g，肉桂6g，仙灵脾20g，川花椒6g，焦白术20g，炒扁豆20g，焦山楂20g，浙贝母、法半夏各10g，黄芪15g，防风15g，甘草10g。浓煎，频频热服，5剂。服5剂后，腹泻肠鸣减轻，继予原方10剂，诸症悉除，追访年余，病未发而形气渐复。〔来源：中医杂志 1985；(1)：22〕

7. 房后腹泻属阳虚湿浊不化辨

陈培建治某患者，男，38岁，工人。诉每房事后腹泻半年余，服参苓白术散、四神丸等无效。病乃去夏劳累后用冷水洗浴，浴后又食大量西瓜，即感少腹下坠，继而又勉强入房，随后腹泻3次，此后凡房事即泻，并感少腹发凉，倦怠乏力，精神不振。舌质淡，苔薄白稍腻，脉弦虚。证属脾肾阳虚，湿浊不化，用苓桂术甘汤加减：云茯苓8g，白术15g，桂枝9g，甘草6g，肉桂末（冲）3g。5剂，并禁忌房事，后房事未再腹泻，仍感腹有下坠感，又服5剂，节制房事，病愈。〔来源：新中医 1991；(12)：41〕

8. 洞泻属痰饮夹风辨

陆慎其治某患者，女，54岁。大便溏泻，完谷不化，日行十多次，迭经治疗，疗效不佳，蹉跎月余，多用四君、理中、痛泻要方。症见肠鸣辘辘，频频下利，完谷不化，下肢浮肿，面黄不荣，唇爪无华，气短懒言，纳少脘胀，形寒畏冷，溲清短少，苔白微腻，脉来虚弱，证属痰饮夹风，流注肠腑，治宜温中渗湿、驱风涩肠。炮姜、炙甘草、赤桂心、熟附片、赤石脂、禹余粮、砂仁、苍术、独活、槟榔、广木香、红枣。服5剂，大便转稀日行2~3次，纳谷大增，调理匝月而愈。《内经》云："春伤于风，邪气留连，乃为洞泄。"风邪在肠，久而不去，脾运受阻，湿聚成痰，痰饮夹风之洞泻，方用苓桂术甘汤、桃花汤、赤石脂禹余粮丸等驱风于一炉，颇为至当。

〔来源：江苏中医　1991；(3)：6〕

六、瘀血与泄泻

1. 温阳化瘀治慢性结肠炎辨

颜德馨经验，慢性结肠炎，反复发作，久疗不愈，且痛有定处，痛处拒按，多系腹部寒瘀，胶滞不化，传化失司所致，用膈下逐瘀汤与附子理中汤轮流服用，做到剿抚兼顾，邪去正复。治张某，女，25岁，工人。患者患慢性结肠炎已四载，便带黏液，每日4～5次，腹痛环脐而作，脉弦细，舌紫苔薄。气瘀交抟，腹部阳气失宣，拟温阳化瘀并进：枳壳、延胡、白芍、桃仁、五灵脂、红花、蒲黄各9g，乌药6g，小茴香3g，肉桂、甘草各4.5g。5剂。二诊：服药后腹痛减轻，便溏日行两次，病久脾肾阳虚，失于斡旋，瘀浊凝而不化，上方加附子4.5g，公丁香2.4g，7剂。三诊：腹痛已止，大便每日一行，宿疾4年，温阳化瘀已使顽石点头，上方加补骨脂9g，7剂而安。〔来源：江西中医药　1989；(4)：3〕

2. 少腹逐瘀汤治疗慢性肠炎辨

张伯臾治某患者，男，44岁。少腹痛则大便，质软夹有白色黏冻，日两三次，病延年余，脉弦小，舌净。寒湿瘀凝结肠，病久渐入血分，拟少腹逐瘀汤。方用小茴香3g，桂枝6g，赤白芍各9g，当归15g，川芎6g，桃仁9g，红花6g，木香4.5g，失笑散12g（包煎）。7剂。二诊：药后大便日行3次，量多夹白冻，少腹痛减。昨起大便已减至1次，脉小滑，舌净。前法既效，毋庸更张，前方去木香，加香连丸4.5g（分吞），共20剂。三诊：大便正常，便前腹部稍有隐痛，脉弦小，舌净。湿瘀渐化，脾气尚弱。拟温中理气法。方用桂枝6g，炒白芍12g，炙甘草4.5g，煨姜4.5g，大枣5枚，当归12g，木香4.5g，小茴香4.5g。〔来源：《难病辨治》P.11〕

3. 桂枝茯苓丸治痛泻辨

胡源民治某患者，女，32岁。患者腹痛泄泻反复发作8年。近来病情加重。便前伴腹痛，寒战，日数次至十余次，大便呈稀水状，无恶臭。西医检查，腹平软，未触及包块。大便常规及培养无阳性发现。B 型超声波检查：降结肠内膜回声增强且模糊，提示炎性改变。钡灌肠检查示为慢性溃疡性结肠炎。曾先后采用痛泻要方、健脾汤、温脾汤、参苓白术散、附子理中汤等治疗无显著改善。中医会诊：见患者形体尚丰，性格爽朗，舌质略紫，脉弦中有涩。素有月经不调痛经史。考虑系由气滞血瘀，壅阻肠道，致传化失常。投桂枝茯苓丸方：桂枝、赤芍各 15g，茯苓 30g，红花（代桃仁）、丹皮各 10g。首剂服下腹痛即减，3 剂后腹痛基本消失，仅便时稍有腹痛，已无寒战，5 剂尽症状全失。〔来源：中医杂志 1985；(11)：25〕

4. 闭经致泄辨

刘宗凯治某患者，女，21 岁。腹痛腹泻半年余。素日便溏，轻者日行 2~3 次，重者 6~8 次，间有黏液。经西医诊断为"慢性结肠炎"。病情时轻时重，于某年某月某日来我院住院治疗。住院期间，经西药抗炎、解痉、收敛剂等治疗十余天，病无增损。询问其现症，倦怠无力，胃脘不适，纳差，大便日行 4~5 次，稀溏，间有少量黏液，小腹胀隐痛。舌质略紫稍黯，苔白稍腻，脉细弦，认为脾不健运，湿邪留滞大肠所致。治宜健脾利湿，涩肠止泻。处方用党参、云茯苓、白术、川厚朴、诃子、山药等，服 3 剂，病情未见改善。追问病史，除上症外，得知近年来常因父母不和，性情沉默，抑郁不乐，两胁时有胀痛，其月事半年或 4 个月 1 次，此次月事三月未行。既往经血暗红，带有血块。此属肝郁气滞，血瘀经闭。拟疏肝行气，活血通经为治。处方：全当归、益母草各 15g，白芍、泽兰各 12g，怀牛膝 20g，延胡索、醋柴胡、生蒲黄、五灵脂、小茴香、川红花各 10g。3 剂，水煎服，日 1 剂，2 次分服。服药后大便次数减少，日行 2 次，其质呈糊状，且食欲有所增加。当服药第二剂之后，病人一时突然少腹疼痛，胀满，拒按，随即给予安痛定、鲁米那后症状缓解。余症如前，仍守前方 3 剂，疏肝行气，活血通经。3 剂药尽，月信已通，经量中等，带有血块，经色暗红，且大便日行一次，呈条状，无黏液，少腹已不痛，胀满明显减轻，诸症基本消失。为巩固疗效，仍守上方 3 剂，两天 1 剂，而善其后，随访 2 年上症未再复发。

七、通补奇经治慢性泄泻

1. 慢性腹泻从通补奇经论治辨

陈继明治某患者，男，61 岁。大便稀溏或见完谷不化，日 3～4 行，食欲不振，形体消瘦……诊为慢性肠炎、肠功能紊乱，叠服消炎止泻药及化湿健脾、温肾涩肠中药，无显效。患者面色少荣，小腹隐痛，腰酸膝软，夜寐咽干，脉弦细尺弱，苔薄白舌质淡红。良由泄泻日久，脾病及肾，肾阳不振，阳损及阴，累及奇经，奇阳不升，是以泄泻难愈也。姑于温润升阳，通补奇经。药用：鹿角霜 12g，仙灵脾 12g，巴戟天 12g，菟丝子 12g，炒白术 12g，炮姜 2g，赤石脂 15g（包），炙甘草 10g，厚杜仲 12g，茯苓 12g，绿升麻 10g，小茴香 2g，炒当归 10g。服 5 剂后，腹泻次数已减，小腹隐痛也除，仍予原法出入，调治 1 月，腑行正常，眠食俱佳，嘱服参苓白术丸以善其后。叶天士说："肾虚瘕泄，乃下焦不振，纯刚恐伤阴液。"乃创温润肾阳，通补奇经一法。〔来源：中医杂志 1989；（1）：17〕

2. 痢伤冲任辨

魏龙骧治某患者，女，35 岁。患者于 1970 年患急性细菌性痢疾，经多方治疗未能痊愈，继而转为慢性菌痢。症见下痢脓血，腹痛，肠鸣，腰痛，足跟痛，四肢麻木，少腹冷痛，月经失调，经血少色如漆，舌质淡，脉沉弦。脓血便多时可达半痰盂，每日大便 3～4 次，腥臭，多次化验大便，白细胞均在 30～40 间，时现成堆白细胞，偶见红细胞，并可见鞭毛虫。曾服用四环素、氯霉素、黄连素等，并注射青霉素，投清热解毒中药，病情反而加重。证属久痢伤及冲任二脉，而致阴阳并损，治以温补脾肾。药用：茴香 9g，菟丝子 9g，川附子 9g，杜仲 12g，补骨脂 6g，当归 6g。6 剂，水煎服。二诊：药后大便仍有白色黏液，肛门下坠，少腹冷，腰脊酸楚，脉沉弦而指下无根，舌质淡，症情如前，属病重药轻，仍宗前法：茴香9g，菟丝子12g，黑附片9g，补骨脂6g，桑寄生12g，大黑豆30g（打），鹿角霜6g，6剂。三诊：药后下痢黏液减少，腰痛、腹冷等症状均有好转，舌质淡，脉细。前方加减，药用：大黑豆30g（打），茴香9g，党参24g，黑附片9g，菟丝子15g，当归6g，补骨脂9g，生牡蛎15g，鹿角霜9g，椿根皮18g，黄芪30g，6剂。四诊：症情大为好转，便已成形，每日1~2次，未见脓血，病已趋于稳定。药用：椿根皮30g，老鹳草12g，黑豆15g，黄芪15g，白术12g，补骨脂9g，菟丝子9g，续断9g，诃子肉15g，大熟地30g，6剂。五诊：诸症基本治愈，时感足跟痛，四肢麻木。证属正虚未复，仍拟补益脾肾，改为丸剂巩固，调理近两个月，痊愈而安，后随访未见复发。〔来源：中医杂志　1994；（2）：79〕

八、腹泻致少阴格阳

产后腹泻致少阴格阳、虚阳外越辨

尚福林治某患者，女，23岁，农民。一年夏天足月顺产一男婴，次日起肠鸣腹泻水样便5~7次/日，纳呆恶心腹满，午后低热，头晕汗多，肢体酸困，先后至多家医院就诊住院，多次粪检见有少量白细胞及脂肪球，无虫卵，血粪菌检阴性，历经各院内科、传染科及妇产科予输液、多种抗生素及葛根芩连汤和白头翁汤等治疗2月余无效，且水样大梗发展至10~20次/日，以至滑脱不止，通知病危，后自动要求出院。检查：T36.4℃，P105次/分，R20次/分，BP12/6.7kPa。诊见形消肉脱，闭目蜷卧，轻唤即醒，夜间烦躁不安，动则喘急汗出，渴喜热水，饮则干呕频作。咽痛但无红肿，颧红如妆，不欲盖衣被，手足拘急，四肢冷至肘膝。大便量少，质稀薄似清水样，尿少黄。舌黑滑胖、苔剥，脉伏微欲绝。属少阴下利格阳危证。亟宜破阴回阳，救逆固脱，拟白通汤加猪胆汁汤。处方：生附子（先煎1小时）、干姜各60g。葱白6枚，红参

30g，五味子18g，沉香（后下）5g，麦冬、赤石脂（一半冲服）各45g，煎取300mL，入童尿100mL，猪胆汁20mL和匀少量频服。次日再诊：粪水由洞泻无度减为11次/日，颧红烦躁肢冷见转机，效不更方，续进2剂，如法煎服。三诊：患者神清肢暖，极度疲惫，稀粪3～5次/日，尿量增加，烦渴，手足拘急大减，自汗恶寒喜暖，心悸失眠多梦，手足心热，饥不欲食，食则脘腹胀满。舌青淡胖，苔剥，脉沉细滑。危症去则病缓图。拟温中散寒治其本，佐以滋阴复营，桂附理中汤合黄连阿胶汤化裁。处方：肉桂（后下）2.5g，黄精、制附片各15g，红参、干姜、葛根、土炒白术、阿胶（烊化）、炙甘草各10g，炙黄芪、怀山药各30g，佩兰、炒莱菔子各5g，白芍6g，鸡子黄2枚（入煎汁拌匀）。四诊：上方服7剂后大便成形，1～2次/日，头晕乏力、饮食明显好转，口腻脘痞，夜间睡眠5～6小时，舌淡红，苔薄腻，脉细，拟参苓白术散，6～15g/日，巩固月余痊愈。〔来源：新中医 1996；（2）：2〕

九、腹泻奇治别论

1. 逆流挽舟治经行腹泻辨

李鸿琦治某患者，女，26岁，工人。经行腹泻3年有余，患者每于经期发生腹泻，日解大便5～6次，经净则止，虽多方求治无效，经期5天，经血量多，带多质稀，体微胖，身凉喜温，神静少言，面白，舌淡红微胖，苔薄白，脉弦不数。诊为经行泄泻。病由脾胃气弱，行经益虚，致水谷湿浊不化，下注大肠而发。试以喻氏逆流挽舟之法，方用人参败毒散。处方：红参1g，羌活、独活、柴胡、前胡、生姜、炙甘草各10g，枳壳（炒）、云茯苓各12g，桔梗、川芎、薄荷各6g。水煎，日1剂，经前2～3日开始，服药至经行过后。上方共服7剂，服药第三天月经来潮，日解2次稀便，左下腹不适，便前腹微痛，至经行第4天大便日1次。依上方5倍量研末，每服5g，日2次，以资巩固，先后调治3月余，随访至今未复发。予人参败毒散者，缘清阳升则脾运健，邪浊驱则泻自止，可见

喻氏逆流挽舟法不仅宜于外邪客体，而且也可用于内伤之湿或内伤夹邪者。〔来源：新中医 1993；（1）：50〕

2. 用驱虫法治泄泻辨

张羹梅治某患者，男，33 岁。患者 8 月来每日腹泻数次，大便伴有黏液，无便血，脐周痛呈阵发性，面色苍白，肢冷，腰酸。曾于某医院作钡灌肠："肠道未发现器质性病变"。先后应用氯霉素、链霉素等，无明显好转。来我院门诊，初以六君子汤合香连丸为主，不效。再加石榴皮等固涩之品，仍未效。再加厚肉桂、熟附块温补脾肾之阳，亦未见效。经治 2 月余，病无起色。偶在一次大便检查中发现有蛔虫卵（＋）、钩虫卵（＋），此病由于饮食失常，损伤脾胃，湿浊内生，湿蕴生虫。治拟：先驱虫，以消积垢。药用化虫丸加减：苦楝根皮 60g，槟榔 30g，使君子肉 15g。药进 3 剂，下虫数条，腹痛减轻，大便仍溏，虫虽去，但脾运未复，内湿未清。后以党参30g，焦白术 18g，云茯苓 18g，薏苡仁 18g，广陈皮 4.5g，白扁豆 9g，煨肉果 4.5g，补骨脂 9g，炙甘草 3g。7 剂后，大便恢复正常，无腹痛，随访 3 个月，未再复发。又治某患者，男，44 岁。患者腹泻 6 月余，每日大便数次……经中西医多次治疗无效果。苔白腻，脉细无力……以健脾理湿治之。方用：理中丸合诃子散加减。3 剂药后，腹泻依然，症无改善。再察患者眼睛，发现巩膜区有黑色小斑（呈小三角状），嘴唇见凸起小泡样颗粒，疑为虫积，再次复查大便，终于找到虫卵。治宜先驱虫积。药用：苦楝根皮 60g，花槟榔 30g，使君子 15g，雷丸 12g。上药煎后空腹服用。服药 3 剂后，曾泄蛔虫数十条，腹泻即止，脉无力，苔白腻。虫去正衰，方用：参苓白术散加减，嗣后加炙黄芪 12g，调理善后。〔来源：上海中医药杂志 1992；（11）：17〕

十、大便失禁不尽用补涩

大便失禁，从疏肝理气兼以清热论治辨

余慎初重视肝对疏通人体气机的作用，认为大便的通调，也有赖于体内气机的畅达。若肝失疏泄，气机不畅，常出现肾与大肠等功能失常，从而导致大便约束的障碍。治某患者，男，65岁。患者大便失禁已1月余，每于下腹部疼痛时，大便就自行排出，或一有便意也随即排便，1天滑脱数次，大便成形，但带有黏液。近月来曾多方求治，前医投涩肠固脱剂未能见效。患者精神抑郁，胸胁胀闷，时有嗳气，舌质偏红、苔白，脉弦数。证属肝失条达，气机不畅，兼热蕴肠道而致大便失约。治宜疏肝理气，清热解毒。拟四逆散与白头翁汤合方加减：柴胡6g，白芍10g，枳壳6g，葛根6g，白头翁6g，秦皮9g，黄柏5g，黄连5g，木香5g，怀山药15g，铁苋菜15g，甘草3g。水煎服，4剂。服1剂后大便就稍能自禁，又继服3剂后，大便已基本恢复正常，每天排便1次，下腹部疼痛亦除。前方获显效，为巩固疗效，仍按前方再服4剂，以收全功。
〔来源：中国医药学报 1994；(4)：33〕

十一、小结与评述

（一）阴虚与泄泻：无湿不成泻，腹泻会耗津伤阴，但阴虚也会影响水谷之运化而致泄泻，此乃阴津亏损，阳失阴助，脏腑功能失调，所以滋阴补液不失为治疗阴虚泄泻之一法。

1. 肺阴不足，燥火内动腹泻：症见便泻急迫，次频量少，肛门灼热，多伴胸闷微咳，口干喜饮，舌质红少苔，脉虚细数，治宜轻清凉润。

2. 脾阴不足，水谷不化腹泻：症见泄多鹜溏，黏滞不爽，便次不甚多，唇颊淡红，手心灼热，口干不欲饮，舌淡红或嫩红少苔，脉虚细略数。治宜甘淡微寒清润脾土、滋补脾阴，用药宜平宜淡。

3. 胃阴不足五更泄泻：症见黎明即肠鸣泄泻，溏便量多，纳呆，口唇干裂，口渴欲饮，心烦，舌红赤无苔少津，脉沉细数，与肾阳虚五更泻有虚寒见症迥然不同。治宜养胃阴清胃火，佐以健脾止泻，可用玉女煎加减。

4. 元阴不足泄泻：症见以凌晨临厕为多，量少，质稀黏或稠，小腹或有微痛，还伴有其他肾阴虚表现。治宜滋补元阴，峻补其肾可愈。治疗阴虚泄泻较常用的药物有：怀山药、南沙参、北沙参、黄精、石斛、玉竹、乌梅、白芍、芡实、百合、五味子等，用药时尚须注意配伍，即使峻补，也要适当配伍调气而不香燥之品。

（二）肺与泄泻：泄泻多责之脾肾与肝诸脏功能失调，但肺主治节，为水之上源，肺之宣降失调也可引起脾之运化和肝之疏泄失常而泄泻。

1. 主以补肺次以健脾治久泻：用于久泻不愈，气短乏力，纳后腹胀，口咽干燥，苔少质嫩，脉细等，证属肺虚不主治节，脾不健运之久泻。

2. 补肺温肾治五更泻：用于慢支咳嗽伴慢性结肠炎泄泻，气喘乏力，语言低微，咳吐痰浊，黎明腹痛腹泻，肢冷，脉虚无力等，证属肺肾两虚，通调失司，大肠失于固涩之五更泻。

3. 宣肺疏肝治久泻：用于慢性泄泻久治不愈或反复发作，伴胸闷、胁胀、脘腹不舒，毛发不荣，或伴咳嗽，苔白腻而厚等，证属肺失宣降，肝脾不和之久泻。

4. 清肺润燥治泄泻：用于腹泻，或洞泻不止，或腹泻不消化食物，伴咳嗽，胸闷气紧气逆，痰白黏量少，或发热，午后较甚，身倦神疲，舌红少苔或无苔，脉濡数等，证属肺燥火邪或痰热之邪下迫大肠之泄泻。虽洞泻不止，或见完谷不化，乃属燥邪，邪火急迫，下奔大肠，来不及变化，非阳虚洞泻完谷不化。从肺辨治腹泻多伴有肺经症状，如胸闷咳嗽，气逆，小便虽通，但质色深赤，肌肉瘦削，毛发不荣等。

（三）久泻并非皆属虚：暴病多实，久病多虚，但常中有变，久泻仍有邪实，并非皆属虚证。久泻仍有邪实主要从如下几个方面辨识：

1. 虽泄泻，或晨泻已久，但一般情况不虚，如虽形体消瘦，而精神尚佳，两目炯炯有神，无神疲乏力之感，纳食也可，或形体尚健。

2. 虽见正虚，但有小腹坠胀，大便不爽，带有黏液，便前腹痛，便后痛减，或里急后重，或用补涩药后腹泻、下痢次数虽减，但腹痛有增无减且增胀满等湿热积滞或寒湿积滞未清。上述见症不必悉俱，只要有其中一二症便可。

3. 虽外表看似正虚，而舌苔根腻且厚，或舌苔厚腻，或白腻或黄腻，舌质粗干或舌尖红刺，或舌质淡晦而有紫气。所以，慢性久泻仍应详察辨识湿热积滞或寒湿积滞是否残留未除，若有积滞未去，仍先行通滞，即或清化湿热通滞，或温化寒湿通滞，不通其滞，无以荡其积，一般宜先攻后补，或攻补兼施，但不可壅补。

（四）五脏六腑皆令五更泻：五更泻多为脾肾阳虚，以理中、四神丸等为多用，但致五更泻的病因病机远非脾肾阳虚两端，五脏六腑皆令五更泻，五更泻也不仅属虚证，还有实证。脾胃清阳不能五更应运而升是五更泻的基本病机。酒食积滞，肝经郁火，肝郁脾虚，肝脾不和，脾虚湿盛，肺失治节，瘀血阻滞，肝胆郁热，脾阴亏虚，肝木乘脾，心脾两虚均可致五更泻，不可不辨。

（五）痰湿泄泻：湿聚成痰，痰湿痰饮虽与湿同类，但饮为阴邪而湿轻，痰饮痰湿泻与湿盛则濡泄虽有联系，但也有所不同。有痰湿泻、寒痰泻、燥痰泻、痰瘀泻、风痰泻、虚痰泻等。痰湿泄泻多见于慢支病人，或素体痰湿较盛者。痰湿泄泻常见大便泄泻，或如稀涎状，或如痰涎状，或如泡沫状，或夹有黏液如涕，多同时伴有咳嗽、胸闷气喘，或见咳吐痰涎多时，腹泻可减轻，或咳吐痰涎与腹泻并重，脘腹胀闷，或肠鸣辘辘有声，或见有不消化食物，多无脓血便，舌苔多厚腻，舌质多胖而淡，但随寒、热、虚、实之不同，会有不同的舌象改变。治宜化痰顺气、温化寒痰、清化热痰、清化燥痰、痰瘀同治，可随证选用二陈汤、平胃散、清气化痰丸、苓桂术甘汤、失笑散等方加减。

（六）瘀血与泄泻：泄泻日久，水病及血，或湿阻气滞血瘀，水瘀交阻，清浊不分而泄泻。久病入络，泄泻日久也常有因瘀血阻络而不得痊愈。在处方中选加适当的活血之品，常可提高疗效，有活血止泻之功。

1. 瘀滞泄泻：症见腹泻，久疗不愈，且痛有定处，痛处拒按，舌质紫或有瘀点，脉弦涩。常见于慢性非特异性溃疡性结肠炎、节段性肠炎、过敏性结肠炎有瘀血阻滞经久不愈者，治宜活血化瘀止泻，可选用血府逐瘀汤、膈下逐瘀汤、桃红四物汤。且需随证配伍健脾气、温脾肾、化湿热、消积滞等药。

2. 瘀滞痛泻：痛泻一证多属肝脾不和，以选用痛泻要方为常。但痛泻不尽属肝脾不和，瘀血阻滞也痛泻。症见腹痛则泻，泄泻不爽，腹痛常有定处，泄泻或为稀水状，或便溏，或带有白色黏液，或伴有其他瘀血见症，舌紫或有瘀点，脉沉涩。治宜活血祛瘀定痛止泻，可选用血府逐瘀汤、少腹逐瘀汤、桂枝茯苓丸。

3. 闭经泄泻：临床上可见经期泄泻，多属脾虚不运，气血不调。但闭经也可致泄泻，症见先始月经不调，渐见闭经，而后渐见泄泻，或带有黏液，胸闷，小腹与少腹疼痛不适，既往月经有血块，色暗红。此乃肝郁气滞，血瘀不行，阻于冲任则闭经，滞于肠络则清浊不分而泄泻，治宜疏肝活血，通经止泻，可选用血府逐瘀汤加减。

（七）奇经与泻痢：泻痢日久，脾病及肾，肾阳不振，阳损及阴，累及奇经，致泻痢难愈。症见泻痢日久，或稀溏，或完谷不化，形体消瘦，小腹隐痛，腰膝酸软，咽干，或足跟痛，四肢麻木，或月经失调，脉沉弦或细弱，苔薄白质淡红。治宜通补奇经，调理冲任，阴阳并顾。用药宜温润，不宜刚燥。

（八）腹泻至少阴格阳：重度泄泻可造成耗津伤阴，但也可泄泻伤阳而致格阳重证。辨证关键在于寒热真假之辨识。现今多用中西医结合抢救治疗。中医治疗急宜破阴回阳，救逆固脱，可选用四逆汤、白通加猪胆汁汤。

（九）巧辨奇法治泄泻：有些慢性腹泻，常法不易取效，又需巧辨奇治。饮食不节，损伤脾胃，湿浊内生，湿蕴生虫而致泄泻，中医称之为"虫泄"，治宜先驱虫以消积，而后再随证健脾运湿调理。经行泄泻，常法不效者，可用逆流挽舟法。

（十）大便失禁不尽属虚：大便失禁多属气虚不固，主从补涩论治，但不尽属虚。肝主疏泄，条达气机，气机郁滞而便秘，但肝失疏泄，气机不畅，而横逆又可致大肠传导功能失常，失其约束而大便失禁。治宜疏肝理气配合清热，可选用四逆散合白头翁汤加减。

便　秘

一、用泻心汤法治便秘

1. 半夏泻心汤治小儿便秘辨

朱晓明治某患儿，9 个月。半年来大便硬结如羊屎，每周需用蜂蜜 500g，常用开塞露或灌肠方可便出，按其腹甚胀，苔白而厚，以半夏泻心泻调之，药进 7 剂，便已不燥，每日 1 行。〔来源：陕西中医　1985；(12)：546〕

2. 甘草泻心汤治中焦气虚大便燥结辨

岳美中治某患者，男，55 岁。主诉便燥数月，每饥时胃脘胀痛，吐酸，得按则痛减，得矢气则快然，唯矢气不多，亦不渴。诊见面部虚肿，脉濡缓，投甘草泻心汤加云茯苓，3 剂后大便稍畅，矢气转多。改投防己黄芪汤加附子 4.5g，1 剂后大便通畅，痛、胀均减，面浮肿亦消，唯偶觉烧心（胃灼热），原方加云茯苓又服 2 剂，3 月后随访，诸症消失。〔来源：《岳美中医案集》P.45〕

二、从肺辨治便秘

1. 肺气不足，大肠虚秘辨

王建平治某患者，女，58 岁。患慢支 6 年，大便秘结 2 年，诊断为"习惯性便秘"。药物治疗，时好时差，始终未能治愈。形体较胖，动则气促汗出，咳嗽不得卧，语声低怯，大便 3 天未行，排便不畅，时有久蹲厕而仅有便意而无大便，努劲不出，面色苍白。舌淡苔白而干，脉虚大无力。证属肺气不足，失于肃降，大肠传导无权之"虚秘"。拟补肺降气，导肠通便，三子汤加味：苏子、瓜蒌皮各 6g，白芥子、沉香、杏仁各 5g，山楂 9g，桑白皮、莱菔子、太子参各 10g，蜂蜜适量（冲）。服 10 剂，大便转润，咳喘明显好转。〔来源：新中医

1986；（10）：5〕

2. 肺气上逆，大肠气秘辨

王建平治某患者，男，52岁。患过敏性哮喘8年，大便秘结3年，近哮喘发作7天，喘促不能平卧，张口抬肩，大便秘结，6日未通，口干唇燥，面色无华，头汗出，舌紫暗，苔白厚而干，脉滑数。证属肺气喘逆失于肃降，大肠传导失职之气秘证。宜降逆平喘，宣肺导便法，定喘汤加减：白果10个（炒），麻黄、苏子、杏仁各6g，阿胶、莲子肉、麦冬、法夏、黄芩、桑白皮、款冬花各10g，甘草3g。4剂后哮喘已止，大便转调，乃改用对蛤蚧泡酒，此后哮喘发作大减，大便已通畅。〔来源：新中医　1986；（10）：5〕

3. 肺失肃降便秘辨

张建明体会，本证以咳嗽痰多，胸膺闷塞，喜作叹息为辨证要点，但不得专事肃肺为治，而须佐宣肺之品以和其宣肃，可选用苏子降气汤合三拗汤加减。某患者，男，38岁，素有支气管哮喘史，便秘1年余。始则解时虽艰涩不畅，但仍日行，后则延时渐长，至每旬必服生麻油以求一解。舌质暗红，根苔薄黄而腻，脉弦滑。肺失宣肃之机，用宣肃肺气之法。炙苏子、当归各15g，橘红、前胡、厚朴、炙甘草各9g，炙麻黄、杏仁、桃仁、枇杷叶各6g。服5剂无明显影响，苏子增至30g，服7剂，药后大便畅行，歇治一月，未见复闭。〔来源：江苏中医　1991：（8）：8〕

三、从湿郁辨治便秘

1. 水病似燥便秘辨

刘渡舟经验，老年人往往脾肾阳虚，不能气化津液，以致水气凝结蓄而不行，津液不布，不能濡润大肠，可成为水聚津凝的大便秘结之证，不能误作燥热便秘来治。这种大便秘结，常伴有口干渴，但饮水不多，心悸，头晕，气短，胸脘发闷，或见轻度浮肿，惟小便则短涩不利，面色青黯，脉见沉弦，舌苔水滑。治疗以桂枝、云茯苓、猪苓、白术、泽泻等，药后俟其小便通利，津液以行，阳气以布，则大便自下，切不可误作燥热便秘而妄投苦咸寒等攻逐之品而伤脾胃阳气，反使水气无制，往往腹胀肢肿，饮食不下，喘满而死。〔来源：《名医特色经验精华》P. 34〕

治某患者，女，52 岁。素有大便秘结，常五六日一行，坚如羊屎，口干渴，但饮又不多。每到夜晚，自觉有气从心下上冲，继而头晕、心悸、气短、胸闷等症俱见，身有轻度浮肿，小便短涩不利，颜面虚浮，目下色暗，脉沉弦，舌胖嫩，苔水滑。此证水病似燥，因津液不得敷布所致。水为阴邪居于下，病则必犯阳气而逆于上，所以症见头晕目眩，胸满，心悸。水邪不去，则气化不行，津液不布，故上见口干而渴，下则小便不利，大便秘结。更参其脉与舌，确定心阳不振，水气为患无疑。疏：茯苓 30g，桂枝 9g，白术 6g，炙甘草 6g。服两剂则头晕、心悸减，原方又加肉桂 3g，助阳以消阴，加泽泻 12g，利水以行津。又服两剂，小便自利，大便每日一行，面色转红，诸症随之而愈。〔来源：《伤寒论通俗讲话》P. 65〕

2. 湿阻大肠便秘辨

路志正经验，若素嗜浓茶，过食酒浆，脾阳受损，湿滞大肠，虽大便溏薄，然也努挣难出，而成湿秘。其面色晦滞，苔腻，脉濡缓，宣清导浊汤（云茯苓、猪苓、晚蚕沙、皂荚子、寒水石），运用得当，确有效验。〔《名医特色经验精华》P. 38〕

功能性巨结肠症，似属于中医学之"肠痹"、"便秘"等范畴。在临证中，以实秘、燥秘为多，而湿邪久郁，阻于大肠之便秘，较为罕见。近遇一例，其病因病机和证候表现，虽与《温病条辨·下焦篇》"湿温久羁，三焦弥漫，神昏窍阻，少腹硬满，大便不下"不尽相通，但是根据"少腹硬满，大便不下"而采用本法。某患者，女，20 岁，便秘 5 年之久，长期服用双酯酚酊，初服 1～2 片有效，后增加到 24 片亦无通便作用，于是多处就诊，效不显著。因在某医院住院两个多月，经 X 线拍片造影，结肠从升部到降部皆粗大如拳，诊断为功能性巨结肠症。曾用中西药物治疗，仍靠灌肠维持，患者失掉治疗信心，而来我院门诊。症见脘闷腹胀，稍饮水浆即全身肿胀难忍，因而不敢饮水，致尿量甚少，大便秘结，纳谷呆滞，体重下降，肢倦神疲，面色晦而不泽，脉象濡弱，苔薄白而干。一派虚损之象，毫无阳明热结之候，选用益气培中，养血润燥法，连进10剂，仍毫无寸功。在医院灌肠后，所便亦先解出水样便，很少干结粪块，且腹部经常肠鸣辘辘有水声，显系湿邪久郁，阻于大肠之阳明证。口渴而不敢饮，饮则全身肿胀，为湿邪壅盛，气机窒塞之候，与虚秘实秘迥然不同。仿吴鞠通宣清导浊法，药用茯苓30g，川厚朴12g，杏仁（后下），藿荷梗各10g，晚蚕沙（布包）15g，炙酥皂角子为末分冲4g，炒莱菔子12g。药后患者小便明显增多，完全可以顺利自行排出大便，腑气得通，湿浊得化，胃纳大开，食量较前增加一倍，饮水也不再肿胀，半月之间，面色红润丰腴，体重增加，与初诊时形瘦神疲，判若两人，精神愉快，已上班工作。〔来源：《医话医论荟要》P.255〕

3. 痰浊阻于肠胃，阳气郁闭不伸便秘辨

朱曾伯治某患者，男，63岁，干部。便秘4年，每次大便需五至九日，甚至十日以上，腹胀，胁肋不适，近年来服过多种泻下剂，初试或有小效，继服则便秘腹胀更甚。常年依赖灌肠，苦不堪言。形体尚健，时有心前区隐痛和头晕、睡眠不安，口鼻干涩，咽中灼热，脉弦滑有力，舌苔黄白相兼而腻。证属痰浊阻于肠胃，阳气郁遏不伸，治以化痰浊升清阳为治。处方：防风20g，黄芪15g，焦白术30g，薏苡仁30g，炒麦芽20g，陈皮20g，柴胡10g，法半夏10g，决明子30g，甘草6g。服2剂后，自动排便1次，粪量不多，上方中防风加至30g，焦白术加至50g，炒麦芽加至50g，并用浙贝母、沉香各半研末，每次用药液吞服1g，1天5次。自称服药1剂后，即大便1次，3剂毕，又大便1次，心前区亦泰然无恙。嘱其带药5剂，间隔两天服1剂，随访3年，未见复发。〔来源：中医杂志　1989；（8）：20〕

4. 痰遏肠曲便秘辨

张建明经验，明·万密斋倡痰秘并出三子养亲汤为主治。此证多见于年老体弱，痰浊暗阻。某患者，男，72 岁。有冠心病、高血脂病。近 2 年来便秘已深，常逾周旬方得一解，但所解大便性状如常，纳食减少，体态丰腴，面色红润，乃属痰浊暗阻腑气。以化痰下气，佐以健脾消导：炙苏子 30g，莱菔子、白芥子各 15g，党参、生白术、茯苓、姜半夏、陈皮各 9g，川厚朴、槟榔各 6g，焦楂曲各 12g。服 5 剂后，果得矢气而肠鸣，纳增。上方加生首乌 20g，又服 7 剂，大便已可 3 天一解，服至 32 剂，大便喜见日通，高脂血症也见缓解，乃又嘱其平素泡饮生白术、姜半夏、陈皮、苏子、莱菔子巩固疗效。〔来源：江苏中医　1991；(8)：8〕

5. 湿阻气遏顽固性便秘辨

石炳武治某患者，男，53 岁。患便秘、腹胀、纳呆 3 年余，大便三五日一行，伴脘腹胀满，进食尤甚，纳食呆滞，时有嗳腐，身重倦怠，眩晕头痛，肢体困痛，时有浮肿，口黏而涩，舌淡红，苔白厚腻，脉滑缓。此为湿阻中焦，遏闭气机，腑气失运。治取燥湿导浊，通降腑气。方用平胃散化裁。处方：苍白术各 10g，川厚朴 10g，陈皮 10g，薤白 10g，制半夏 10g，皂荚子 5g，槟榔 10g，枳实 10g，莱菔子 15g，草豆蔻 10g。3 剂后，大便得下，继进 3 剂，大便调畅，日行 1 次，遂以香砂六君子辈善后。随访 2 年余，便秘未发。〔来源：中医杂志　1987；(12)：16〕

6. 化湿清热法治便秘辨

伍氏体会：湿热蕴脾，大便不爽，胶结难解，小便短黄，脘腹胀满，肢体困重，呕恶纳呆，口苦面垢，舌质红，苔黄腻，脉濡数，清热化湿，调畅气机，用三仁汤。〔来源：上海中医药杂志　1994；(2)：24〕

7. 心肌梗死湿热便秘辨

张问渠等经验，平素嗜好饮酒，多食肥甘者更易蕴结肠胃，久而生湿化热，阻遏气机，导致便秘。急性心肌梗死亦可见此种类型便秘，症见胸闷，嗳腐吞酸，呕吐，舌苔黄腻，脉弦滑。湿重于热时则苔白腻，腻中夹黄，脉濡，四肢困重，脘闷腹胀；热重于湿时则苔黄夹腻，脉弦数，胸闷纳呆，腹胀，此种证候以泻热化浊法治疗，可选用香黄膏（藿香、大黄）。如热重于湿则以黄连温胆汤或连朴饮加通腑之品。如湿重于热则以三仁汤、藿香正气丸加通腑之品，可望有效。〔来源：中医杂志　1980；（12）：29〕

8. 升阳除湿法治便秘辨

伍氏体会，水湿不化，脾阳被遏，大便不爽，时欲解而不出，头身重痛，倦怠懒言，脘痞腹胀，纳少嗜睡，尿清白，舌质淡苔白腻，宜升阳除湿，祛湿和胃，用升阳益胃汤。〔来源：上海中医药杂志　1994；（2）：24〕

四、从肝胆郁滞辨治便秘

1. 四逆散治便秘辨

杨宗善师蒲辅周经验，治某患者，女，16岁。学习勤奋，性格内向，自感胁腹闷胀，大便秘滞，便时迟滞不爽，甚至欲便不能。脉弦细，舌苔白，面色滞暗。药用：柴胡10g，白芍12g，枳实10g，甘草5g，莱菔子10g。水煎服，1日1剂，共服5剂。自觉胁腹宽舒，大便日行1次且感爽利，但逢学习紧张或情绪不快时便秘如故，再以上方调治月余，随访半年大便如常。〔来源：中医杂志　1990；（2）：61〕

2. 逍遥散治便秘辨

陆益民治某患者，女，52岁。大便秘结反复发作，已8年，3~5日一行，曾服果导、番泻叶等通便泻下药物，仅收效于一时，药停，便秘如故，常因情怀不悦而加重。诊断为习惯性便秘。症见神疲，胸腹痞满，便秘纳差，心烦口干，夜寐不佳，梦多纷纭，舌质淡红，边见齿痕，苔薄腻，脉沉弦。中医辨证：肝郁气滞，传导失司，治拟疏肝解郁，理气通便，仿逍遥散加味。药用：柴胡、当归、茯苓、白术各15g，白芍、薄荷（后下），制香附各10g，槟榔12g，炙甘草8g。5剂后便软，2日一行，腹胀减轻，精神、纳食好转。前方既效，再服5剂，以资巩固，并嘱服逍遥丸半月善后，诸症悉平，便秘告愈。《素问·五脏别论》云："魄门亦为五脏使。"肝失条达，气机郁滞，导致大肠传导功能失司，糟粕内停，魄门启动异常，发为便秘，治当疏肝解郁，顺气行滞，常用逍遥散、六磨汤加减，疗效满意。〔来源：上海中医药杂志 1995；（1）：36〕

3. 疏肝解郁法治顽固性便秘辨

傅灿冰治某患者，女，50岁。大便秘结，坚如羊矢14年。起病前曾做胆囊切除术，注射及口服氯霉素制剂较多，以后就出现大便秘结，五六天或七八天一行，大便坚结，服中西药无效。仍上脘隐痛，阵发性剧痛，腕、肘、膝、踝关节酸痛，食少，大便后饮食稍增，不易入睡，性情急躁，口苦喜热饮，五心烦热，脘痛巅眩，舌质红淡紫，苔薄黄，脉弦略数。证属肝胆湿热郁滞，气血失和，方以疏肝利胆，理气活血：当归15g，白芍15g，金钱草20g，川楝子炭12g，茵陈12g，郁金9g，胡黄连6g，黄芩9g，木香9g，枳壳9g，酒大黄6g，荷叶12g，甘草6g。连服14剂，顽固性便秘霍然若失。〔来源：《中国现代名中医医案精华》二集 P. 1290〕

4. 小柴胡汤开郁而通便秘辨

刘渡舟据《伤寒论》第230条用小柴胡汤治阳明病不大便。一韩姓妇女，年52岁。患大便干结已有年余，每三四日始解大便一次，必登厕努责，以致衣里汗湿，力竭声嘶，大便虽下，而人已疲惫不支。除便秘外，尚有胸胁满闷，口苦心烦等症，其脉弦直，苔白滑。余分析其证，便秘系属阳明，胸胁满闷，口苦脉弦，则又属少阳，观真舌苔白而不黄，则与230条文义相符，故不用承气汤，而用小柴胡汤，以察论中"津液得下"之言。患者连服3剂，不惟胸之满已除，而大便也爽然而下，每日一解，恢复正常。此则"上焦得通，津液得下"之谓，何其妙哉。〔来源：中医杂志 1985；（5）：13〕

五、从心辨治便秘

甘麦大枣汤治小儿便秘辨

杨宗善学习蒲辅周用甘麦大枣汤治便秘的经验。治某患儿，女，4岁。患儿1岁始患便秘干结如羊屎，甚则周余不得便，纳食欠佳，夜睡不安，常服中西药导泻，仅取暂效，过后便结如故，形体逐渐消瘦。观其面色苍白，肤色不泽，舌质淡白，脉细无力。处方：小麦15g，红枣5枚，甘草3g，麦芽10g，水煎服，1日1剂。进药至3剂，排便形状成条，再进5剂，大便日行1次，面色渐复红润，食纳正常。随访10个月疗效巩固。〔来源：中医杂志　1990；（2）：61〕

六、从瘀血辨治便秘

1. 顽固性便秘从瘀血论治辨

肖森茂治某患者，女，52岁。因顽固性便秘6年余来诊。患者于1985年6月因急性化脓性阑尾炎行手术治疗，术后合并切口感染，出院后门诊换药，卧床休息。待卧床半个月时，大便开始秘结不畅，4~5天一行，但用果导或开塞露即可求得一解，医生劝其多起床室内活动，多进新鲜水果蔬菜，但仍大便秘结。待卧床月余时，切口虽愈，而大便秘结如羊矢，7~8天一解，每临厕累得肢麻，汗出心悸，常需数种通便方法并行才可勉求一解。血压偏高，因便秘而增头晕头胀，睡眠不宁。曾服数十剂增液承气汤、麻子仁丸、济川煎等无有疗效。诊时已5天未解大便，腹胀痛不适，尤以右下腹胀痛明显，口干，3~4天未通大便时饮食尚可，若6~7天仍不通便则纳减，小便尚可。苔薄白，舌质淡蓝，脉弦细。久卧伤血，伤血者，一为血虚不得濡润，二为气血瘀滞。证属血虚肠燥，气血瘀滞阻遏脾运之便秘。治则不仅要养血润燥，更需行气化瘀以通便，方用血府逐瘀汤加减：柴胡10g，当归15g，赤芍10g，生地25g，枳壳10g，红花6g，桃仁10g，川牛膝10g，桔梗9g，全瓜蒌12g，决明子12g，丹参15g，槟榔10g。服完2剂后，大便1次，腹胀痛明显减轻，服完 5 剂时，大便又通畅 1 次，腹胀已基本消失。原方连服 15 剂，大便每日一行，偶二日一行，均很通畅，血压也转平稳，头晕头胀消失，睡眠也较安宁，随访一年余，大便正常。〔中医杂志　1994；（11）：660〕

2. 活血化瘀治青年妇女严重便秘辨

马欣经过临床观察，青年妇女严重便秘，每月仅 1～2 次，大多数病人在月经期间感觉大便难度减轻，甚至一过性腹泻，治疗在补气扶正的基础上，运用活血化瘀治疗收效显著。方法为丹参注射液作穴位注射，取双侧足三里穴。每侧注射 1mL，或口服复方丹参片也有效。〔来源：江苏中医　1991；（7）：8〕

七、从固津缩尿辨治便秘

1. 敛阴固津治便秘辨

张建明治某患者，大便秘结 11 年，短则 5～6 天，长则 10 余天，但腹无所苦，闭滞过久则用番泻叶或开塞露导之。据经验，凡无显症者当从隐症究导，果得其手足长期多汗，静则微汗，动则溱溱，手汗为烈。其秘非火胜津亏，实由津失过度使然。遵古旨四末之病当从脾治，取赤石脂禹余粮丸合补中益气汤化裁：赤石脂、禹余粮各 30g，党参、炙黄芪各 20g，炒白术、白芍、当归各 9g，柴胡、桔梗、枳实各 3g，山药、仙灵脾各 15g，麻黄根 9g。另以收敛固涩剂浸洗手足，7 天后汗出渐收，续服 25 剂诸症得愈。〔来源：江苏中医　1991；（8）：8〕

2. 固肾缩尿法治老年性便秘辨

苏建华经验，老年人气血阴阳均渐趋衰，这是老年便秘发病的基本病因，但在临床调治过程中，每见依此法治疗而不效者。老年便秘的发病，多是由全身气血阴阳皆虚，特别是肾精亏损，肾失摄纳所致。肾司二便，肾为胃之关，小便频数既为肾精亏损的原因之一，又是肾失摄纳的外在表现，大肠行使其排泄糟粕的正常功能，要靠肾脏精气的温煦濡养，否则就会发生大便秘结。用桑螵蛸散加减固肾纳气，涩精止遗而缩尿，治老年性便秘 23 例，治愈 18 例，好转 3 例，无效 2 例。〔来源：

中医杂志　1990；（1）：27〕

3. 妊娠便秘属气虚津少传导失职辨

　　罗元恺经验，孕后大便数日一行，秘结难解，气短，少腹时有隐痛，舌淡苔少，脉细滑，曾用润肠及行气之剂，收效不大，认为是气虚津少，传导失职，以白术 60g，配生地 30g，厚朴 6g。每剂 2 煎，药后而便通。〔来源：新中医　1994；（1）：19〕

八、小结与评述

　　（一）泻心汤治便秘：胃以和降为顺。阳明胃经热结便秘，当泻热通便。如胃寒热中阻，脾胃升降失常，胃不和降也引起便秘。症见大便秘结，甚则如羊矢，腹胀，脘痞不适，或泛酸，舌苔白厚腻或黄白相兼。治宜平调寒热，和降胃气，可选半夏泻心汤、甘草泻心汤加减。

　　（二）从肺论治便秘：肺与大肠相表里，肺气宣降失常，致大肠传导阻滞而便秘，但有虚实之分。

　　1. 肺气不足，大肠虚秘：常见于慢支、肺气肿病人，症见大便秘结，或仅有便意而不得排便，动则气促汗出，语声低怯，面色苍白，舌淡苔白而欠润，脉虚大无力。治宜补益肺气，导肠通便，可选用补肺汤合三子养亲汤。

　　2. 肺失肃降，大肠气秘：也多见于慢支病人，症见大便秘结，咳嗽痰多，胸闷气喘，苔白厚或干，脉滑数。治宜宣降肺气，导滞通便，可选用苏子降气汤、三拗汤、定喘汤加减。

　　（三）湿郁便秘："湿盛则濡泻"，湿性黏滞，易阻滞气机而反致便秘，即"水病似燥"，不可误作肠燥便秘而用润下，以免伤阳更助水气凝结。

　　1. 水气凝结大便秘结：症见大便秘结，伴有口干渴，饮水不多。心悸头晕，胸脘发闷，或见轻度浮肿，小便不利短涩，面色青黯，脉沉弦，舌苔水滑。辨证要点有二：一是辨析虽见口干渴乃水气凝结，津液不布之假渴，不是津伤；二是抓住小便不利，舌苔水滑，乃水气凝结，心阳不振无疑。治宜温阳化气利水以布津液通便，可选用五苓散、苓桂术甘汤。

2. 湿阻大肠便秘：大肠湿邪壅盛，气机窒塞而便秘，称为湿秘。湿秘多见大便溏薄，努责难出，脘闷腹胀，面色晦而不泽，口渴而不敢饮，苔薄白而干，小便量短少，纳呆，腹部肠鸣辘辘有声。治宜宣清导浊，可用宣清导浊汤加减，平胃散也可随证选用。

3. 痰浊郁阻便秘：湿聚成痰，痰浊阻于肠胃，阳气郁闭难伸而便秘。症见便秘，腹胀，形体尚健，伴口鼻干燥，咽中灼热，脉弦滑有力，苔黄白相兼而腻。治宜化痰浊升清阳，佐健脾消导，可选用三子养亲汤、二陈汤、平胃散加味。若湿郁化热或痰湿郁而化热阻遏气机而便秘，大便多胶结难解，治宜清化湿热痰热，调畅气机，可选用黄连温胆汤、三仁汤、香黄膏加减。

（四）肝胆郁滞便秘：肝气郁结，气机不畅而大便秘结，少阳为枢，枢机不利也便秘。

1. 肝气郁结便秘：症见胁腹闷胀，便时迟滞不爽，甚至欲便不能，或心烦寐差，面色滞暗，脉弦细。治宜疏肝解郁，理气通便，可选用四逆散、逍遥散加减。有古方六磨汤治气郁便秘，但以四逆散疗效较好。

2. 肝胆湿热郁滞便秘：症见大便秘结，坚如羊矢，脘腹隐痛，烦躁，睡眠不宁，口苦，苔薄黄，脉弦稍数。治宜疏肝利胆，理气活血。

3. 少阳枢机不利便秘：症见大便干结，胸胁满闷，口苦心烦，脉弦，苔白滑。便秘属阳明，但胸胁满闷，口苦，舌苔不黄而水滑，治宜调畅少阳枢机，开郁通便，可选用小柴胡汤开郁通阳，"津液得下"，大便得通。

（五）用甘麦大枣汤治便秘：血虚便秘多用养血润畅通便，常用四物汤加减治疗，用甘麦大枣汤治血虚便秘可谓独树一帜。症见大便秘结如羊矢，伴夜寐不宁，形体消瘦，面色苍白，舌质淡白，脉细无力，治宜养心安神润燥通便，甘麦大枣汤为的对方。该方对小儿便秘、产后便秘属血虚肠燥有较好疗效。

（六）便秘久病也需活血：顽固性便秘，气机不畅，久病入络，气滞而血瘀，则使便秘更加顽固难愈，故便秘日久需活血。"久卧伤血"，伤血者，一为血虚，二为气滞血瘀，活血化瘀以通畅腑气，可选用血府逐瘀汤、膈下逐瘀汤。

（七）固护津液治便秘：便秘伴有津液耗伤症状明显时，应辨析它们之间的内在联系。多汗，不论全身多汗，还是局部多汗，日久必耗伤津液而便秘。用敛阴固津，汗止津回便通。也属"塞因塞用"。肾司二便，小便频数，大便秘结，若用脾约丸少效，又当固肾缩尿回津，使尿缩津回便通。

腹胀、腹痛

一、瘀血与腹胀

1. 腹胀从瘀血论治辨

顾丕荣经验，在临证治疗中对于一些比较顽固的腹胀病人，采用常法治疗每无效验，理气之法常一时之快，而无去根之效。张仲景《金匮要略》中指出："腹不满，其人言我满，为有瘀血。"即指出了腹胀满应从血瘀方面考虑的方向。清代叶天士亦谓："腹满久病入络从血分治。"治某患者，男，40岁。3年前患急性黄疸型肝炎，经治疗肝炎已愈，而3年腹胀难消，胃脘痞痛，食后尤甚。脾具坤静之德，而司健运之权，能使心肺之阳下降，肝肾之阴上升，反常者，天地失交而成痞。由于肝邪犯中，以致气机升降失常，脾虚湿困，运化不健。脾为柔脏，宜燥则运，但健运之剂屡进而无功，佐以疏肝理气，腹胀未减，自觉腹满有加，而按之甚软，脉弦细，舌淡红微暗。当下之，拟血府逐瘀汤加减。方用：柴胡6g，炒赤芍12g，炒枳壳9g，生甘草5g，地鳖虫9g，京三棱9g，莪术9g。连服10剂。迭进疏肝化瘀之剂，腹胀显著减轻，胃纳亦增，食后痞胀也瘥，诸症明显好转。继以前方减地鳖虫、三棱、莪术，加丹参20g，连服10帖而收功。〔来源：《疑难病诊治探幽》P. 112〕

2. 顽固性腹胀从瘀血论治辨

肖森茂治某患者，男，78岁。因顽固性腹胀4月余来诊。患者始则胃脘胀满不适，后渐及全腹胀满，时有腹痛、嗳气或矢气后无明显减轻，大便不结，但细如笔管，欲解不得而费力，大便偶有黏液。自诉腹部可扪及一包块，时聚时散，曾服疏肝理气、补益中气之品数十剂，均难收效。诊时自感腹胀，上午较轻，午后增重，晚饭后尤为明显，下半夜可缓解。腹胀满甚则感胸闷，或伴心悸，有冠心病史。诊时查心电图无明显改变，B超肝、脾均无异常发现，腹部未探及实质性包块，肝功能正常。疲倦乏力，颜面少华，口干欲饮不多，腹部外观无明显膨隆，无明显压痛，可触及痉挛的结肠，肠鸣音正常。西医诊断：肠道易激综合征。舌苔薄白质淡蓝，脉细。其脾气虚之征显然，但曾用补中益气不效。患者腹满无有减时，外观腹不满，正如《金匮要略》所言"腹不满，其人言我满，为有瘀血"。此患者不仅脾胃气虚，且有瘀血阻滞脾胃之腹胀，治宜补益脾胃中气，活血运脾宽胀。仍用补中益气汤加活血化瘀之品：党参15g，漂白术10g，当归12g，柴胡9g，黄芪15g，枳壳10g，赤芍10g，桃仁9g，厚朴10g，升麻5g，薤白10g，丹参12g，红花5g。服完3剂后，腹胀减轻，精神好转，大便由细变粗而易解，纳增，腹部不再扪及包块。原方加桔梗9g，又连服6剂，腹胀完全消失，大便正常。随访年余，情况良好。〔来源：中医杂志 1994；(11)：660〕

二、肺与腹胀

1. 腹胀治脾未效，宣肺立竿见影辨

乔保钧治某患者，4年前始患腹胀，近年来腹胀逐渐加重，伴头晕乏力，夜卧多梦。诊时脘腹撑胀，食后尤甚，打嗝，体乏疲倦，面色苍白，大便干，日一行，解便不畅，便后有下坠感，胃镜示慢性胃炎、胃下垂，腹部柔软。舌尖红，苔白，根部厚腻，脉沉弦乏力。乃脾失健运，气机阻滞，胃失和降。先用益气健脾，行气和胃，进服30余剂，但腹胀如故。细问病史，半年前重感冒愈后始见腹胀，以前服补中益气汤不效，逐日加重，此乃肺气所伤，病位在脾，病根在肺。宜益气宣肺，温运健脾为治：生黄芪30g，太子参、白扁豆、陈皮各13g，砂仁10g，半夏、厚朴、槟榔、杏仁、桔梗、麻黄各9g，炙甘草、干姜各6g，生姜3片，大枣3个。服3剂，腹中有气窜感，肠中辘辘作响，矢气频，腹胀减。又进5剂，腹胀全消，胃镜示慢性胃炎，胃下垂由7cm减为3cm。后上方改为丸

剂，巩固疗效。其病之辨在于，能食病不在胃，肌肉不消病不在脾，"肺主治节，与大肠相表里"，肺气降，脾气升，枢机通利，腹胀除。〔来源：浙江中医杂志　1993；(5)：219〕

2. 宣肃肺气治疗腹胀辨

刘方轩治某患者，女，51 岁。患者面色苍白，纳谷不香，腹部胀满，日晡较剧，舌淡苔白，脉濡而弱。余诊为脾虚腹胀，投香砂六君子汤加枳、朴、焦三仙而不应，旋加服肾气丸以补火生土仍不应，疑为病重药轻或虚不受补，增其量、微其量均不应，请教于先生（即刘方轩），先生在原方（加味香砂六君子汤）上只加桔梗、杏仁各 10g，3 剂之后，腹胀减轻，饮食大增，继服 3 剂而安。腹胀纳呆，因肺气不利，"上病及中"。药用加味香砂六君健脾消胀，桔梗、杏仁宣肃肺气以助脾脏运化水湿，达到"治上畅中"的目的。〔来源：中医杂志 1995；(8)：466〕

三、阴火、寒热交结与腹胀

1. 厚朴生姜半夏甘草人参汤治腹胀辨

岳美中治某患者，男性，患腹胀证，自诉心下胀满，日夜有不适感，是属虚胀。投以厚朴生姜半夏甘草人参汤：厚朴 12g，生姜 9g，半夏 9g，甘草（炙）6g，党参 4.5g。经复诊 1 次，未易方而愈。腹胀一证，有虚有实，实者腹坚硬，拒按而痛，舌苔黄厚或滑腻，是食积或积滞，宜小陷胸汤或消导、攻下剂。虚者腹虽胀而按之柔软，且喜按压，按下去也不作痛，即痛也很轻微，舌无苔或稍有薄白苔，是胃机能衰弱，致使食物有所残留，分解，产气，壅塞于胃中而作胀。这个病例，既主诉腹胀满，且为按之不痛，是属虚胀，故投以此汤即迅速收到效果。"胀非苦不泄"，厚朴味苦性温，通泄脾胃之气分，用作主药；"满非辛不散"，半夏辛温和胃，生姜辛通滞气，用作辅药；人参鼓舞胃气，主治心虚痞胀满，佐以甘草滋胃生津。通补兼施，法颇完整。适应证：慢性胃炎等病腹胀满者，发汗后或下后腹胀者，均验。〔来源：《岳美中医案集》P. 41〕

2. 泻心汤治疗肝炎腹胀辨

岳美中治某患者，男，42 岁，军人。病程较久，食欲不振，疲乏无力，大便日行 2～4 次，呈稀糊状，腹胀多矢气。曾在某医院诊断为慢性肝炎，有明显之肠胃症状。住入本院后会诊，经治医师谓：肝功能谷丙转氨酶略高，其他项目均在正常范围内，唯有消化道症状，8 个月来多次应用乳酶生、胃舒平、消胀灵、薄荷脑等健胃、消胀、止泻与制菌剂治疗，终未收效。现仍食欲不振，口微苦，食已胃脘满闷腹胀，干噫食臭，午后脘部胀甚，矢气不畅，甚则烦闷懒言。大便溏，日 2～4 次，多至 5 次，无腹痛及下坠感，精神疲惫，不愿出屋活动，睡眠不佳，每夜 3～4 小时，少至 2 小时，肝区时痛。望其体形矮胖，舌苔白润微黄。脉沉而有力，右关略虚。为寒热夹杂、阴阳失调、升降失常的慢性胃肠功能失调病证，取用仲景半夏泻心汤，以调和之。党参 9g，清半夏 9g，干姜 4.5g，炙甘草 4.5g，黄芩 9g，黄连 3g，大枣 4 枚（擘）。以水 500mL 煎至 300mL，去渣再煎服 200mL，早晚分服，日 1 剂。药后症状减轻，服至 40 余剂时食欲增进，食已脘中胀闷未作，腹胀有时只轻微发作，此其一。精力较前充沛，喜欢到院中散步或做些其他活动，时间略长也感疲劳，此其二。大便基本上 1 日 1 次成形，消化较好，大便时能随之排出多量气体，甚畅快，此其三。肝区疼痛基本消失，有时虽微微发作，但少时即逝，此其四。睡眠增加，夜间可睡 5～6 小时，中午亦可睡半小时，此其五。后又来诊，前症复作，仍处半夏泻心汤，10 余剂后，效验不著，改服附子理中汤，诸症不仅不减，反心下胀闷加剧，大便次数增多，复又用半夏泻心汤加茯苓，20 余剂，获得显效。时有反复，而在服用甘草泻心汤、半夏泻心汤的调理下，逐渐疗效巩固。〔来源：《岳美中医案集》P. 55〕

3. 阴火腹胀便秘辨

罗允洪治某患者，男，因肾绞痛予中药理气止痛、清热通淋之剂，予西药消炎解痉止痛，肾绞痛缓解。3 天后，患者诉腹胀纳差，即给予消导剂治疗 2 天，腹胀越甚，苦闷难言。刻诊：患者痛苦面容，呻吟不止，腹膨胀，叩之如鼓，闻之肠鸣辘辘，苔黄而粗糙，舌质淡红，脉沉数不实。自诉：腹胀闷，痛不甚剧，口淡而干，不敢多饮，便意频频，所解之便细软量少。请外科会诊排除肠梗阻，即投之小承气汤 1 剂。药后腹胀更剧，登厕更频，解而无便，肛诊（－），经钡灌肠唯有少量软便解出。望苔黄燥而粗，舌质稍暗，腹胀脐突。切脉沉数无力。细思之为阴火腹胀便秘，属脾胃中气下陷，阴火上乘，清不升浊不降之证，速投大剂补中益气汤。处方：炙黄芪。30g，西党参 15g，全当归 9g，炒山药 15g，云茯苓 10g，炙甘草 10g，炒白术 10g。1 剂后，肠内响鸣，矢气频作，腹胀渐消；2 剂后，解软便，量质正常，诸症大减；3 剂后痊愈。因出现了一派热结的证象，使我们误入歧途，错投了承气辈，使病程趋于严重。终因透过现象看本质，抓住虚坐努责，不口渴，所解之便细软，肛门内有物坠感，脉细沉数等症，投以补中益气汤而药到病除。〔中医杂志 1990；(5)：17〕

4. 脾肾阳虚，枢机不畅顽固性腹胀辨

庆进清治某患者，男，46 岁。腹部胀满，脘闷纳呆，入暮较甚，神疲乏力，大便溏泻，时宽时急 14 年；头晕耳鸣，阳痿 3 年。因胀满，不思饮食，大便溏泻（日行 2～3 次）入某医院，治疗 70 天好转出院，尔后常年门诊服药。1982 年初，因工作连续 3 个昼夜未寐未食，终因极度虚衰，胀满（不得卧）加剧再次住院。检查：呈慢性病容，面色苍白，精神疲惫，心肺无异常，脘腹胀满，叩之如鼓，左下肢微肿，舌淡苔白薄，脉沉迟。诊断：脾肾阳虚，枢机不畅。治宜健脾温肾，助阳疏机。药用：人参（先下）、巴戟天、肉苁蓉（后下）、黄芪、白术、云茯苓各 12g，当归、砂仁（后下）各10g，干姜 3 片为引。文火水煎，日服 2 次，忌食生冷、肥腻之味。5 剂后脘满大减，共服 20 剂，病获痊愈。随访，未见复发。〔来源：中医杂志 1989；(4)：16〕

四、精虚生湿腹胀

精虚生湿气滞腹胀辨

张加林治某患者，男。患血小板减少症数年，牙龈常出血，腹胀，初不在意，后逐日加重，曾饮啤酒一碗，本欲开胃消胀，不料腹胀更甚。余予金水六君煎去当归、半夏，加砂仁。病人求效心切，见方简药寡，便移院求治。接诊大夫言腹胀气滞有湿，岂能用熟地腻中？遂予疏肝健脾丸一瓶，藿香正气水10支，余奉以忠告：腹胀日轻夜重，为阴虚气滞，苔腻痰咸，为精虚生湿，非重用熟地不除，若服其药此病必甚！患者晚饭后竟服上药各一次，是夜腹胀之极，不能平卧，坐以待旦。天明急求余诊治，仍予前方3剂。一剂胀消大半，尽剂而愈。又治70岁老妪，患腹胀30余年，近年来腹胀日甚，不能步履，望之如十月怀胎，按之有块状累累。舌苔白腻满布，痰多味咸。余予金水六君煎合十味温胆汤，30剂腹胀如常人，步履自如，能料理家务。至今4年，仍能持杖而行。〔来源：上海中医药杂志 1985；（8）：25〕

五、阳郁不达腹痛

1. 五更腹痛辨

崔兆祥等治某患者，女，33岁。近40天来，每到黎明之时则少腹疼痛，持续约1小时疼痛缓解。患者饮食、二便尚可。舌淡苔白，脉沉弦。此乃肝热、郁阳与寒邪相搏，阻滞少腹之五更腹痛证。治当用四逆散解郁透邪，加吴萸温中散寒。处方：柴胡、枳壳、炙甘草各6g，白芍12g，吴茱萸5g。服药5剂后疼痛大减，续服5剂而瘳。〔江苏中医 1994；（10）：35〕

2. 环脐腹痛属阳为阴郁不能宣达辨

魏龙骧治某患者，男，33岁。自述腹痛已半年有余。其症环脐腹痛，喜温喜按，常屈身以缓之。痛则有便意，但又不能爽下。下重如痢，多夹黏液，日便多则七八次，少则二三次。诊为肠炎，结肠过敏，服中西药无效。脉沉细而弦，舌质淡红，苔薄腻。有急性痢疾史。宿疾有慢支，时咳，动则心悸，每日午睡后，全身似觉冷气四彻，啬啬恶寒，且必待汗出后其症乃止。辨证属阳为阴郁，不能宣达。治宜疏达表里，周旋内外。方药用：柴胡15g，白芍24g，枳实9g，甘草6g，薤白18g，附片（先煎）6g，海螵蛸粉4.5g。服3剂后腹痛顿缓，便次减少，下重也轻。再进10剂，腹痛已微，黏液也净，大便初硬后溏，诸症也趋安。〔来源：新医药学杂志　1978；（12）：14〕

3. 脐周痛属阴寒之邪夹瘀浊阻于少阴厥阴辨

黄文东治某患者，男，32岁。据述今年正月初同房以后，次日晨下田劳动，天寒受凉，突感脐周疼痛转剧，饮酒三次以驱寒止痛，而疼痛反甚。半年来曾服温中止痛之剂百余帖，病情未见好转。现进食后脐周即痛，如吃硬物痛势尤甚，矢气频频，大便溏薄而夹有不消化食物，日行2次，舌苔白腻，脉沉细而迟。阴寒之邪夹瘀阻于少阴厥阴之证。治宜温阳散寒，蠲化瘀浊。熟附子9g（先煎），炮姜4.5g，炙甘草4.5g，白术9g，花椒4.5g，桂枝4.5g，小茴香9g，失笑散12g（包煎）。二诊：服药后大便每日1次，成形，脐中疼痛大减，晚饭后尚有隐痛，平卧则较舒，略觉口干欲饮（过去不知口干），阴邪凝滞，渐见疏通，再守原法，原方加木香9g，6剂。三诊：前天中午吃猪头肉后，脐腹疼痛又作，食停肠中，气滞作痛，得矢气则舒，舌脉如前，原方加入消导之品。熟附子9g（先煎），炮姜4.5g，炙甘草9g，槟榔9g，枳实9g，花椒9g，小茴香9g，炙鸡内金9g，桂枝4.5g。6剂。四诊：上周腹痛未发，食后脘腹胀痛如塞，胃纳香，苔根薄腻，脉虚弦而迟，守法不变，原方加炒谷芽12g，6剂。五诊：病情稳定，大便较细，有不消化食物，下午脐周滞胀不舒，再拟温散寒邪，消食化滞，炮姜4.5g，白术9g，炙甘草4.5g，小茴香9g，桂枝4.5g，花椒4.5g，炙鸡内金6g，槟榔9g，木香9g，5剂。六诊：大便已成形，无不消化食物。但腹部仍觉隐隐作胀，胃纳较佳，苔脉如前，仍守原意，原方加茯苓9g，6剂。七诊：右下肢烫伤后，少腹隐痛又作，舌脉基本如前，再宗原方出入，当归9g，赤芍9g，炙甘草4.5g，广木香6g，白术12g，陈皮9g，大腹皮9g，炙鸡内金4.5g，焦六曲12g。八诊：小腹痛未发，唯觉脐下如有物阻，晨起肠鸣，胃纳甚香，苔薄腻。舌质偏淡，脉虚弦。治疗以后，病情续见好转，已有痊愈之机，再拟前法续进，以巩固疗效，原方加炮姜4.5g，6剂。在此之前，曾服大量温中止痛之剂，所以未能奏效，主要在于没有抓住活血化瘀这一要点，以致影响治疗效果。〔来源：《上海老中医经验选编》P. 298〕

4. 温煦下元，理气活血治尿后腹痛辨

李振华治某患者，女，32岁。患者行剖腹产，半年后出现每次排尿将尽时少腹部抽掣样疼痛，痛势较剧，持续一二分钟可自止，以后发展为不仅每次排尿时疼痛，尿尽后亦疼痛，以晨起第一次小便时为甚，伴排尿不爽，平素脊柱及足底部疼痛，周身乏力，时有口舌生疮，咽干。性生活无不适。尿常规检查未见异常。妇科检查亦未发现异常。舌淡苔薄，脉沉弦，尺沉尤甚。辨证：为下元虚冷，气血两虚，进而寒凝气滞血瘀，发为尿后腹痛。治以温煦下元，理气活血。处方：全当归12g，南红花10g，川牛膝15g，炒白芍20g，桑寄生20g，川续断12g，油肉桂5g，炮姜6g，台乌药10g，制香附10g，醋灵脂10g，延胡索10g，5剂。二诊：药后白天小便后少腹抽掣样疼痛已止，唯晨起第一次排尿后尚有轻度腹痛，下焦元阳未复，虚冷不解，故遵前方加重补肾药剂量，继服7剂。三诊：晨起第一次排尿后腹痛亦止……愈后至今已半载，未见复发。〔来源：《中国现代名中医医案精华》第一集 P. 52〕

5. 腹痛顽疾属脾肾阳虚、气滞血瘀辨

乔保钧治某患者，男，44岁。腹痛时轻时重，时缓时止30余年。叠经肝胆B超、胃肠及大便常规检查均正常，大便细菌培养亦未发现致病菌，屡经西医抗菌、止痛等药，中医疏肝理气、温中散寒、通腑导下等治疗罔效。刻诊：腹部疼痛，休作无时，夜间加重，常从睡眠中痛醒，伴头晕乏力，食纳尚

可，大便稀，小便清长，形体消瘦，面色黧黑，表情痛苦，腹部柔软，重按胀痛。舌质红黯，苔薄黄，根部厚腻，脉沉弦带涩。此乃脾肾阳虚，气滞血瘀。治宜益气健脾，行气化瘀：生黄芪、白芍、延胡索各15g，没药、炙甘草、干姜各6g，桂枝、槟榔、五灵脂、广木香各9g，肉桂3g，猪苓30g，大枣3枚，生姜3片。3剂后腹痛加重，头晕目眩，视其舌脉无变，显系邪正相争，虚不胜邪，故于原方中加入炙附子9g，继进3剂。药后肠鸣，矢气频作，腹痛稍安，须溲急于登厕，一日排黑色溏便3次，腹痛豁然而失，夜眠能安，精神转佳，舌根部腻苔已化……继以香砂六君子汤调理善后。〔来源：浙江中医杂志　1993；(5)：220〕

六、调气机、活血治肠套叠腹痛

1. 用调气机升降气机法治肠套叠剧烈腹痛辨

刘保尚治某男婴，10个月。前天晚上突发剧烈腹痛，拒按，吐乳，腹胀，大便带血，经某医院诊断为肠套叠，建议手术治疗。病家因经济拮据而求诊于刘师。因病情迁延1天多，情况十分危急。患者神志不清，面色暗淡，呼吸急促，吐逆不止，但无发热，腹部膨隆，上腹尚软，肝脾未触及，下腹部紧张，左少腹触及一肿块约如鸭蛋大，压痛明显。肛门指诊见血性黏液。脉疾，指纹紫。据证认为，肠之所以套叠，必先有肠间积热，加以外因（如惊恐、伤食等）诱发，致肠道气机逆乱，套叠从而发生。治疗首重调整气机，使气机升降复常，则套叠可解，诸症可除。处自拟"升降汤"1剂予服：大黄3g（后下），升麻3g，白芍6g，枳实3g，黄连1.5g，药煎成后，加入生姜汁3滴，少量分服。方取升麻、大黄升降气机为君，枳实、白芍调运气血为臣，黄连、姜汁苦降辛开为佐使。药后5小时许通脓血便1次，臭秽难闻，腹痛锐减；又过1小时，大便复行，已无脓血，痛胀消失，诸症随之解除。继以《千金》牡丹皮汤清其余邪而愈。刘师先后用本方治愈肠套叠患儿3例。〔来源：中医杂志　1992；(12)：17〕

2. 行气活血治小儿复发性肠套叠辨

董廷瑶经验，小儿复发性肠套叠，从中医辨证角度看来，本病腹部剧痛是由于血络瘀滞，运行失常，局部麻痹而形成。为此，对患儿采用活血利气之法，这是根据王清任的少腹逐瘀汤加以衍化而施用。治某患儿，男，4岁。2年来先后四次肠套叠，腹痛时作，痛剧叫嚷，辗转不安。今腹痛又发，诊时舌红苔薄，汗出淋漓，根据病史，辨证为血瘀气滞。治以活血行气，使通则不痛也。处方：当归尾6g，赤芍9g，桃仁泥9g，醋炒五灵脂9g，红花4.5g，乳没各4.5g，肉桂3g，广木香2.4g，延胡索9g。2剂。二诊：服上药后，痛已停止，腹部转软，便下通利，药已见功，原法继进，以杜其根。处方：归尾6g，元胡6g，赤白芍各9g，桃仁泥9g，川楝子9g，醋炒五灵脂9g，广木香2.4g，乳没各4.5g，红花4.5g，4剂。以后从未发作。〔来源：《幼科刍言》P.235〕

七、女科腹痛别论

1. 经间期腹痛，子午加剧乃营卫不和辨

王耀庭治某患者，三年来，每于两次月经之间腹痛剧烈，甚至手足厥冷，持续3~4天，须用杜冷丁方可缓解，曾赴上海、北京等地用温经散寒、活血化瘀等治疗无效。诊时腹痛，正值第二天疼痛剧烈，面色苍白，冷汗肢厥。细问之，月经周期、经量、经色均正常，经期腰腹不痛，唯经间期小腹痛，而且是中午及半夜最痛。子午为阴阳交替之时，营卫气血活动剧烈之际，今营卫不和，气血运行不顺畅，胞脉胞络、胞宫皆失于温熙而拘急，故子午痛剧也。用调和营卫之桂枝汤，早、中、晚及子夜各服1次，连服2天，疼痛明显减轻，下次经间期又服4剂，腹痛基本控制，第三周期再进4剂，腹痛未发而告愈。〔来源：北京中医　1992；(6)：10〕

2. 女科腹痛，"香燥成胀"辨

王少华治一妇女腹痛，先从肝郁气滞治，渐至腹胀更甚，后辨为肝阴不足，由"香燥伤阴而成胀"。〔来源：上海中医

药杂志 1991；（1）：14〕

八、小结与评述

（一）瘀血与腹胀：张仲景谓："腹不满，其人言我满，为有瘀血。"叶天士云："腹满久病入络从血分治。"症见腹胀顽固难消，诉腹胀甚，但按之腹尚软，腹部外观不膨隆，或腹胀每于午后夜间加甚。舌质淡蓝或有瘀斑，脉弦涩，常法治疗无效。治宜活血化瘀，理气宽胀，可选用血府逐瘀汤。此时，如纯用理气之法，常一时之快，而无根治之效。脾胃为气血生化之源，脾胃虚弱，不仅可影响气血之生化，且可致气血阻滞。脾虚腹胀，久用健脾宽胀少效者，也需加用活血化瘀之品，活血可助健脾宽胀，常可取得较好疗效。

（二）肺与腹胀：脾主运化，肝主疏泄，条达气机，腹胀多责之于肝脾。但肺主一身之气，其宣降之性有助于脾气之健运，肝气之条达。若不然，则可影响肝脾之疏泄健运而致腹胀。

腹胀健脾不应而宣肺则除胀：症见腹胀，健脾不效，其辨证关键在于：一是仔细问诊，四诊合参，寻找导致肺气不宣的病因；二是分析"证"与"症状"之间的矛盾现象，如能食病不在胃，肌肉不消病不在脾。肺主降，脾主升，枢机通利，腹胀自除。治宜宣肃肺气，健运脾气，可选用香砂六君子丸加杏仁、桔梗。上病及中，治上能畅中。

（三）阴火与腹胀：腹胀分虚实，虚者虽腹胀但按之柔软，且喜按压，按之不痛，即痛也很轻微；实胀腹胀坚硬，拒按而痛，苔黄腻或滑腻。实胀一般辨识尚易，虚胀辨识较难，但也有虚实夹杂者。

1. 厚朴生姜半夏甘草人参汤治腹胀：慢性胃炎腹胀满、虚痞、发汗后或下后腹胀者，用之均验。

2. 半夏泻心汤治肝炎腹胀：肝炎腹胀是一个常见的症状，有时治疗也较困难，治疗多用疏肝健脾宽胀法。如属寒热错杂，阴阳失调，脾胃升降失常者，又当用半夏泻心汤或甘草泻心汤。肝炎常合并胃炎、胃肠功能紊乱，用泻心汤治肝炎腹胀当属这种情形。

3. 阴火腹胀：虚胀属中气下陷者，用补中益气汤还较易辨识。若气虚下陷，阴火上冲腹胀则辨识较难。症见腹胀腹膨隆，叩之如鼓，苔黄粗糙，舌质淡红，口淡而干，不敢多饮，便意频频，大便细软量少。辨证之关键在于分析证与症状之间的矛盾现象，虽腹胀，但大便细软不干结，虚坐努责，不口渴，肛门内有物坠感，脉细沉数无力，与实胀迥然有别；虽见苔黄粗糙，乃阴火上逆，与里实热苔黄粗糙，舌质红，口渴饮引，大便干结，脉沉实有力迥然不同。治宜补中益气，升清降浊，选用补中益气汤，而不能用承气汤类。若脾肾阳虚，枢机不利腹胀，又宜健脾温肾，助阳疏通。

（四）精虚生湿气滞腹胀：饮食水谷精微不化则不仅精虚，且也生湿，形成精虚与生湿并存。精虚则涩滞，生湿则气滞。精虚生湿气滞腹胀辨识不易，治疗用药也较难。症见腹胀日轻夜重，痰咸苔腻，治宜填精补虚化痰湿，可选用金水六君煎加减，非重用熟地不除胀。

（五）阳郁不宣腹痛：阳气温煦宣达则气血流通，气机调畅，若阳气被寒邪或阴寒之邪郁遏而不能宣达则气血阻滞而致腹痛。

1. 郁阳寒邪相搏少腹五更痛：治宜解郁宣通，用四逆散加吴萸。

2. 阳为阴郁环脐腹痛：治宜解郁疏达，宣通阳气，用四逆散加薤白、附片。

3. 阳为阴郁夹瘀脐周痛：治宜温阳散寒，蠲化瘀浊。阳为阴郁尚易辨识，但夹瘀浊又当详辨。痛固定于脐周而不走窜，痛时有如物阻感，大便溏薄夹有不消化食物等均表明夹瘀夹浊。治疗还必须抓住活血化瘀这一要点。肾阳能化气利水，尿后小腹部抽掣作痛，为肾阳不足下元虚冷，寒凝气滞血瘀所致，治当温通下元，理气活血。临证时，常可见到服药后发生二种情况：一是服药后腹痛加重，乃邪正相争，虚不胜邪；二是服药后大便次数或可增加，此乃阳气得宣通振奋，腐秽自祛，均是药胜病邪之佳象，非药不对证，不可不知。

（六）调畅气机气血治肠套叠：肠套叠为儿科急症，运用中药治疗肠套叠主要是调畅气机气血，但必须严密观察，应根据病情及其变化及时作出相应的积极治疗。

1. 调整气机治肠套叠：肠之所以套叠，因患儿多肥胖，多先有肠间积热，加上外因惊恐、饮食不节，致使肠道气机紊乱，传导失司，套叠从而发生。治疗着重调整气机。恢复气机升降，可选用大黄、升麻、白芍、枳实、黄连、姜汁等。

2. 活血行气治小儿复发性肠套叠：复发性肠套叠为肠间气血瘀滞，功能紊乱，治宜活血行气，调整肠道功能，可选用少腹逐瘀汤。

（七）经间期腹痛：腹痛多属气血阻滞，治疗多用活血行气等法。但女科腹痛，若过用疏肝调气香燥之品，则可成腹胀。肝阴不足，愈用香燥而腹愈胀，不可不辨。经间期腹痛定时，又当细究阴阳气血营卫之运行与腹痛之关系，随证运用调和营卫、协调阴阳、调和气血之剂。

胁　痛

一、胁痛从虚辨治

1. 疏肝不应，宜敛肝柔肝疗胁痛辨

张家驿治某患者，女，56 岁。素精神抑郁，近来又多精神打击，更加愁结满怀。半月来自觉胸胁痞闷，隐隐作痛，痛无定处，善太息，纳差。胸透、心电图、肝功能正常，B 超无异常。舌红，苔薄白，脉弦。先从肝气郁结论治，用柴胡疏肝散加味 3 剂，胸胁隐痛稍好转，又服 3 剂，胸胁窜痛复作，症添烦躁，口苦咽燥，夜寐不宁，舌偏红，苔薄黄，脉弦细数，乃从肝郁化火伤阴辨治，加入柔肝敛肝之品枣皮、乌梅、枣仁、合欢皮等，服 3 剂夜寐渐安，烦躁渐消，胁痛减轻，又服 5 剂，诸症悉平。〔来源：新中医　1993；(11)：17〕

2. 加味一贯煎治胆囊炎辨

于天星治某患者，女，36 岁。长期低热 3 年，体温 37.5℃～37.8℃不定，肝功能检查 5 次均正常。诊断为慢性胆囊炎、胃下垂。恶心，肝区及腰背痛，晨起手足胀，脘腹胀满，膝下无力，时有麻木，头左侧痛，目花，乏力，懒于行动，舌质略暗，有齿痕。气阴两虚之体，夹有湿邪。仿一贯煎加味，熟地 12g，沙参 15g，麦冬 12g，枸杞子 15g，当归 10g，川楝子 6g，金钱草 6g，姜黄 12g，青皮 10g，乌梅 15g，紫草 24g，功劳叶 15g。〔来源：《中医临床 200 解》P. 90〕

3. 胁痛属肝气虚肝阳虚辨

张伯臾经验，肝气虚、肝阳虚并非少见，在肝炎、肝硬化病例中尤多见。其症可见胁痛隐隐，或胀痛绵绵，劳累则增剧，神疲乏力，腹胀纳呆，面色灰滞萎黄，悒悒不乐，甚或畏寒肢冷，舌多淡红而胖，苔白或腻，脉虚细弦，或沉细无力。并常与脾气弱、脾阳虚并见。治当益气温阳，补肝健脾为原

则，用人参、黄芪、附子、白术、云茯苓、细辛、白芍、枣仁、乌梅、木瓜之类。〔来源:《著名中医学家的学术经验》P. 154〕

4. 胆囊炎病情缓解时，治疗的关键着重在一个"补"字辨

胡建华体会，治疗胆囊炎，"通"是治疗常法，但不是唯一的治疗原则。认为在病情缓解时，治疗的关键着重在一个"补"字。治某患者，女，45岁，较肥胖，有慢性胆囊炎10年，急性发作，每年多达5~6次。患者常以大黄通利治之，加上平时严格忌口，以素食为主。症见面色苍白，精神委顿，纳少，梦扰纷纭等，舌色淡体胖，心脾两虚为主。用党参、黄芪、云茯苓、甘草、当归、丹参、白芍、枸杞子、酸枣仁为主，佐以柴胡、金钱草、虎杖。治疗后面色渐润，精神渐振，胁痛消失。后又以归脾汤为基础，去龙眼肉、生姜、大枣，佐以柴胡、郁金、枳壳、川楝子等，配阿胶、冰糖，熬成膏方，冬令进服，不仅症状消失，也未见急性发作，身体日益健壮。〔来源:《名医特色经验精华》P. 95〕

5. 胆结石属肝阳不足，疏泄无力辨

王琳治某患者，女，39岁，教师。始因上腹绞痛就诊，B超提示，胆内多颗小结石。曾住某医院服大柴胡汤加减40余剂，胀痛未除，精神更加软弱，倦怠难支，口苦燥，渴饮不解，大便干结不行，舌淡苔薄白而燥，脉沉弱。辨证属肝阳不足，疏泄无力，气机郁结。用:黄芪30g，桂枝10g，当归12g，白芍15g，柴胡10g，玄明粉10g，天花粉30g，党参10g，甘草5g，鸡内金10g。5剂后，腑已通，口不渴，舌转润，精神好转。药已对症，然结石非朝夕可出，宜从长计议，上方加金钱草30g，清利排石。〔来源:上海中医药杂志1990;(8):38〕

6. 肝炎后胁痛用温通肝阳法辨

王琳治某患者，男，36岁，干部。患急性肝炎年余，肝功能已正常，但胁痛经久不除，腹胀，舌偏红苔少，久服茵陈道

遥散及一贯煎，效不显。辨证为肝阴不足，肝络阻滞。用一贯煎加桂枝 6g，橘络 10g，丝瓜络 15g，以养肝阳，通肝络。服 5 剂，胁痛止，但停药后胁痛又发。二诊于原方加附块 6g，取其走而不守，辛散温通，又进 5 剂，胁痛除，腹胀亦消，随访 3 个月，未复发。〔来源：上海中医药杂志　1990；（8）：38〕

7. 泥沙状胆结石、慢性胆囊炎属肝气横逆，中焦虚寒，升降失常辨

王大经治某患者，女，53 岁。医院诊断为泥沙状胆结石、慢性胆囊炎。病发作时黄疸指数 120 单位以上，白细胞持续在 $(15 \sim 20) \times 10^9/L$，转氨酶 500U 以上，胆红素 9mg 以上。诊时：右胁胀痛，胃脘胀闷且有凉感，背觉酸痛，烦热，时时自汗，面及两下肢浮肿，晨起尤甚，周身乏力，纳食不佳，舌苔白质淡，脉细。证属肝气横逆，气机阻滞，中焦虚寒，运化无权，升降失常。宜疏肝理气，温中散寒，健运中州，升清降浊：附片 24g，五灵脂 6g，乌梅 18g，石见穿 30g，姜黄 12g，防己 12g，柴胡 12g，干姜 9g，党参 12g，黄柏 12g。服 6 剂，右胁胀痛减轻，面肿也减，后以上方随症加减，大黄、白花蛇舌草、川椒目、白芍、泽兰、穿山甲、蜂房、党参、白芷、金钱草等可选用。认为本例不是肝胃之病。温里寒、振脾阳是大法，寒凝中焦，气滞血瘀，故又兼调气机，活血化瘀。运用乌梅丸、大柴胡汤加减使用，治疗上不拘泥于一病一方，灵活多变，并未根据西医诊断使用大量排石药。〔来源：《北京市老中医经验选编》第二集　P. 19〕

二、胁痛从寒证辨治

1. 温肝祛寒法治肝炎胁痛辨

林鹤和经验，肝属厥阴，寒邪侵袭于肝，此即厥阴肝寒之证。治某患者，男，34 岁，症见肝区隐痛，胃脘微痛，痛甚则恶心，呕吐酸水，口淡无味，食欲不振，精神疲乏，四肢乏力，小便黄。舌苔白，脉细弦。凡登白试验直接、间接反应（－），黄疸指数 6U，TTT6U，CCFT（＋），ZnTT10U，SGPT

120U，HBsAg 3 次检查均阳性。肝下缘在肋下 1cm，质软，脾未触及。诊断为慢性肝炎。证属厥阴肝寒。拟吴茱萸汤加味：党参 10g，吴茱萸 5g，制香附、姜厚朴、川楝子、元胡、生姜、陈皮各 9g，大枣 3 枚，炙甘草 3g。服药 10 余剂，收效明显，肝功能恢复正常。于上方加重补脾之党参，再服 30 余剂，临床症状及体征消失，HBsAg 复查转阴，以后复查 2 次仍为阴性，临床评为治愈。〔来源：中医杂志 1982；(12)：19〕

2. 吴茱萸汤治肝炎胁痛腹胀辨

郑启仲治某患者，男，61 岁。患传染性无黄疸性肝炎已 8 年，胁痛、腹胀、纳差、乏力，时轻时重，多种保肝药断续治疗，柴胡疏肝散、逍遥散、香砂六君子汤屡进不应。肝功能一直未能恢复正常。近一月来症状加重，症见肝区隐痛，脘闷腹胀，食欲不振，恶心欲吐，口淡无味，畏寒喜暖，身困无力，小便清长，大便溏薄。脉沉细无力，舌质淡白，苔白腻。肝功能检查：谷丙转氨酶 180U，麝浊 17U，絮状（＋＋），黄疸指数 6U。超声波检查：密集微波型。辨证肝病及脾，脾胃虚寒。治则温中健脾，暖肝和胃。处方：吴茱萸 15g，党参 24g，白术 15g，茯苓 15g，煨草果 9g，陈皮 9g，醋香附 12g，生姜 15g，大枣 5 枚，炙甘草 6g。服上方 3 剂，胁痛、腹胀明显减轻，食纳增加。药进 12 剂，患者自觉无不适，饮食递增，大便正常，六脉和缓，舌质淡红，厚腻苔已退。前方去香附，吴茱萸减为 6g，煨草果减为 6g，再进。又进 15 剂，患者自觉一切正常，已下地劳动，脉缓有力，舌质淡红，苔薄白。谷丙转氨酶降至 78U，麝浊 12U，絮状（＋）。……守法再调。处方：吴茱萸 5g，党参 12g，白术 9g，茯苓 15g，陈皮 6g，砂仁 6g，生姜 9g，大枣 5 枚，炙甘草 6g。隔日煎服 1 剂。服药 16 剂后复查肝功能：谷丙转氨酶 45U，麝浊 4U，絮状（－），改香砂六君子丸巩固疗效。随访 4 年未见复发。〔来源：中医杂志 1983；(9)：45〕

3. 柴胡桂枝干姜汤治肝炎肝区疼痛辨

刘渡舟治某患者，男 36 岁。因患肝炎住某传染病医院。症见肝区疼痛绕于后背，腹苦胀满，尤以下午为甚。大便溏泻，每日三四次，饮食衰减，体疲乏力，脉沉弦而缓，舌淡苔白。查肝功能，谷丙转氨酶 360U，麝香草酚浊度试验 8U，麝香草酚絮状试验正常。此证肝热而脾寒，中气不运，清阳不升，是以腹胀而便溏。肝气疏泄不利，血脉不和，故肝区疼痛绕于后背。脉见弦缓，舌淡苔白，太阴虚寒之象已露。治以柴胡桂枝干姜汤：柴胡 9g，黄芩 3g，干姜 6g，桂枝 6g，花粉 12g，牡蛎 12g，炙甘草 10g。服 3 剂，腹胀明显减轻，大便次数减少，饮食好转。〔来源：《伤寒论通俗讲话》P.107〕

4. 瓜蒌薤白半夏汤治胆囊炎辨

亢海荣治某患者，女，54 岁，干部。主诉：6 年来每遇生气、受凉经常右上腹痛，阵发加剧，肩背束困，气短胸闷，嗳气纳差。经胆囊超声、造影诊断为慢性胆囊炎。门诊医生始用柴胡疏肝散 6 剂未效，又改用一贯煎 4 剂仍未见效。患者手按胁肋，苦闷不乐，脉象沉细，舌质淡，苔薄白。辨证为阳虚气机阻滞，脾失温熙。服瓜蒌薤白半夏汤加大腹皮、葛根、丹参、陈皮。3 剂后诸症好转，效不更方，继用 20 余剂后诸症悉除。后经 B 型超声检查，胆囊炎症消失，5 年未见复发。临床证明，胁痹的病人，多因受寒、生气或饮食不节而发生，并伴有嗳噎、食呆、腹胀的证候，用薤白为主药，取其宣阳疏滞不伤胃气，开胸顺气，在此基础上，又加入了一些宣痹散结、活血通络、行气化痰的药物，即能随手奏效。〔来源：中医杂志　1984；(3)：57〕

三、小结与评述

（一）胁痛不乏虚证：肝经布胸胁，肝胆相表里，胁痛多属肝胆气血郁滞，或肝胆湿热壅滞所致。多属实证，易辨识，治疗多用疏肝解郁、清利湿热。但胁痛不尽属实热，不乏虚证，需从虚证论治，不可不辨。

1. 疏肝不应，乃阴虚胁痛：症见胁痛隐隐，烦躁，口苦咽干，夜寐不宁，舌红少苔，脉弦细数。若误用香燥疏肝之品，症状不减，反致加剧。治宜养阴柔肝，可选用一贯煎。除常见于肋间神经痛、肝病胁痛有肝阴不足者外，胆囊炎胁痛也有阴虚或气阴两虚夹有湿热郁滞者，也可用一贯煎加味。

2. 清利不应，乃阳虚胁痛：症见胁痛隐隐，或胀痛绵绵，劳累则加剧，神疲乏力，腹胀纳呆，面色灰滞，或畏寒肢冷，或悒悒不乐，或惶恐惊惕，大便或溏或干结，舌质多淡红而胖，苔白而腻。多有较长时间服用清利苦寒之品，但清利不效，诸症反而加重或出现阳虚症状仍不知易弦。不论是胆囊炎、肝炎所致胁痛属肝气虚肝阳虚者并非少见，在肝炎肝硬化病例中较多见，并常与脾气虚、脾阳虚并见。治宜益气温阳，补肝健脾。胆结石属肝阳不足，疏泄无力，气机郁结，或兼脾胃虚寒，也当温阳补肝健脾以助疏泄健运排石之功，不可拘泥西医诊断，大剂清利排石。

3. 胆囊炎胁痛，"通"之不效，乃心脾两虚：胆囊炎在急性发作时常表现为肝胆湿热郁滞，"通"是治疗常法，但在缓解期不可执"通"一成不变，有"通"之不效，乃心脾两虚，辨证关键在于不拘泥西医诊断，而重在四诊合参辨证。当然在补益心脾时仍要注意"通"，也不可壅补。

（二）胁痛不乏寒证：由于肝气郁结化火，肝胆湿热壅滞所致胁痛多为热证，但胁痛也不乏寒证，应从寒证论治。

1. 厥阴肝寒胁痛：症见肝区胁下隐痛，脘腹胀满，痛甚则恶心，或呕吐痰涎，畏寒喜暖，精神疲乏无力，口淡无味，食欲不振，大便溏薄，脉沉细无力，舌淡苔白。可见于慢性肝炎胁痛，肋间神经痛，慢性胆囊炎胁痛，治宜温肝散寒，可选用吴茱萸汤加味，不仅临床症状消失，而且肝功能也可明显改善。

2. 肝热脾寒肝炎胁痛：寒证胁痛也不全属肝寒或仅属肝寒，还有肝热脾寒胁痛。症见胁痛，腹胀满，下午为甚，大便溏泄，纳呆，体疲乏力，脉沉弦而缓，舌淡苔白，谷丙转氨酶升高，常见于肝炎病人因过用苦寒伤脾阳之时，而肝经邪热未消，治宜温清疏并用，可选用柴胡桂枝干姜汤加减。

3. 阳气痹阻胁痛：胁痛常因受寒，或饮食生冷不节，或生气后发生，可连及右上腹部，阵发性加重，肩背束困，舌质淡苔薄白，脉象沉细。素体阳气偏虚之胆囊炎可因受寒等诱因而成阳气痹阻胁腹痛，治宜宣阳通痹疏滞，可选用瓜蒌薤白半夏汤加减。

心　悸

一、心悸属湿浊阻滞

1. 湿浊阻遏心阳心悸辨

路志正治某患者，男，51 岁，工人。患心动过缓，刚出院不久又复发，曾以温阳化饮之苓桂术甘汤和温肾利水之真武汤投之，效不著，而约路老一诊。据述一年来经常胸闷气短，心悸怔忡，肢倦乏力，恶心，纳呆，阵发性心前区疼痛，确诊为冠心病、窦性心动过缓（43～56 次/分）、Ⅱ度房室传导阻滞而收入住院。曾用扩冠降脂及配合口服阿托品以纠正心率，并用益气养血、活血化瘀、理气化湿等中药多剂，日见好转，心率提高到 60 次/分，心电图大致正常，共住院 100 天出院。出院不久，旧病复发，心率 55～60 次/分，胸闷气短，恶心，心慌，头晕，经给氧和阿托品治疗后好转，继来我科门诊治疗。患者除仍有上述症状外，纳谷呆滞，每餐仅二两，全身倦怠无力，行走不及百步，即不能行走，每遇阴天、天冷及夜间易于犯病。望其色，面色晦滞而不泽，口唇紫暗，舌体胖嫩，苔白腻，口黏，口干不思饮，脉息沉迟，显系湿浊中阻，气机不畅所致。饮虽与水湿同类，但有轻重浅深之不同，饮为阴邪而湿轻。苓桂术甘汤虽有健脾祛湿之功，但偏于温阳化饮，而无芳化散湿之能。真武汤直入少阴，温阳利水，已过病所，故难以奏功。治宜芳香开窍，化浊祛湿。药用：藿荷梗各 6g（后下），杏仁 9g（后下），石菖蒲 12g，郁金 9g，清半夏 9g，云茯苓 12g，路路通 12g，炒苏子 9g。水煎服 5 剂。复诊，言服药后，纳谷大增，每日九两，腹满不适得缓，眩晕、恶心、睡眠等症均见好转，心率增至 67 次/分……但仍感心慌乏力，口中黏腻，饮食乏味，既见小效，守方不更。至第三诊，自述诸症均大好转，饮食每日一斤以上，头晕恶心基本消失，心率

70次/分，心电图正常，遂以原方去路路通之除湿利水，炒苏子之下气宽胸，加苍白术、白豆蔻各9g，生山药12g，生姜9g，赤小豆30g以燥脾利湿清热，精神见充，体力增强，已不需人搀扶能单独行走，睡眠二便正常，心率79次/分，血压16.5/11.2kPa，原方再进5剂，以巩固疗效。〔来源：《医话医论荟要》P.217〕

2. 阳明湿热壅结，气血失和心悸辨

路志正治某患者，男，31岁。胸闷心悸3年余，加重6个月，有左侧胸膜炎，少量积水，用链霉素、雷米封治疗2个月后出现头晕如坐舟中，手足麻木，耳鸣等。停用抗结核药物，10天后又出现心悸、恐惧感，以夜间为甚，频发性室早，呈二联律、三联律，服心律平效不显，又感下腹痛，腹泻，伴黏液血便，里急后重，寒颤等。诊时胸闷心悸，头晕乏力，盗汗，四肢厥冷，口干纳呆，腹胀腹泻，日3～4行，伴里急后重，舌暗有瘀斑，苔白腻，形体消瘦，脉细弱。辨为阳明湿热壅结，气血失和所致。病程虽久，腑滞未除，仍宜清理大肠湿热，调气和血导滞：葛根10g，秦皮10g，白头翁15g，败酱草12g，大黄炭6g，乌梅6g，炒白芍15g，广木香9g，炮姜6g，甘草6g。服7剂，大便成形，小腹及脐围仍有微痛，精神不振，早搏每于午后增多，舌体胖，苔白厚黏腻，舌质两侧瘀斑少退，脉细涩。为病久体虚，正气不足，脾胃为湿热所困，而运化无权所致。治宗前法，佐以益气健脾之品：太子参、苍术各10g，厚朴10g，葛根12g，秦皮10g，薏苡仁18g，乌梅12g，炮姜6g，鸦胆子16粒，桂圆肉6g，分2次包鸭蛋子吞服。以此方为主，稍事加减，精神见振，室早消除，出院休息。本例湿热阻滞心脾，气机不利，致心律失常案，不囿于西医病名，不被众多征象迷惑，从中找出湿邪引发心律失常之规律。湿为阴邪。易伤阳气，湿为标，心脾气虚为本，湿邪侵淫心脉。阻滞气机，见胸闷、心悸，兼见脘痞腹胀，纳呆，嗳气，口苦。口干不欲饮，大便不爽，脉濡等症。〔来源：中医杂志　1994；(2)：76〕

3. 泻心法治疗心律失常辨

李浩然经验，心胃关系密切，病理上互为影响，用泻心法治疗心律失常，辨证要点有二：其一是症状以胸脘痞塞为主诉，叩之多能暂时缓解；其二是舌胖苔多薄腻，舌下或见青筋显露，脉多滑或涩，症状多虚实并见。辨证分为五型：①气热互结，窘迫心营：胸宇闷塞，脘痞不舒，口苦，便结，舌苔薄，脉滑。多为心动过速，见于活动性心肌炎、脚气性心脏病及某些发热性疾病过程，治疗以清热散痞为主，用大黄黄连泻心汤加味。②痰饮上逆，胃病及心：胸脘痞闷，怔忡休作倏然，时作恶心，苔淡黄而腻，脉滑。多为"阵发性室上性心动过速"之高血压心脏病、冠心病及甲亢。治宜除痰消痞，降逆定悸，用半夏泻心汤化裁。③胃虚气壅，水热动扰：阵发性头晕胸闷，呕吐清涎，脘腹鸣响，大便稀溏，舌晦滞。苔薄滑，脉迟而虚，多为窦性心动过缓，某些急性传染病、黄疸、黏液性水肿疾病过程中，治以清热散水和胃为主，辅以扶正，用生姜泻心汤加减。④中虚气逆，干胃扰心：胸脘懊侬，痞满不舒，心慌干呕，肠鸣便泄，舌淡苔薄，脉虚或结代，多见于房颤及充血性心力衰竭早期，用甘草泻心汤加减。⑤痰热壅结，心宫失旷：心窝痞满不舒，苔腻，脉滑，见于冠心病、高心早期，用小陷胸汤加味。〔来源：新中医　1986；(3)：10〕

4. 治心悸还当详察暑湿辨

徐景藩经验，盛夏炎暑，暑易伤气，暑常兼湿，湿易伤阳，阳气耗伤，心失所养，可致心悸。治某患者，男性，48岁。原患胆囊炎，并伴发胰腺炎，经住院治疗数月而诸症消失。……夏暑劳倦，旋觉胸闷不适，心悸不宁，食少神倦，手心热，体温正常，舌苔薄白，脉象时有歇止，查心电图有频发性早搏。拟方清暑化湿行气，佐以益气宁心。药用青蒿、黄芩各10g，制半夏、陈皮各6g，豆蔻仁2g，香附10g，炙甘草4g，太子参、猪苓、夜交藤各15g。服药5剂，居家休息，心悸胸闷等症改善，唯上腹时有隐痛，大便易溏，舌苔薄白，脉细，歇止已不明显。治参健脾，原方加入炒山药12g，炒白术

10g，煨木香 6g，焦楂曲各 10g，去青蒿、豆蔻仁、夜交藤。续服 5 剂，心悸已定，余症均显改善，精神饮食好转，脉无歇止。复查心电图示窦性心律，未见异常。随访 1 年，心悸早搏未见复发。〔来源：中医杂志 1983；（5）：18〕

5. 湿热内蕴，内合于心致心悸辨

李振华治某患者，女，70 岁。心悸，气短，胸闷，口干不欲饮，纳呆嘈杂，耳鸣乏力。舌淡苔腻略黄，脉滑数且三五不均。心电图示：阵发性室上性心动过速伴差异性传导。辨证湿热内蕴，内合于心，以疏理为治。处方：紫丹参 15g，广郁金 10g，制香附 10g，佩兰 10g，川厚朴 10g，夏枯草 10g，苍白术各 10g，藿香梗 10g，薏苡仁 15g，焦六曲 12g。7 剂。二诊：药后诸症见瘥，唯觉寐欠安，时有烦热。舌苔黄腻已减，仍宜清解，原方加黄芩 10g，焦枣仁 15g，朱砂 1.5g（冲），7剂。三诊：诸症瘥解，舌淡苔白，脉略浮数，原方加怀山药 30g，再进 7 剂，查心电图已复正常。高年心悸胸闷，且兼有口苦耳鸣之症，一般易从肾阴不足、肝阳上扰辨证。然本案着眼于舌苔黄腻，脉象滑数，则辨为其病机属湿热内蕴，虽在高龄，当做实治，不作虚论；尤值夏末秋初湿热郁蒸之际，切中病机，不囿于古稀高年，细察舌脉而定诊，不误作肾虚肝旺以虚论治，可见深明辨证之一斑。〔来源：《中国现代名中医医案精华》 第一辑 P.50〕

二、疏肝调气治心悸

1. 肝郁气滞心悸辨

董建华治某患者，女，27 岁。两个月前始觉胸闷，心悸易惊，旋即时觉心前区疼痛，心悸气短，情绪紧张时则易诱发，并伴周身乏力，头晕肢软，有时汗较多，四肢觉凉，舌质淡，苔薄黄而腻，脉细数，心电图示 T 波倒置，心得安试验阳性，其他检查正常，诊为心脏神经官能症。服用心得安、谷维素、温胆汤、归脾汤效果不显，此乃肝郁气滞血行不畅，心神不宁。治宜疏肝解郁，重镇安神。旋覆花 10g，薏苡仁 10g，

郁金 10g，川芎 10g，当归 10，党参 10g，橘皮 5g，佛手 6g，炙甘草 3g，珍珠母 30g，龙齿 30g（先煎）。服药 20 余剂，心悸未发，原方加谷麦芽 30g。又服 20 剂，精神转佳，心悸、自汗、乏力诸症均退，纳增，心电图检查正常，但睡眠较差，守上方加养血安神之品以巩固疗效。随访年余，病情基本稳定。〔来源：《临证治验》P. 26〕

2. 疏肝宣肺、化痰和中治心悸辨

徐景藩治李某，男性，53 岁。心悸胸闷，查心电图谓右束支传导阻滞，并有频繁早搏，已经 1 年余。询知病由劳累、情志不畅，症见脘胁隐痛且胀，饮食少，心悸胸闷，神倦乏力。近日兼有咳嗽，痰少色白，舌苔薄净，脉象细弦而有歇止。证系肝经疏泄失常，胃失和降，肺气失宣，虽其本有心气心血之不足，然应先予疏肝宣肺、化痰和中为主。方用炙柴胡 5g，杭白芍 10g，制香附 10g，橘皮 6g，橘络 3g，法半夏 6g，粉前胡 10g，白杏仁 10g，炙甘草 4g，当归 10g，玉竹 10g。每日 1 剂，服药 10 剂，饮食增，咳嗽瘥，观其舌质微紫，乃于原方去前胡、白杏仁，加丹参 10g，佛手片 6g，降香 6g，每日 1 剂，调治 1 月，肝胃不和之证已减，精神尚差，心悸少而未除，转从养心益气宁神为主。药用全当归 10g，炒川芎 10g，酸枣仁 10g，杭白芍 10g，炙甘草 4g，党参 10g，麦冬 10g，五味子 3g，猪苓 12g，制香附 10g，佛手片 6g。此方调治二旬余，心悸已定，胸闷亦瘥，精神渐振，共治两月。复查心电图正常，谓窦性心律，未见早搏及右束支传导异常。随访一年半，健康状况良好。〔来源：中医杂志 1983；（5）：18〕

3. 疏土悦木治心悸辨

黄奕乐治某患者，67 岁，女。临床见心悸善惊易怒，夜眠不安，思虑过度，潮热自汗，脉虚弦数。心电图示："阵发性心动过速，偶发性房性早搏。"病属心脾。治以疏土悦木，宁心安神。药用柴胡、木香、青陈皮、菊花、小麦、枣仁、柏子仁、五味子、炙甘草 9 ~ 12g 不等，经数月调治，上症渐趋平稳。此类患者，喜怒无常，七情所伤，心脾受伐，思伤脾

气，暗耗心阴，虚火内炽，营阴被耗，心脉不畅，故生心痹，治宜疏土悦木、和胃化滞。〔来源：上海中医药杂志　1994；（10）：24〕

4. 解郁行滞治心悸辨

李培生治某患者，女，46岁。心悸胸闷腹胀反复发作7年，复发加重1月。……行人流术后，情志不舒，大量食用海马、蒸鸡等，致手足浮肿，心悸腹胀，以为虚损使然，又过服补益之药膏，上症加重……心电图：多发室性早搏，予服心律平、谷维素、肌苷片等西药及中药健脾益气、活血化瘀之剂，无明显效果。现心悸胸闷，头昏乏力，失眠多梦，性情急躁，腹胀纳呆，嗳气频作，大便干燥，小便灼热，月事已3月未潮，舌红苔薄黄，脉来结代，每分钟歇止8~9次。症由情志不遂滥用补益，则肝气郁滞，脾胃失运，血运失常，心神失养，治疗之法，当以疏肝解郁、宽胸理气、健脾和胃、养心安神为法。处方：柴胡10g，炒枳壳10g，制香附10g，苏梗10g，郁金10g，瓜蒌皮12g，薤白10g，橘红10g，白芍12g，炒丹皮10g，茯神15g，合欢皮10g，麦芽15g。服用上方5剂，心悸好转，浮肿腹胀减轻，大便也较前通畅，脉转细数，唯有胸闷，于前方适量参入养血活血之品：柴胡10g，炒枳壳10g，丹参15g，赤白芍各12g，瓜蒌皮12g，薤白10g，郁金10g，苏梗10g，制香附10g，合欢皮10g，麦芽15g。连服15剂，心悸胸闷消失，身无浮肿，纳食正常，脉象细而弦，唯食后稍感腹部不适，后用疏肝健脾、养血和血之剂调治而愈。〔来源：中医杂志　1995；（11）：654〕

三、心悸脉数有气虚阳虚

1. 阵发性频发心律失常属心脾两虚，气逆膻中辨

奚凤霖治某患者，男，45岁，干部。患者三年多来反复阵发心速，心电图示：阵发性室上性心动过速。半年来愈发愈频……住院已20余天，仍然日发数次，常至10多次不定，每发心率在每分钟200次以上，轻则1个小时，重则10余小时。

发先早搏，心悸心慌，胸闷有压迫感，气短如促。严重时烦躁不安，曾有多次跳窗越墙等精神症状。缓解时神情淡漠，眩晕，恐慌，活动短气，食少懒言，舌淡胖，苔薄腻，脉濡细，伴结代。血压、血脂正常，X 线心肺（－）。辨证：平素思虑烦劳过度，心脾两虚，气乱而阵发频发心律失常。法以益气建中、养心定志。处方：炙黄芪、白芍药、太子参各 30g，炙甘草、丹参各 15g，麦冬 10g，桂枝 5g，生姜 3g，大枣 5 枚，饴糖 2 匙（冲服）。初服 3 剂已经获效，服至 1 周期，阵发心速基本缓解，精神大振，脉濡、结代存在，是乃脾胃气充，心神得安，惟心气久虚，血脉凝涩不畅，是故结代脉现，续方加苦参 10g，小麦 30g，以养心安胃复脉。又服 10 余剂，症情稳定不发。〔来源：上海中医药杂志 1990；(7)：22〕

2. 心房纤维性颤动属脾阳衰弱，心脾气虚血亏辨

奚凤霖治某患者，男，47 岁，教师。房颤阵发性 10 年余，每月发 1 次，轻则 10 小时许，长则 2～3 天复律。近 4 月来转为慢性房颤，心悸几无休时，伴胸闷气短，素体畏寒腹冷，肠鸣腹胀，常年便溏，日行 2～3 次。舌胖嫩，苔白腻，脉散。急性加重时脉如釜沸。血压 18.7/11.7kPa，心率听诊 110～120 次/分，血沉、抗"O"、血脂、酶谱均正常。心电图：房颤（原因不明）。辨证：脾阳衰弱，心脾气虚血亏，心气心脉失常，以致怔忡房颤。治以温阳理中，益气整脉。处方：制附子、老红参、炙甘草、川桂枝、蜀漆各 10g，干姜 5g，炒白术 15g，龙骨、牡蛎各 30g，大枣 7 枚。服药 7 剂，症状好转，怔忡未已，脉散如虾游、鱼翔。续方 2 周，腹和，大便成形，心悸若失，脉细而涩，继服原方红参易党参 15g，再服 2 剂，一般良好。心电图复查：大致正常。又 3 月后随访，无发作。〔来源：上海中医药杂志 1990；(7)：23〕

3. 顽固性早搏属心脏久损，中阳亏虚辨

奚凤霖治某患者，男，46 岁，干部。早搏史 12 年，反复频作，久治不愈。1 年前心电图示：频发室早，二联或三联律，交界性逸搏，窦性心律；运动试验阴性；心向量图正常。

血沉、抗"O"、血象、酶谱、血压等正常，X线胸片，两肺清晰，主动脉中度扩大，心横径向左右扩大，肺动脉较平坦，心尖触及膈面。诊为心肌病。诊时早搏频繁，最多30次/分，活动为甚，休息减少，几无休时，伴胸闷，心悸，气短。近期常感饥饿嘈杂则发甚，纳食则可减少，面晦黧黑。舌胖苔滑，脉象促结代兼有。辨证：心脏久伤，心气衰弱，心脉涩滞，乃促、结、代反复频作；中阳亏损，饥嘈发甚。予益气建中，养心复脉。处方：生炙黄芪、白芍、丹参各15g，桂枝、生晒参、苦参各10g，炙甘草、龙骨、牡蛎、玉竹各30g，干姜5g，大枣7枚，饴糖2匙（冲服）。用药1周稍减，续服2周，早搏大减，饥嘈若失。连续诊疗6次，前方略作增损，共治3月余，早搏基本控制月余。胸片复查：心影略向左增大，心电图示：窦性心律，原来 ST－T 波低平复常，早搏偶见。〔来源：上活中医药杂志　1990；(7)：20〕

四、小结与评述

（一）湿郁心悸：湿性黏腻郁滞，易阻滞气机，湿与热蕴结，则成湿热郁滞。暑邪易夹湿，则暑湿郁滞。不论湿郁、湿热郁滞、暑湿郁滞均可阻遏胸阳而引起心悸。

1. 湿浊阻遏心阳心悸：症见心悸，每遇阴天、天冷及夜间易于犯病，胸闷脘痞，面色晦滞不泽，舌体胖嫩，苔白腻，口黏。治宜芳化湿浊开窍，可选用三仁汤、菖蒲郁金汤加减。需注意的是，饮为阴邪而湿轻，苓桂术甘汤偏于温阳化饮，而无芳化宣散之能。真武汤直入少阴，温阳利水，已过病所，故难以建功。

2. 湿热郁滞内合于心而悸：胃肠湿热壅结，气血失和而心悸，或湿热内蕴合于心而心悸。临证时，湿热之证一般尚易辨识，关键在于整体观念，把湿热郁滞与心悸联系起来辨证分析，不被西医诊断所惑，不被众多假象所误导，因时、因人制宜与证合参，抓住病本，着眼于舌脉，辨识才能切中病机。治宜清化湿热，调畅气机。

（二）用泻心法治心悸：胃络通于心，心胃关系密切，当胃中气热互结，痰饮或寒热互结上逆，水饮邪热搏结，痰热壅滞上扰于心而致心悸。辨证主要抓住心悸伴胸脘痞塞，痞满嘈杂，舌苔多薄腻。治宜泻心除痞定悸，可分别选用大黄黄连泻心汤、半夏泻心汤、生姜泻心汤、甘草泻心汤、小陷胸汤加味调治。用药宜辛开苦降，和胃消痞定悸，而重镇安神之品却宜慎用，以免更助胃中痞塞。

（三）肝郁心悸：肝主疏泄，藏血，肝气郁结，心神不宁而心悸。症见心悸易惊，胸闷，每因情绪紧张时诱发或加重，头晕肢颤，汗较多，四肢觉凉，或脘胁胀痛，夜寐不宁，大便不畅，脉弦，可见于甲亢早期、心脏神经官能症、某些早搏，经期紧张综合征、更年期综合征等。治宜疏肝解郁，重镇安神，可选用逍遥散、甘麦大枣汤等加减，兼有肺气失宣者，还应兼宣降肺气，宣达肺气以解郁。论治时，虽其本有心血不足或心脾两虚，然肝郁标急，应先疏肝解郁为主，后转从养心血益心脾，不可贸然进补益之剂。

（四）脉数不尽属热证：脉数主热，或实热，或虚热，但脉数不尽属热证，不乏属气虚、阳虚者。阵发性室上性心动过速、早搏有属心脾两虚，心房纤颤心悸脉结代属脾阳虚弱、心脾气虚血亏，顽固性早搏属心脏久损、中阳虚亏或心肾阳衰。这些病证脉为数而无力，但数而有力也不尽属热证实证，如动脉硬化、冠心病，有的数而弦，就不是实热证，而是肝肾亏虚，气血不足之证。

胸痹、胸痛

一、从肺辨治冠心病心绞痛

冠心病心绞痛的治疗不忘调肺气辨

吴德兴从肺论治冠心病心绞痛：①损其心者，着眼于肺，除善用葛根、郁金之类，还喜用黄芪、益母草宣通肺气，行气止痛，补肺养心。②心病不愈，调气通阳，重用葛根 20～30g，宣调肺气，畅达气机。葛根既能升提心肺之气，又能宣通心肺之血。对心痛持续者宜以细辛配桂枝同用，两药皆入心肺两络，具有温心肺之阳，通阳化气，温通经脉，活血止痛之功，止心痛作用颇佳。细辛用量 3～4g，桂枝用量 15～20g，比例 1:5，可收理想之效；对心痛反复发作加重者，当以大黄伍皂角刺宣通肺窍，除痰祛浊，两药同用，从而起到肺气宣通，通则不痛之效。③祛痰化瘀，不忘肺虚。本虚标实之症更屡见不鲜，究其本虚，则源于肺虚，出现少气乏力，脸色苍白，胸闷胸痛，心悸心慌，便后倦怠乏力，脉结或代等。若肺之阳虚，营卫不和，阳微寒盛则出现畏寒肢冷，胸闷多痰，胸背彻痛，腹胀纳呆，舌暗苔白。治疗宜补脾益气，祛痰化瘀，行气止痛，用太子参（或红参）、黄芪、白术、葛根、全瓜蒌、皂角刺、姜黄、郁金、九香虫等。属肺阳虚者用黄芪、桂枝、细辛、仙灵脾、葛根、全瓜蒌等。〔来源：江西中医药 1993；（6）：15〕

二、从肝胆辨治冠心病、胸痹

1. 从肝论治冠心病胸痹辨

路志正经验主要有：肝气郁结致心痛，用柴胡疏肝散；肝气横逆致心痛，用化肝煎；肝火上炎致心痛，用泻青丸合小陷胸汤；肝火夹痰致心痛，用小陷胸汤加味，加青黛、石菖蒲、郁金、僵蚕、天竺黄、胆南星、苏子；肝风内动致心痛，用天麻钩藤汤；肝肾阴虚致心痛，用一贯煎；肝血不足致心痛，用补肝汤合芍药甘草汤；气滞血瘀致心痛，用复元活血汤；肝寒血凝致心痛，用暖肝煎；肝脾（胃）不和致心痛，用抑木和中汤（当归、青皮、刺蒺藜、郁金、陈皮、苍术、白术、木香、砂仁、云茯苓、佛手、檀香）；肝郁脾虚用逍遥散；胆火扰心致心痛，用龙胆泻肝汤；胆气虚致心痛，用宁胆汤，自拟方：（茯神、胆南星、枳实、竹茹、熟地、白芍、灵磁石、龙齿、枣仁，酌加丹参、川芎、石菖蒲、夜交藤）。〔来源：北京中医 1994；（1）：17〕

2. 冠心病心绞痛属肝郁血瘀湿阻辨

赵志付治某患者，女，58 岁，退休工人。主诉：胸闷胸痛反复发作两年，加重两天。现病史：两年前开始胸闷胸痛，经心电图检查为 ST－T 改变，诊断为冠心病心绞痛，常服消心痛、心痛定、潘生丁、阿司匹林等药，但服后头晕乏力，不愿再服。症见胸闷胸痛，胁肋胀满，口中黏腻不爽，有异味，食少纳呆，舌暗苔白厚腻，脉弦细，情志抑郁不乐，善太息。心理社会因素：本患者为退休工人，性情温柔，易生闷气，退休后，因儿媳之事经常生气，含怒忍气在胸，不得发泄。中医诊断：胸痹（肝郁血瘀湿阻）。西医诊断：冠心病心绞痛。治法：疏肝活血、理气化湿。处方：柴胡 10g，赤白芍各 10g，枳壳 10g，川楝子 10g，延胡索 10g，郁金 15g，丹参 15g，桃仁 10g，香附 10g，藿佩各 10g，苍术 10g，青陈皮各 6g，砂仁 3g。7 剂，水煎，每剂分 2 次服。药后自觉胸闷胸痛减轻，胸中舒适，食欲渐增，药已中病，上方加旋覆花 10g（布包），继服 7 剂。三诊时胸闷胸痛未发，自觉精神较爽，改用成药气滞胃痛冲剂、复方丹参片、加味逍遥丸等调理。〔来源：中医杂志 1995；（1）：20〕

3. 小柴胡汤通阳治心绞痛辨

赵霞治某患者，男，58 岁。素有冠心病，近因情志不遂发作心绞痛。症见心前区疼痛，胸闷胁胀，心悸而烦，气短，口苦纳差，肢凉欠温，舌质稍暗，苔白滑腻，脉弦而结。证属肝胆疏泄失常而致气血郁滞，发作心绞痛。病虽在心，治从肝胆，开郁通阳，调和气血。药用：柴胡 15g，黄芩 10g，半夏 10g，党参 10g，炙甘草 6g，生姜 6g，大枣 6 枚，丹参 15g，郁金 10g。服药 5 剂，疼痛基本消失，仍觉肢冷不温，守上方去半夏，加附子 10g，继服 5 剂，诸症平息，心电图大致正常。〔来源：中医杂志 1994；（10）：595〕

三、从湿（湿热）郁辨治胸痹

1. 水气逆上凌心阻痹胸阳胸痹辨

张建明治某患者，老翁。主诉心前区疼痛 14 年，虽被排除器质性病变，然历治不克。年高尺脉沉弱，疑其肾虚，追问其症状，日少，但他却因此道出，小腹胀满则尿次必多。溲解后腹胀宽否？回答肯定。又问腹宽是否心痛也随之缓？回答肯定。余乃循此思路抓住小便一症，且断下病机——肾阳式微，化水不力而内蓄下焦，逆上凌心阻痹胸阳。治以温肾利水。用真武汤 2 剂而犹罩影之效，复诊用肾气丸调理，未复发。〔来源：上海中医药杂志 1992；（6）：20〕

2. 劳伤心脏，湿滞热瘀交阻胸痹心悸辨

张伯臾治某患者，男，71 岁。左胸阵发性刺痛 2 天，大便秘结 7 日未通，口臭且干，心悸。心电图提示：急性前壁心肌梗死，伴有多发性房性早搏及偶发性早搏，脉弦小不均，舌边红带紫，苔白腻。证属劳伤心脏，湿滞热瘀交阻，拟清热通腑活血祛滞：黄连 4.5g，制半夏 12g，全瓜蒌 12g，川厚朴 9g，枳实 15g，生大黄 6g（后下），当归 24g，川芎 9g，红花 6g，失笑散 9g（包煎），苦参 15g，稍加减连服 5 剂。二诊，动则左侧胸痛，大便已解 2 次，但舌苔腻中未化，口不干，脉虚弦。痰湿瘀热虽减未化，心脏气血流行未畅，再拟前法出入。苦参 15g，制半夏 12g，全瓜蒌 12g，川厚朴 9g，枳实 12g，制大黄 9g，当归 18g，炒川芎 6g，石菖蒲 9g，失笑散 9g（包煎），7 剂。三诊，左胸闷痛未发，便秘 4 日未通，夜间惊

惕，烦躁不宁，舌苔厚腻已化，脉弦滑。热瘀尚未尽化，心阴
亦见耗伤，拟养阴清热活血化瘀。本例前阶段属血瘀，湿热滞
交阻，用泻心汤合小承气汤加减；后阶段以心阴虚而兼络瘀肠
燥为主，以生脉散和清化通瘀之品，为先通后补之法。住院3
周，心电图提示急性前壁心肌梗死恢复期。因心律失常曾用2
天利多卡因。〔来源：《张伯臾医案》P.34〕

四、从脾阳、胃阳辨治胸痹

1. 升脾阳疗心阳不振心痹心悸辨

黄奕乐治某患者，男，14岁。心悸，胸闷发热，咽痛40
天。病初曾患病毒性咽峡炎、水痘。心电图示"室性早搏、
二联律"。西医诊断为病毒性心肌炎、心律失常。中医诊断为
心悸、心痹。症见心悸征忡，潮热盗汗，咽干咽痛，项背酸
楚，胸闷烦躁，辨为脾阳受阻，升降失司。治以温通心脾，补
气固脱。方用补中益气汤加减。药用炙黄芪、党参各30g，炒
白术、白芍、当归、防己、扁豆、薏苡仁、升麻、柴胡、葛
根、羌活各9g，肉桂4.5g。每天1剂，水煎服。服7剂后，
心悸盗汗减轻，项背仍酸，食欲稍增。再续21剂，病情稳定，
心电图恢复正常。甘温除热，补中升阳，使脾胃之气升发，元
气随之充旺，阴火自消，燥热也去，运用东垣先哲经验治疗心
痹而获显效。〔来源：上海中医药杂志 1994；（10）：23〕

2. 胸痹属外寒内侵，心胃阳困辨

李聪甫治某患者，男，40岁。因天热当风取凉，又肆饮
冰水。一日突然发生心痛彻背，胸痞呕逆，恶寒背冷，痛甚则
四肢发厥，冷汗自出，脉沉迟，舌色淡，面色苍白，来势甚
急。此乃"暑月伏阴在内"为病，寒淫于内，干犯心肾之阳，
因思《金匮》有谓"胸痹缓急者薏苡附子散主之"。法当急
治，可师其法而不尽用其方，仿罗谦甫扶阳助胃汤意，使阴寒
去，胃阳复，则心肺之阳郁可宣。处方：熟附子9g，桂枝尖
9g，杭白芍（酒炒）9g，泡吴茱萸3g，广橘皮6g，淡干姜5g，
草豆蔻5g，炙甘草3g。2剂。复诊：1日连服2剂，心胃痛

止，四肢温复，汗收呕止，脉来应指弦缓，已能少进稀粥，但心中悸、语声低，气息短……宗气必因乱而致虚，当培补脾胃之元气，意在心阳旺而肺气调。处方：西党参 10g，炒白术 9g，熟附子 9g，川桂枝 6g，酒白芍 6g，炒枳实 5g，广橘皮 5g，炙甘草 5g，淡生姜 3g，大枣 3 枚。服 4 剂后，诸症悉除。〔来源：中医杂志 1983；（1）：15〕

五、胸痹伴有脏躁

1. 胸痹伴有脏躁症状治宜兼顾辨

赵锡武治某患者，男。来诊时步履艰难，以他人背负。自述胸痛、胸闷、心悸、气短、头晕，乃按胸痹治之，用瓜蒌薤白半夏汤之类，久治不效。细审之，患者每于发病时尚喜悲欲哭，嗳气，善太息，便于前方加百合、地黄、旋覆花、代赭石之类治之，后其症渐消。〔来源：《赵锡武临床经验集》P. 74〕

2. 宁心缓肝治胸痹辨

王发渭等治某患者，女，61 岁。患者两年前因心前区闷痛不适，在某医院诊断为冠心病心绞痛，经用中西药治疗病情缓解出院，近月来因家事不顺，胸闷憋气，心前区疼痛又作，给予潘生丁、消心痛、复方丹参片及瓜蒌薤白半夏汤或血府逐瘀汤加减治疗，症状虽能缓解于一时，然而反复。患者胸闷隐痛，日数次，持续数分钟至 10 分钟不等，伴心烦易汗，寐差多梦，心慌气短，劳累后尤甚。舌质红暗，苔薄白，脉细弦。实为老年之人，因烦劳七情耗伤气血，致使心肝失调之证。治拟宁心缓肝之法，投以甘麦大枣汤加味：小麦 20g，当归 10g，白芍 10g，茯苓 10g，麦冬 10g，龙骨 15g，合欢皮 12g，郁金 10g，菖蒲 10g，远志 10g，炙甘草 8g，大枣 5 个。服药 6 剂，心绪始稳，心痛心慌减轻，寐况改善。守方迭进 12 剂，胸闷气短，急躁易汗好转。嗣后继以原方稍加出入，调治匝月，诸症若失。〔来源：中医杂志 1996；（12）：724〕

六、明悟善辨治顽固性胸痛

巧思治顽固性胸痛辨

房定亚治某患者，男，41 岁。患者胸胁烧灼痛，夜间加重，失眠，颈痛伴脊背部不适，已 5 年。曾去香港、美国、英国诊治。做过心导管检查 2 次，及心电图、胃镜、胸透等检查，均未见异常。因无明确诊断，疑为冠心病、心绞痛，给予硝酸甘油、心痛定、潘生丁等药物治疗，效果不著。近来疼痛加重，常于睡眠中痛醒，彻夜难眠。问其起居，病人言其常睡席梦思床，病情有日渐加重趋势，饮食正常，二便调，舌暗红，苔薄白，脉弦数。辨证治疗：过度安逸，久卧绵软，躯体长期不得伸展，经脉不舒，气血不畅，不通则痛。胸胁为少阳经循行部位，经气不利，气滞血瘀则发为胸胁疼痛；督脉为全身阳脉的总督，又称"阳脉之海"，背部为督脉所主。督脉受累，则颈痛，脊背不适。疼痛夜甚，是因为阳脉气血瘀滞。阴阳不相顺接，又引起失眠。治宜疏通经脉，活血止痛。药用：白芍 30g，生甘草 10g。桂枝 10g，葛根 20g，薏苡仁 30g，苏木 10g，红花 10g，丹参 15g，怀牛膝 15g，郁金 10g。服药 4 剂，大效，并嘱其改睡硬板床，上方再进 4 剂，症状完全缓解。胸痛、项背痛、失眠等症，中医常规治疗多从"胸痹"、"心肾不交"论治，房氏认为，本病已绵延 5 年之久，经西医多方面检查治疗未效，实属"顽疾"，在治疗上另辟蹊径。

〔来源：中医杂志 1995；(12)：718〕

七、小结与评述

（一）从肺辨治冠心病心绞痛：肺主气，心主血，气血相关，心肺相联。治疗冠心病心绞痛不忘调肺气，损其心者，着眼肺气。心肺气虚，应补益肺气以助心气行血；痰瘀交阻，不忘肺气，也宜益肺气补心气以化痰瘀。这是其一。其二，胸痹伴咳嗽，气促，或因外感风寒而诱发胸痹，宜宣调肺气，畅达气机，宣肺解表，使肺气宣降恢复正常，气血运行得以畅通，胸痹自可缓解消除。

（二）从肝胆辨治冠心病胸痹：肝主疏泄，调达气机，肝胆相表里，少阳为枢。肝胆气机失调，可致心气心血阻滞而胸痛胸痹。肝气郁结、肝气横逆、肝火上炎、肝阳上亢、肝风内动、肝肾阴虚、肝血不足、肝寒血凝、肝脾（胃）不和、肝郁脾虚、胆火扰心等均可致心痛胸痹。肝胆气机失调常与瘀血痰湿郁滞合而痹阻，故不仅要疏肝胆气机，还宜疏肝活血、化痰湿。少阳枢机不利，气血不和而致胸痛胸痹，又宜调畅少阳枢机，开郁通阳，调和气血，可选用小柴胡汤加味。心胆综合征，病虽在心，而病本在胆，应疏肝胆，利枢机，调气血，通心阳。

（三）下焦蓄水上逆胸痹：湿性黏滞，易阻痹心阳而致胸痹。湿邪易犯脾胃。湿阻胸痹多从中焦脾胃论治，如健脾运湿，芳化宣通等。下焦水湿代谢失常，上逆凌心阻痹胸阳而致胸痹胸痛。其辨证关键在于详细问诊，四诊合参，辨析小便不利下焦蓄水之主要症状与胸痹间的内在联系，宜抓住小便不利——下焦蓄水——上逆之水气阻痹胸阳而胸痹进行辨证。

（四）从调理脾胃辨治胸痹：从调理脾胃治疗胸痹，开辟了冠心病胸痹治疗新领域，调理脾胃突出了整体观念，辨证论治，治病求本，从调理脾胃治疗冠心病胸痹，取得较好疗效。对此，路志正积累了丰富经验。

1. 中气不足胸痹：症见胸痛隐隐，时作时止，动则尤甚，心悸气短，倦怠乏力，纳呆食少，腹胀便溏，舌胖淡或有齿痕，苔薄白，脉细无力或结代。治宜补中气益心脾，可选用香砂六君子汤、桂枝汤、归脾汤加减。〔来源：中医杂志1996；（10）：606〕

2. 痰湿壅滞胸痹：症见胸部窒闷而痛，或胸痛彻背，胸满咳喘，心下痛闷，恶心欲吐，肢体沉困酸楚，形体丰腴，舌淡红略暗，苔厚腻，脉弦滑或沉伏。治宜化痰泄浊，通阳开结，可选用温胆汤、小陷胸汤、瓜蒌薤白半夏汤加减。〔来源：中医杂志　1996；（10）：606〕

3. 湿浊阻滞胸痹：症见胸闷气窒，或闷痛或隐痛，阴雨天加重，脘闷纳呆，口黏不欲饮，恶心欲吐，肢体沉重，头昏如蒙，大便不爽，小便混浊，舌胖齿痕，苔厚腻，脉濡细。治宜芳化宣通，可选用三仁汤加减。〔来源：中医杂志 1996；(10)：606〕

4. 脾阳受阻升降失司胸痹：症见胸闷，烦躁，或咽干咽痛，潮热盗汗，心悸怔忡。辨证之关键在于不为胸闷烦热、烦躁、咽干痛所惑，而误为热证实证或阴虚，此乃脾阳受阻，阴火上冲使然。治宜升脾阳通心阳，可选用补中益气汤加减。

5. 寒淫于内，心胃阳气困阻胸痹：症见胸痞呕逆，心痛彻背，恶寒背冷，痛甚则四肢发厥，冷汗自出，脉沉迟。多有暴食生冷或骤受寒凉史，发病突然。治宜温阳散寒，宣通心胃阳气，可选用扶阳助胃汤、薏苡仁附子散加减。

6. 湿滞热瘀交阻，腑气不通胸痹：症见胸痛或阵发性左胸刺痛，大便秘结数日不通，口臭口干，心悸，脉弦小不均，舌边红带紫，苔白腻。治宜清热通腑，活血祛滞，可选用泻心汤合小承气汤加减。待腑气通畅，胸痛缓解后再随证调治。此时，即使伴有劳伤心脏，也宜先清热通腑，活血祛滞，如伴有肢厥，可合用生脉散。临床实践证明，通畅腑气对防治冠心病心绞痛、心肌梗死有积极意义。

（五）从脏躁辨治胸痹：胸痹伴见脏躁一些症状，虽非真脏躁，却治宜兼顾，可合用百合、生地、甘麦大枣汤调治。辨证分析，这类患者中有些是心脏神经官能症等所致胸闷胸痹，用之得当确有较好疗效。若属冠心病而致胸痹伴见某些脏躁症状，也需配合选用此类方药，以提高疗效。若冠心病所致胸痹属心肝失调，常法不效，则又宜宁心缓肝，用甘麦大枣汤加味才可取得较好疗效。

对一些顽固性胸痹胸痛，关键在于详细问诊，四诊合参，明辨善悟而巧治收功。

不　寐

一、瘀血不寐

1. 血府逐瘀汤治血瘀性失眠辨

赵福顺经验，抓主症：①间断或彻夜失眠；②心胸烦热，心悸，督闷；③舌质暗红或紫暗或有瘀斑。多梦，以恶梦为多，心慌易惊，善怒，情绪不稳定，口干欲饮等，以血府逐瘀汤为主，随症加减。治疗 40 例，治愈 20 例，显效 16 例，有效 4 例。〔来源：北京中医　1992；(2)：34〕

2. 血府逐瘀汤治不寐惊恐辨

胡纪明认为本病主要病机，气滞血瘀、肝胆亏虚所致，病在肝，累及心胆，乃实中有虚，虚实夹杂之证，用血府逐瘀汤治疗获得满意疗效。体会只要诊断明确，一般服 5 剂可取效。尚可加入珍珠母、石决明；苔白腻者加法半夏、云茯苓、陈皮；五心烦热者，加知母、黄柏；眠差易醒者加柏子仁、丹参。〔来源：浙江中医杂志　1993；(5)：198〕

3. 活血化瘀治暴发性失眠辨

章真如治某患者，男，35 岁。因出差赶班机误点，而办事迫在眉睫，势不可耽误，心急如焚，惶惶不可终日，因此得不到休息，入夜不寐，辗转反侧，苦不堪言，彻夜不能合眠。第二日事情办妥，仍不能入睡，虽服大剂量安定片、氯丙嗪，及其他安神中成药，日夜不得稍安，举言若狂。……诊时其脉细数，舌暗红少苔，目赤胞浮，精力疲惫。辨证为心情过激，气血怫乱，以致气滞血瘀、神不守舍，治以血府逐瘀汤加味。处方：生地 10g，当归 10g，赤芍 10g，川芎 8g，桃仁 6g，红花 8g，柴胡 8g，枳壳 8g，桔梗 10g，牛膝 10g，生甘草 8g，珍珠母 20g。嘱服 3 剂。服第一剂后数小时，自觉头部有窍通血行的感觉，午后能迷糊睡 2 小时，醒后精神为之一爽。第二天再服 1 剂，入夜则安然入睡。第三夜，睡眠居然恢复正常，并述药中似有麻醉剂，而比麻醉剂药更有效的感觉。按原方再进 3 剂而愈。〔来源：中医杂志　1990；(9)：5〕

4. 血府逐瘀汤治他药不效的小儿夜啼辨

宋向元经验，治疗小儿夜啼，他药不效者，用血府逐瘀汤化裁。〔来源：《医门真传》P. 281〕

5. 肝郁血瘀失眠辨

颜德馨经验，肝郁血瘀失眠，症见彻夜不寐，即使入睡也乱梦纷纭，兼有情志郁郁不乐，时喜叹息，胸胁胀痛，舌紫，脉弦或涩。治宜理气活血，以安肝魂，方用血府逐瘀汤。王清任谓："夜不能睡，用安神药治之不效者，此方若神。"〔来源：中医杂志　1993；(4)：219〕

二、胃不和卧不安别论

1. 宿食停滞不寐辨

吴致中治某患者，男，45 岁。形体素丰，喜饮善啖，睡眠也佳。旬前因醉饱而卧，渐至腹满加重，入夜则辗转床笫，不能入睡。自感精神困顿，头晕恶心，纳差，大便黏溏，临厕不畅，舌苔厚腻，脉弦滑。证属宿食停滞中脘，胃失和降，浊气上逆。治宜消导积滞，和胃安神。保和丸加减：焦山楂、茯苓各 15g，焦神曲、炒莱菔子各 12g，炒麦芽 30g，炒枳实、法夏、陈皮各 10g，青麟丸 3g（另吞）。3 剂。药后大便畅行，夜能入眠，但欠酣，胸闷腹胀已减，纳谷增。改投保和丸 6g，3 次/日，1 周后眠食俱香。〔来源：新中医　1994；(2)：17〕

2. 痰饮不眠辨

赖良蒲治某患者，男，40 岁。晨起唾吐涎沫，寐不安席，且多恶梦，常作惊骇恐怖之状，舌苔白腻，脉象沉滑，诊断：心脾气虚，神不守舍，痰饮乘虚袭入，扰乱神明之故。疗法：议用温养心脾、祛痰镇怯之法，以加味六君子汤主之：党参 9g，白术 12g，茯苓 18g，法半夏 6g，陈皮 4.5g，炒酸枣仁 9g，建菖蒲 4.5g，远志 4.5g，生龙齿 12g，炙甘草 3g。水煎去

渣，加生姜汁少许，连服数剂而安，继服 20 剂痊愈。〔来源：《蒲园医案》P. 118〕

3. 中脘停饮不寐辨

吴致中治某患者，男，50 岁。患不眠已半年余，迭服西药及安神中成药鲜效，渐至通宵不寐，辗转待旦，伴有头晕耳鸣，身困乏力，呕吐清水痰涎。舌苔白腻而润，脉弦滑。有伤冷饮瓜果史。证属恣食生冷，脾失健运，痰饮中停，胃失和降，阴阳不交而致不寐。治宜化痰饮，和胃气，调阴阳。投半夏秫米汤加味：法半夏、全瓜蒌各 15g，秫米（包）60g，云茯苓 30g，炒薤白、陈皮、制香附各 10g。连服 10 剂，每晚能睡 4 小时，但易醒，呕吐已止，胸膈渐畅。原方稍事加减又服 5 剂，继以香砂六君丸善后，调治 1 月，夜寐酣，食欲旺，精神也爽。〔来源：新中医 1994；（2）：17〕

4. 半夏泻心汤治不寐辨

邹新民治一中年干部，昼夜不寐月余，屡治未验，日渐严重，伴胸脘痞闷，烦躁不宁，舌苔黄腻，投半夏泻心汤加枳壳 10g，远志 10g，进 2 剂，每晚可睡 4 小时，继服 5 剂，夜寐正常。〔来源：新中医 1985；（5）：48〕

5. 生姜泻心汤治失眠辨

刘渡舟治某患者，女，50 岁，工人。患失眠证，每晚仅能睡二三小时，且乱梦纷纭，昼则头晕神疲，虽服多种补心安神之药，然皆无效。初诊见其舌苔滑腻，脉又弦滑，为痰热客于少阳之证，疏《千金》温胆汤方，服后未能取效。再诊之际，患者方称其大便稀薄，每日必解二三次之多，乃恍然而悟，得非胃气不和之所致耶？因指心下问曰："此处难受乎？"答曰："胀闷不舒。"又问："有嗳气否？"答曰："时或有之。"余曰：此乃脾胃之气不和之证。嗳气者，胃气上逆也；大便溏薄者，脾虚不升也。今升降失序，则阴阳不和，故气痞于中，而心下堵闷矣。然为何而病失眠？张景岳云："今人有过于饱食，或病满者，卧必不安，此皆胃气不和之故。"本证之失眠，咎由于脾胃。脾胃居中州，有输旋上下之作用，今心肾之气不得中焦之助，使水火既济之功受阻，则阴阳不交，阳不入阴，是以失眠而多寐。"治病必求本"，故不治失眠之标，而图脾胃之本，俾中气调和，升降得所，则阴阳自通，心肾相交，而自然得寐。方用生姜泻心汤。处方：生姜 12g，干姜 3g，半夏 10g，黄连 6g，黄芩 6g，党参 10g，炙甘草 10g，大枣 7 枚。此方服 6 剂，睡眠与心下痞皆见好转，嘱其照原方再服 6 剂，患者从晚 10 时入睡，至晨 5 时始醒，而且大便成形，饮食有味，其病已愈。〔来源：中医杂志 1984；（3）：10〕

6. 阳亢不寐，泻心而安辨

肖子佛经验，大黄泻心汤原为仲景治实火吐血及伤寒误下邪热结痞之证，兹则凭脉辨证治阳亢不寐，其效显著。余早年从师著名中医儿科专家董廷瑶先生。董师治小儿夜啼，常有一般镇静之剂乏效者，辨为心火亢甚，每取大黄泻心汤加味而获效，且煎药方法，俟药汁沸起即可，独取其气，徒走上焦，不取其味，防伤其正。余体会其意，移治阳亢不寐，竟中肯綮，亦异病同治之一端也。如治一叶姓男者，53 岁。病失眠，自谓目不交睫 10 余日，头晕不能起床，须人扶持，疲惫不堪，面色憔悴，曾作虚治无效。脉弦滑而大，舌苔黄垢，更兼便秘溲赤。乃心火上亢，阳气独盛，不交于阴。即予泻心法：生大黄（后下）、淡黄芩、知母、竹茹各 9g，川黄连 4.5g，茯苓 12g，生甘草 3g，枳实、远志 6g，辰灯心 3 扎。3 剂。嘱将诸药以冷水浸泡 1 小时，煎服即可。服药后大便畅行，即有沉沉入寐之感，旋即酣梦，再予黄连温胆汤善后而愈。〔来源：上海中医药杂志 1985；（12）：19〕

7. 神经衰弱，愈补愈重，通泻获愈辨

刘代庚治某患者，58 岁。失眠、头晕、记忆力明显减退半年余。某医院诊为"神经衰弱"、"脑动脉硬化"。某医给归脾汤加减，初服似有效，继服无效，反复更方但总不离人参、黄芪，连进百余剂，愈来愈重。后竟不能起床，坐立则两目昏花，头痛眩晕，头身转动则自觉颅内动荡，二便也需人搀扶，稍有响声则心惊肉跳，腹满不能食。舌红苔黄厚，脉弦数有

力，血压 20/12kPa。此乃妄用参芪误补所致，"气有余，便是火"，治宜通泻，方用小承气汤合温胆汤加味：大黄 10g（后下），枳实 10g，云茯苓 15g，厚朴 10g，半夏 10g，陈皮 10g，竹茹 10g，远志 10g，甘草 3g，水煎服，日 1 剂。药后排稀便日 2～3 次，共服 10 余剂，诸症若失，后以香砂六君子丸调理脾胃善其后。〔来源：中医杂志　1985；（6）：22〕

8. 邪浊垢滞蕴结，胃不和失眠辨

顾兆农治一失眠两年余患者，头晕，心烦易怒，食后胃脘部感饱胀上顶，大便一日数次，或数日一更。月经先后无定期。舌苔浊腻，脉弦滑。用小承气汤合二陈汤荡涤邪浊垢滞，服 2 剂，症状大减，待大便转软，脉弦转缓，乃改用逍遥散加味，连服 18 剂而病愈。〔来源：中医药研究　1991；（3）：5〕

三、不寐从肝胆辨治

1. 疏肝健脾治不寐辨

傅灿冰治某患者，男，42 岁。病起于 7 年前，因工作常熬夜，后逐渐形成失眠，即使能睡，但合目即梦，甚至通宵达旦。头晕不清，神疲肢软，消瘦纳差，胸痞肠鸣，大便稀溏，舌边红绛，舌心苔薄乏津，脉弦细，证属肝旺脾弱。宜平肝舒郁健脾：天麻 9g，石决明 30g，夜交藤 30g，刺蒺藜 15g，香附 9g，川芎 9g，茯神 15g，建曲 15g，栀子 9g，谷芽 24g，山药 24g，甘草 6g。服 8 剂，睡眠好转，头昏减轻，胸痞肠鸣缓解。后用丸剂，天麻 30g，刺蒺藜 45g，香附 30g，茯神 45g，建曲 45g，川芎 30g，栀子 30g，夜交藤 25g。3 剂为末，另以夜交藤 300g，熬水为丸如梧桐子大，每服 6g，3 次/日，服丸剂 3 料而愈。〔来源：《中国现代名中医医案精华》　第二集 P.1293〕

2. 从肝论治失眠症辨

王翘楚经验表明，近年来失眠的中青年患者发病数的不断增加，情志因素已成为当前引发失眠症的主要原因。据我们 1993～1994 年上半年间 97 例失眠症病例资料统计，因明显的情志因素诱发者占 90% 以上，可见失眠的产生与肝主情志功能的病理变化关系最为密切。注重脏腑气血辨证，重点突出从肝辨证，治以平肝活血安神，注重精神调摄。……根据肝阳偏亢，气滞血瘀这一基本病机特征和临床表现，以"从肝论治"为原则，第一，采用平肝潜阳、活血安神为基本治则进行组方配合，基本药物组成：柴胡、生龙牡、郁金、枳壳、天麻、钩藤、菊花、杞子、赤白芍、丹参、麦冬、五味子、夜交藤、合欢皮、朱灯心草。加减法：心阴不足，虚烦梦多，加百合、知母、生地；心肝火旺，烦躁易怒、惊悸，加生铁落、小麦、甘草、大枣、川黄连；肝阳上亢，头晕胀痛，项攀不适，加川芎、葛根、石决明；肝郁气滞，两胁胀闷隐痛，加川楝子、延胡索；肝胃不和，胃气上逆，加旋覆花、代赭石、制半夏；脾虚便溏，食后胀闷，加黄芪、党参、苍白术、茯苓；肠胃湿热，泄泻，腹胀，加川黄连、木香、秦皮、焦山楂；肾虚腰膝酸痛，足跟痛，加桑寄生、杜仲、骨碎补；肾虚泄泻加补骨脂；肺热咽痛加桑叶、菊花、玄参、射干。第二，每次对每例患者进行约 10 分钟的心理康复咨询，从日常精神调养、生活习惯调节和饮食调补等方面开展综合治疗。〔来源：上海中医药杂志 1995；(7)：1〕

3. 肝虚感风发为不眠惊悸辨

严苍山治疗久医无效的不眠惊悸证，善用益肝安魂兼以祛风的方法，其出手之不凡及疗效的神妙，是值得晚辈学习并加以探讨的。风气通于肝。苍山先生的方法，实获宋代医家许叔微之心要。《普济本事方》提出，不眠惊悸之症可由肝虚风邪所致。许氏治疗此病，用珍珠丸、独活汤（珍珠丸：珍珠母、当归、熟地、人参、酸枣仁、柏子仁、犀角、茯神、沉香、龙齿，为丸，朱砂为衣，金银薄汤下。独活汤：独活、羌活、防风、人参、前胡、细辛、五味子、沙参、茯苓、半夏曲、酸枣仁、炙草、生姜、乌梅煎服），不仅补肝、安魂，而且还用了羌、独、防风等祛风之味，标本以同治。后来在临床上遇到肝血不足，卧则神魂恍惚飞扬，屡服安眠药及安神养心之剂无效的病人，见其脉象弦细，面色苍黯，目眶青色，爪甲脆裂，头

痛恶风，遂效法于前辈，终于获得疗效。〔来源：上海中医药杂志　1995；（8）：8〕

4. 脾胃不和，胆失宁谧不寐辨

路志正治某患者，55岁。失眠已6年，完全靠西药安眠药维持，头晕心悸，脘痞胀满，纳谷呆滞，呃逆嗳气，右胸膺连及右胁时痛，善太息，脉沉弦，舌黯红，苔黄腻。证属脾胃不和，胆失宁谧所致胃不和则卧不安。治以疏肝和胃，温胆宁心。竹茹、半夏、山药、茯苓、白术、谷芽、麦芽、陈皮、枣仁、丹参、枳壳、甘草。服5剂胃脘痞满减轻，睡眠好转，连服15剂而告愈。〔来源：中医杂志　1994；（4）：75〕

5. 肝旺乘脾扰神小儿夜啼辨

谢焕荣用四逆散加味治疗1例，3剂愈。〔内蒙古中医药1989；（1）：20〕

陈洁用四逆散加栀子、豆豉、竹茹、二丑治夜啼获效。〔来源：成都中医学院学报　1984；（2）：24〕

6. 小柴胡汤宣泄郁热治不寐辨

赵霞治某患者，女，17岁。近一年来因丧母情志抑郁，渐至夜寐入睡难，每晚就寝后2～3小时才勉强入睡，且乱梦纷纭，常中西药镇静安神，疗效不佳，时逢高考落榜又伤情志，入睡更难，心胸烦闷，头痛昏沉，精神疲乏，怕风，手足欠温，口苦纳差，大便偏干，小便黄，舌红苔薄黄，脉弦细。证属肝郁化火，阳热内郁，心神被扰。治宜疏肝解郁，宣泄郁热，以安心神。药用：柴胡12g，黄芩10g，半夏10g，炙甘草6g，生姜6g，龙骨30g，牡蛎30g，枳实10g，白芍10g，茯神15g，栀子10g，夏枯草15g。并辅以心理开导，移情易志。服药7剂后夜能安睡，精神好转，仍时头痛，守上方去枳实，加钩藤12g，续服10剂而愈。〔来源：中医杂志　1994；（10）：595〕

7. 小柴胡汤加味治不寐辨

刘奉五治某患者，女，28岁。患者于某日产后，曾患外感高热，经中药治疗烧退后经常失眠，心烦意乱，自觉有时发寒热。近1周来夜寐不实，梦乱纷纭，有幻视，眼前似有2

人，一黑一白，夜见昼消，故夜间不敢关灯睡觉，自觉头痛头晕，心烦意躁，时觉身热汗出，心跳，惊悸，胆怯，恶心，胸胁胀满，小腹发胀，小便黄短，月经未至，舌质红，脉弦。辨为产后外感，余邪未尽，热入血室，扰于神明。宜和解肝胆、清热安神：柴胡6g，党参6g，黄芩9g，半夏9g，甘草6g，枳壳3g，栀子9g。连翘9g，白芍9g，生姜3片，大枣3个，生龙齿30g，丹皮6g。服3剂后诸症减轻，寒热已退，能关灯入睡，幻觉消失，又服3剂，诸症皆愈：〔来源：《刘奉五妇科经验》P. 29〕

8. 定时失眠属少阳升发与枢机失常辨

龚士澄治某患者，男，26岁。自诉失眠2年余，每于子夜醒后即不能复睡，心烦意乱，以待天明，久之，并觉目涩、唇干、头晕，思维有时迟钝。若睡过子夜，虽醒也能复睡，晨起则精力充沛，能胜任繁忙工作。怪在每月望日（阴历15日）及其前后两天睡眠极佳。上旬、下旬半夜至早晨总是无眠，郁郁不乐，已成规律。脉舌无明显异常，思夜半为子时，阳气开始萌发孳生。天时之阴阳交感与人之寤寐理本一致，阴阳相抱则寐。此证属少阳升发与枢机失其常度。用小柴胡汤：柴胡、半夏、黄芩、党参各10g，甘草8g，生姜5片，大枣7个。4剂。嘱每晚睡前服头煎，翌晨服2煎。时隔两旬，患者欣然来告曰："服完第3剂即能熟眠达旦，今已无恙"。〔来源：中医杂志　1991；(12)：17〕

四、不寐从湿（湿热）辨治

1. 栀子豉汤加味治失眠重证辨

熊寥笙治某患者，男，40岁。失眠7个月，服中西药无效。一身困倦乏力，食欲不振，口腻乏味，总觉胸脘痞满不适，小便黄短，入夜心烦意乱，辗转床笫，难以入睡，每夜只能睡二三小时，有时彻夜不能入睡。脉濡数，苔白腻。证属湿热中阻，心肾不交。宜先治其病，若单以宁心安神则劳而无功，宜导湿热下行，引水液上行，水火既济，阴阳和则病可愈，用栀子豉汤加味：淡豆豉 12g，炒栀子 12g，薏苡仁 15g，杏仁 9g，京半夏 9g，带皮云苓 18g，川厚朴 9g，藿香 9g，酒黄芩 9g，大豆黄卷 50g，佩兰 9g，鲜荷叶半张。服 3 剂，诸恙皆除，能正常入睡。〔来源：《中国现代名中医医案精华》第二集 P. 1156〕

2. 三仁汤治湿热阻滞心肾不交失眠辨

杜连澎治某患者，男，46 岁。因两月前情志不舒，整日闷闷不乐，夜难入寐，寐则易醒，伴周身困倦乏力，曾服补气血之方 10 多剂，病反有日渐加重之势。患者彻夜难眠，胆怯易惊，头晕且沉，记忆力减退，倦怠乏力，自感心悸，纳谷不香，胸脘痞满，口干不欲饮，舌苔黄腻，脉濡数。宜淡渗利湿，交通心肾，用三仁汤原方：杏仁 10g，白豆蔻 10g，薏苡仁 20g，厚朴 5g，半夏 10g，白通草 6g，滑石 15g，竹叶 10g。服 5 剂，症去大半，夜能成寐 4～6 小时，仍觉头沉，胸脘痞满，原方加石菖蒲 10g，郁金 10g，合欢皮 30g，5 剂后症状消失。〔来源：山东中医杂志 1992；（3）：21〕

3. 三仁汤治不寐辨

陈文渊治某患者，男，年近花甲。罹不寐疾满月，通宵达旦 8 天。服安眠酮、利眠宁、安定类药虽获片刻寐睡之功，但昼有舟船之晕。改服归脾汤、枣仁汤、天王补心丹等方亦无寸效。何以论治？询问所及，平素常嗜酒解愁，口苦口臭，渴不欲饮，脘腹痞胀，大便不爽，小便不甚畅利，参合舌胖嫩红，苔白灰腻，脉弦且滑之症，恍然醒悟，酒客蕴湿，又加一层肝郁，酒湿为痰，肝郁化火，此郁痰夹火上扰神明是也。于是勉拟本方加味，一以通宣三焦，一以疏化痰浊，冀气化痰火湿浊俱化。遂疏方：杏仁 15g，白蔻仁 10g，薏苡仁 30g，川厚朴、通草各 6g，滑石 18g，半夏、竹叶、生栀子、豆豉、郁金、石菖蒲、远志各 10g。每日 1 剂，并嘱禁酒。4 天后复诊，药后每夜可寐 5 小时。但时有冒眩欲吐，舌质淡红，苔化薄，脉滑濡数。此乃湿浊痰郁余邪未能骤除，取上方加泽泻 15g，白术 30g，以增强化浊燥湿、清滞除痰之功。每日 1 剂，5 剂毕，

已能安然入睡。〔来源：江苏中医杂志　1987；(7)：30〕

4. 达原饮加味治疗失眠辨

王洪图经验，遇有严重失眠者，虽无半表半里之象，但见伴有脾胃失和、痰热内扰之征者，辄选用该方，均能取得明显效果，经治者近 30 例。方药组成：厚朴 8g，槟榔 10g，黄芩 12g，白芍 10g，知母 12g，甘草 6g，草果 6g，常山 6g，菖蒲 10g，远志 10g。每日 1 剂。治某女，30 岁。自诉洗浴后临窗受风，当即感觉头、背不适。数日后头晕加重，食欲不振。又月余，渐至心烦，失眠，思维不能条理，困倦乏力，至今不能坚持工作已 4 月。曾服西药镇静剂及中药补气之人参、活血之红花等，均无明显效果，且日趋严重。每天只能进食约 3 两，入睡不足 3 小时，脉弦而略数，舌苔薄腻，面色淡白无华，语言快而多重复。细询之，知其尚有轻度往来寒热之症状。此属外邪久恋而留于半表半里之间，故见往来寒热，头晕脉弦。膜原附于胃，病久而波及胃肠，胃不和则失眠、纳减、困倦。胃不能布达津液，则痰浊内生，扰于神明，故苔腻、心烦、思维不能条理等症相继而生。乃以达原饮加味方试投 3 剂。4 日后复诊，自述诸症已十去其六，原方再进 2 剂而愈。至今 10 余年未曾复发。〔来源：中医杂志　1984；(3)：51〕

5. 湿郁肌表亦可引起不寐辨

尚启东经验，根据《灵枢·营卫生会篇》"卫气行于阴二十五度，行于阳二十五度，分为昼夜，故气至阳而起，至阴而止"的论述，加上自己在临床上的周密观察，认为"湿郁肌表，阻滞卫气，使卫气失其昼行于阳，夜行于阴之常态，亦可引起不寐"，选用香薷、木贼草、威灵仙、法半夏、羌独活、薏苡仁等化湿通卫之品，治愈了许多久治乏效的不寐证。〔来源：中医杂志　1995；(8)：469〕

五、阳虚与阴阳两虚不寐

1. 肾阳虚衰君火亢旺不寐辨

郑绍先治某患者，女，40 岁。心烦颧红，终夜不寐，请医数年未效，悲观失望，舌红苔薄腻，脉细弦。辨证为情怀不悦，肝火亢旺，心阳浮动而不寐。拟清热除烦，宁心安神。方以酸枣仁汤加生地、丹皮、辰灯心。服药5剂，病症如故。再佐以潜阳，加石决明，服药3剂后仍无动声色。后转入郑老诊治，分析说，失眠一证，多由心火上亢，可因肾阴亏耗，也可因肾阳衰弱所致。而此病者，年属天命，肾阳衰弱，君火亢旺，为下虚上盛之患，舌虽红但苔薄腻，脉虽弦但两尺沉细，投以温肾阳，泻君火之剂。方以川黄连4g，生山栀9g，巴戟天10g，山茱萸9g，大熟地12g，砂仁3g，炙远志5g，生牡蛎、青龙齿各16g，生甘草3g。药有变通，合引火归原之意。服药7剂夜寐得宁，14剂而虚阳平息。痼疾数年从此得解。〔辽宁中医杂志　1993；（3）：7〕

2. 夜难安寐，口干唇碎不能以为热证辨

章次公治某患者，头昏，夜难安寐，口干唇碎，服西药七八月无效。每夜必饮水数次，否则口干不可名状，影响睡眠，察其舌淡白无华，按其脉沉细无力，不能以为热证而投寒凉：附片6g，生白术12g，熟地30g，五味子5g，党参12g，川牛膝12g，麦冬12g。二诊口干没有从前严重，夜寐也较安，原方去牛膝，加枣仁、当归。〔来源：《章次公医案》P.230〕

3. 阳虚不寐辨

张焕鼎治某患者，女，55岁。患失眠证5年，每晚依赖安眠药才能睡3小时，且梦境纷纭，精神疲惫，屡服朱砂安神丸、养血安神片及酸枣仁汤、百合地黄汤等，均少有疗效。近2个月来服安定片也难以入寐，面色暗淡，精神萎靡，头晕，失眠，即使时能入眠也梦多易醒，舌淡红，薄白苔，脉微细。证属肾阳虚衰，阳气无根，虚阳上浮，阳不入于阴。用壮阳安神法：熟地、山药各18g，淫羊藿叶、巴戟天、锁阳、夜交藤、枣仁、枸杞子各15g，熟附片10g，肉桂6g。水煎，分2次服。服药后当晚能安然入睡至凌晨5时方醒。再服1周，每晚能睡6小时左右，梦也减少，守上方稍稍出入，调治1个月，睡眠恢复正常。《证治要诀·虚损门》有"高年人阳虚不

寐"之论。〔来源：山东中医杂志　1992；（6）：49〕

4. 肾阳虚衰，阳不入阴失眠辨

陈福如治某患者，女，51 岁。患失眠 3 年，西医按神经衰弱治疗效果不佳，每晚只能依赖安眠药才能入睡 3 小时，且梦多纷纭，又屡服朱砂安神丸、归脾丸、珍珠母、酸枣仁汤、百合地黄汤等，亦鲜有疗效。近 3 个月来服安眠药难入寐。刻诊：失眠，有时即使能入寐，也梦多，易醒，精神疲惫不堪，头晕，面色暗淡，舌淡红，苔薄白，脉微细。辨证为肾阳虚衰，阳入不阴，治以补肾壮阳。处方：熟地、怀山药各 20g，巴戟天、锁阳、枸杞子各 15g，淫羊藿、熟附子各 10g，肉桂（煽）3g，乌龙茶（煽）2g。头煎上午服，二煎下午服，切忌晚上服。患者服 1 剂后，当晚安然入睡至凌晨五时方醒。再服 5 剂，则消除了以往怕不能入睡的恐惧感，每晚能入睡 4 ~ 6 小时，梦也减少。宗上方稍为出入，调治半月，睡眠已正常，且精神奕奕，经常连续工作 5 ~ 6 小时，亦不感到疲劳。〔来源：新中医　1991；（1）：49〕

5. 真武汤治顽固性失眠辨

杜社全治某患者，男，42 岁，干部。患者于 3 年前患失眠症，常感头晕乏力，记忆力减退，伴腰酸梦遗。近半年来症状加重，每晚需服安定 4 ~ 6 片方能入睡 3 ~ 4 小时，屡用中西药治疗无效。望其面色少华，四肢沉重无力，小便清长，舌淡，脉沉迟，治宜交通心肾之阳。处方：炮附子、知母、白芍各 12g，茯神 15g，干姜、肉桂、远志各 9g，甘草 6g。服药 5 剂，诸症减轻，每晚不需服安定片尚能入睡 4 ~ 5 小时。原方加生龙骨、牡蛎服药半月，眠安神爽，诸症皆失。〔来源：新中医　1995；（11）：12〕

6. 二仙汤治顽固性失眠辨

杨更生治某患者，女，50 岁。失眠七八年，彻夜难眠 4 月余。自述七八年来每晚只能睡二三小时，通宵难眠四月余，伴头昏，心悸，胸闷，动则汗出，绝经已 4 年。生育 4 胎，既往有美尼尔氏综合征史。刻诊：形体消瘦，稍有神经质，目眶暗黑，面部稍有浮肿。舌尖略红，苔滑，脉弦细稍弱。心电图正常，血压正常，拟以"脏躁"证处甘麦大枣汤加味，不料其坚拒不服，谓曾服此类药逾月，未见寸功。改从心神不定治以桂枝加龙牡汤，7剂诸症依然。用附桂八味丸及六味地黄丸也均未效。其人年届五十，起病于绝经期，当从冲任失调论治，改投二仙汤原方（仙茅用菟丝子10g代），共服27剂，诸症悉除，睡眠如常人。前方所以未效，因诸方均与病机有隙。甘麦大枣汤加味重在益心缓肝，而桂枝加龙牡汤旨在温通心阳，附桂八味丸刻意补阳，而六味地黄丸又全然补阴。唯二仙汤补肾精，调阴阳，理冲任，丝丝入扣，故顽疾可除。〔来源：上海中医药杂志　1986；(12)：27〕

7. 桂枝汤治不寐辨

王士福治某患者，女，38岁。患者失眠多梦，精神萎靡，肢倦乏力，胸中窒闷不适，纳少，二便如常，舌淡红，苔白舌根部较厚，脉濡细。证属痰湿内阻，卫运失常，投以桂枝汤加茯苓、制半夏、制南星。服4剂，夜梦减少，入睡较前为快，但仍感胸中不适，纳少，易醒，苔白。原方加焦三仙、陈皮。续进4剂后，睡眠时间延长，纳增，胸中无不适，以原方继服16剂而愈。〔来源：浙江中医杂志　1988；(9)：417〕

六、小结与评述

（一）瘀阻不寐：心主血，主神明。阳入于阴则寐。瘀血阻滞，阴阳不相交接则难成寐。王清任称血府逐瘀汤治"夜不能睡，用安神药治之不效者，此方若神"。辨瘀血不寐，要善于抓住主症，主症见暴发性失眠，或间断或彻夜失眠，心胸烦热，心悸，瞀闷，舌质暗红或紫暗或有瘀斑，恶梦多，口干不欲饮，脉弦或涩，常有情绪过激史或情志郁郁不乐史。治宜活血化瘀，交接阴阳安心神，可选用血府逐瘀汤加减。只要辨证准确，一般数剂可见效。另外，小儿夜啼，他药不效者，也可用血府逐瘀汤加减治之。

（二）胃不和卧不安：胃络通于心，胃不和则卧不安，用半夏秫米汤。脾胃又为升降之枢纽，为心肾相交，水火交济必经之所，枢机不利，则心肾水火不得交济而卧不安。但致"胃不和"的病因多端，不可执半夏秫米汤治胃不和卧不安而不变。关键在于辨证。若误补则更增病情。

1. 宿食停滞，胃失和降不寐：用保和丸消导积滞，和胃安神。

2. 中脘停饮，胃失和降不寐：用半夏秫米汤、瓜蒌薤白半夏汤化痰饮和胃气安心神。

3. 中焦寒热交阻，胃不和卧不安：随证选用半夏泻心汤、生姜泻心汤、大黄黄连泻心汤泻心安神。

4. 燥热垢滞蕴结，胃不和卧不安：随证选用小承气汤合温胆汤或合二陈汤加减，荡涤燥热垢滞安心神。

（三）不寐从肝胆辨治：肝主疏泄，条达气机，肝藏魂。当今不寐的病因病机与肝的关系越来越密切，情志因素，肝气不舒已成为当今引发失眠的主要病因之一。

1. 重点突出从肝辨证：平肝潜阳、活血安神为原则，因肝阳偏亢，气滞血瘀是当今不寐的基本病机。

2. 益肝安魂兼祛风治不寐：风气通于肝，肝虚不足，症见不寐，卧则神魂恍惚，面色苍黯，目眶青色，爪甲脆裂，头痛恶风，证属肝虚感风发为惊悸不寐者，常法不效，选用珍珠丸、独活汤加减，可获得较好疗效。

3. 疏肝平肝健脾治不寐：症见不寐，头晕不清，神疲肢软，消瘦纳差，胸痞肠鸣，大便稀溏，舌边红绛，舌苔薄乏津，脉弦细，属肝旺脾弱不寐，可选用丹栀逍遥散加平肝之品。肝旺乘脾的小儿夜啼则可用四逆散合栀子豉汤。

4. 宣泄肝胆郁热治不寐：症见不寐，心胸烦闷，头痛昏沉，精神疲乏，或怕风，手足欠温，口苦纳呆，大便偏干，小便黄，舌红苔薄黄，脉弦细，属肝郁化火，阳热内郁，心神被扰不寐，可用小柴胡汤加味疏泄肝胆，宣泄郁热。经期外感后，夜寐不实，乱梦纷纭，或有幻觉，乃余邪未净，热入血室，扰于神明，也用小柴胡宣泄余热。天时之阴阳与人之寤寐理本一致，少阳升发与枢机失常而定时失眠，也用小柴胡汤调畅少阳枢机，交泰天、时、人之阴阳而治不寐。

（四）湿热蕴结，心肾不交不寐：症见不寐，甚则彻夜不寐，烦躁，或懊恢不可名状，伴湿热蕴结症状，如全身困重，胸脘痞满，大便溏滞，小便黄短，苔白腻或黄腻等。辨证关键在于临证思路宜开阔，不入俗套，辨识湿热郁滞与不寐之联系。治疗若单以宁心安神则不仅少效，反更助湿热蕴结，而宜清化湿热，交济心肾，可随证选用栀子豉汤、三仁汤加减。对严重失眠患者，虽无半表半里之象，但见有脾胃失和，秽浊痰湿内蕴之证者，可酌选达原饮加减。湿热蕴结不寐，常见于外感时病后期阶段，外感时病已基本痊愈，但留有湿热未尽，蕴结在里，使心肾不得交泰而不寐。

（五）卫行失常不寐：营卫调和，运行有度，卫气昼行于阳夜行于阴，则阴阳调和而寐安。若卫气失常，运行失度则不寐。

1. 湿郁肌表，卫行失常不寐：湿邪郁阻肌表，阻滞卫气，使卫气失其昼行于阳夜行于阴之常态而不寐。症见不寐伴有全身困重；汗出异常等湿困肌表症状，治宜化湿通卫气。

2. 湿痰中阻，卫运失常不寐：症见失眠多梦，肢倦乏力，胸中窒闷不适，舌苔白腻。治宜化痰湿通卫气，可用桂枝汤合二陈汤加减。

（六）阳虚与阴阳两虚不寐：阳虚，虚阳上浮扰乱心神而不寐，或阴阳两虚，阴阳不调和也不寐。关键在于辨证；不为虚阳上浮之假热所惑，区别是舌虽红但苔薄腻，脉虽弦但两尺沉细，虽口干唇碎虚烦，但淡白舌而无华，脉沉细无力，均不能以为热证而投寒凉或阴腻之品。还伴精神疲惫乏力，面色暗淡，头晕，肢冷等阳虚见证。治宜温补肾阳泻心火安心神，可选用肾气丸、右归饮、真武汤、阴阳两虚者可选用二仙汤加减。

嗜 睡

一、湿郁嗜睡

1. 暑湿内阻，阳气被遏嗜睡辨

白三元治某患儿，男，7 岁。患儿感冒治愈后，近十天来时时欲睡，日趋加重，桌前用餐，上学路上，课堂听讲，睡意一至，倒头就睡。因此，家长携儿就医。初诊：患者精神倦怠，困倦欲睡，舌苔白厚而黏腻，脉濡滑，诊脉之时即入梦乡。时值夏末秋初，暑湿未尽。患儿感受暑湿之邪，暑湿内阻，阳气被遏，不能通达于外，清阳不升，浊阴不降，故多眠睡，遂拟清暑化湿，通达阳气之法，用三仁汤和清震汤化裁。方用：白蔻仁 8g，杏仁 5g，半夏 6g，滑石 6g，薏苡仁 10g，川厚朴 5g，苍术 6g，升麻 2g，鲜荷叶 1 枚。水煎 3 剂。二诊，药后症状大减，精神清爽，然时有睡意，舌苔薄白微腻，脉滑，药中病机，守方不变，续服 3 剂而愈。〔来源：北京中医 1988；（1）：53〕

2. 嗜睡用苓桂术甘汤治愈辨

程广里治某患者，女，33 岁。近 8 年来，每天睡 15 小时左右，仍是困倦不堪，难以自制，两目干涩，唯以闭目为快，伴乏力，后背沉重，口干欲饮，饮入则吐，平时喜吐涎沫，但食欲尚可，舌苔白腻，脉见滑象。证属痰饮内盛，阻遏中焦，气机不利，清阳不开，浊阴不降。治以健脾除饮，升清降浊，用苓桂术甘汤加味治之：茯苓 30g，桂枝 10g，焦白术 18g，炙甘草 10g，旋覆花 10g。1 日 1 剂，服 6 剂后，两目睁开，已不觉费劲，但不多寐，饮水仍吐，前方茯苓加至 30g，加陈皮 10g，生姜 6 片，共服 10 剂，诸症日愈。追访年余，上证一直未作。〔来源：河北中医 1984；（4）：53〕

3. 湿困脾阳，湿蕴日久化热嗜睡辨

路志正治某患者，男，51岁，干部。嗜睡约半年，每睡眠达16小时左右，吸烟、开会、写字、乘车均易入睡，素嗜浓茶，每日饮水约十磅，喜吸烟。头昏身重，神倦不爽，纳谷呆滞，口黏且干，大便溏薄，日数行，经某医院诊为"发作性睡病"，用多种西药兴奋剂治疗，然效果不显著。既往有高血压及心动过速史。舌质暗红，苔厚腻有裂纹，面色晦滞，脉来右沉而小滑，左沉弱无力。证属湿困脾阳，湿蕴日久有化热之势，湿浊上扰，影响神明所致。治宜芳香化浊、燥湿醒脾，佐以清热利湿。处方：藿香6g，佩兰12g，半夏9g，苍术9g，杏仁（后下）9g，草豆蔻（后下）3g，干姜6g，栀子9g，六一散（包）30g。水煎服，6剂。以上方进退，又诊治2次，至四诊时，嗜睡虽减，而血压偏高，舌质红绛，苔黄腻，脉沉弦带数，说明湿邪虽见渐退，而有化燥生风之势，急用凉肝息风、清热利湿法。五诊时，头晕目眩已除，血压正常，改用健脾利湿，佐以祛痰，并用琥珀粉1g，每晚临睡前服1次（1周为1疗程）。到第六诊，患者嗜睡已基本控制。……共诊9次，精神振奋，已能整日工作。〔来源：中医杂志　1980；（3）：17〕

二、胆热嗜睡

清胆泄热治嗜睡辨

路志正认为，胆腑清净，决断所自出，如胆热气实，营卫壅塞，胸膈不利而多痰，口苦苔黄，浊邪上扰，致精神昏愦，昼夜耽眠，脉多弦滑或弦数。治宜清胆泄热，方如蒿芩清胆汤或枣仁散等。若痰热壅盛者，则应酌加黛蛤散、天竺黄、川贝母、胆南星等清热化痰之品。〔来源：中医杂志　1980；（3）：16〕

三、肺窍不利嗜睡

肺窍不利多寐辨

路志正治一男性患者，年46岁，干部，形体丰腴，动则息促，因多寐久治无效。病始于1973年年初，之后日渐加重，

开会、学习、主持会议、宣读文件时，往往不由自主地入睡，到年底严重到不能工作。经某医院教授确诊为发作性睡病，给予甲劳那露（晚上服）、安那加、米拉胆林（白天服）等兴奋剂，并服中药 30 余剂，以补为主，治疗半年无效。现在症见鼻塞，晚间胸闷，睡后鼾声大作，经常憋醒，痰多色白而黏，吐出不易，双下肢浮肿，按之凹陷成坑，午后加重，晨起减轻，自汗，气短，大便溏薄，日二行，夜尿每晚 4~5 次，色白量多，饭后喜饮浓茶（红茶），每晚饮水 4~5 磅，舌质稍暗有小瘀点，苔薄白，脉沉滑小数……有鼻炎史。辨证为肺气失宣，鼻窍不利所致。治宜疏风宣肺，清热化痰，佐以利湿。方以苍耳子散合温胆汤化裁。药用苍耳子、白芷、桔梗、前胡、法半夏、陈皮、黄芩各 9g，牛蒡子、竹茹、黛蛤散（包）各 12g，六一散（包）、芦根（后下）各 30g。水煎服，7 剂，并告以忌浓茶，忌暴饮，宜少量频饮，忌食辛辣、肥甘，宜清淡素食。药后（服 15 剂）诸症轻缓，夜寐得酣，日间嗜睡大减，大便成形，下肢浮肿见消，仍以上法，去利湿之芦根、六一散，加入胆南星、天竺黄以清热化痰，炙酥皂角刺以涤痰浊，又进 15 剂，嗜睡基本控制，心情愉快。服药至 50 剂，自觉嗜睡痊愈，遂以前法加大药量，佐以健脾药物，配为丸剂缓图，以资巩固，上班整日工作，随访未复发。〔来源：《医话医论荟要》P. 240〕

四、肝郁脾虚、带脉不固嗜睡

肝郁脾虚，带脉不固嗜睡辨

路志正治某患者，女，40 岁，干部。患嗜睡病两年余，久治不愈，经某医院诊为"发作性睡病"，经用兴奋剂等治疗，效果不著。患者自 1976 年起即有原因不明之嗜睡现象，但尚能控制。……因精神紧张，夜寐梦多，而使嗜睡加重，影响工作，每日上午 9 时至 10 时半，如不活动则易入睡，尤以看书为甚。头晕且痛，性情急躁，胃中嘈杂，记忆力减退，晨起咳吐黏痰，色灰黑，月经量多，色紫有血块，腰痛，带下色白量多，状如蛋清，无腥味，便干溲黄，神疲面晦不泽，舌质淡红，苔白腻而厚，脉沉弦尺弱。证属肝郁脾虚，带脉不固所致。治宜疏肝崇土、除湿止带，佐以祛痰清热。仿傅青主完带汤意。处方：炒芥穗4.5g，醋柴胡6g，苍术、白术各9g，生山药15g，清半夏9g，陈皮9g，黄芩9g，生龙牡（先煎）各24g，醋香附9g，土茯苓16g，车前子（包）12g。水煎服，7剂。以上方为基础，稍事增损，又服14剂，嗜睡好转，白带大减，后随证用加味温胆汤、玉屏风散合桂枝汤、金匮肾气丸，嗜睡已基本控制。〔来源：中医杂志　1980；(3)：17〕

五、腑气不畅，浊气不降嗜睡

升降阴阳法治疗嗜睡辨

　　李克绍治某患者，女，42岁。两个月来，每晚在7时左右出现嗜睡，不能自制，沉睡1小时左右便醒，醒后一切如常，每次不管是谈话，还是干活，均可和衣坐着而睡，时间从未错过戌时。患者曾试图趁嗜睡证发作之前早睡，以作纠正，但取卧位后反不能入睡，导致彻夜不眠。亦曾服过治疗嗜睡证的单、验方，都未取效。察其形体略胖，舌淡红，脉沉实稍数。询知有大便干燥史，几个月前曾有一段时间感到胸闷，余无异常。处方：生地9g，熟地12g，当归9g，升麻6g，枳实9g，炒杏仁6g，陈皮9g，甘草6g，红花6g，白蔻仁6g，生姜3片。水煎，下午2时服，每日1剂。一剂药进后，当晚未发作嗜睡，仅在7时稍有困意，但已能自己抑制。药进4剂，嗜睡症基本痊愈，困倦感亦向后延至9时左右。察舌质如前，脉滑稍数，前方去白豆蔻，加白芍9g，细辛1g，服法如前。二诊：上方服药3剂，嗜睡、困倦等证均已消失。患者追述过去经常数日不大便，是无便意，大便虽较硬而不是大便困难，胸部时有满闷感。前方加理肺降气药。处方：生地9g，熟地12g，炒杏仁9g，当归9g，炙甘草6g，升麻3g，枳壳6g，红花6g，紫菀9g，苏梗6g，生姜2片。上方药共服4剂，痊愈。〔来源：《中国现代名中医医案精华》第一集 P.81〕

六、瘀血内阻嗜睡

瘀血阻滞，阳气不畅嗜睡辨

陈耀庭治某患者，男，50 岁。曾被木棍打伤，经常头晕头痛，记忆不佳，神倦嗜睡，每日睡眠达 12 小时，仍感困顿，萎靡不振，甚至无法从事正常工作。舌质紫暗，脉涩。诊为发作性睡病。证属瘀血阻滞，阳气失畅。治当活血通络，益气通阳。仿通窍活血汤增损。处方：炒川芎、桃仁、香附、赤芍、葱白各 10g，红花 8g，黄芪 15g，桂枝 6g，大枣 10 个。服 5 剂，头痛得缓，嗜睡减轻，再以原方损益为法，先后服 28 剂，诸症悉平。随访 7 个月未复发。〔来源：江苏中医　1988；(4)：2〕

七、小结与评述

（一）湿浊痰饮阻遏清窍嗜睡：湿浊痰饮为阴邪，蒙蔽清阳心窍则嗜睡多寐，症见嗜睡多寐，头脑昏蒙沉重，胸闷背部板滞，喜泛痰涎，舌苔白腻，治宜化痰湿，升清降浊开窍，可选用二陈汤、涤痰汤、苓桂术甘汤加味。但若嗜睡发生在暑湿季节又当化暑湿通达阳气，可用三仁汤合清震汤加减。湿郁化热，湿热上扰可不寐，但湿热郁阻，心阳被蒙也嗜睡，治疗又当芳化清利。若胆热气实，营卫壅塞，胸膈不利多痰，浊邪上扰，而精神昏愦好眠，则用蒿芩清胆汤以清胆化痰醒神。

（二）肺窍不利嗜睡：肺开窍于鼻，肺主气藏魄，若肺气郁闭，肺窍不利，精神不振而嗜睡。症见嗜睡，或发作性睡眠，伴鼻塞，胸闷，痰多自汗，气短等肺气郁闭，肺窍不利诸症。辨证之关键在于临证思路广，能辨析嗜睡与肺窍不利间的内在关系。治宜疏风宣肺，清化痰热，可用苍耳子散合温胆汤加减。此种嗜睡见胸闷痰多，使用温胆汤治之为常法，但仅化痰浊而不宣通肺窍，其效必逊；合用苍耳子散宣通肺窍，为常中之奇，巧思明辨之结果。

（三）带脉不固也嗜睡：肝郁脾虚，带脉不固而嗜睡，或发作性睡病，腰痛，带下色白量多，辨证之关键在于把握整体观念，从不起眼处着眼，辨析带脉不固与嗜睡之间的内在联系，乃带脉不固，精气下走，清气不升，自然精神不振而嗜睡，患者不知带下量多与嗜睡有何关系而常常不诉说，医者缺乏整体观念则仅仅局限于嗜睡，而不能全面分析。治宜健脾疏肝，固带摄精，升清醒神，可选用完带汤加味。

（四）腑气不畅浊气不降嗜睡：中气不足，清阳不升而嗜睡，用补中益气汤益气升阳，有效者，也有不效者。不效者当究其因，浊气不降，清不升，虽用益气升清，但因腑气不畅，浊气不降，清阳也难升提，故治疗用药不仅需补中升清，还要升中寓降浊方可中的，使腑气通畅，浊气下行，清阳自升，嗜睡自除，故辨证需入微才可中的。若阴阳升降失调，嗜睡与不寐于不同时间发生，又当升降阴阳，使阴阳两相调和，才能嗜睡时醒寤，不寐时能成寐。

（五）瘀阻嗜睡：瘀血阻滞，阳气不达而嗜睡，久病入络，嗜睡久治不愈也宜活血通窍，可选加活血化瘀之品或选用通窍活血汤。现代临床与药理研究证明，治疗老年性痴呆，活血化瘀是重要治则，有促进大脑代谢，改善大脑血行，提高大脑功能等多方面的效果。

眩　晕

一、从胃辨治眩晕

1. 半夏泻心汤治内耳性眩晕辨

邹新民治某患者，眩晕反复发作 2 年余，诊断为内耳性眩晕，中西医结合治疗无效。近日如坐舟车，伴恶心呕吐，胸脘痞满。证属痰热中阻，方用半夏泻心汤加陈皮 10g，枳壳 10g，代赭石 30g，泽泻 10g。6 剂症减，继服 20 剂，诸症平息，随访半年未复发。〔来源：新中医　1985；（5）：46〕

2. 眩晕肝风，降胃捷功辨

李鸣皋经验，眩晕虽多肝风，然而临床常见夹胃中浊气同行，导致中焦升降失常，使风阳自然难清，不治肝而治胃，投半夏泻心汤，以降逆和胃，使胃气降而眩晕止。晕甚者加泽泻、白术。治某患者，女，78 岁，农民。患者素有眩晕史。诊前 5 天突然眩晕发作，自述天旋地转，如坐舟中，动辄加剧，伴呕吐频频，食则吐甚，大便 4 日未行，舌红苔滑腻，脉弦滑。患者多处求医，均以平肝息风为治。观此患者属高龄气血虚损之体，虚风上逆，胃浊阻于中焦所致。投半夏泻心汤和胃降逆：半夏 12g，黄芩 10g，黄连 9g，党参 10g，白术 10g，泽泻 20g，甘草 6g，生姜片 3 片为引。药进 3 剂，眩晕止，饮食如故，二便自调而告痊愈。〔来源：《头痛眩晕专辑》P. 237〕

3. 阳明热结作眩辨

孙碧珠治某患者，男，62 岁。病初发热无汗，头痛身痛，自服土霉素、扑热息痛等治疗 4 天后寒热虽罢，而突发眩晕，如坐舟车，日晡晕甚，喘冒不能平，乡医院曾予西药对症处理，未见效果。……刻诊头晕头痛，面赤烘热，烦躁不安，口干多饮，大便三四日未行，小便黄赤。舌红苔黄燥，脉沉实。

证属阳明热结，浊气上冲，发为眩晕。治以通腑泄热，降浊定眩。方予调胃承气汤：大黄（后下）、芒硝（冲服）各 10g，甘草 5g。服 2 剂，大便通畅，眩晕立平。〔来源：江苏中医 1994；（10）：5〕

4. 泻心火，攻下治头晕头痛辨

刘渡舟经验，高血压病亦常见火热之患，此时当知泻心。盖心属火，泻心即是泻火，火降则亢阳亦降。心为肝之子，治肝泻心，又属"实则泻子"之法，泻火以制阳。心与火、血、神相关，故泻心能起到降压的作用。治冯某，女，58 岁。患高血压病已 10 余年，血压常在 21～24/14.7kPa 之间波动。就诊前日起，左半身无力，活动不利，如被风吹状，耳鼻灼热，口苦口干，心烦，面部烘热，下肢发凉，食欲不振，脉弦有力。舌质红，苔黄腻而干。血压 30.7/17.3kPa。证属火动于内，阳亢于上。治当泻火，投大黄泻心汤。处方：大黄 6g，黄芩 10g，黄连 10g。以滚开水渍之代茶饮。服药 3 剂，每日排便 2～3 次，面热大减，黄腻苔也仅见于根部，血压有所下降。遵仲景之训"舌黄未下者，下之黄自去"，故再投原方 3 剂，仍渍后代茶饮。药后血压又有所下降，诸症均有所减轻，虽每日排便增至 3～4 次，但泻后反觉右半身有力，无身疲、脚软之感，舌仍红，苔薄黄腻，脉沉有力，看来尚耐攻伐，仍守上方，嘱其隔日 1 剂，以泻尽亢火。〔来源：《头痛眩晕专辑》P.179〕

5. 清肝不应泻阳明疗眩晕辨

张家驿治某患者，男，62 岁。血压（22.7～21.3）/（12.6～13.3）kPa。头晕头痛加剧，如坐舟中，伴泛恶欲吐，舌暗红，苔黄腻，脉弦数。先用羚羊钩藤汤化裁以平肝潜阳息风，并同时服用降压片。3 剂后复诊，眩晕如故，面红如醉，时有躁动，询大便五日未解，舌苔老黄，脉弦滑。乃予调胃承气汤合育阴潜阳、平肝息风之方。甘草 5g，生大黄（后下）、桑叶、菊花、丹皮、黄芩各 10g，芒硝（冲）、生地各 20g，白芍 15g，钩藤（后下）、石决明、珍珠母各 30g。服 1 剂，大便解，褐色如羊矢状大便数枚，继服 3 剂，大便通畅，血压降至 22/12.6kPa，眩晕渐平，本例肝有实火，治肝不应泻阳明，荡涤肠胃实火，眩晕渐平。〔来源：新中医　1993；（11）：17〕

二、眩晕从脾虚清阳不升辨治

1. 肝炎后眩晕属中虚清阳不升辨

李臣文治某患者，女，35 岁。半年前患急性黄疸型肝炎，经治疗后，转氨酶正常，肝炎症状消失。诊时头晕乏力，食不甘味，脘腹胀闷，大便时溏，小便正常，GPT60U，余正常。两脉沉弦尺弱，舌质略暗，舌苔薄白根腻。证属渗利太过，肝郁未达，脾胃先伤，清阳不升，头目失养。宜益气健脾，升清阳，疏肝络，方用聪明益气汤加减：太子参 15g，黄芪 15g，蔓荆子 10g，升麻、葛根各 5g，白芍 20g，炒酸枣仁 12g，白花蛇舌草 15g，佛手 10g，丹参 15g。每天 1 剂，1 周后症状见减，原方加茯苓 15g，调治 1 月余，GPT 正常，诸症悉除。〔来源：上海中医药杂志　1994；（4）：26〕

2. 聪明益气汤治低血压神经性头晕辨

王祖雄治某患者，女，49 岁。自诉眩晕头昏已数年，素有低血压史。血压 8/6.7kPa 左右，并有心中不舒，心悸，失眠，神疲乏力，自汗纳差，腰痛等症。舌淡胖少苔，脉细无力。证属气阴不足，心脾两虚，治以补益气阴，方用归脾汤加味：炙黄芪、茯苓各 15g，泡参、当归、龙眼肉、酸枣仁、枸杞、焦三仙各 9g，远志、木香、砂仁、鸡内金、炙甘草各 6g，大枣 5 枚。3 剂。服药后纳食已增，但眩晕、失眠，心中不舒未减，拟再以益气为主，兼以养阴，益气聪明汤、补中益气汤合方加味：炙黄芪、南沙参、白芍各 15g，白术、蔓荆子、陈皮各 9g，当归、升麻、柴胡、黄柏、葛根、炙甘草各 6g，大枣 5 枚。4 剂。眩晕及诸症大减，以原方再进 10 剂，以巩固疗效。〔来源：中医杂志　1994；（2）：84〕

3. 眩晕属阴伤及气辨

张伯臾治某患者，男，72 岁。头晕目花，体倦乏力，已有 2 年。迭服中西药物，症状尚能缓解。近半年来，头晕时作，甚则欲仆，记忆力日渐减退……屡治少效。又住某院检查诊断为：①高血压病；②冠心病；③椎底动脉供血不足；④吸收不良综合征。初诊：眩晕时发，甚则欲仆，颧面微赤，口渴饮多，唇角碎痛，倦怠足软。舌红绛干，脉弦劲。阴液耗伤，水不涵木，风阳上扰，兼有血分瘀热。高龄已病 2 年，叠服中西药物，未能得效，拟养阴凉血，清热息风。处方：玉竹（另煎）6g，石斛（另煎）6g，大生地 15g，墨旱莲 15g，生白芍 20g，炒丹皮 12g，炒知母 9g，炙鳖甲（先煎）15g。阿胶（烊冲）9g，天麦冬各 6g，犀角（先煎）9g，煅牡蛎（先煎）15g。7 剂。二诊：上药略为加减，连服 30 余剂，眩晕略减，唇角碎痛已愈，但颧面微赤未平，口渴倦怠多寐，舌红绛已润，脉转弦小，血热得清，风阳稍平，阴液损伤来复，延久阴损及气，治宜滋阴益气，以观动静。处方：党参 15g，生黄芪 18g，大生地。15g，生白芍 15g，麦冬 12g，肥玉竹 12g，五味子 6g，川石斛 15g，炙鳖甲（先煎）15g，怀山药 12g，玫瑰花 3g，炙甘草 3g。7 剂。三诊：上方稍为加减，调治 3 月，颧面微赤已平，眩晕未发，倦怠欲寐大为好转，舌红绛干已转淡红润，已属正常舌，舌边渐生薄白苔，脉弦细，纳食二便均正常。高年阴伤及气，屡投滋阴益气，气充阴液得生，仍守前法，巩固疗效。处方：生晒参（另炖）4.5g，大生地 15g，川石斛 15g，生黄芪 20g，天麦冬各 6g，元参 10g，紫河车粉 1.8g，制首乌 15g，炙龟板（先煎）15g，炙远志 4.5g，玫瑰花 5g，佛手 6g。7 剂。……本患者系阴伤眩晕，按通常治则养阴生津，平肝息风，连服 2 年罔效……病机似属阴伤无疑，用上法治之，继用引火归原法，1 月后，症状无明显改善。二诊时，张老分析如下，阴液耗伤日久，势必五心烦热，阳亢不入于阴，心烦不寐者多；阴伤热生则脉必数。今舌红绛虽属阴伤，但反见倦怠欲寐，乃气虚不振之象，脉弦细不数，亦非虚热之脉。本例实因阴分大亏，气亦受累，气阴两虚，脑失所养为病之本，阴伤及气乃是本案辨证关键。〔来源：中医杂志

1983；（3）：19〕

三、眩晕从肝辨治别论

1. 当归芍药散治眩晕辨

郭先岱治某患者，女，70 岁。患高血压 10 余年，近来头晕伴腹痛不舒，胸胁胀闷，心悸失眠，四肢麻木，下肢沉重，轻度浮肿，纳呆乏力，大便干结。血压（25.31 ~ 28）kpa/（12 ~ 16）kPa。舌前半部苔光滑，舌根部苔黄腻，脉弦细。肝血不足，阴虚阳亢，瘀湿阻滞，升降失司。方用当归芍药散：当归 10g，白术 10g，云茯苓 12g，泽泻 10g，柴胡 10g，枳壳 10g，黄芩 10g，生石膏 10g，白芍 10g，夏枯草 15g，川芎 5g。5 剂后，血压正常，诸症缓解，后屡遇血压升高，服此方数剂即可恢复正常。患者现年已 9 旬，生活尚能自理。〔来源：湖北中医杂志 1983；（4）：7〕

2. 高血压、低血压眩晕均可用逍遥散辨

赵金铎治某患者，女，40 岁。因精神不快，郁怒难伸，肝气郁结，气郁化火，发为眩晕，血压 21.3kPa/13.3kPa，用理气解郁、清热平肝之法，以丹栀逍遥散加夏枯草治愈。又治某患者，男。患徇蒙招尤之症数年，血压 12kPa/8kPa，屡服滋阴潜阳、补气升提之剂无效。询问病史，知病起于肝气不舒，阳郁不达，嘱其耐心服加味逍遥丸，越半年，血压恢复正常，症状消失。逍遥丸使高血压得降，低血压得升，具有双相调节作用。〔来源：《医话医论荟要》P. 151〕

3. 肝气郁结眩晕辨

郭士魁经验，肝气郁结眩晕多见于更年期，易怒心烦，两胁作痛，眩晕伴头痛，脉弦，苔腻。体质较好时可用逍遥散，但一般这类病人多兼虚证，可半补半消，用小柴胡汤加减：党参 10 ~ 12g，丹参 10 ~ 12g，甘草 10g，白芍 10 ~ 12g，陈皮 10g，法半夏 10g，苏木 10g，柴胡 10g。〔来源：《杂病证治》P. 18〕

4. 肝气郁结夹血瘀，腑气不通高血压眩晕辨

黄湘娟在高血压专科门诊中，曾遇几例高血压患者，由于情志抑郁，因而气机逆乱而患病。缘肝为风木之脏，喜条达舒畅，倘遇暴怒，情志不舒等，以致肝气郁结，久则气滞而夹血瘀。此时一味以平肝潜阳、祛痰化湿治之，收效甚微。若以疏理肝气、平息肝火为基本之法，助以活血通腑，使气血得畅，则其效甚彰。曾治一董姓女患者，58岁。患高血压已经多年，屡用西药，血压维持在18.7kPa/13.3kPa之间，停服西药则升高。近来头晕时作，头痛难忍，夜寐不安醋，胸闷气短，精神疲惫，五心烦热，纳谷不馨，大便秘结，脉弦细，苔薄白质红。血压22.7kPa/14.7kPa。此乃阴虚阳亢，予育阴潜阳，杞菊地黄丸合天麻、钩藤、石决明、干地龙加减，西药照服。7剂后症状无改善，血压如上……细询之，方知家中近来烦事多端，心中懊恼，情志怫郁。此时有肝气抑郁之主证，便结不行为关键，改投疏肝理气活血通腑为治。药用：软柴胡、川郁金、制香附、广木香、炒枳壳、川楝子、紫丹参、炒当归、制大黄、生山楂，西药照服，3剂后，大便得畅，自诉胸得舒，头痛已解，头晕减轻，血压即降至20kPa/12kPa，惟夜寐欠醋未除。药已中的，毋庸更张，予原方加夜交藤。5剂后，血压正常，诸症均瘥，病入坦途。翌年，病者因故症情反复，愚予原法治之，又取良效。
〔来源：上海中医药杂志　1986；(1)：23〕

5. 四逆散加味治低血压眩晕辨

朱进忠治某患者，男，50岁。眩晕不敢站立走路两个多月，某医诊为低血压病，予西药不效，继又与中药补中益气汤而加剧。审之，头晕，站立不稳，不敢走路，疲乏无力，纳呆食减，面色呈忧郁状，胸闷心烦，舌苔薄白，脉沉。诊为肝气郁结，郁而化火，治拟疏肝理气，四逆散加减。处方：柴胡10g，枳实10g，白芍10g，郁金10g，青皮10g，薄荷6g，栀子10g。服药4剂，眩晕等症状好转，继服10剂而愈。问曰：低血压应用补中益气汤，用之反剧，而四逆散反愈也？答曰：脉沉者，郁证也，脉大者虚证也。故东垣用补中益气汤治脉大

者，仲景用四逆散治脉沉者。此证血压由 9. 3kPa/6. 7kPa 升至 14. 66kPa/10. 66kPa，而且症状消失者，即因其补则壅气，舒则气血舒达之故耳。〔来源：《头痛眩晕专辑》P. 39〕

四、眩晕从阳虚辨治

1. 真武汤温降高血压辨

陈瑞春经验，认为用真武汤温降高血压较少见，因温阳药可助阳升火，通常可使血压升高，所以必须慎于辨证，掌握辨证要点。其临床特征应有全身恶寒，或兼有眩晕，浮肿，便溏等。脉虚弱，舌苔白滑，舌质清淡。辨为阳虚是贴切的，用温降药是适宜的。尽管此种病例少见，但一旦遇有此种病例，非用温降莫效。温降高血压，若配合重镇药，宜选择不碍胃之品，且不宜多种同用和药量过大，以免碍胃。常配牛膝，可助重镇潜降，相得益彰，一般不必配伍平肝清胆药。用温降药温阳利水，燮理阴阳，可达到降压的目的。〔来源：中医杂志 1993；（1）：58〕

2. 肝风阴证辨

万友生治某患者，男，51 岁。患高血压病，久治少效。血压高达 29. 3kPa/18. 7kPa，头晕甚而巅顶重痛喜按，头皮麻木，切以指甲不知痛痒，两目迎风流泪，怯寒特甚。如受寒则胸胃隐痛，口淡出水，饮食喜热恶冷，时或噫气吐酸，大便不调而粪色淡黄，小便不利而尿色清白，面色晦暗而浮肿，声音重浊。舌暗淡而润滑，脉弦劲而迟。病属肝经阳虚阴盛，阴风内动，浊阴向上冲逆所致。法当温肝降逆以息风，投以吴茱萸汤加黑锡丹：吴茱萸 1. 5g，生姜 15g，大枣 15g，党参 15g，黑锡丹 3g。5 剂。服后血压稍降，头晕减轻。再进 5 剂，血压降至 21. 3kPa/14. 7kPa，头晕大减，巅顶痛除，头皮麻木和怯寒明显减退，面色渐见明朗。嗣因虑其阳损及阴，恐非纯阳刚剂所能竟功，曾一度改用附桂八味丸方，仅服 1 剂，即大感不适，血压复升至 26. 7kPa/16kPa，显见阴未受损，不宜阴阳平调，仍坚持用吴茱萸汤，并加大剂量。吴茱萸 24g，生姜 30g，大枣 90g，党参 30g，并加旋覆花、代赭石各 30g。服后血压复降；连续服至 3 月 26 日（初诊 1963 年 2 月 19 日），诸症基本解除，精神眠食均佳，唯血压仍 23.99kPa/16kPa，乃于原方加重代赭石为 60g，再进 6 剂，血压降至 20kPa/12kPa。更进 12 剂，血压稳定在 18.7kPa/12kPa，服至 4 月底，血压一直正常，诸症全除，精力康复，上班工作。〔来源：中医杂志 1990；（4）：17〕

3. 高血压眩晕不远辛温辨

俞长荣诊一病者，男，43 岁，汽车驾驶员。因头晕年余并进行性加重而被迫暂停行车休息，主诉头晕并头顶后痛，晕甚则呕吐清涎痰沫，血压 18.7kPa/13.3kPa。脉左细右小弦，舌淡红苔白厚。诊为脾虚肝强，寒饮上逆，清阳受扰，与吴茱萸汤加白术、半夏、泽泻。服 2 剂，头晕痛均减，呕吐缓解，续服 4 剂，诸症解除，血压正常，半个月后恢复行车。〔来源：《头痛眩晕专辑》P.156〕

4. 高血压眩晕属阳气衰微，清阳不升浊阴不降辨

陈福如治某患者，女，50 岁。患者罹高血压病 5 年……西医诊断为原发性高血压、动脉硬化。几年来一直中西药双管齐下，一服降压药，虽有时血压下降，但眩晕反而加重，如坐舟车，停服降压药则血压骤然上升〔（21.3~24）kPa/（12.7~14）kPa〕。屡用清热平肝、养阴潜阳等法，但无效。刻诊：眩晕，纳呆，自汗，动则汗出如洗，夜尿 2~3 次，精神萎靡。舌淡胖，脉微细。血压 23.3kPa/13.6kPa。证属阳气衰微，清阳不升，浊阴不降。治以温补阳气，升清降浊。方用附子汤加味。处方：黄芪 50g，丹参 30g，熟附子 20g，干姜 15g，炙甘草 10g，羌活、升麻各 6g。服 3 剂后，眩晕减轻，自汗亦少，血压 22kPa/12.3kPa，继用上方增损，增加的药物有淫羊藿、补骨脂、肉桂、牛膝、白术等。治疗 2 个月后，眩晕未作，余症已解，血压在（16~18.6）kPa/（10.7~12）kPa。后用肾气丸、归芍六君子丸出入调治，以冀巩固疗效。经追踪，患者已康复，血压正常。〔来源：新中医 1991；（1）：49〕

5. 高血压眩晕，镇潜无效，温阳见功辨

刘代庚治某患者，女，63 岁。患者素有眩晕 10 余年，近 10 余天加重，自觉如坐舟车，阵发性加剧，卧则稍减，血压持续在（26.7~24）kPa/（20~17.3）kPa。求某医诊疗，处以镇肝息风汤，连服 10 余剂无效，又改用半夏白术天麻汤 8 剂仍未见效。刻诊：患者形体肥胖，面色苍白，眼睑及下肢浮肿，舌淡苔白腻，心悸而惊，身易畏寒，欲得衣被，小便清长，大便溏泻，腰膝酸痛，四肢欠温，六脉沉细而弦。血压 25.3kPa/18.7kPa。此乃脾肾阳衰，水饮上泛之证。治宜温阳化饮，方用真武汤加味：茯苓 30g，白术 15g，白芍 15g，熟附子 10g，肉桂 6g，炙甘草 5g，生姜 5 片。水煎服，日 1 剂。服药 3 剂，眩晕心悸减轻，渐觉脑清神爽，继服 3 剂，食欲增加，四肢转温，浮肿消失，血压 19.3kPa/13.3kPa。改为桂附八味丸加减，调治月余，诸症消失。追访 1 年，血压一直在正常范围。〔来源：中医杂志 1985；(6)：22〕

6. 桂枝加龙骨牡蛎汤加减治心悸眩晕辨

黄文东治某患者，男，55 岁。患高血压病已 6 年，一般在（20~21.33）kPa/14.66kPa 之间，最高 29.3kPa/18.7kPa。1 月前觉胸闷，心悸，怕冷，手足无力，夜不安寐。近来更觉心中懊侬，惴惴不安，时而烦热汗出，头晕目眩。舌淡青，苔白腻，脉弦。头晕目眩，血压升高，系肝阳上扰；燥热汗出，脉弦，为肝阳上亢，病久不愈，由阳亢而转阴虚，由阴血虚而阳也渐衰，以致心阳不振，故见胸闷、心悸、怕冷、乏力等症。前医用瓜蒌薤白桂枝汤、炙甘草汤去桂枝加龙骨牡蛎之类，药后反增燥热不安，并有心中懊侬之感。今拟桂枝加龙骨牡蛎汤加减。桂枝 6g，赤芍 12g，炙甘草 6g，煅龙骨 30g，煅牡蛎 30g，陈皮 9g，姜半夏 9g，茯苓 12g，郁金 9g。以上方为基础随症加减，共 17 诊，诸症日趋减轻，血压平稳，在 18.7kPa/12kPa 左右。目前仅偶有烦躁，余如胸闷、心悸、心慌等症均已消失。有时胁肋窜气作痛，大便不实，小腹作胀，苔薄白腻舌带青，脉弦，乃属肝旺脾虚之证，乃予前方加减。

患者胸中烦闷，心悸畏寒，手足无力，舌质淡青，系属心阳不振，阳气不能输布；而头晕目眩，烘热汗出，脉弦，又为阴血亏虚，肝阳上扰之证。病情复杂，寒热交错，立方必须适当兼顾。用药既不应清凉滋腻，反增胸闷怕冷，又不宜辛燥助阳，引起燥热。故初诊即用桂枝加龙骨牡蛎汤加减，用桂枝、甘草以振心阳，配芍药以和营血，加龙骨、牡蛎以镇心神，兼有平肝潜阳作用。患者形体丰盛，舌苔白腻，方中加入二陈汤化痰湿以利气机。〔来源：《上海老中医经验选编》P.291〕

7. 高血压眩晕属少阴阳虚辨

吴启富治某患者，男，47岁。患者眩晕两年余，曾服天麻片、六味地黄丸等药治疗半年余，效果不佳。就诊时精神萎靡，自诉每到傍晚时畏寒、肢冷而眩晕更甚，大便时溏，夜尿反多，舌质淡，苔薄白而滑，脉沉细。血压：21.9kPa/14.1kPa。脉症合参，脉沉属少阴阳虚之脉，舌淡亦为阳虚之征，至于傍晚畏寒怕冷，肢冷而眩晕反甚而又大便作溏，一派阳虚寒证昭然若揭。治当内扶少阴之阳，外散太阳头目之寒，乃投麻黄附子细辛汤加山萸肉以敛阴，加白术补脾化湿。处方：麻黄7g，制附片10g（先煎），细辛3g，山萸肉10g，白术7g。3剂。复诊，服上方后，前症大减，肢暖，精神振作，纳食增加，血压20.5kPa/12.3kPa。守原方又进3剂，后以苓桂术甘汤加减巩固治疗1周而愈。观察半年余，血压正常，眩晕尽除……余临床每遇少阴阳虚眩晕病人，尽管血压偏高，仍遵吾师袁家玑教授"少阴之寒非附子难除"之教诲，必用附子。本方温阳散寒，促进气化，起到了"疏其气血，令其调达，以致和平"的作用。〔来源：中医杂志　1984；(7)：29〕

五、眩晕从湿辨治

1. 湿遏清阳眩晕辨

陈嘉栋治某患者，男，45岁。病起突然，眩晕欲仆，天旋地转，耳鸣不止。西医诊断为耳源性眩晕，虽经处理，半月来仍持杖扶壁而行，胸闷纳呆，察舌苔厚腻罩灰，脉濡缓。测血压 12kPa/8kPa。此乃平昔过劳伤气，脾失健运，则湿浊弥漫中焦，阻遏清阳，拟予健脾燥湿，疏化中焦。湿浊一开，则清阳自升。处方：藿香 6g，制半夏、苍术各 10g，豆蔻仁 2g，陈皮、枳壳各 7g，茯苓、杏仁各 12g，薏苡仁 15g，3 剂。药后眩晕稍减，胸膈舒畅，唯胃呆依然，苔化不明显。上焦云雾之湿，已得宣开，中焦黏腻之浊，凝滞难消，侧重辛燥运中、渗下。原方加厚朴 5g，六一散（荷叶包）15g，生姜 3 片，5剂。三诊：灰苔化，呈薄白微腻，脉虚软，已能弃杖而行，但神倦头昏，饮食不多。此湿困已解，脾胃气虚，脾运之机未复。处方：党参 10g，炒白术、茯苓各 12g，甘草 1.5g，陈皮、制半夏各 7g，砂仁 2g，荷叶 1 片。5 剂后诸症除。〔来源：中医杂志　1980；(7)：16〕

2. 水饮停胃眩晕辨

陈嘉栋治某患者，女，53 岁。眩晕 3 天，呕吐频繁，呕吐物俱是清水涎沫，量多盈盆，合目卧床，稍转动便感觉天旋地转。自述每年要发数次，每次发作长达月余，痛苦不堪。西医诊断为"内耳眩晕症"。刻诊见形体肥胖，苔薄白而腻，脉沉软滑。此水饮停胃，浊邪僭上，清空不清。治当和胃化饮，饮化浊降则诸症自除。处方：制半夏 12g，生姜 10g，2 剂。复诊：眩晕、呕吐均止。原方加茯苓 12g，续服 2 剂，并予丸方（二陈汤加白术、姜汁泛丸）以求巩固，随访 2 年未发作。〔来源：中医杂志　1980；(7)：16〕

3. 水湿眩晕辨

郭士魁经验，《寿世保元》："……湿则重滞，此四气乘虚而眩晕也。"水湿不化，阻逆清阳引起，常伴有胸闷乏力，腹胀嗳气，浮肿等，脉滑苔白腻。宜温阳化气，健脾利水，苓桂术甘汤加减：茯苓 10～15g，桂枝 10～12g，甘草 10g，泽泻 10g，山药 10～12g，苍术 10g。〔来源：《杂病证治》P.79〕

4. 治眩晕宜"五脏宣通"辨

陈潮祖于脏腑病机理论倡"五脏宣通"，治疗眩晕，西医之美尼尔氏病，认为此病脾肺肾三脏偏虚者尤多，多为浊阴上泛蒙蔽清阳所致。肺虚宣降易失而清气不布，脾虚运化易碍而清阳不升，肾虚则气化无力而浊阴不降，且多因外感之邪诱发，不能以"阴虚阳亢、肝阳上扰"曰之，认为本症的治疗当以肺脾肾三脏为中心，宜开宣肺卫以畅通表里，表里通则清气敷布，浊阴自散；健运中土以复升降之机，升降复则清阳上聚，浊阴下趋；温通肾气以复其气化，气化流行则浊阴自泄。三管齐下，共同体现益气通阳、解表导浊的治疗原则。以五苓散化裁而成"定眩饮"：桂枝 6g，云茯苓 30g，泽泻 30g，白术 15g，半夏 20g，人参 10g，天麻 10g。舌苔白滑而有外感症状较重者，桂枝用量加倍，人参用量减半；舌红苔黄有热象者，去桂枝加桔梗、薄荷、淡竹叶各 10g；苔厚腻加苍术、紫苏梗、藿香各 15g；舌红少苔阴虚阳亢者不宜用。〔来源：中医杂志　1993；（10）：632〕

5. 泽泻汤治冒眩辨

刘渡舟经验，泽泻汤证的"苦冒眩"，言其头目冒眩之苦，有莫可言状之意……脉象或弦或沉，或沉弦共见……色诊，或见黧黑，或呈青黯，或色黄而晦暗……一般认为水饮病舌色必淡……苔多水滑……如果水湿合邪，则又出现白腻之苔，而且厚也。故泽泻汤证应以上述的舌脉作为诊断依据。然而泽泻汤证的舌体，则是特别肥大而异于寻常。它有质厚而宽，占满口腔……舌体肥大，是辨认心下支饮的一个有力证据。此外，泽泻汤证，尚不止于冒眩一证，据笔者临床所见还有头痛、头重、耳鸣、鼻塞等症。治一朱姓患者，男，50 岁，患病已两载，百般治疗无效。其所患之病，为头目冒眩，终日昏昏沉沉，如在云雾之中，且两眼懒睁，两手发颤，不能提笔写字，颇以为苦，切其脉弦而软，视其舌肥大异常，苔呈白滑，而根部略腻。辨证：心下有支饮，则心阳被遏，不能上煦于头。治法：渗利水饮，兼崇脾气。方药：泽泻 24g，白术 12g。……第二剂煎服后顿觉周身与前胸后背微微汗出，以手拭汗而有黏感，此时身体变爽，如释重负，头清目亮，冒眩立减，又服 2 剂，继续又出小汗，病从此告愈。〔来源：中医杂

志 1980；（9）：17〕

6. 湿晕辨

柳学洙治某患者，25 岁，头重眩晕，脘满呕恶，纳呆，嗳气，口中泛溢甜味，月经正常。苔薄白腻，脉沉滑。证属湿晕。藿香9g，佩兰9g，薏苡仁15g，通草6g，枇杷叶12g，建曲12g，香附9g，香橼12g，玫瑰花6g。服6剂，初服3剂头晕减，脘满略舒，口甜稍退，又服3剂，脘爽纳增，口已不甜，眩晕也不显著，能参加劳动。〔来源：《医林锥指》P.197〕

7. 湿热中阻头晕血压时高时低辨

某患者，女，54 岁。三年来血压时高时低〔（17.3~25.2）kPa/（12~13.3）kPa〕，屡用降压药效果不显。常感头痛头昏，口干，神疲肢软，嗜睡，时觉耳鸣，纳谷少馨，不恶心，腰膝也常酸楚疼痛，二便调，面部微见浮肿，舌质红，苔薄黄，脉象细滑。辨证属湿热中阻，升降失常。治宜芳香化浊，佐以平肝。方用藿香10g，佩兰10g，陈皮3g，云茯苓10g，夏枯草12g，苍术5g，姜半夏10g，太子参、佛手各5g，仙鹤草12g，桑叶10g。服6剂后，头昏口干好转，精神稍振，舌质暗红，苔薄黄，脉象细滑。守原方出入：陈皮5g，夏枯草12g，云茯苓10g，姜半夏10g，佛手5g，仙鹤草12g，桑寄生15g，竹茹6g，郁金10g，丹参15g，枳壳10g。服6剂后，血压稳定在 14.7kPa/12kPa 左右，守原方调治月余，血压稳定，自觉症状消失，近期治愈。〔来源：《临证治验》P.252〕

8. 藿香正气散治美尼尔氏症眩晕辨

温生福治某患者，女，30 岁。眩晕，耳鸣，恶心呕吐，间歇发作 3 年，加重 1 天。昨天受凉，上症再作，头晕且重，耳鸣，身倦乏力，胸闷不适，恶心呕吐，食欲差，大便两天未解，小便少，舌淡胖有齿印，苔白腻，脉软滑，血压20kPa/12kPa，体形肥胖，眼颤试验（+），直立试验（+）。西医诊断为美尼尔氏症，中医证属湿困脾胃，升降失常。治宜化湿健脾和胃，升清降浊。藿香正气散加减：藿香、白术、厚朴、陈皮、法半夏、苏梗、泽泻各9g，炙甘草3g，云茯苓、生姜各12g，大腹

皮15g，代赭石30g。服3剂，症状基本消失，改用藿香正气丸，
日2次，每次6g，连用1周，并告患者以后每有眩晕因受凉而
诱发，即以上剂量藿香正气丸服3天。3年后随访，每有发作预
兆即服上药1周，病未再发。〔来源：新中医　1994；(3)：53〕

9. 高血压眩晕从脾胃虚亏，湿阻热郁，升降失衡论治辨

余大强等治某患者，女，63岁。患高血压病已10余年，头
晕目眩，血压在21kPa/14kPa左右，最高达26kPa/16kPa，常服
复方降压片、心痛定、开搏通等。他医又予天麻钩藤饮或杞菊
地黄汤之类出入，同时吞服羚羊角粉，但血压仍在20kPa/13kPa
以上。仔细询问病史，诉有慢性泄泻近20年，大便作溏，每日
3~4次。饮食稍有不慎，便泻加重。察其面色萎黄，少气懒言，
胸闷泛恶，脉细小弦，舌苔白腻带黄。四诊合参，证属脾胃虚
亏，湿阻热郁，升降失衡，治拟益气健脾，化湿止泻，清热化
积。处方：黄芪10g，党参10g，炒白术10g，白芍12g，茯苓
10g，甘草5g，川芎10g，徐长卿10g，枳壳6g，炮姜炭4g，陈
皮5g，制半夏10g，地锦草15g，川黄连3g，吴茱萸1.5g，炒楂
曲各15g，谷芽15g。药后大便转实，每日1~2次，精神渐振，
头晕亦平。服药两月余，测血压基本在正常范围。〔来源：上海
中医药杂志　1996；(5)；22〕

六、从瘀血辨治眩晕

1. 血府逐瘀汤治高血压眩晕辨

宋向元治某患者，男，年过五旬，患高血压病。诊时血压
27.2kPa/16kPa，头昏脑胀，头痛目眩，心跳气短，失眠多梦，
两膝酸痛，脉沉细无力，舌暗红少苔。用血府逐瘀汤加瓜蒌、
决明子、续断。2剂后血压迅速下降，诸症锐减。〔来源：《医
门真传》P.279〕

2. 血府逐瘀汤治突发性晕倒症辨

陆中岳治某患者，女，56岁。每月病一过性突发性晕倒
症1~2次，已历8载。发作前头晕、心慌、多汗、四肢乏力，
数分钟后意识模糊，并晕倒在地，约10分钟后自行清醒，曾

在北京、南京等地大医院检查多次，病因未明，中西医结合治疗至今疗效甚微。平素易躁，大便常干结，天亮前颈部出汗等。舌暗红，瘀斑，苔薄，脉细涩。证属肝郁气滞血瘀，用血府逐瘀汤原方加女贞子 15g，墨旱莲 30g，地龙 10g。服 2 剂，即感天亮时出汗减少，守方服 20 剂，晕倒未再发作，随访至今病未再发。〔新中医　1991；(12)：36〕

3. 通窍活血治头晕头痛辨

颜德馨治某患者，男，32 岁。2 年前头部外伤后，经常头晕头痛，诊断为脑震荡后遗症。患者右侧头晕头痛，伴有恶心呕吐，脉弦细，舌紫苔薄腻。系外伤损及脑，瘀血阻滞，肝胃气机失和，治宜活血通窍，平肝降胃。药用：丹参 12g，当归 9g，赤芍 9g，川芎 15g，桃仁 9g，红花 9g，珍珠母 30g（先煎），代赭石 30g（先煎），制南星 6g，炒竹茹 6g，姜半夏 9g，制川乌 6g，蜈蚣 2 条。服 4 剂，头晕头痛明显减轻，恶心亦少见，原方续服半月，诸症渐消，随访 2 年未复发。〔来源：《头痛眩晕专辑》P. 265〕

七、从太少督经病辨治眩晕

1. 太少并病作眩辨

孙碧珠治某患者，男，60 岁。宿患美尼尔氏病，近眩晕发作 4 天。初起发热，头晕，汗出恶风，喷嚏干呕，自服"伤风速效胶囊"未效。刻诊：头晕较甚，如坐舟中，口苦呕恶，伴发热恶寒，肢体痛楚。舌淡红，苔薄黄，脉弦稍数。证属太少二阳并病，清空受扰。治以和解少阳，疏散表邪，予柴胡桂枝汤：柴胡、黄芩、法半夏、白芍、桂枝各 10g，生姜 3 片，大枣 5 枚，甘草 3g。上方服 3 剂，寒热罢，呕恶止，眩晕大减。守方 4 剂，诸症若失获愈。〔来源：江苏中医　1994；(10)：5〕

2. 风、火、痰、虚相兼眩晕辨

江尔逊治某患者，女，61 岁。患眩晕病 10 余年，1 月之内必发 1～2 次，发时中西药并投，中药曾用过补中益气汤、左归饮、右归饮、三甲复脉汤等，效均不著，且停药数日，又复发如前。今眩晕发作已 4 日，起床即感天旋地转，频频呕恶，耳鸣有闭塞之感，泻水样便，纳呆，口干苦不欲饮，舌边尖红，苔白厚欠润，脉弦弱。此为风火上炎，夹痰饮上蒙清窍，脾失转输，迫水饮下趋大肠所致，投以柴陈泽泻汤加山药、滑石、白芍。处方：柴胡 10g，黄芩 6g，法半夏 10g，党参 15g，甘草 5g，大枣 10g，生姜 6g，陈皮 10g，茯苓 15g，白术 15g，泽泻 15g，天麻 10g，钩藤 12g，菊花 10g，山药 30g，滑石 30g，白芍 15g。服药 1 剂，眩晕息止，3 剂纳增，耳鸣止，上方去山药、白芍，加蔓荆子 10g，竹茹 12g，石菖蒲 6g，北沙参 15g，藿梗 10g，续服 3 剂，诸症渐退。随访 1 年眩晕未再复发。方中小柴胡汤旋转少阳枢机，透达郁火，升清降浊，二陈汤化痰降逆，泽泻汤涤痰利水，又寓有六君子汤运脾和胃以治其本。〔来源：《头痛眩晕专辑》P. 225〕

3. 眩晕头痛从督脉、太阳二经阳虚欲作柔痉论治辨

焦树德治某患者，西医诊断为肾性高血压病（恶性），四诊合参，诊为督脉、太阳二经阳虚欲作柔痉之病，用助阳气，和营卫，益督肾。治疗：桂枝 6g，葛根 30g，羌活 6g，鹿角霜 9g，白芍、桑寄生各 30g，续断 12g，附片 3g，钩藤 15g，花粉 15g，木通 6g。服 6 剂症状明显减轻，随证作适当调整加减，症状消除，血压由原来（25.3～28）kPa/（14.7～17.3）kPa 渐降至（18.7～20）kPa/12kPa，且较稳定。〔来源：《从病例谈辨证论治》P. 161〕

八、小结与评述

（一）从胃论治眩晕：脾胃居中焦，为清浊升降之枢纽，若枢机不利，清浊升降失常而致眩晕。影响脾胃枢机不利之病因则不限于痰浊中阻或脾胃气虚，而是多方面的，不可不辨。

1. 眩晕肝风，降胃捷功：痰热痰浊或寒热蕴阻脾胃，即使脾胃升降失常，又使肝风易夹胃中浊气同行，使肝风难息，眩晕难除。症见眩晕，或伴呕吐，胸脘痞满，或大便不畅，舌

苔白腻或滑腻，脉弦滑。治宜平调胃中寒热，化胃中痰浊，和胃降逆，可选用半夏泻心汤加味。

2. 通腑泄热，降浊定眩：阳明燥热内结，浊气上冲发为眩晕。症见眩晕，伴见面赤烘热，烦躁不安，口干多饮，大便秘结，小便黄赤，舌苔黄燥，脉沉实。治宜通腑泄热，清泄阳明，可选用承气汤、大黄泻心汤。此时，若清肝平肝往往不应，清肝不应，清泻阳明，肠胃燥热得荡涤，眩晕可平，高血压可降。

3. 聪明益气汤治眩晕：肝炎后眩晕因渗利太过，肝郁未达，脾胃先伤，清阳不升，用聪明益气汤以益气健脾、升清阳均有较好疗效。低血压眩晕属气虚者，用聪明益气汤往往较归脾汤为好。

（二）眩晕从肝辨治："诸风掉眩皆属于肝"，但眩晕从肝论治，除肝火上炎、肝阳上亢、肝阴不足等眩晕外，尚有当别论者，不可不察。

1. 阴虚阳亢瘀湿阻晕眩：症见眩晕，舌前半部苔光滑等阴虚阳亢，又见腹痛，下肢沉重，轻度浮肿，舌根部苔黄腻等瘀湿阻滞。治宜养阴平肝，活血祛湿，用当归芍药散加味。

2. 肝郁气滞眩晕：症见眩晕伴头痛，心烦易怒，两胁作痛，脉弦等，多见于更年期，高血压初期眩晕，低血压头晕也有属肝气郁结者，不尽属中气不足。治宜疏肝解郁平肝息风，可选用逍遥散、小柴胡汤、四逆散。如肝气郁结，气滞血瘀，腑气不通之高血压眩晕，若一味平肝潜阳，往往收效甚微；若疏肝理气，平息肝火，助以活血通腑，使气血得畅，腑气得通，则收效甚彰。低血压眩晕有属气虚者，有属肝气郁结者，其辨证区别是"脉沉者郁证也，脉大者虚证也"，此虚实之别，补则壅，舒则气血畅达。

（三）镇潜无效，温阳见功治阳虚眩晕：眩晕多火，或实火或虚火，多用清降镇潜，但也不乏镇潜无效而温阳见功者，乃阳虚眩晕，不可不察。但用温阳药治高血压眩晕，确需辨证精当，方无弊端。因温阳药可助火升阳，通常会使血压升高，所以要掌握其辨证要点：眩晕，或伴头顶重压感，头晕喜裹喜暖，眩晕甚可呕吐痰涎，可全身畏寒，肢冷，浮肿，便溏，面色苍白或晦暗，舌质清淡苔白滑，脉虚弱或弦迟。治宜温阳降浊，化饮息风。高血压属阳虚眩晕不远辛温，阳虚眩晕非温降不除，也不宜过用镇降之品。

1. 脾肾阳虚眩晕：肾阳虚衰，或脾肾阳虚眩晕，或伴高血压，阳虚水饮上泛者，可选用真武汤、附子汤。

2. 肝经阳虚浊阴上逆眩晕：肝寒阴风上冒或夹寒饮上逆眩晕，或伴高血压，可选用吴茱萸汤，或合黑锡丹。

3. 少阴阳虚眩晕：尽管血压偏高，眩晕，“少阴之寒非附子难除”，必用附子，可选用麻黄附子细辛汤。

4. 阴伤及气眩晕宜随证应变：阴虚阳亢眩晕一般辨识不难，但病证不是一成不变的。阴伤久则及气而眩晕则辨识较难，难在气虚不振之象不易被重视而辨识，常被较突出的阴虚之象所遮盖，同时若又拘泥西医诊断，高血压眩晕属阴虚阳亢，则更难辨析气虚之证。阴伤及阳变成阴阳两虚甚或阳虚为主眩晕，也同样有类似情形，不可不察。辨证关键在于辨析症状与证之间的一些矛盾现象，从“阴虚”见症中辨析出气虚或阳虚。

（四）眩晕从水湿辨治：诸晕掉眩皆属于风，眩晕多属风，或外风或内风，但在六淫中，湿邪也是致眩晕的重要病因，不可不辨。《寿世保元》谓：“湿则重滞，此四气乘虚而眩晕也”。

1. 湿遏清阳眩晕：症见眩晕，甚则欲仆地，呕吐清水痰涎，或头晕而重，胸脘痞满，纳呆或浮肿，苔白滑腻或厚腻。治宜健脾运湿，疏化中焦，使湿浊一开，清阳上升，眩晕可止，可选用藿香正气散、藿朴夏苓汤、苓桂术甘汤，用药宜轻灵疏通，不宜滥用镇降，以免郁遏。

2. 心下水饮冒骸：症见头目冒眩，终日昏昏沉沉，并以舌体肥大异乎寻常，舌质厚而宽，占满口腔，是辨证的有力证据。治宜渗利水湿，兼崇脾土，泽泻汤为的对之方。

3. 湿热郁阻高血压眩晕：症见眩晕，或伴头昏而重，或血压时高时低，或高血压难以下降，神疲肢软，嗜睡，纳差，大便溏泻，面色萎黄，胸闷泛恶，舌苔白腻或黄腻，属湿阻热郁，升降失常所致。治宜清化湿热、健脾运浊，可选用藿香、佩兰、苍术、茯苓、参、芪、川芎等，酌配夏枯草、钩藤等，但不宜滥用重镇，也不可拘泥高血压而用柔肝息风滋腻之品。

（五）瘀阻眩晕：瘀血阻滞，不通则痛；气血不畅，无以濡养则眩晕，或眩痛并见，久病入络，眩晕在辨证方中选加适当的活血化瘀之品可提高疗效。瘀血阻滞为主而眩晕则为瘀阻眩晕。《医学正传》云："外有因坠损而眩晕者……是宜行血清经，以散其瘀结。"症见头昏脑胀，头痛目眩，或呈突发性晕倒，失眠多梦，舌暗红或有瘀点。治宜活血化瘀通窍，可选用血府逐瘀汤、通窍活血汤。瘀阻眩晕多见于脑外伤脑震荡后遗症、顽固性高血眩晕等。

（六）眩晕从经络病证辨治：眩晕多从脏腑气机升降失常论治，而从经络病证论治者较少。因脏腑与经络的关系十分密切，有时眩晕从脏腑气机升降失调辨治少效时，宜辨析眩晕与某些经络（包括奇经八脉等）之关系，而从经络病证论治，或可取得意外疗效。

1. 美尼尔病眩晕属太少二阳并病：症见眩晕，口苦呕恶，伴恶寒发热，肢体痛楚，脉弦，乃太少二阳并病，清空受扰。治宜和解少阳，疏散表邪，可选用柴胡桂枝汤、小柴胡汤、二陈汤、泽泻汤、六君子汤数方合用，风火痰虚并治，对风火夹痰饮上蒙清窍眩晕有较好疗效，也是从旋转少阳枢机为主治眩晕。美尼尔氏病眩晕多从痰湿中阻或中气不足论治，若因外感而发作，有太少二阳并病之症状者，可用小柴胡汤加味治疗。

2. 恶性高血压眩晕属督脉、太阳经阳虚辨：若恶性高血压表现为项背强几几，眩晕，属督脉、太阳二经阳虚欲作柔痉，眩晕从柔痉辨治选用桂枝加葛根汤加味，以助阳气、和营卫、益督肾，可取得较好疗效。

头　痛

一、伤神头痛

1. 甘麦大枣和百合地黄汤加味治头痛偏右辨

程门雪治某患者，男，37岁。肝升太过，右降不及，烦躁不宁，头痛偏右，眩晕不清，筋脉拘急，夜寐不安，大便艰，脉虚弦，苔薄腻。甘麦大枣和百合地黄汤加味，百合15g（先煎），生地12g，小麦30g，炙甘草3g，炒酸枣仁9g（研），川贝母6g，合欢花6g，大枣4枚，珍珠母15g（先煎）。5剂。二诊：前诊用百合地黄、甘麦大枣合法，尚合度，烦躁不寐、头痛偏右、眩晕已差，筋脉拘急依然如故，仍守原法加重药量。百合30g（先煎），生地12g，小麦30g，炙甘草4.5g，炒枣仁9g（研），珍珠母15g（先煎），红枣4枚，牡蛎15g（先煎）。烦躁不宁，夜寐不安等精神恍惚之症，颇似《金匮》所谓百合病，是肺阴心营两虚之故。所以用百合补肺阴，地黄滋心营，再配合甘麦大枣汤养心安神，介类药潜降，颇有效果。本例用百合补肺以助其右降，又用珍珠母、牡蛎平肝以制其左升，相辅相成，而致两脏相对平衡。〔来源：《上海老中医经验选编》P.5〕

2. 黄连阿胶汤治偏头痛辨

王庆其治某患者，男，26岁。头痛迁延半载，心烦懊恼，莫可名状，坐立不安，夜不入眠，咽干欲饮，常半夜起床喝水，大便二三日一解，白天头目昏沉，精神萎靡，偶有遗精。恙由工种分配不能如愿，耿耿于怀，劳伤心神，五志化火，心阴暗耗，虚火妄动，上见头痛，下有遗泄。拟黄连阿胶汤变通：黄连3g，阿胶（化冲）9g，黄芩12g，白芍15g，知母12g，生地12g，菖蒲9g，远志6g，酸枣仁9g，麦冬10g。上方煎汤兑入鸡子黄。7帖后头痛稍缓，余无大减。继服7帖，精神稍振。上方加莲子心 12g，玄参 12g，头痛大减，守法续服 1 月，头痛止，未发现遗精，口干舌红均除，夜眠趋安。〔来源：上海中医药杂志 1990；（2）：4〕

二、水湿郁冒头痛

1. 32 年顽固性头重头痛非虚属肝郁脾虚，湿热郁蒸，上蒙清窍辨

路志正治某患者，男，40 岁。本人自诉 8 岁时，无明显诱因，开始出现头痛，呈阵发性，以巅顶偏右为甚，有明显压迫感，时轻时重，重时引起颤动，晚上重则影响睡眠，思维、记忆力均下降，时感脑内有闪电样疼痛，时有口干……大便溏薄，小便不畅，舌红，苔黄腻，脉涩。血压 16kPa/10.7kPa。辨证：肝郁脾虚，湿热郁蒸，上蒙清窍。治则：疏肝健脾，祛湿散风佐以化痰。方药：橘叶 15g，柴胡 12g，牛蒡子 9g，赤白芍各 10g，羌活 6g，藁本 10g，苍术 12g，葛根 10g，蔓荆子 9g，茯苓 20g，胆南星 6g，杏仁 10g，芦根 30g。14 剂。复诊：自诉药后压迫感减轻，头部时有短暂性闪痛，记忆力差，口黏，口干，视物模糊，梦遗，便溏，舌暗红、边有齿痕，苔黄腻，脉弦滑（左脉沉伏）。辨证：肝郁欠疏，而有化热之势。治则：芳香化浊，疏肝清热。药用：藿香（后下）10g，佩兰（后下）10g，杏仁 10g，薏苡仁 20g，茵陈 12g，清半夏 10g，厚朴花 12g，茯苓 20g，羌活 6g，藁本 10g，芦根 20g，车前草 15g。7 剂。三诊：风热感冒……四诊：药后感冒诸症减轻，头痛，压迫感如感冒前，大便时溏，舌暗，齿痕不显，脉滑，继续服用原方 14 剂。五诊：药后头痛痊愈，头顶压迫感已解除，十几日头顶轻微压痛，梦遗已愈，视力恢复，看物清楚，便已不溏，眠佳，小便通畅，记忆力明显改善，舌暗红、舌体胖，苔白，脉涩。方药：藿香（后下）10g，佩兰（后下）10g，杏仁 10g，薏苡仁 10g，清半夏 10g，厚朴花 12g，茯苓 20g，羌活 6g，藁本 10g，车前草 15g，泽泻 12g，金钱草 15g。服 14 剂，以巩固疗效，防止复发。〔来源：中医杂志 1996；

（2）：106〕

2. 泽泻汤治头痛发重辨

刘渡舟治一黄姓妇女，32 岁。患头痛兼发重，如同铁箍裹勒于头上，其病一年有余，而治疗无效。切其脉则沉缓无力，视其舌体则硕大异常，苔则白而且腻。辨证：此证为水饮夹湿，上冒清阳，所谓"因于湿，首如裹"。治法：渗利水湿，助脾化饮。方药：泽泻 18g，白术 10g，天麻 6g。照此方共服 4 剂，一年之病，竟渐获愈。〔来源：中医杂志　1980；（9）：18〕

3. 猪苓汤治头痛辨

刘渡舟治某患者，青年男性，西德人。患慢性肾炎多年，近几个月来头痛屡发，主诉头痛隐隐持续发作，时或加重，询其小便，黄短不利，舌苔滑腻，脉沉。此为下焦蓄热，水热内结，上逆而冒犯清阳之位。欲解其上，当利其下。方拟猪苓汤：猪苓 15g，云茯苓 30g，泽泻 15g，阿胶（另烊）10g，滑石 15g，3 剂，水煎服。服药后小便利，头痛明显减轻，效不更方，续服猪苓汤，共进 10 剂，头痛已除，视其舌苔仍腻，知其湿热未尽，遂与桂苓甘露饮，以清内热而助气化，巩固疗效。〔来源：河南中医　1992；（3）：39〕

4. 湿郁阻络头痛辨

武明钦治某患者，男，73 岁。头痛，左下肢无力加重 2月余。1988 年秋曾因"腔隙性脑梗死"住某医院 2 月余好转，1989 年夏复发 1 次。现前额及两太阳穴处疼痛，看书加重，伴健忘失眠，左下肢无力。某医院作颅脑 CT 示：右侧额叶脑萎缩，多次赴省市治疗无效。刻诊：肢体偏硬，脉沉短弦，舌质淡暗红，苔厚白腻，血压 22.67kPa/13kPa。证属气虚湿阻，凌心犯肺。治宜益心健脾，化湿通络。处方：太子参 25g，麦冬 15g，五味子 10g，丹参 25g，檀香 10g，砂仁 10g，槟榔10g，草果 10g，川厚朴 10g，生白芍 25g，知母 15g，天麻10g，石菖蒲 10g，胆南星 10g，赤芍 15g，川芎 10g，潼蒺藜15g。服药 3 剂头痛大减，饮食增加，走路亦较有力，厚白腻苔略化。继用上方加大黄 3g，又 6 剂头痛已瘥，尚感夜间口干。此脾虚欠运，津液生发不足，以脾肾双补汤进之。处方：太子参 25g，炒白术 15g，茯苓 20g，甘草 15g，陈皮 10g，续断 15g，枸杞 15g，菟丝子 20g，炒杜仲 15g，熟地 15g，丹参 25g，木香 8g，草豆蔻 10g，生白芍 25g，柴胡 10g，炒枳实 10g，三七粉 1.5g（冲）。以此方加减服 18 剂，头痛愈，精神好，走路有力。〔来源：中医杂志　1993；（4）：214〕

三、阳明、太阴、少阳头痛

1. 白虎汤加味治疗头痛辨

何其愚治某患者，男，51 岁，干部。突发头痛，位于额顶，痛若刀劈，痛甚欲吐，彻夜不明，呻吟不已，整日用布带缠首，口干，面红，两目窠散布赤缕，苔薄黄边红，两脉浮滑有力。病程中曾叠进滋阴平肝之剂，药后未效。邀何师诊治，认为阳明热甚，夹风上扰，清空受蒙，拟方以清泄里热，辛散外风论治。处方：石膏 60g，知母 6g，山栀 10g，黄芩 6g，细辛 12g，粉甘草 6g。服药 3 剂后，头痛豁然而解。用细辛 12g，加重用量，功在辛散，俾使风热从上而解。用大量石膏配伍，其目的有二：①制约细辛辛热之性；②两者并用，一寒一热，散泄郁热。药中肯綮，无有不效。〔来源：中医杂志　1985；（10）：25〕

2. 太阴伏暑头痛辨

尚启东治某患者，男，42 岁。主诉头痛 8 个月，伴畏光、口干、汗多，已服滋阴平肝之药数十剂无效。……察其面垢、舌红，诊其脉大，询知雨天则痛减，天晴则加剧。诊为"太阴伏暑"。进生石膏 10g，知母 6g，甘草 6g，糯米 20 粒，蝉蜕 5g。服 2 剂汗减痛缓，继服 5 剂而愈。〔来源：中医药杂志 1995；（8）：470〕

3. 小柴胡汤治偏头痛辨

赵霞治某患者，女，51 岁。右侧偏头痛 20 余年，遍求医药，迭服温阳、祛风、化痰、镇痛等中西药，终无一效。自诉每日必发头痛，牵引颈项不舒，胸闷心烦，口苦，大便干结。视其形体健壮，但却渐渐恶风，手足逆冷，舌淡苔薄白，脉沉细弦。证属少阳枢机不利，阳郁于里不能通达经脉，类似《伤寒论》少阳篇的"阳微结"证，故不治头痛而治其本，法宜疏利枢机，通阳舒经。药用：柴胡15g，黄芩10g，党参10g，半夏10g，炙甘草6g，生姜6g，大枣6枚，白芍10g，枳实10g，葛根15g。服药2剂后，头痛遂止，再服3剂，大便溏软，其问一日又复头痛，守上方枳实改为枳壳，加当归、川芎各10g，服5剂，头痛未发，手足转温，嘱守方隔日服药，月愈而愈。〔来源：中医杂志　1994；（10）：595〕

4. 邪在少阳定时头痛辨

李子质治某患者，男，29岁。头痛时轻时重已持续3年，曾用中西药治疗而未愈。诊查：每天晨起（6时左右）头先发紧似束，后开始疼痛，以两侧为主，痛时恶心，口微苦，胸胁满闷，舌红苔薄黄，脉弦细。随着时间延伸，直至12时至13时，诸症始见缓解。辨证：从三阴三阳主气看，早晨6时左右正是卯时，少阳主气，日中11时至13时正是午时，属太阳。少阳者，幼阳也，其经起于目外眦，上头角，下耳后，入耳中，出耳前。由于少阳升发不足，遇邪风外扰，少阳经气滞涩不伸，故觉头痛如束，重在两侧。"少阳之上，火气治之"。口微静为少阳胆火上炎所致。胸胁为少阳经所过之地，其气不畅故胸闷。恶心为胆气犯胃、胃气上逆之表现。太阳者，盛阳也，已午之时阳气大盛，少阳得太阳之助，其气得以伸张转枢，转枢即利，痛则渐平……此为少阳头痛。治法：和解少阳。处方：小柴胡汤加味：柴胡24g，半夏10g，党参15g，黄芩6g，陈皮10g，云茯苓10g，桑叶10g，菊花10g，僵蚕6g，炙甘草6g，大枣6枚，生姜5片，川芎15g。4剂，水煎分2次服。第1次必须在早晨寅时（4~5时）服药。二诊：服药后，头痛大减，时间也缩短到上午11时。舌苔转常，舌质如前，脉细弦。效不更方，前药再进4剂。三诊：上药服至3剂后头痛即止，4剂服尽，3日未发，而于昨日上午6时忽痛须臾，今早未痛。现口苦、胸满、恶心诸症已去，舌脉如前，此乃余邪未尽，故仍以上方出入治之。处方：柴胡 15g，半夏 10g，党参 10g，黄芩 6g，茯苓 10g，枳壳 6g，竹茹 10g，石菖蒲 6g，川芎 15g，杭白芍 10g，炙甘草 6g，大枣 4 枚，生姜 5 片。4 剂，煎服如前，先后服药 18 剂而愈，经追访未再复发。〔来源：中医杂志 1996；（2）：89〕

四、厥阴头痛、肾厥头痛

1. 厥阴头痛属真寒假热，非寒热错杂辨

叶寿颐治某患者，女，51 岁。患头痛已 14 年，发不间月，痛甚则晕厥。诱因为情绪波动、气温升降、行经、劳累等。病发前每于睡眠醒后口中灼干，吮吸则有鲜血。……曾多次脑电图脑脊液等项检查，均正常。近数年来伴听力减退，牙齿松动，臼齿脱落，绝经亦已 2 年。自去年秋起，发作更频，每月 2~3 次，每次 3~4 天。发则痛不欲生，以巅顶为主，如掣如割，触之灼热，两目收引作痛，眼、耳、鼻、舌均有出血。伴剧烈呕吐白色涎沫，涎尽则干呕。痛剧时手足冰凉，背心冷，终致晕厥瘈疭，有时不知人事达一天以上；痛缓即苏醒，抽搐亦止。发作时感后阴急胀，便意频频，或下痢频作，痛缓后解出小溲呈红色。……初诊，告知昨日洗澡后头痛渐起，现头痛而有空虚感。望其舌，质淡滞，苔润微黄。诊其脉，细弦而缓。断为厥阴头痛。其口燥舌衄诸症，为阴邪夹虚阳上逆所致，是真寒假热，非寒热错杂。处方：吴茱萸 10g，党参 10g，生姜 10g，大枣 5 枚，代赭石 10g（杵细），制首乌 15g，白术 10g，枸杞子 15g，2 剂。昨日归后头痛加剧，取药煎服，当即吐净。服第二煎后，服下未吐，头痛呕吐俱减。4 个月随访，只发病 2 次。一次系因爱子重病，复感冒发热，自服发汗清热之药甚多，终致头痛呕吐伴咳嗽纳呆，以吴茱萸汤加桂枝、附子、厚朴、杏仁治愈。另一次因露宿诱发，头痛呕吐，下利清谷，身寒背冷，咽痛不红，以吴茱萸汤去生姜，加附子、干姜、黄芪、白术、羌活、白芷治愈。〔来源：中医杂

志　1988；（7）：21〕

2. 厥阴头痛属寒热错杂辨

高桂敏治某患者，男，50岁。患头剧痛10余年，每年发作1次，多在秋冬之交。发作前头额微痛，前额与后背有微汗，发作时头剧痛伴头晕目眩，胸闷，呕吐黄绿苦水，汗出淋漓，后背如洗，颧凉身冷，不敢说话和活动，甚则昏不知人。曾诊断为高血压病、高血压危象。血压24kPa/18.7kPa，口服降压药有一定效果。诊时头微痛，头晕，四肢发凉，心烦纳呆，二便正常，血压21.3kPa/12kPa，舌尖红，苔白润，脉沉弦细无力。此为厥阴头痛，寒热错杂，寒重热轻，肝寒循经上扰清阳所致。治宜温肝散寒，调和寒热，用乌梅丸加味：乌梅20g，当归15g，附子15g，干姜15g，党参20g，黄连5g，黄柏10g，细辛5g，桂枝5g，吴茱萸10g，赤芍10g，木通10g。服3剂后头痛止，其他症状大减，守原方去木通，加莲子心5g，连服18剂，诸症尽除，一年一度的头痛未再复发。为巩固疗效，嘱服乌梅丸善后。〔来源：辽宁中医杂志　1982；（12）：23〕

3. 厥阴头痛辨

刘赤选治某患者，女，28岁。初因日夜工作，思索费神，一连数日未能入睡，继而头顶刺痛，呕吐清涎甚多，每次发病历时二三小时，方慢慢缓解，平均每二三天头痛发作1次。月经前后，痛尤剧烈。脉细弱，舌淡苔薄白而润。为厥阴头痛。治宜温中降逆，息风镇痛。用吴茱萸汤：吴茱萸9g，党参9g，生姜18g，大枣4个。服3剂，头晕痛减轻，睡眠好转。后原方加减化裁，吴茱萸用至15g，并和当归四逆汤合方，症状基本消失。用当归生姜羊肉汤巩固善后。〔来源：《著名中医学家的学术经验》〕

4. 温运中焦，兼以疏肝息风治头痛偏左辨

张汝伟治某患者，女，46岁。脘腹胀痛，内有寒湿，木邪乘土，肝气郁而上旋，头痛偏左，嗳气上逆，吐之不出，烦闷而不舒，大便坚约，脉来细弦，苔薄腻。宜温运中焦，兼以

疏肝息风。吴茱萸1.8g，炒白芍6g，制苍术6g，陈皮6g，炒川芎2.4g，刺蒺藜9g，柏子仁9g，泽泻9g，苏叶梗4.5g，姜竹茹4.5g，玫瑰花2朵。二诊：暖气上逆已平，大便亦通，偏左头痛亦定。诊脉左部仍见细弦，气仍略升，牙浮微痛，余火未熄，宗上方加减：刺蒺藜9g，苏子9g，连翘壳9g，炒白芍9g，玉泉散9g（包），姜汁炒黄连0.9g，吴茱萸1.5g，半夏6g，乌药4.5g，炒陈皮4.5g，姜竹茹4.5g。〔来源：《上海老中医临床经验选编》P.152〕

5. 肾厥偏头痛辨

程门雪治某患者，男，成年。偏头风疼痛发于子夜，头热足冷，鼻窍不畅，玉真丸加味：煅石决明18g（先煎），炒白蒺藜9g，薄荷炭2.4g，炒川芎2.4g，藁本3g，北细辛0.9g，冬桑叶9g，甘菊花3g，细木通2.4g，肾厥玉真丸9g（包煎）。二诊：偏头痛已减轻。前方玉真丸加味尚觉合度，仍从原方出入。煅石决明24g（先煎），北细辛2.4g，龙胆草2.4g，藁本3g，炒白蒺藜9g，炒川芎2.4g，薄荷炭2.4g，冬桑叶9g，甘菊花9g，苦丁茶3g，露蜂房3g，肾厥玉真丸12g（包煎）。又治某患者，女，成年。头痛偏右，甚于子夜，痛甚则呕吐，心烦不安，胃纳不香，苔腻脉弦，先以玉真丸合吴茱萸汤加味：吴茱萸2.4g，党参4.5g，茯苓9g，广陈皮4.5g，制半夏4.5g，姜黄连0.9g，炒白蒺藜9g，煅石决明12g（先煎），薄荷炭2.4g，荷叶边1圈，肾厥玉真丸9g（包煎）。二诊头痛大减，呕吐也瘥，夜不安寐，腹中不舒，再从原方加减治之：炒白蒺藜9g，煅石决明12g（先煎），茯神9g，薄荷炭2.4g，霜桑叶9g，青陈皮各4.5g，左金丸1.5g（吞），春砂壳2.4g，荷叶边一圈，肾厥玉真丸9g（包煎）。许叔微《本事方》："肾气不足，气逆上行，头痛不可逆，谓之肾厥。"并制玉真丸治之。一般偏头痛的发作……在安静休息之后，大都可以轻减，而肾厥头痛则发于子夜（夜半11～1时左右）或子夜较甚，头热足冷，其脉浮弦，而沉按无力，舌淡是辨证方面的特点。玉真丸由半夏、硫黄、生石膏、硝石组成。目前已无此成药。近人或用医门黑锡丹代之。偏头痛头热足冷，或头痛夜甚以致失眠者……若多方治疗无效果，上方可选用。〔来源：《程门雪医案》P. 101〕

6. 肾厥头痛有不同证型辨

沈经宇治某患者，女，36 岁。据述头痛 10 多年，每于冬令发作。近日头痛又作，子夜尤甚，痛甚不寐，胃嘈吐酸。舌淡胖苔白腻，脉象浮弦，重按无力。阴邪上逆，清阳被蒙，治宜温降，予吴茱萸汤及玉真丸加味。处方：吴茱萸 4.5g，炒党参 12g，姜半夏 9g，云茯苓 12g，炒川芎 4.5g，石楠叶 9g，煅钟乳石 12g，制硫黄 1g，马牙硝 1g，生姜 3 片，大枣 5 枚。连服 5 帖后，头痛已瘥，胃嘈缓解，诊脉濡软，舌淡胖苔白腻，再予原方加熟附片 9g，生石决 15g，续服 7 帖……头痛宿疾近 1 年未作。……此病员体质属气阳不足，水饮内停，阴邪上逆，清阳被蒙，故用玉真丸配合吴茱萸汤及小半夏加茯苓汤温中化饮。又治某患者，女，72 岁，头痛宿疾 30 余年，屡治鲜效。近日头痛又作，子夜较甚，昼日头目不清，平素腰酸脚软。舌质淡青，苔薄少津，脉来弦细。证属阴血不足，肾虚厥逆，痛久入络。治拟柔养和络。处方：炒川芎 3g，酒炒赤白芍各 10g，潼白蒺藜各 10g，炒杭菊 6g，枸杞子 10g，石决明 15g，肥玉竹 12g，焙蜂房 5g，全蝎粉（吞）1.5g，仙半夏 10g，寒水石 15g，制硫黄 1g，马牙硝 1g。连服 7 帖后，头痛已减，再予原方去石决明，加石楠叶 10g，丹参 12g，女贞子 10g，续服 42 帖，头痛宿疾痊愈。此例屡治少效，因子夜较甚，故参用玉真丸法。头痛入络，舌质淡青，乃佐虫类以搜剔络道，攻通邪结，久病延虚，攻邪须兼扶正，故加养阴柔肝之品。还治某某，男，36 岁。近 1 月来夜间头痛，痛甚难寐，昼日头晕泛恶，脉浮弦滑。舌尖红苔薄黄。证属胃浊失降，清阳被扰，兼夹外风。先以疏风平肝，和胃降浊。处方：桑叶 10g，薄荷炭 3g，白蒺藜 12g，姜半夏 10g，陈皮 6g，茯苓 10g，清甘草 3g，生枳壳 5g，姜竹茹 6g，川黄连 1.5g，熟石膏 12g，马牙硝 1g，制硫黄 1g，蔓荆子 10g，佩兰 6g。连服 5 帖，头痛已减，泛恶亦瘥。再予原方去蔓荆子、佩兰，加炒杭菊6g，炒川芎2g。此案用玉真丸与疏风平肝、和胃降浊法合用。〔来源：上海中医药杂志　1991；（5）：6〕

五、肝肾与头痛别论

1. 肾虚后脑痛辨

顾丕荣治某患者，男，23岁，农民。后脑痛已延十多年，CT检查未见实质性病变，脑电图提示轻度异常。中西药物迭进罔效。平昔面色无华，神疲乏力，腰酸肢冷，舌淡苔白，脉细弱。夫脑为髓海，下根于肾，由于肾气亏损，阴精不能上承于脑，以致脑痛耳鸣，当上病下取，拟补肾取乎温润，镯痛在于清上，方用：太子参15g，熟地20g，山药15g，山茱萸6g，当归12g，炒白芍10g，菟丝子15g，补骨脂12g，茯苓10g，磁石20g，蔓荆子10g，甘菊花10g，全蝎5g。10帖。二诊：前方补肾以养脑，清上以镯痛，药后头痛显著减轻，方已应手，毋庸更改，前方改全蝎为3g，去蔓荆子，加枸杞子12g，10帖。辨证抓住脑痛而空，耳鸣腰酸等肾虚见证，即病位在上（头），病根在下（肾）。〔来源：《疑难病证诊治探幽》P.97〕

2. 肾虚邪袭头后部疼痛辨

武明钦治某患儿，男，9岁。头后部疼痛2月余，呈钝痛状，夜晚加重，伴纳差心烦，学习成绩下降。某医院作脑电图，中度异常脑电图，未明确诊断，服西药效差，又作颅脑CT未见异常，服药仍无效。刻诊：脉短涩，舌质淡暗，苔滑白腻。辨证为先天肾气不足，太阳经为邪风所袭，经脉受阻引起头痛。治从益肾通督，祛风通络。处方：肉桂2g，炮附子6g，制首乌25g，山茱萸10g，生山药25g，茯苓15g，丹皮10g，泽泻10g，天花粉15g，桂枝8g，葛根15g，陈皮10g，防风10g，羌活9g，白芷10g。服药12剂后，头痛大有好转但食欲不佳，继上方去羌、防，加砂仁、木香、太子参、炒白术，又服12剂，头痛基本痊愈。〔来源：中医杂志　1993；（4）：215〕

3. 麻黄附子细辛汤治偏头痛辨

刘鹤一治某患者，男，34 岁。头痛数载，每 10～15 天必发一两次，痛作则面浮，腰酸。苔薄，脉沉小。治宜温阳法：生麻黄 3g，熟附片 3g，细辛 1.5g，云茯苓 9g。服 4 剂，头痛显见好转，面肿退。开春以来，头痛又作二三次，原方又服 4 剂而病愈。又治某患者，头痛隐隐切切，遍及右脑角，羞明难以睁目，汗出恶风，骨节酸痛，胸中闷窒，懒言神疲，舌胖有齿印，脉来大无力。宜散陈寒扶正，用麻黄附子细辛汤加生芪 12g，白芍 9g，炙甘草 4.5g，4 剂诸症显平，原方加熟地 12g善后。用麻黄附子细辛汤治偏头痛属虚寒型，若脉沉细弱者尤宜。若有汗恶风，脉沉小者用桂枝加附子汤。若因肝火肝阳则当别论。〔来源：《上海老中医临床经验选编》P. 74〕

4. 肾阳虚水泛头痛辨

刘渡舟经验，治一司机某患者，男，32 岁。患头痛病，每在夜晚发作，疼痛剧烈，必以拳击头部始能缓解，或服用止痛片。问起病原因，他说，夏天开车，因天气炎热，常在休息时痛饮冰镇汽水或啤酒，每日无间，至秋即觉头痛。问除头痛外，尚有何不适？答：两目视物常有黑花缭乱。望其面色黧黑，舌质淡润，苔水滑，脉沉弦而缓。此阳虚水泛，浊阴上窜，清阳被蒙则眩，阴阳相争故头痛。处方：附子 12g，生姜12g，茯苓 18g，白术 9g，炙甘草 6g，白芍 9g，桂枝 6g。服 6剂，头痛大减，继服苓桂术甘汤 4 剂，巩固疗效而痊愈。〔来源：《伤寒论通俗讲话》P. 71〕

5. 头痛属肝胃不和，郁热上蒸辨

蒲辅周治某患儿，男，10 岁。4 个月前，曾一度高烧伴有恶心之后，继而发生头痛头晕，虽经治疗数月，但至今不愈，其头痛部位，在两颞、后脑、前额及眉棱骨，常发无定处。并自有此病以来，食纳不佳，大便干结似羊粪，大便化验有蛔虫卵、脉象沉弦细数，舌质正常，苔白腻，此为营养过多，食积生热，以致肝胃不和，郁热上蒸，治宜调和肝胃，疏利积热。处方：柴胡 3g，白芍 4.5g，炒枳实 3g，炙甘草 2.1g，黄连

1.5g，吴茱萸0.6g，竹茹3g，焦山楂4.5g，麦芽6g，生姜2
片。复诊：服前方3剂，头晕减，头痛如前，食纳仍不佳，食
后胃胀，偶有噫气吞酸，大便先干后稀，肛门发痒，目内有红
丝作痒，舌质正常无苔，脉浮弦细数，因夹有风热，改用祛风
清热为治。处方：桑叶4.5g，菊花4.5g，荆芥3g，白蒺藜
6g，蝉衣3g，夏枯草9g，草决明6g，炒枳壳3g，焦山楂
4.5g，荷叶6g。三诊：上方服3剂，头痛、头晕显著减轻，饮
食增加，大便如前，目红发痒未减，脉弦细数，舌如前，风热
已解，积热未除，治法仍为理脾消积。处方：三棱3g，莪术
3g，青陈皮各3g，芦荟2.4g，使君子6g，甘草1.5g，芜荑
3g，胡黄连2.4g，川楝子6g，神曲4.5g，焦山楂4，5g，麦芽
6g。连服3剂，头痛、头晕、目痒诸症完全消失，食、眠、便
俱正常。〔来源：《蒲辅周医案》P.212〕

6. 肺胃痰热夹肝风上逆，头痛由后脑起非督脉之病辨

张汝伟治某患者，女，55岁。头痛自后脑而遍及满头，
心烦不宁，夜寐不安，已有数月，苔薄腻。此肺胃痰热，夹肝
风上逆所致。宜化痰清热疏风治之。制苍术4.5g，炒防风
4.5g，白芷1.2g，灯心草1.2g，生石膏9g，薄荷2.4g，炒川
芎3g，茯神9g，仙半夏9g，夏枯草9g。二诊：进前方后，头
痛较减，心烦亦宁，苔中剥，宜仍前意加减。羚羊角粉0.6g
（吞），炒川芎2.4g，生石膏12g，生地9g，白蒺藜9g，夏枯
草9g，茯神9g，灯心草1.5g，生龙齿12g，生牡蛎30g（二味
先煎），广郁金4.5g，竹叶3g。头痛之证，很为复杂。此证由
后脑引起，都认为督脉之病，应用温阳，如鹿角、附、桂等，
又或认为太阳经，应用表散，如羌活、荆芥、防风等。余诊为
阳明之热引动肝阻，蒸化痰湿所致。其辨证体会在脉细弦也。
〔来源：《上海老中医经验选编》P.149〕

六、经行头痛损目

益心脾和冲任治经行头痛损目失明辨

张汝伟治某患者，女，40岁。每遇经行，必先头痛，目

视偏右，病历 10 年，右眼已因病而失明，今左眼亦痛。诊脉
左弦数，右弦滑，显系心脾之阴不足，而肝为之不靖。治拟益
心脾而和冲任。宗叶天士"调经不离乎奇经"之意治之。白
蒺藜 9g，夏枯草 9g，狗脊 9g，续断 9g，杜仲 9g，炒党参 9g，
炒白芍 9g，当归身 9g，青葙子 9g，生地 12g，雨前茶 2.4g。
嘱：此方服 4 剂，隔 1 月后再复诊。二诊：经来时，头目均已
不痛，脉转细软，舌苔薄尖绛，拟前意加入育阴之品，以图根
治不发，可望右眼复明。当归丸 3 粒（吞服），鸡血藤膏 9g
（冲入），白蒺藜 9g，夏枯草 9g，狗脊 9g，杜仲 9g，青葙子
9g，生山药 9g，炒白芍 6g，炒丹皮 6g，石决明 30g（先煎），
生地 12g。三诊：前进育阴之剂后，临经头目之痛已蠲，但素
体血亏，此次经来，略有胀满，脉细软，舌质红而尖绛，仍拟
前法加补气治之，使气血得以平衡。炒党参 9g，怀山药 9g，
制熟地 9g，桑寄生 9g，杜仲 9g（盐水炒），巨胜子 9g，鸡血
藤膏 9g（冲入），制女贞子 9g，当归丸 3 粒（吞服），制香附
6g，炒白芍 6g。此方服后，精神健旺，经事正常而愈。〔来
源：《上海老中医经验选编》P. 152〕

七、房事后头痛从郁辨治

四逆散治疗房事引起头痛辨

　　李嘉荣体会，房事引起的头痛，男女均可发生，但以女性
为多，医学上称为"性交型头痛"。按中医辨证属"房事郁
证"范畴，病因主要是房事中七情郁结，情志失和，或性欲
过度，房事失当等引起者多。其病机可归纳为肝脾不和，机枢
不利；或气血失调，升降失常；或三焦受阻，气机紊乱；或肝
郁阳热，内闭于里；或上盛下虚，阴阳失衡所致。根据"性
交型头痛"的病因、病理、辨证论治，应用四逆散中柴胡疏
解郁结，枢转气机，使气血调，阴阳和为主药，枳实行气泄
热，调和脾胃，柴枳相配，有调和肝脾，畅通中焦，升清降浊
之功，开上导下之能，芍药益阴和里为辅，炙草为佐使，调和
中焦以运四旁，芍、草同用，有酸甘和阴，柔肝理脾，缓急止

痛之效。方药用：柴胡 15g，白芍 30g，枳实 15g，炙甘草 10g。日 1 剂，7 剂为 1 疗程。观察二疗程。在服药期间，严禁房事。一疗程后试行房事以观其效。在愈后的 2 个月内，每次房事前均服该方 1～2 剂以巩固疗效。治疗 25 例，治愈 21 例，治愈率为 84%，好转 2 例，无效 2 例，总有效率为 92%。一疗程治愈者 12 例，好转 10 例，无效 3 例。2 疗程治愈者 2 例，无效 2 例。〔来源：中医杂志　1990；(9)：26〕

八、痰毒头痛

痰毒头痛辨

邹云翔治某患者，女，20 岁。高热、头痛、呕吐 4 天。起病前先觉形寒，继则高热达 40℃，头痛如劈，恶心呕吐。先就医诊为暑风病，治以清暑祛风，用香薷、滑石、葛根、防风等不效，病情加剧，热势更高，口渴引饮，目定神呆。诊时痰声辘辘，舌苔色黄，脉弦滑数。时届季夏，痰由平时气郁失宣，痰火内蒸，弥漫心包，夏感触暑邪，痰火化毒，上犯神明脑腑，风木鸱张，痓厥乃见。治以凉心涤痰解毒之剂：老式竹黄 3g，川贝母 3g，白蒺藜 9g，桑寄生 9g，金银花 15g，白茅根 60g，西洋参 3g，北沙参 12g，川石斛 15g，海蛤壳 24g，藕汁 1 匙冲入。服 2 剂，热势大减，头痛渐减，神志渐清，又服 3 剂，病愈。邹氏经验：①不可续用风药发散，治以清暑涤痰为主，佐以生津养液，风药助热，禁用柴胡，犯之多死，即防风、葛根亦在所禁忌，以免更伤津液，肝风更为鸱张；②涤痰主要药物，重用竹黄 2.4g～4.5g，竹茹、川贝母化痰不过辅佐作用而已，服竹黄后病者往往汗出通畅，与善于通络豁痰有关，用洋参、石斛以救其液之耗损。〔来源：《著名中医学家的学术经验》P. 2〕

九、小结与评述

（一）伤神头痛：思虑过度，烦劳伤心营心阴而致伤神头痛。症见头痛，或伴眩晕不清，筋脉拘急、烦躁甚或懊憹，坐立不安，夜寐不宁，口干，大便干燥，脉虚弦。治宜清心柔肝，可选用甘麦大枣汤合百合地黄汤、黄连阿胶鸡子黄汤加味，不宜纯用香燥祛风止头痛之剂，虽有情志不悦病史，但也不宜滥用疏肝走窜之品。

（二）水湿郁冒头痛：又称伤湿头痛，湿有外湿内湿之分，外感湿邪头痛古方有羌活胜湿汤治之。若有内湿，内外相召，则更易感受湿邪。湿邪为病缠绵，伤湿头痛可数月数年甚至数十年缠绵不愈，不可不察。

1. 肝郁脾虚，湿浊上蒙头痛：症见头痛有重压感，伴有头重、头胀，大便溏薄，舌胖或有齿痕，治宜疏肝健脾，芳香化湿，可选用逍遥散、羌活胜湿汤、三仁汤、藿朴夏苓汤加减。

2. 水饮夹湿，上冒清阳头痛：症见头痛兼发重，如同铁箍裹勒在头上，且以舌体硕大异常，苔白腻为特点。为内生水湿，湿郁上逆所致。治宜渗利水湿，助脾化饮，可选用泽泻汤加味。

3. 下焦水热互结上逆头痛：症见头痛隐隐，持续不止，时或加重，且以小便黄短不利，舌苔黄腻为特点。此型头痛常见于慢性肾炎病人之头痛，治宜养阴清利小便，欲解其上，当利其下，用猪苓汤。

4. 气虚湿郁阻络头痛：劳伤心脾，致湿邪不化，气虚湿浊阻滞经络而头痛。症见头痛，劳累加重，健忘失眠，肢体乏力，舌质淡暗红，苔厚白腻，脉沉弦。治宜益心健脾，益气化湿通络。

（三）从经络辨治头痛：

1. 阳明郁热头痛：额顶痛，甚则欲吐，畏光，汗多，面红目赤，苔薄黄或黄燥，或头痛于天雨则缓，天晴则头痛加剧；或高热后留有两颞、后脑、前额、眉棱骨痛，大便干结，苔白腻，脉沉弦细数，为食积生热。治宜清泻阳明郁热止头痛，可选用白虎汤加味，有积滞者加疏利消积之品，若阳明邪热炽盛，大便秘结又当通腑泄热，宜选用承气汤辈。

2. 少阳枢机不利阳郁不达头痛：《伤寒论》少阳篇有"阳微结"。枢机不利，阳郁于里不能通达，少阳经脉不舒而头痛。症见头痛，或偏于一侧，可牵引颈项不舒，胸闷、心烦口苦，或伴有恶心，或头痛发作有定时，大便干结，虽或渐渐恶风，手足逆冷，并非阳虚，实乃阳郁不达之故，脉沉细弦，舌淡苔薄白。治宜疏利枢机，通阳舒经，可选用小柴胡汤加味。

3. 厥阴头痛：关键在于辨证，厥阴头痛，虽有口燥，舌衄，或头痛有灼热感，但为阴邪夹虚阳上逆所致，是真寒假热，非寒热错杂，更非热证。厥阴头痛也可发作予月经前后，或月经前后头痛加剧。厥阴头痛还有因中焦虚寒，肝气乘脾郁而上旋者。治宜温肝降逆、暖土息风，可随证选用吴茱萸汤、四逆汤、当归生姜羊肉汤。厥阴头痛还有寒热错杂，以寒为主，肝寒循经上扰清阳而致，治宜温肝散寒，调和寒热，可选用乌梅丸加味。

4. 肾厥头痛：其特点是头痛发于子夜或子夜较甚，头热足冷，脉浮弦，沉按无力，舌淡是辨证关键，治疗用玉真丸或玉真丸合吴茱萸汤，也可用医门黑锡丹代玉真丸。肾厥头痛除阴邪上逆，清阳被蒙外，还有因阴血不足，肾虚厥逆，痛久入络；胃浊失降，清阳被扰，兼夹外风等。

（四）肾虚头痛：脑为髓之海，精血不足，无以濡养则头痛，多选用左右归饮（丸），但肾虚头痛也有夹实者，不可不辨。

1. 肾虚后脑痛：督脉循行脊中，太阳膀胱经夹脊两侧，均上行颈项后脑。后脑头痛属肾虚，辨证抓住脑痛而空，耳鸣，腰酸等肾虚见证。治疗补肾取乎温润，巅痛在于清上，用补肾清上取效。

2. 肾虚风邪袭太阳经后脑痛：此后脑痛为虚实夹杂，治当益肾通督，祛风通络，其区别在于后脑痛为钝痛样而不是空痛，脉短涩，苔白腻等，均表明不仅肾虚，还有邪袭。

3. 阳虚水泛，浊阴上蒙头痛：症见头痛或沉重昏蒙，面色黧黑，舌质淡润，苔水滑，脉沉弦而缓。治宜温阳化饮降浊，可选用真武汤、苓桂术甘汤。

4. 少阴虚寒陈寒久留头痛：症见头痛，或偏于一侧，甚则羞明难睁目，汗出恶风，骨节酸痛。治宜温肾阳散陈寒，可选用麻黄附子细辛汤，若脉沉细弱者尤宜。

5. 后脑痛并非全属督脉太阳经痛：由于肺胃实热，夹肝风上逆而致后脑痛，其辨证着眼点在于伴有心烦不宁，夜寐不安，苔薄腻，为阳明之热，引动肝阳，蒸化痰湿所致，非督脉太阳经病。

（五）着重调理奇经治疗经行头痛损目：经行头痛病因多端，而经行头痛损目则辨治又更复杂，但从调经以治经行头痛，调经不离乎奇经，着重从调理冲任二经治经行头痛损目，又另辟蹊径。

（六）房事后头痛从郁证论治：房劳伤肾，但房事后头痛又不可拘泥房劳伤肾而一味补肾了事，而有因肝脾不和，或肝郁阳热、内闭于里，属“房事郁证”，治宜从肝郁论治，可用四逆散加味。

（七）痰毒头痛：痰火内盛化毒而致痰毒头痛。症见头痛如劈，甚或高热，痰声辘辘，治宜凉心涤痰解毒，既不可过用苦寒纯阴之剂，更不可续用风药。

肝风别论

一、胎热扰动心包引动肝风

胎热惊风从清心泻热论治辨

高象新治某患儿，男，45 天。患儿出生后第 18 天出现双目上翻，面颊及四肢肌肉抽动，初起每天发作 2～3 次，持续五六秒钟，发作后一切如常，曾多方求治，未见好转。刻诊：患儿每天抽搐发作 10 余次，每次持续 2 分钟左右。体温正常，发育良好，面色红润，食纳尚可，小便黄赤，大便正常。舌红，苔薄白，指纹青紫。询知其母怀孕时嗜食辛辣厚味。证属产后胎热动扰心包，引动肝风而成惊风之候。治以清心泻热，息风定惊。处方：生甘草、黄连各 6g，生地 7g，木通、竹叶各 3g。2 剂，水煎 60mL，频服。药后抽搐即止，但睡眠中身体仍不时抖动，此为余热未清，筋脉失养。上方重用清心泻热之剂，佐以酸甘化阴之味。处方：生甘草、白芍、连翘、生地各 10g，黄连、灯心草、竹叶各 5g，炒山栀子 6g。服 2 剂后痊愈。本例虽病多日，正气尚充，元阳未败。临床表现以胎热惊风为特征。若见惊风之症，即投镇肝息风之剂，当非所宜。高老以舌红、苔薄白、指纹青紫、小便黄赤等为辨证要点，再因其母过食辛辣厚味，胎热留着蕴于心包，心火亢盛而致肝风内动。〔来源：新中医　1995；(11)：1〕

二、邪踞少阳，胆火引动肝风

1. 小柴胡汤加味治头摇不止辨

张其昌治某患儿，男，8 岁。1 年前起病，小便频数，心烦不寐，梦中呓语，间或坐起，白昼频频眨眼，头摇手拍，伴烦躁、任性等异常精神状态。在某医学院作脑电图，无阳性发现，疑为"小儿舞蹈病"。患者面色苍白，脉沉弦数，舌苔薄黄。此邪踞少阳，胆火夹肝风上扰。治宜清泄少阳风火，平肝舒筋镇痉，取小柴胡汤合芍药甘草汤加味。处方：柴胡15g，半夏10g，黄芩10g，白芍15g，蝉蜕3g，钩藤12g，玉竹15g，茯苓12g，灯心草3g，甘草12g。4剂。二诊：药后头摇明显减轻，上肢已不挥舞，睡眠、情绪较前好转，但仍有轻度眼睑瞤动，面部肌肉颤动，口渴心烦。脉弦滑小数，舌苔薄黄略干。此少阳经之邪初解，而阳明经热犹存，仍以清泄少阳为主，加入石膏、知母以解阳明经热。处方：柴胡15g，半夏10g，黄芩10g，白芍15g，蝉蜕3g，钩藤12g，石膏20g，知母10g，葛根15g，玉竹15g，炙甘草10g。5剂。服药后诸症消失。1年后随访，未再复发。〔来源：中医杂志　1985；(12)：12〕

2. 震颤从运转少阳枢机，温阳化气利水辨

袁家玑治某患者，男，56岁（1988年10月初诊）。素体脾胃虚弱，长期心绪不悦，郁郁寡欢，食少神疲。1年前感右手颤抖，时作时止，不能自控，持物劳作尚不受影响，未再重视，历时半年，手颤渐次加重，且愈加注意或情绪紧张时颤抖愈发严重，工作或睡眠时手抖可止，并觉双下肢沉重，行走时抬腿不高，稍遇不平则易跌倒。多次作神经系统检查及脑电图、脑血流图检查，均示正常，诊断为特发性震颤综合征，用安坦、左旋多巴、维生素治疗未效。半月前冒风受雨，恶寒头痛，周身酸楚，心烦口苦，腹胀便溏，小便短少，下肢浮肿，右手颤抖加剧，写字持物均有不便，双侧大腿中下段有15cm的带状麻木，沉重无力，行走时双下肢强硬，举步困难，跨步不大，颤抖欲倒。半年来，中西医多方施治，毫无寸效……神志清楚，淡漠寡言，面色不华，舌质淡，苔白滑中厚腻，脉沉弦而缓。证属邪郁少阳，枢机不运，三焦气化失司，水气内停，治宜运转少阳枢机，温阳化气行水，拟柴胡桂姜汤合苓桂术甘汤、真武汤合方加减：柴胡20g，黄芩10g，桂枝10g，焦术10g，茯苓20g，干姜10g，制附片10g（先煎），牡蛎24g，生姜20g，川厚朴10g，桑枝20g，木通10g，藿香10g，砂仁

10g，党参15g。服药6剂后脘痛及两胁闷胀得除，泛涎欲呕亦止，饮食增加，大便已调，小便量增，下肢浮肿减轻，惟颤抖如前，白苔稍腻，前方去黄芩，再进6剂，诸症悉减，下肢行走力量有增，颤抖、强硬、麻木均有好转，已不再跌倒，苔转薄白，水气渐化，方中增入黄芪20g，当归10g，川芎10g，木瓜10g，鸡血藤20g，减生姜，服药4个月，手足颤抖麻木渐至平息，精神饮食好转，至1994年未再复发。〔来源：中医杂志 1994；（10）：593〕

三、从肺辨治小儿抽动－秽语综合征

小儿抽动－秽语综合征从肺论治辨

刘弼臣治某患儿，女，9岁半。患儿于1991年8月起突然出现颈部阵发性抽动，先后就诊于某附属医院，某省人民医院，均确诊为抽动－秽语综合征，曾服氟哌啶醇、泰必利、安坦等药物，服药后短时期内抽动明显好转，但复发后症状较服药前加重……后经服汤剂及多种中成药，未能控制病情，症状时轻时重从未间断，每于感冒后症状加重。刻诊：患儿频繁挤眉弄眼，口角、颈部、腹部及四肢不自主抽动。喉中怪声连连。鼻塞不通，纳稍差，二便调，面色苍白无华，舌质稍红，苔腻微黄，脉滑有力。脑电图及头颅CT扫描未见异常。诊断为抽动－秽语综合征。证属风痰恋肺，经久不去，上扰清窍则挤眉弄眼，鼻塞耸动；流窜经络则肢体抽动。治以祛风通窍，清肺豁痰。药用：辛夷10g，苍耳子10g，玄参10g，板蓝根10g，山豆根10g，半夏3g，钩藤10g，全蝎3g，蜈蚣1条。服上方10剂后，喉中怪声、挤眉弄眼症状基本得到控制，肢体抽动明显减轻，仍有耸鼻、纳差。在基本方的基础上加减服用13剂后，患儿已基本不抽动，但是食纳仍差，面色萎黄无华，舌质淡，苔薄白，脉象细滑。此为风痰鼓动趋平，肺脾气虚呈现。当健脾化痰、补土生金巩固疗效。六君子汤加味：党参10g，茯苓10g，炒白术10g，炒白芍10g，炙甘草5g，陈皮5g，半夏5g，全蝎3g，钩藤10g，鸡内金10g，焦三仙各10g。

服 7 剂后，食纳好转，抽搐未复发。但觉心烦，手足心热，舌质稍红，苔腻稍黄，脉象滑。此为肺脾之气渐复，运化之力尚欠不足，食纳虽然好转，但易食积生内热，故见心烦手足心热。继用健脾补肺、补土生金、消食化痰之法。上方去全蝎，加连翘 10g，以为善后。〔来源：中医杂志 1993；（11）：678〕

四、从督脉辨治经脉挛急

产后受寒经脉挛急从督脉论治辨

林洁治某患者，女，32 岁。起病于 4 年前第一胎产后 26 天，正值盛夏，有客来访，患者用右手从冰箱取饮料酬客，当晚右手第四、五指及小鱼际觉麻木、冷痛，逐渐向上延伸至臂。2 年后，左手臂又感涩痛、感觉迟钝。曾往各医院求治，诊断为产后气虚血亏、气滞血瘀、冲任虚寒、痿证、痹证等，用益气养血、祛风散寒、活血化瘀、针灸等治疗，未见寸效。虽体质日渐好转，但病证日趋严重，左右手尺侧第四、五指麻木、痉挛，小鱼际萎缩，活动受限，握力减退……舌苔薄白，根部微腻，质淡边尖齿印，脉濡。《傅青主女科》曰："奇经八脉为产后第一要领……温补震慑，在所必先……督为病用鹿角，以为温煦"。此患者奇经亏耗，督脉之阳尤虚，加之突受寒邪致病，当以温补督脉，调和气血，祛寒邪为治。处方：鹿角片 12g，附子 6g，肉苁蓉 15g，菟丝子 20g，当归 12g，巴戟天 15g，桂枝 6g，白芍 12g，黄芪 15g，独活 3g，黄酒 30g。7 剂，药后温复。二诊时诉服至 3 剂觉上身发热，头面四肢湿润微汗，7 剂服完觉左右手臂麻木痛感减轻，稍知冷热。药已中的，效不更方，出入续服。另用核桃 2 只，手掌内转动，锻炼手掌肌肉。60 余天后，小鱼际肌肉渐丰，麻木感消失，握力明显增强。嘱服盐炒核桃肉 5 枚/天，常服，以资巩固，半年后随访，已基本康复。〔来源：上海中医学杂志 1994；（7）：18〕

五、调气也可息风

顺气舒筋以息风辨

龚文德治某患者，女，10 岁。其频繁抽搐已 2 月余，诊断不明，遍医无效。几乎每日发作之四次，甚至六七次。发病前始感腹中气冲于上，兼胸闷咽窒，喘息，头痛，继而四肢抽搐，两手若鸡爪，两目直视，面青唇紫，约 10～30 分钟后渐渐缓解。脉弦，舌淡苔薄。余据其气逆动风的特征，予上方（五磨饮）加钩藤 12g（后下），多服药 5 剂，抽搐渐止，续服 7 剂，病愈。此以顺气降逆，舒筋缓急，获平肝息风之效。……体会理气法用治疑难杂病确有其独特之功。……抽搐本属风痰为患，治宜息风、平肝、豁痰，或随证兼以清热为常法。然亦有肝气横逆，筋拘动风者，确非常法所能效。〔来源：中医杂志　1990；(6)：5〕

六、小便不利与癫痫

从小便不利为兼症治癫痫辨

刘渡舟经验，以五苓散方治上下百疾得心应手，大致分为小便不利为主症及兼症两种……治一男青年，患癫痫，虽屡用苯妥英那等抗癫痫药物不能控制发作。自述发病前感觉有一股气从下往上冲逆，至胃则呕，至心胸则烦乱不堪，至头则晕厥，人事不知，少顷苏醒。观其舌淡胖苔白，又详问知其小便频数，排尿不畅，尿量甚少，诊为太阳膀胱蓄水，水气上逆，蒙蔽清阳，以五苓散利小水，九剂药后病情大减，癫痫竟得以控制……用五苓散通过利下窍而达到利三焦，除三焦之病变的功能。〔来源：北京中医　1996；(2)：5〕

七、"诸痉项强皆属于湿"与抽搐

瓜蒌桂枝汤治抽搐辨

朱西南治某患者，女，30 岁。数月来，每一至两夜必发生抽搐 1 次，19 时～20 时四肢抽搐达 20 分钟左右，发后自觉心悸及胃脘部难受不适。在某医院住院治疗，经各种检查找不出任何原因。又经多处中医诊治，所用药物是羚羊角、南星、全蝎、龙牡等息风镇痉化痰之类，均无效果。问其情况，平时未发作时与正常人一样，观其舌苔白而兼腻，诊其脉搏沉而兼缓，于是感到这是湿证的表现，正与"诸痉项强皆属于湿"相符。《金匮·痉湿暍病脉证第二》："太阳病，其证备，身体强，几几然，脉反沉迟，此为痉，瓜蒌桂枝汤主之"。于是我按照此条处方：天花粉 10g，桂枝 10g，白芍 15g，甘草 6g，生姜 6g，大枣 12 枚。3 剂。药后抽搐强度缓解，与上方加菊花，10g，茯苓 10g，继服 3 剂。抽搐大减，抽后心悸及胃脘部难受感已经消除，继服 3 剂，抽搐停止，随访至今未复发。
〔来源：江西中医药　1996；（2）：31〕

八、小结与评述

"诸风掉眩，皆属于肝"。凡惊风、抽搐、摇头、挛急等均属风证，且多属肝风所致。但引动肝风的病因，除肝热动风、肝阳化风、血虚生风外，尚有其他病因引动肝风又当别论，不可不辨。

（一）胎热扰动心包引动肝风而惊风抽搐：辨证以舌红、苔薄白、指纹青紫、小便黄赤为要点。治宜清心泻热以息风定惊。

（二）邪踞少阳，胆火夹肝风上扰而头摇：辨证以心烦不寐，脉沉弦数，苔薄黄为要点。治宜清泄少阳风火，平肝舒筋镇痉，可选用小柴胡汤加味。

（三）邪踞少阳，枢机不利，水气内停震颤：辨证以发病有受寒史，恶寒头痛，心烦口苦，腹胀便溏，小便短少，下肢浮肿，苔白滑厚腻，脉沉弦而缓为要点。治宜运转少阳枢机，温阳化气行水，可选用柴桂姜汤合苓桂术甘汤、真武汤加减。

（四）风痰恋肺，上干清窍，流窜经络抽动秽语：辨证以每于感冒后症状加重，喉中怪声连连，鼻塞不通，挤眉弄眼，口角、颈部、四肢不自主抽动，苔腻微黄，脉滑有力为要点。

治宜祛风通窍，清肺豁痰，可选用苍耳子、辛夷、玄参、山豆根、半夏、钩藤等，后用六君子汤加味以健脾化痰，补土生金巩固疗效。

（五）督脉阳虚寒邪留滞经脉挛急：辨证以产后受寒史、肢端麻木、冷痛、痉挛、舌淡边尖齿印、脉濡为要点。治宜温补督脉，调和气血，祛除寒邪，药用黄芪桂枝五物汤、当归补血汤加鹿角片、附子、肉苁蓉等。

（六）气逆动风抽搐：辨证以感腹中气冲于上，胸闷咽塞，喘息，头痛，继而四肢抽搐为要点。治宜顺气降逆，舒筋缓急，可选用五磨饮加钩藤。

（七）膀胱蓄水，水气上逆，蒙蔽清阳癫痫：辨证以有一股气从下往上冲逆，舌淡胖苔白，小便频数，排尿不畅尿量甚少为要点。治宜温阳化气利水，可选用五苓散。

（八）从"湿痉"治抽搐：辨证以四肢抽搐后，自觉胃脘部难受不适，不发作时与常人一样，舌苔白而兼腻，脉沉而兼缓为要点，与"诸痉项强皆属于湿"相符，治宜祛湿舒筋，可选用瓜蒌桂枝汤。

中风阳闭

一、中风阳闭与肠中燥结，腑实不通

大承气汤治疗脑出血昏迷重证（中风）辨

张琪治某患者，女，61岁。素有高血压史，10天前在活动中突然头痛，继之跌倒，昏迷不醒。急送医院，经CT扫描诊为脑出血。经用安宫丸、甘露醇、止血药等治疗10天，仍然昏迷不醒，并出现高热（39℃）持续1周不退，时有抽搐，右瞳孔散大，左半身瘫痪，并见双下肢卡道克氏征，巴彬斯基征阳性。请张老会诊。诊见病人神志昏聩，面红颧赤，牙关紧闭，呼吸气粗痰声曳锯，双手紧握，遗尿不知。按其下腹硬满。问及大便，入院10天来一直未行。启其齿见舌红，苔黄而腻，脉滑数。诊为中风脏腑，阳闭之证。痰热腑实，窍闭神匿，欲开其窍，当先通腑化痰。遂投以大承气汤加味：大黄25g，芒硝25g，厚朴20g，枳实15g，胆南星15g，瓜蒌15g。水煎鼻饲。隔6小时1次。1剂便通，2剂大便下行数次，量多，坚硬成块，恶臭。其后神志转清，体温渐降至37.5℃，抽搐亦止，察舌质红，苔转薄，左半身瘫同前。病有转机，嘱上方去芒硝，加生地20g，麦冬15g，沙参20g。水煎，继续鼻饲。连进5剂，病人神志如常，体温37℃，可以说话，但语言不清，可以吞咽，左侧肢体稍能活动。再以养阴平肝、化痰息风之剂调治，并配合针灸治疗2月，病人除说话欠流利，左侧肢体稍无力外，余无明显体征。基本康复出院。张老认为，中风危急重症多为阳闭之证。宜开阳闭，常选用凉开三宝，但其效亦常不理想。据多年观察，其原因多由肠中燥结，腑实不通，所以选经方承气之辈实为救治阳闭之大法。〔来源：上海中医药杂志　1995；(4)：21〕

二、小结与评述

中风阳闭宜注意通畅腑气：中风闭证有阳闭、阴闭之分。阳闭多属肝阳暴涨，阳升风动，气血上逆，夹痰火上蒙清窍所致，治疗多用三宝凉开，但效果也常不理想，其原因多有肠中燥结、腑实不通，症见按其下腹硬满，大便不畅，舌红，苔黄而腻，脉滑数，痰热腑实，窍闭神匿。治疗欲开其窍，当先通腑化痰，用大承气汤加味治疗脑出血中风昏迷重证属中风阳闭可提高疗效，承气之辈实为治阳闭之大法。

虚　损

一、湿与虚损

1. 五脏俱病，关键在寒湿困脾辨

董德懋治某患者，男，47 岁。患者上下肢及胸部发现出血点已 6 年。血液化验，骨髓象显示再生不良，全血细胞减少。某医院诊断为：再生障碍性贫血兼有冠心病、继发性房颤、慢性气管炎、肺气肿、继发性甲状腺机能低下、十二指肠球部溃疡、慢性胆囊炎和间质性肝炎。迭经中西医各种治疗，效果不佳。曾服中药 1800 余剂，6 年来输血 53000mL。现症头晕目眩，面色晦暗，唇甲苍白而黯，心悸怔忡，失眠少寐，性欲消失，四肢浮肿，汗出畏寒，气短懒言，两胁疼痛，胸闷纳呆，腹痛腹泻，脉缓细而滑，苔厚白而腻。五脏俱病，关键在寒湿困脾。拟苦温燥湿，醒脾开胃法。处方：佩兰叶 9g，苏藿梗各 5g，苍术 10g，厚朴花 5g，砂仁壳 5g，白豆蔻 5g，陈皮炭 10g，代代花 5g，茯苓皮 10g，绿萼梅 6g，焦薏苡仁 12g，白通草 5g，建神曲 10g。守上方每周 6 剂，曾随证加吴茱萸、干姜、附片等，服药 2 个月，诸症均减，停止输血。继服上方出入，血象稳定，肝功能、心电图、血清蛋白结合碘均正常。拟益气健脾、祛湿开胃，携下方服用：党参 15g，生黄芪 12g，白术 10g，云茯苓 9g，陈皮炭 9g，炒枳壳 9g，厚朴花 6g，佩兰叶 9g，砂仁壳 5g，焦三仙 18g，当归 10g。每月 10 ~ 20 剂……两次骨髓象显示接近正常，患者血象稳定。本例病情复杂，五脏虚损症状皆见，久病不愈，必须从脾胃入手，治脾以安五脏……抓住“湿困脾胃”这一要害……使寒湿得除，中土复健，胃纳日增，谷气得充，五脏得养，贫血、出血随之而愈，不治血而血自安。〔来源：中医杂志　1981；（2）：9〕

2. 再障感染，属脾不健运，湿热积滞辨

余大强等治某患者，女，63 岁。患慢性再生障碍性贫血已 22 年。曾因"再障"或继发感染而先后 6 次住院。经肌注丙酸睾酮、输血、内服中药生血丸等，感染时加用抗生素，血色素最高为 64g/L，最低为 31g/L，白细胞最高 2.0×10^9/L，血小板为 30×10^9/L……请中医会诊：患者面色少华，头晕乏力，胸闷心悸，自汗盗汗，又诉口腻而苦，上腹痞满，时有疼痛，嗳气纳呆，大便干结，3～5 日一行。舌淡胖，苔黄腻。CT 示胃窦炎，B 超示胆囊炎、胆囊多发性结石。拟健脾助运、理气和胃、清热化积。处方：党参 6g，白术 9g，茯苓 9g，甘草 5g，黄芪 9g，徐长卿 9g，蒲公英 9g，莪术 9g，川芎 6g，川连 2g，吴茱萸 1.5g，砂蔻仁（后下）各 3g，大腹皮子各 9g，枳壳 9g，苍术 6g，白芍 12g。药后诸症见减。原方随症加减服药 4 月余，不仅临床症状明显好转，且 5 次复查血象，血红蛋白 85g/L 左右，最高达 93g/L，白细胞上升至 3.0×10^9/L 左右，血小板升至 40×10^9/L，最高达 60×10^9/L。〔来源：上海中医药杂志　1996；(5)：23〕

二、小结与评述

虚损不尽均需补：虚损一证，有气、血、阴、阳不足之分，属脏腑气血阴阳之亏损，治疗主从补虚益精，但虚损不尽均用补，不可不辨。再障五脏俱病虚损，若关键在于寒湿困脾，用苦温燥湿，醒脾开胃，治脾以安五脏，使寒湿除，胃纳增，谷气得充，五脏得养，虽是再障贫血，不治血而血自安。若再障并发感染属湿热积滞，又当健脾助运，理气和胃，清热化积，对合并病证进行整体辨治，往往对治疗主要病证大有补益。由此可见，虚损一证，除正虚外，还与湿、湿浊、湿毒有密切关系。这是因为脾胃为后天之本，湿邪易困阻脾胃，湿邪致病缠绵，湿邪易化毒，又易蕴结邪毒，湿邪郁滞易阻滞气血等，而所有这些因素都是导致虚损的重要病因病机。

五心烦热

一、五心烦热不尽属阴虚

五心烦热从瘀血论治辨

严东标治某患者，顺产一男婴，居 4 日而五心烦热，悠悠 3 月余……诊时见诉五心烦热，体若燔炭，亦如骨蒸，午后加剧，夜更甚，然体温正常，饮食几废，全身无力，形体渐消瘦，夜难安寐，痛苦不堪，腹不痛，二便如常，舌淡暗，苔腻微黄，脉沉弦。前医多用清热解毒者为多，或以热如骨蒸而投滋阴泻火之品，亦有将纳呆、全身乏力为据试用甘温除大热法，共服百余剂。患者补述，"恶露早尽，前天又潮，色如扬尘水（暗黑色）"。妇人产后多虚多瘀，是否瘀血发热，试用血府逐瘀汤加减：当归、生地、桃仁、赤芍、银柴、川芎、怀牛膝、丹皮各 10g，红花、白薇各 8g，枳壳、桔梗、甘草各 6g。服 3 剂，阴道排出少量暗红色血块，患者自谓如释重负，内热症明显减轻，守上方红花减至 5g，怀牛膝易川牛膝，加丹参 10g，服完 15 剂，虚热已除，唯自觉无力，再用圣愈汤善后。《医林改错》："身外凉，心里热，故名灯笼病，内有瘀血，认为虚热，愈补愈瘀；认为实火，愈凉愈凝。"〔来源：新中医　1992；(8)：21〕

二、小结与评述

五心烦热不尽属阴虚：五心烦热多属阴虚，多用滋阴清热除烦，但又不尽属阴虚，不可不辨。瘀血也致五心烦热，《医林改错》谓："身外凉，心里热，故为灯笼病。内有瘀血，认为虚热愈补愈瘀；认为实火，愈凉愈凝"。对五心烦热用滋阴清热除烦无效者，应详察细辨瘀血见症，若为瘀血内阻而五心烦热，宜活血化瘀除烦热。

虚　狂

一、戴阳与虚狂

补虚为主治愈虚狂辨

赵棻治某患者，女，31 岁。患者神志不清，口中喃喃自语，时或哭笑，而语言不亢。自昨日起，忽然神志错乱，语无伦次，彻夜吵嚷不休，迄未宁静。曾去某医院诊查，认为癫狂。诊其脉，细缓无力，两目斜视，面赤如妆，口紧闭未能验舌，指甲白，脚冷至膝。脉症合参，显系戴阳证候，乃断为虚狂之证。治法，当场即用毫针刺入人中、风府、大椎、肝俞、心俞等穴，以通经窍。又急取桂附理中丸一粒（9g），研碎冲开水灌下，以振脾肾之阳，并使之平卧于检查床上，移时稍平静。遂议用益气宁神、导龙入海之法，拟方 1 剂，嘱其服后明晨再来。处方：潞党参 30g，泔苍术 6g，陈皮 9g，煮半夏 9g，石菖蒲 4.5g，远志 6g. 甘草 3g，夜交藤 12g，紫石英 30g（先煎），磁朱丸 18g（先煎），桂附理中丸（分吞）。2 剂。二诊：神志已清，虚狂症状均消。自述头晕且重，胸腹内觉有烘热之感，周身酸楚。昨夜初能入寐，但两眼不能闭合，口中和，饮食欠佳，大便通而不畅，小溲热赤。脉微而沉细，苔薄白，舌质淡，面色已转正常。心神既定，浮火归原，当再温肾，以助脾阳。拟照前方加味治之。原方加肉苁蓉 12g，补骨脂 9g，北沙苑子 9g。1 剂。三诊：神志完全清醒，衣饰整洁。自诉药后仅余轻微头晕，饮食欠佳，并无其他不适。二便如常，脉沉细，苔薄白，舌质淡，拟再续前方加减治之。5 天后随访，已无不适感觉。〔来源：《中国现代名中医医案精华》第一集 P. 533〕

二、小结与评述

狂证多为痰火扰心所致，多属实证，而狂症属戴阳所致属虚狂者，确需详辨。其辨证关键在于辨识真假寒热。狂证，面虽赤如妆，脚却冷至膝，脉细缓无力，乃阳气虚衰之戴阳证。此证小便不尽见清长，有时反见黄短热赤，但不属实证热证，这是由于阳气虚衰无以化气利水，小便短少或可伴黄赤，也是一种假热表现。治宜温阳益气宁神，导虚阳归宅之法。

水 肿

一、调理气血治水肿

1. 功能性水肿治在调补气血辨

刘志明经验，本水肿男女均可发生，但以女性为多，水肿往往局限于两下肢，也有扩展成全身者，虽轻度或中度，可间歇或持续数年，常伴有头晕乏力、纳差、失眠等症。我认为功能性水肿病因病机与一般水肿有别，故治疗不拘泥于常法。根据个人的认识及临床经验认为此类水肿主要是气血失调所致，故治疗应注重调补气血。气血之气化正常则水液为正常之营养物质，若气血之气化失常，则可成为水湿之邪而留于肌肤之中，遂成水肿之证。可见，水肿与气血功能的失调有密切的关系，"功能性水肿"即属此类。……在临证中，我多以归脾汤加减。……功能性水肿属本虚标实之症，治疗应以扶正为主，若重用分利之品，不仅浮肿不消，反易伤正气，曾遇患者李某，西医诊断为功能性水肿半年，西医治疗罔效而求治中医，初诊时我即用党参、黄芪、白术、云茯苓，配当归、白芍以健脾益气，养血调血治之，服 5 剂而肿见消，患者第二次复诊，某医生见我所用方药有白术、茯苓等健脾利湿之品，以为意在利水，故又于原方中加入若干分利之品，但三诊时患者肿反甚，我再处以第一方。数日后，患者欣然告曰肿已消尽。何以第二方无效？因过于分利，反致气血不调之故。在多年的临床实践中，我每以此法用于功能性水肿而获效，故调补气血应不失为治疗本病的方法之一。〔来源：《医话医论荟要》P.21〕

2. 特发性水肿从气虚血瘀论治辨

陆中岳治某患者，女，62 岁。脸面、两手、两下肢浮肿，以下午为甚，夜尿较多，平素汗少，浮肿时更不易得汗，且有遍身作胀感，乏力不耐劳，纳谷脘腹胀，症情时轻时重，已历

5年。苔白腻，舌质淡暗，脉轻按无力，重按细涩。处方：生
炙黄芪各20g，丹参15g，全当归、炒白术、益母草、阿胶各
10g，鸡血藤30g，干姜、人参各5g。服6剂后浮肿已除，且
遍身有微汗出。后以此方稍作加减，调治月余而痊愈未再复
发。又治某患者，女，34岁。脸面下肢浮肿反复发作2年余，
诊断为特发性水肿，烦躁易怒，经期延后，经量少，色暗红，
少腹胀痛较剧，但浮肿与月经无明显关系。近日眼胞肿似卧
蚕，下肢肿胀明显，苔少，舌质略暗，脉细弦涩。处方：柴
胡、赤白芍、当归、川芎、川牛膝、泽兰、益母草、泽泻各
10g，枳壳、桃仁、红花、桔梗各6g，生熟地各15g。服7剂，
浮肿减轻，又服7剂，浮肿退净，继以上方调治1月余，浮肿
未作，痛经也除，随访3年，未复发。〔来源：江苏中医
1991；（6）：18〕

3. 特发性水肿从瘀论治辨

王忠民体会，"血不行，久而成水"，恰当运用活血化瘀
法可改善内分泌功能，改善水钠潴留所致的水肿，曾治一特发
性水肿综合征患者，每经前水肿较重，久治未获痊愈，后住院
治疗。某医根据其躯体丰腴乏力明显，以健脾利湿为治，投胃
苓汤加味30余剂，病情无明显缓解，之后常服安体舒通等，
停药则复发，遂来我院就诊。症见四肢肿胀，嗜睡乏力，早晨
减轻，晚间下肢肿甚，有时一日体重增加2公斤以上，皮肤发
凉，立位时尿量低于卧位时尿量，伴月经量少，色暗，胸闷不
舒，头痛健忘，腹部时胀，舌质略暗。该例瘀血症候虽不典
型，但经色、舌质、健忘与瘀血有关。根据唐容川有瘀血流
注，亦发水肿之理，遂处方如下：牛膝30g，泽兰叶18g，益
母草30g，丹参12g，红花12g，鸡血藤12g，桂枝12g，云茯
苓12g，山药18g，红参4g，黄芪24g，汉防己10g。药进5
剂，肿胀明显减轻，其他症状略缓。之后以该方加减调理。经
前活血利水为主，经后佐以健脾，先后服药24剂获愈，随访
未见复发。〔来源：中医杂志　1990；（9）：7〕

4. 更年期水肿属气郁血瘀水湿不运辨

薛伯寿治某患者，女，50 岁。面目四肢肿胀 3 年余，病起于停经之后，渐渐加重，近一年来服西药利尿剂，浮肿亦难以消退，生气，劳累后浮肿尤甚，伴有两胁发胀刺痛，胸闷憋气，善太息，口干但欲漱水而不欲咽，小便不利，睡眠多梦。尿常规、肾功能皆未见异常，诊为"更年期水肿"。舌苔薄白，舌质暗，脉沉弦涩。证属气郁血瘀水湿不运，治宜行气化瘀，宣闭利水，处方：旋覆花（包）10g，当归尾 10g，茜草 10g，益母草 15g，柴胡 10g，枳壳 8g，赤芍 10g，通草 5g，麻黄 6g，杏仁 10g，茯苓 10g，大腹皮 10g。服 5 剂后胸闷已除，胁胀刺痛明显减轻，效不更方，维进 5 剂，浮肿全消，精神日振，遂以越鞠保和丸调理善后，随访观察 1 年余，未再复发。〔来源：中医杂志 1988；（4）：24〕

二、从郁辨治水肿

1. 解郁化痰法治男性特发性水肿辨

程丑夫治某患者，男，37 岁。患者从 1980 年 1 月起渐出现双下肢浮肿，伴心悸气短促，劳累时加重。2 月后出现面部浮肿，腹胀大，在当地医院就诊，考虑为"肝硬化腹水"……到某附院查肝功能，谷丙转氨酶、血浆蛋白、血脂及超声波探查肝脾均正常，心肾无异常，拟诊为"肥胖症"等，回当地治疗，病情仍无好转……我院门诊查立卧位水试验阳性，以"特发性水肿"收入住院……首先按寒湿论治，用鸡鸣散合五皮饮温化，症状无明显改善。后改用疏肝解郁，分消水湿法。用逍遥散合胃苓汤加减，服药 3 剂症状减轻，续进 7 剂，病情却无进一步改善。因患者体型肥胖，且思想负担较重，转从痰郁论治。药用法夏、陈皮、茯苓、厚朴、白芥子、山楂、木香、柴胡、郁金。服药 3 剂，腹胀明显减轻，食欲也增进。效不更方，续服上方，共进 27 剂，主要症状基本消失。因病人有植物神经功能紊乱失调症状，失眠较明显，改用越鞠丸合神仙九气散（由姜黄、香附二味组成）化裁，直至症状完全消失。出院时立卧位水试验阴性。〔来源：新中医　1986；
（12）：25〕

2. 逍遥散加减治特发性水肿辨

施乃芝治疗马某，35 岁，教师。反复发作眼睑及下肢水
肿 3 年余……常因工作劳累、站立过久或情志不舒时浮肿加
重。曾在基层医疗单位就诊，按"肾炎"治疗，用青霉素、
双氢克尿噻及中药疗效不佳，严重时不能坚持工作。诊见患者
面部及下肢浮肿，按之没指，舌质淡红，苔薄白，脉滑，左脉
微弦。查血常规、尿常规、肾功能、肝功能、X 线胸透、心电
图均未见异常。西医诊断：特发性水肿。中医诊断：水肿，证
属肝郁脾虚。治宜疏肝解郁，健脾利水。选用逍遥散加减：当
归、白芍、枳壳各 10g，炒柴胡 8g，茯苓、白术、怀山药各
15g，薄荷 3g，佛手、泽泻各 12g，茅根 30g，生姜 3 片为引。
服药 5 剂，水肿基本消退。继用 5 剂，水肿及他症全消，随访
两年，未见复发。又治某患者，女，38 岁，面部及下肢水肿 2
年余，时发时消，时轻时重，常因劳累、郁怒及经前期症状加
重，眼及四肢发胀，胸胁不舒，腹部胀痛，白带多。曾用过青
霉素、双氢克尿噻及中药参苓白术散、五皮饮等药。用药后，
水肿虽可消退，然其他症状未见减轻。诊见，面部及下肢水
肿，按之没指，双侧乳房及腹部膨胀。舌质淡红，苔薄白，脉
滑……西医诊断特发性水肿。中医诊断：水肿，证属肝郁脾
虚，治宜疏肝解郁，健脾利水，方用逍遥散加减，服药 5 剂，
水肿消退，症状好转。原方加减再服 6 剂，症状基本消失。续
服 5 剂，诸症消失，随访 1 年，未再复发。〔来源：新中医
1986；（1）：47〕

3. 肝郁水肿辨

刘俊士治某患者，41 岁。全身水肿 10 年。平素性情急
躁，易生气，口干，月经提前 3～5 天。月经来潮前尚有少腹
胀痛，水肿以下肢为主，尤以月经来潮前明显。西医检查心肾
无异常发现。诊时面色潮红，舌尖红，舌苔黄腻，脉细弦且
数。证属肝郁水肿。化肝煎加减：柴胡 9g，白芍 12g，贝母

9g，当归 9g，青陈皮各 6g，泽泻 9g，香附 9g，丹皮 9g，栀子 9g。服 2 剂后，全身水肿明显减轻，原方再进 3 剂以巩固疗效。〔来源：《古方妙用验案精选》P.393〕

4. 黏液性水肿证治辨

李书香体会，黏液性水肿属"痰肿"、"气肿"。①疏肝理脾畅气机：身肿胀，每于情志抑郁或激惹而诱发，月经来潮前水肿加剧，体重增加，或月经不调，大便时硬时溏，舌苔白，脉弦缓。T_3、T_4 轻度异常或正常，用逍遥散，多见于病之初期。②益气通络消瘀滞：全身肿胀疼痛，肢体强硬，其肿不为利尿药运用而减轻，面颊及眼睑虚浮，中度贫血貌，表情淡漠，局部可因血循环不继而发绀，月经紊乱，经量不等，大便秘结。舌淡暗胖大，脉缓或涩。尿常规蛋白少量，T_3、T_4 不同程度异常，用黄芪桂枝五物汤加泽兰、益母草、白芥子、僵蚕、大黄、槟榔等，疗效甚佳。③温阳补肾化痰水：全身高度肿胀，按之有弹性感，时有筋惕肉瞤，面色蜡黄，呈中重度贫血貌，下肢凹陷性水肿，心悸，头晕，呼吸气促。舌胖嫩，脉沉，尿蛋白出现，T_3、T_4 明显异常，或血压升高，用肾气丸亦常能使病人转危为安。体会本病初期治气，中期活血，后期治痰水，初期用逍遥散，中期用黄芪桂枝五物汤，后期用肾气丸。其中柴胡、党参、黄芪、太子参、附片、白术、香附皆为气药，药理研究，诸药均有类激素样作用，能鼓舞正气，增进免疫，提高抗病能力，促进代谢活动。肾气丸对代谢及免疫功能低下者有增强效果，能抗衰老，在方中起主导作用，再加活血祛痰通腑类药，能改善微循环，促进新陈代谢，对治疗有协同作用。认为本病并不等于中医内科学中的"水肿"，而属于"气肿"、"痰肿"，主要是脏腑功能低下（初中期病在肝脾，后期主要在肾），导致气病及血及痰的结局。〔来源：河南中医　1993；(3)：7〕

5. 宣通肺气郁闭，通利三焦，治原因不明浮肿辨

薛伯寿治某患者，女，28 岁。患者自 13 岁即病浮肿，延今十五载，逐年加重，面目浮肿，四肢肿胀，手肿难以握持，足肿难以穿袜，常年服双氢克尿噻，自每日3片，逐渐增加用量，近两月来，每日需服14片，甚至日服21片之多，方能维持小便通畅，少服则尿闭肿甚难忍。咽干，饮水则肿甚，周身发紧，胸闷气憋，皮肤干涩，夏天也无汗，畏寒神疲，头发干枯早白，曾于几家医院就诊，屡查尿常规、肾功能、肾图、肝功能及心电图等均未见异常，诊断不明，遂就诊于中医，屡服补脾补肾诸方不效，舌体瘦小无苔，脉沉弦细。余思脏腑既无实质损伤，屡进补剂罔效，据胸闷气憋、无汗尿少、虚浮肿胀等症分析，证属肺气郁闭，拟宣通郁闭，通利三焦，并嘱停服西药。处方：麻黄6g，杏仁9g，通草5g，带皮茯苓15g，厚朴6g，大腹皮10g，带皮生姜4片，佛手5g，琥珀2g（吞）。服4剂药后，身有微汗，小便通畅，渐有食欲，周身浮肿全消，续用原方加白术6g、薏苡仁15g，扶脾制水，共进10剂，小便通畅，精神日渐好转，食欲增加，而时有腹胀，继用厚朴生姜半夏甘草人参汤加茯苓、杏仁调治而效。随访观察3年，未再服西药利尿剂，偶有轻微浮肿，原方出入数剂可消退。〔来源：中医杂志 1988；（4）：24〕

6. 脾肾阳虚，水湿浸渍，经前水肿还当宣肺行水辨

张子义治某患者，女，34岁。患者2年前因经期劳累后饱餐冷食，致翌月后经水前目窠轻度浮肿，未治疗，继而半年后出现每次月信将近跗腿肿胀，甚时按之没指，陷而不起，肢体倦怠，嗜坐卧，纳呆，小便不利。经尽诸症递减，浮肿渐消。半年来上症加重，延医治疗罔效。正值月经来潮前7日诊治，见形体肥胖，面目虚浮，舌体胖嫩有齿痕，苔厚而滑，脉滑。检查下肢呈凹陷性浮肿，尿常规正常，肝肾功能正常。此经前浮肿，系属脾肾阳虚，水湿浸渍证，法当健脾温肾，宣肺行水。拟麻苓汤（自拟），处方：麻黄3g，桂枝10g，茯苓15g，白术15g，甘草6g，杏仁10g，木瓜10g，附子6g。服药6剂，浮肿诸症消减。原方加黄芪30g，以补气生血，守方出入。治疗3个月经周期，共服药18剂告愈。〔来源：上海中医药杂志 1994；（7）：28〕

三、小结与评述

功能性水肿（特发性水肿）、血管神经性水肿、黏液性水肿等在病因病机方面与一般水肿有别，有其特点，不可不辨。

（一）注意调理气血：此类水肿主要是气血失调所致，治宜注重调理气血，若功能性水肿，伴头晕乏力，纳差，不寐等症，宜调补气血，可选用归脾汤加减。若特发性水肿，伴遍身作胀感，乏力不耐劳，或经量少，色暗有血块，健忘，舌质淡暗，脉细涩等症，属气虚血瘀，宜益气活血，利水消肿。特发性水肿恰当运用活血化瘀药可改善内分泌功能，改善水钠潴留。若更年期水肿，每于劳累、生气后水肿尤甚，伴有两胁发作刺痛，胸闷憋气，喜太息，舌质暗，脉沉弦涩，属气郁血瘀，宜行气解郁，宣闭利水。

（二）注重从郁辨治：黏液性水肿不为利尿药运用而减轻，局部发胀发绀，属"气肿"，宜从气郁辨治。特发性水肿属肝郁脾虚者，宜疏肝解郁，健脾利水，可选用逍遥散、化肝煎加减。男性特发性水肿，体型肥胖，属痰郁；黏液性水肿属"痰肿"，均宜从痰郁治疗，可随证选用二陈汤、平胃散、越鞠丸、肾气丸加减。不明原因浮肿，伴周身发紧，胸闷气憋，皮肤干涩，无汗，属肺气郁闭，宜宣通郁闭，通利三焦。经前水肿，证虽属脾肾阳虚，但伴肺气不宣时，治疗不仅需温肾健脾，还当宣肺行水。若经前水肿属肺气不得宣通，治疗必须宣通肺气郁闭才可取得较好疗效。宣肺可助解郁。

遗尿、尿频与尿失禁

一、肾阴虚与遗尿

1. 肾阴亏损，虚火妄动遗尿失禁辨

黄云治某翁，74 岁。患脑出血、中风偏瘫 3 年，左侧肢体活动不便，1992 年以来瘫痪渐重，出现默言不语，有时伴神志糊涂，小便不能自控，常自遗不知，每日更衣频繁，历时数月，中西医更治罔效。体质较瘦，神志尚清，虽不多语言，问之必答，且语声洪亮。患肢不能活动，小便不能控制。脉细略弦，左尺稍弱。舌偏红苔薄黄。前医多用活血化瘀、补肾壮阳、益气缩泉之品。患者年老体弱，肝肾素亏，肝阳偏亢，肝风戾张，风痰阻络及致中风，病延日久，肝肾之阴何不益虚，夜间两脚喜外露……印证阴虚之辨，拟杞菊地黄汤加味：熟地 15g，枣皮 10g，山药 10g，泽泻 10g，丹皮 10g，云茯苓 10g，枸杞子 15g，菊花 10g，石斛 10g，石菖蒲 10g，桑螵蛸 10g，益智仁 10g。7 剂。夜间尿床次数明显减少。再拟原方去石菖蒲，加麦冬，连服 3 剂，小便已能控制，遗尿症状消失。〔来源：中医杂志　1993；(10)：597〕

2. 肾阴亏损，虚火上炎，肺失宣散，肾气不固遗尿辨

王玉润治某患者，男，17 岁。自幼尿床，每夜 2~3 次，夜寐多梦，闹钟催不醒，平时腰酸，头眩，口干乏力，关节酸痛。病属肾阴亏损，虚火上炎，肺失宣散，肾气不固。治宜滋阴泻火，宣肺固肾。知母 12g，黄柏 9g，生地 30g，金樱子 15g，菟丝子 15g，麻黄 9g，甘草 9g。14 剂。服药后未曾遗尿，守方加赤白芍各 12g，服前方月余未曾遗尿，前方合二至丸加减，症状继续好转，又加龙骨、牡蛎各 30g，巩固疗效。在辨证方面抓住腰酸，头眩，夜寐多梦，舌质红，属肾阴亏而有虚火。尿液的制约与通调，除与肾、膀胱作用外，更考虑到

肺气的关系，肺气失于宣散，就会影响水液代谢，方中重用麻黄一味宣散肺气，可促使气化运行正常。〔来源：《上海老中医经验选编》P. 329〕

3. 肾虚阴亏，膀胱不约遗尿辨

董廷瑶治某患儿，女，8 岁。一年来小便频数，色黄，夜眠遗尿，二足无力，纳谷一般，舌红无苔。证属肾虚阴亏，膀胱不约。治以滋阴补肾，兼以止涩。处方：生地黄 12g，怀山药 12g，山茱萸 6g，菟丝子 9g，覆盆子 9g，五味子 1.8g，龙骨 9g，牡蛎 24g，盐水炒桑螵蛸 9g，缩泉丸 9g（包）。7 剂。二诊：尿数已瘥，遗尿仍作，二足还感虚弱，纳和舌净，肾虚未复，再以原方出入，上方去桑螵蛸、缩泉丸，加乌梅 6g，金樱子 9g，芡实 9g。7 剂。三诊：尿频已和，遗尿大减，二足渐觉有力。前方尚合，原方再进 7 剂，诊后药未尽剂，遗尿已止。〔来源：《幼科刍言》P. 188〕

4. 心肾虚热遗尿辨

徐嵩年经验，心肾虚热遗尿，症见睡中遗尿，轻者数夜 1 次，重者 1 夜数次，往往在半夜或黎明前发生，疲劳后更易发作，常伴惊恐、梦扰、咽痛。久病患者，可伴智力减退，形体消瘦，舌质红，苔净，脉细数，多见于小儿遗尿。治宜清心宁神，培补肝肾。怀山药 30g，白术 12g，茯苓 15g，白芍 12g，干菖蒲 6g，白蔹 12g，山栀 12g，龙骨 30g，煨益智仁 12g，桑螵蛸 12g，丹参 15g。〔来源：《肾与膀胱证治经验》P. 44〕

5. 肝肾积热遗尿辨

徐嵩年经验，肝肾积热遗尿，症见少壮睡梦遗尿，烦热作渴，或阴挺不能约制，舌质红，苔干而薄，脉举之则软，按之则坚。治当滋养肝肾，清泄积热。怀山药 15g，山茱萸 12g，生地黄 12g，茯苓 12g，丹皮 9g，泽泻 12g，黄柏 9g，山栀子 12g，白蔹 12g，生甘草 4.5g。〔来源：《肾与膀胱证治经验》P. 44〕

6. 清养胃阴治尿频辨

刘弼臣治某患儿，男，3 岁。素食肥甘，1 月来忽小便频数，日十数行，且伴有纳呆，口渴欲饮，便秘，夜寐不安盗汗……舌红少苔，脉细数。证属胃阴不足，气化失常。治宜清养胃阴以益气化功能，选益胃汤加减：沙参 10g，麦冬 10g，生地 10g，山药 15g，石斛 10g，玉竹 10g，五味子 6g，川楝子 6g，山楂 10g，生谷芽 10g。药后诸症消失，食纳大增，川楝子加入养阴药中疏肝气调胃肠，从而加速了升降功能的恢复。
〔来源：中医杂志　1991；（7）：12〕

二、湿热下注与遗尿、尿失禁

1. 脾肾不足，关键尚有湿热下注，膀胱失约遗尿辨

王为兰治一夜间遗尿 20 年的女青年患者，除脾肾不足的表现外，尚有白带量多，色黄臭秽带血，每逢劳累或感受风寒后则遗尿，及腰酸诸症加重，舌质淡，苔黄腻。诊断为脾肾不足，湿热下注，下元不固，膀胱失约。治宜补脾肾，清热利湿，佐以固涩。方用：仙灵脾 10g，仙茅 10g，巴戟天 10g，山药 15g，续断 15g，狗脊 15g，五倍子 6g，肉桂 3g（冲），黄柏 6g，知母 6g。服 5 剂，遗尿止，手足温，腰酸带下也减。后于原方加大剂量，并加熟地 30g，为丸以巩固，后随访始终未复发。前医用桑螵蛸散、缩泉丸、醒脾升陷汤与本方治法大致相同，关键辨证尚未看清尚有下焦湿热邪实，还要清热利湿。
〔来源：《北京市老中医经验选编》P. 28〕

2. 小便失禁，非虚属湿热辨

陈亦人治某患者，37 岁。形体丰腴，腰酸，晨起尤甚，小便滴沥失禁，午后下肢浮肿，肩背酸楚，周身黄汗染衣，胸闷不适，苔薄而腻，脉沉小有力。此乃湿热阻滞，气化不利，开合失司之证。拟清利湿热，通因通用为法，佐以风药。方用赤茯苓、炒薏苡仁、杭白芍、合欢皮各 15g，炒苍术、川黄柏、防己、防风各 6g，泽泻、制半夏、粉葛根各 12g。连进 10 剂，小便得固，腿肿得减，胸闷告舒，苔薄脉沉。湿热未清，其病缠绵，法当缓图。方用甘枸杞子、桑寄生各 10g、牡蛎（先煎）、白芍、合欢皮各 15g、泽泻、覆盆子各 12g、炙甘草、

炒黄柏、炒苍术各 6g。本例抓住黄汗染衣，胸闷苔腻，脉虽
沉小但按之有力，断为湿热。〔来源：浙江中医杂志　1988；
(3)：127〕

三、水湿痰饮与遗尿、尿频

1. 下焦痰饮尿频辨

刘俊士治某患者，男，19 岁。近 3 天来尿频，每日尿次
数达 10 余次。但无尿痛、尿急，头晕乏力，纳呆，大便日行
1 次。血糖 9mg%，尿糖（－），尿常规（－）。舌正，脉细
软。证属下焦痰饮，十枣汤主之：甘遂 5g，大戟 5g，芫花 2g，
大枣 10 个，1 剂，共煎汤 200mL，每次服、20mL，每天 5～6
次，1 剂分两天服完。服完上方后尿频已愈，无腹痛腹泻等副
作用。后用升陷汤调理巩固疗效。〔来源：《古方妙用验案精
选》P. 181〕

2. 五苓散治小儿遗尿辨

陈瑞春治某患儿，女，13 岁，学生。患孩经年尿床，每
晚必尿 1～2 次，且量多。用各种方法唤其起床小便，从下午
即控制饮水，依然无效。查体：小儿发育良好，体形偏胖，智
力发育正常，偏于内向，少言寡语，除有尿床疾苦，其他体征
无据可查。小便常规正常，尿比重正常，脉缓而有力，舌苔薄
白而润，拟以五苓散加味：白术 10g，桂枝 6g，泽泻 6g，猪苓
6g，茯苓 12g，远志 10g。水煎，每日 1 剂分 2 次服，嘱服 3
剂，以观动静。服 1 剂后，当晚小孩自行起床解尿，未尿床，
次日小孩表情欢快，精神振作。服完 3 剂，小便不自遗，半年
后，又出现尿床几次，自觉疲乏，肢体笨重，脉缓有力，舌苔
白润，小便常规正常，仍守原方加石菖蒲 6g，嘱服 5 剂，遗
尿自制，病告痊愈，随访 3 年未再复发。〔来源：中医杂志
1994；(5)：287〕

3. 五苓散治老年夜尿辨

陈瑞春治某患者，女，65 岁，退休干部。病者身体瘦小，
有冠心病史，下肢轻度浮肿，小便每晚 4～5 次，并有自遗现

象，除外糖尿病。小便常规检查正常，肌酐、尿素氮均在正常值范围，自觉精神稍差，饮食正常，每天尿量稍偏多，晚间少则3~5次，多则7~8次，影响睡眠。脉缓弱，舌体胖嫩，苔白滑，拟用五苓散加味：茯苓15g，芡实20g，白术15g，猪苓10g，肉桂10g，益智仁10g。水煎日服1剂，分2次服。服2剂后，夜尿减至1~2次，服完10剂夜尿每晚1次，不再自遗，临床痊愈。继之以金匮肾气丸巩固，随访半年，病未复发。五苓散有化气利水之功，深入言之，这种"化气利水"的作用，可以说是"对因治疗"的双向调节的结果。如前所述的病例，有遗尿、多尿和尿意频急的不同，然其用五苓散化气利水的机理则是一致的。〔来源：中医杂志 1994；(5)：287〕

四、瘀热与遗尿

瘀热交搏于膀胱，州都失司遗尿辨

颜德馨治某患者，女，17岁。遗尿已10余年，经常低热，口干多梦，月经已潮3次，尚正常，脉细弦，舌红紫，苔薄腻，巩膜瘀斑。足厥阴环阴器，瘀热交搏于膀胱，州都失司，故从血府逐瘀汤加味图之：柴胡4.5g，红花9g，桃仁12g，赤芍18g，牛膝4.5g，生地12g，当归9g，生甘草3g，枳壳4.5g，桂枝4.5g，川芎4.5g，白茧壳5只，韭菜子12g，升麻4.5g。服21帖。二诊：1月内未见遗尿，半月前来经，量较多，紫色血块，腹痛，脉细弦，舌紫退而未净，巩膜瘀斑较淡。11年之痼疾从未稍辍，今尔倖中。久病必有瘀，信而有征矣，缓投上方。三诊：遗尿已半载未发，月事正常，夜梦仍多，脉细弦，舌苔薄腻，巩膜瘀丝，再以血府逐瘀法令其条达而致和平：柴胡4.5g，红花9g，桃仁12g，赤芍18g，牛膝4.5g，生地12g，当归9g，生甘草3g，枳壳4.5g，桔梗4.5g，川芎4.5g，百合12g。服7帖，续以归脾汤善后。随访经年，病未发作。〔来源：上海中医药杂志 1980；(2)：25〕

五、肝与遗尿

1. 加味逍遥散法治遗尿辨

李行能等治某患者，女，13 岁。遗溺多年，夜尿 1～2 次，不适时则频作，前医均断以肾气不足，下元不固，而予以补肾固摄下元之剂，均味多量大……其中熟地 15g，黄芪 30g，太子参 15g，缩泉丸 15g，投之 7 剂，毫未见效。笔者适见"肝主小便"之论……又见其口渴欲饮易怒，苔薄舌质稍红，脉细带数，以加味逍遥散为法，药用：柴胡 6g，当归 9g，苍术 6g，茯苓 12g，炙甘草 9g，薄荷 4.5g，生姜 3 片，丹皮 9g，焦山栀 9g，怀山药 12g，给予 7 剂。药后每晚唤起小便 1 次即可（前此每晚唤 1～2 次，常依然遗尿），续服原方 14 帖。再诊，曰：昨晚自己觉醒起床小便，又予 7 帖而收功。《古今医案按·瘛瘲》中载有一妇人发瘛遗尿，自汗面赤，时或面青，饮食如故，肝脉弦紧。立斋曰："此肝经血燥风热，瘛疭也，肝主小便，肝色青，入心则赤，法当滋阴血，清肝火，遂用加味逍遥散，不数剂诸症悉退"。《续名医类案·中风》中载"一妇人因怒仆地，语言蹇涩，口眼㖞斜，四肢拘急，汗出遗溺，六脉洪大，肝脉尤甚，皆由肝火炽盛。盖肝主小便，因热甚而自遗也，用加味逍遥散加钩藤。"体会前贤"肝主小便"，确有其指导实践之价值。〔来源：上海中医药杂志　1990；(7)：40〕

2. 柴胡加龙牡汤治尿遗辨

王雅菊治某患儿，男，10 岁。因小便失禁就诊。1 年前一次小便时突然受惊，当时即感心悸不宁，小便中断，欲尿不出，由公厕回家后小便自出，痛受家长责骂。自此，每当有尿意时，即惧怕小便失禁，越恐惧紧张，小便遗出越多，但在解小便时却尿路不畅，入睡后无遗尿，连续用过针灸、理疗、口服中西药，并到过心理门诊求治，皆未见效。舒肝和胆，除痰宁心治疗，药用：柴胡 10g，黄芩 10g，法夏 10g，生姜 6g，党参 6g，大枣 3 枚，桂枝 5g，茯苓 15g，生龙骨 20g（先煎），生牡蛎 20g（先煎），**陈皮** 10g，大黄 3g（后下）。服 4 剂后不再感到恐惧紧张，小便已能自控，且排尿顺畅。服完 5 剂，停药 1 天，未见反复，原方去大黄加炙甘草 5g，继服 5 剂而痊愈。半年后随访未见复发。〔来源：健康报　1994；5 月 27 日传统医学版〕

3. 肝经郁热遗尿辨

睡中遗尿，小便量少而色黄，性情急躁，或夜间磨牙，面赤唇红，口渴欲饮，甚或目睛红赤，舌质红，苔薄黄，脉弦数，宜清泻肝热，用龙胆泻肝汤。〔来源：《实用中医肾病学》P. 131〕

4. 运用升降散治小儿遗尿辨

赵绍琴在临床上善用升降散加减以调整人体表里三焦之气机而治疗内科杂病及疑难重症。治某患者，男，11 岁。患儿自幼至今，几乎每天尿床 1~2 次。经多次用针灸、中药、偏方等治疗均无效。诊时见患儿形体瘦肉，心烦急躁，夜寐梦多，时有梦语磨石，乏力，食欲不振，上课精神不集中，经常腹痛，大便干结，小便黄，味秽，舌红苔黄，脉弦且数，全是肝胆湿热，阳明积滞之象。治宜清泻肝胆郁热，消导胃肠积滞之法。处方：蝉蜕 6g，片姜黄 6g，僵蚕 10g，大黄 2g，柴胡 6g，川楝子 6g。7 剂，水煎服。嘱其忌辛辣刺激，饮食清淡。二诊，服药 1 剂，大便泻泄 4~5 次，第二剂大便 2~3 次，3 剂后大便正常。自服药期间，遗尿未作，患儿很高兴，除仍有心烦急躁外，余症皆减，脉弦滑，舌红，再以前法进退。处方：蝉蜕 6g，僵蚕 10g，片姜黄 6g，大黄 2g，焦三仙各 10g，水红花子 10g。7 剂。三诊：药后遗尿 1 次，饮食二便正常，无其他不适，仍以前法。处方：钩藤 10g，蝉蜕 6g，僵蚕 10g，枳壳 6g，郁金 10g，覆盆子 10g。7 剂。四诊：患儿家长来告，遗尿一直未作，饮食增，夜寐安，精神爽，无不适感。再以黄连 2g，蝉蜕 6g，僵蚕 10g，覆盆子 10g，钩藤 10g，川楝子 6g，生牡蛎 20g。7 剂，以巩固疗效。〔来源：《中华名医特技集成》P. 65〕

5. 经前遗尿属肝火偏亢，开合失司辨

成玉明治某患者，女，26 岁。每逢经前 3~4 天遗尿，已 1 年余。白昼 2~3 次，量不多，夜寐次数多，常醒来内裤已湿，经净后自止。已婚 3 年，婚后半年，渐与其夫及婆母不谐，常因琐事争执怒骂，乃至情怀郁闷，怂恚不舒，经带亦变，月经周期 $\frac{3~5}{15~23}$ 天，色红，时夹血块，量多，伴经前及来潮时胸乳少腹胀痛，平素心烦易怒，失眠多梦，带下量多黄黏味臭，小便黄，大便秘结，舌红苔黄，脉弦细数。经 B 超、检验尿常规均未见异常。曾自服氟哌酸、呋喃坦啶、分清止淋丸、金匮肾气丸等药不效而来诊。综析诸症，断为肝火偏亢，开合失司，水液不摄之遗尿证。治宜凉肝泻火，拟逍遥散加减。处方：甘草 6g，怀山药、山栀子各 12g，白芍、龙胆草、夏枯草、生地、合欢皮各 15g，柴胡、丹皮、枳壳、黄芩、郁金各 10g，薄荷 3g，生龙骨、生牡蛎各 30g，制大黄（后下）8g。水煎服，日 1 剂。复诊：月经来潮，量少，提前 1 周，经前 3~4 天，白昼偶有遗尿，睡中次数亦减，余症皆轻，舌苔薄白，脉弦细缓，肝火渐泻，疏泄渐趋复常。上方去龙胆草、黄芩、制大黄，加五味子 12g，桑螵蛸、覆盆子各 10g。6 剂，嘱其经前 1 周煎服。三诊：本次月经来潮，经前无明显胸乳胀痛，未见遗尿，带下减少，睡眠及情绪转佳，即停汤剂，令服加味逍遥丸及龙胆泻肝丸半月以善后，并嘱其忌愤怒，调情志。〔来源：新中医　1996；（4）：19〕

六、肺与小便失禁、尿频

1. 补肺止咳治小便失禁辨

李鸿翔治某患者，女，43 岁。患者初因外感咳嗽，治未彻底，反复发作已年余。近半年来每咳嗽较剧时即小便失禁，常常一日更衣数次，颇为苦恼。询其痰少而难咯吐，气短而似喘息，时或自汗恶风，苔薄而白，脉细弱。胸透及心电图均正常。证属久咳伤损肺气，气化失常，无能调控水道。新咳宜乎

宣散，久咳当予补益。炙黄芪30g，南沙参15g，百部24g，百合15g，炙冬花15g，紫河车10g，五味子6g，升麻9g，沉香6g。5剂。药后咳嗽大减，小便已不失禁，仍守前方加白术10g，防风6g，生姜3片，红枣5枚。连服15帖而愈。〔来源：陕西中医　1984；(8)：22〕

2. 老年尿频从肺论治辨

丁德芳治某男性，66岁。自述半年来，夜间小便频数，一夜达10~14次之多，晨起6~8时，小便7~8次。兼有头晕头痛，腰背发紧，舌苔薄白，脉沉缓，测血压20/12kPa，其他无异常发现。间断治疗，大抵为补肾固摄之药，治疗2月，疗效甚微。刻诊，患者除尿频外，并无明显肾虚之症，据尿频和头痛、腰背发紧同见，诊为太阳经脉不利，膀胱气化失司，试用麻黄汤加减治疗：麻黄6g，桂枝10g，杏仁10g，桑螵蛸30g，甘草6g。3剂。1剂服后，全身有微热感，小便次数反而增多。2剂服后约2小时，全身烘热，微汗，一夜间小便7~8次。3剂后，夜间小便1次，晨起6~8时间小便2次，1日共6~7次，头痛、头晕、腰背发紧亦愈，续以原方2剂，以资巩固，随访1年余，小便正常。老年尿频，若不具备气虚或肾虚见证而具备头痛、腰背发紧、腰痛，或咳喘症者，应考虑为邪气束表，太阳经脉不利所致。〔来源：上海中医药杂志　1986：(4)：19〕

七、心脾与遗尿、尿频

1. 小儿遗尿从痰湿、心经积热论治辨

沈敏南治某患儿，男，8岁，学生。遗尿3年余，多梦，面色红润，发育正常，智力一般，饮食、大便正常，舌苔黄腻，脉小滑。此乃心经痰热，予以清心止遗汤，即黄连、甘草、竹叶各4g，连翘、石菖蒲、茯苓、远志、枣仁、陈皮、陈胆星各8g。服5剂后，仅遗尿1次，再服半月，随访半年未复发。诸药使痰化热清，心神安宁，遗尿自除。

2. 甘麦大枣汤治遗尿辨

龚自贤治某患儿，男，10岁。遗尿7年，每夜1~2次，伴见烦渴思饮，食欲不佳，尿频短不畅，日十数行，常不到下课时即须小便，强忍不尿则小腹坠胀作痛，形体消瘦，舌苔白腻，脉滑数，为脾虚中阳不运，膀胱气化失常。治宜健脾除湿，和中利尿，甘麦大枣汤加味：小麦 50g，炙甘草 6g，大枣 10 个，天花粉 18g，瞿麦 12g，车前草 30g。服 5 剂。服 1 剂后，每次尿量增多，尿次减少，夜仍尿床 1 次。服 2 剂，夜不遗尿，且连续 3 天未再遗尿，此数年来未有之幸事。更方以补中益气汤加减 5 剂善其后，隔日 1 剂，半年后随访，遗尿之证已愈。〔来源：《中国现代名中医医案精华》 第二集 P.1172〕

3. 心肾不足尿频用甘麦大枣汤辨

王玉润治某患儿，男，8 岁。尿频尿急半年余，从无尿痛，夜寐不安，睡中起床而走，惊恐哭闹，醒后全忘，寐则盗汗，舌苔薄，脉滑数。病系心肾不足，治以养心宁神，补益肾气，甘麦大枣汤加味。甘草 9g，小麦 30g，大枣 30g，珍珠母 30g，夜交藤 30g，茯神 9g，远志 9g，磁石 30（先煎），五味子 6g，菟丝子 15g。二诊：服上方后，尿频略有好转，约半小时左右 1 次，服原方 7 剂。三诊：尿频尿急已有好转，上课时已不解小溲，尿常规正常，再守原意加培补脾肾之品。党参 12g，补骨脂 15g，珍珠母 30g，磁石 30g（先煎），五味子 9g，夜交藤 30g，甘草 9g，菟丝子 15g，覆盆子 15g。四诊：尿频尿急大有好转，纳可，口气秽臭，苔薄腻，脉细滑。原法加胡黄连以苦降清胃中湿热，炙甘草 9g，小麦 30g，大枣 20g，五味子 6g，菟丝子 15g，远志 9g，珍珠母 30g（先煎），夜交藤 30g，胡黄连 4.5g。五诊：服药以来，症情好转，小便次数明显减少，上课已不解溲，夜寐亦安，盗汗尚多，口气秽臭已消，原有夜游一症已月余未发，再予前法巩固之。炙甘草 9g，小麦 30g，红枣 30g，糯稻根 30g，菟丝子 15g，远志 9g，茯苓 9g，五味子 6g（打），北秫米 30g。……本例患儿的尿频，尿急，既不是湿热、心火等实证，也不是虚证中单纯的肾气不足，而应考虑到是属于心肾不足所致，故用甘麦大枣汤加味。

〔来源:《上海老中医经验选编》P. 328〕

八、小结与评述

（一）阴虚也遗尿："膀胱不约为遗尿"。遗尿一证，以肾气或肾阳虚不固为常见，治疗以补益固涩为常用；但阴虚不足，虚火妄动，也使膀胱约束无能而遗尿，不可不辨。

1. 肝肾阴虚，虚火妄动遗尿：症见夜间遗尿，或白天小便不能自控，头晕，腰酸痛，夜寐多梦，舌红少苔，或夜间烦热咽干，或睡眠时两脚喜外露。治宜滋养肝肾，清虚热固肾，可选用杞菊地黄丸加味。若见心经虚热，还当兼清心宁神。若肾阴亏损，虚火上炎，肺失宣散而遗尿，又宜滋阴泻火，宣肺固肾。宣肺以麻黄为首选，取其宣通肺气促使气化运行正常而摄泉，对睡眠不得醒寤而遗尿者尤宜。

2. 胃阴不足气化失常尿频：症见小便频数，纳呆，口渴欲饮，便秘，夜寐不安，舌红少苔，脉细数。治宜清养胃阴以复气化功能，可选用益胃汤加味。

（二）脾肾不足关键尚有湿热下注遗尿：脾肾不足遗尿尚易辨识，而虚中夹实遗尿，若纯补益则不为功，还得细辨。脾肾不足关键尚有湿热下注，膀胱失约而遗尿，辨识着眼之处，在于能辨识湿热下注诸症，并善于辨析湿热下注与遗尿之关系。如遗尿而小便黄浊或气味大，或小便时伴有不利涩痛，或黄白带下，舌苔黄腻等见症，或见黄汗染衣，胸闷，脉沉而有力等鲜为人们警觉之湿热见症。治宜清利湿热，通因通用，如有脾肾不足者，可配用补益脾肾之品，且宜酌定湿热下注与脾肾不足之轻重缓急而用药，才可取得较好疗效。

（三）水湿痰饮阻滞遗尿：遗尿本为水湿运化固摄失常，而水湿痰饮阻滞，既可致膀胱气化不利而癃闭，也可致膀胱不约而遗尿或滴沥失禁。

1. 下焦痰饮阻滞尿频：症见尿频，每日尿次达10余次，而无尿痛尿急，头晕乏力，纳呆，不属虚证，用十枣汤逐下焦痰饮。

2. 下焦水湿停滞遗尿、夜尿频：症见小儿遗尿，形体偏胖，脉缓有力，舌苔薄白而润，无其他不适。或老人夜尿频多，下肢轻度浮肿，舌体胖嫩，苔白滑，均可用五苓散温阳化气利水取效，此时，径用金匮肾气丸尚属欠妥，因患者以水湿阻滞于下焦为主，五苓散温化通阳为长，而肾气丸以温补肾阳为主，但可用以善后巩固调理。

（四）瘀血阻滞遗尿：久病入络，遗尿日久，水病及血，瘀血瘀热交搏于膀胱，州都失司而遗尿。辨证要着在于辨瘀血见症；瘀血郁而化热，还当辨析瘀热见症。治宜活血化瘀以通达止，可选用血府逐瘀汤加减。

（五）肝与遗尿："肝主小便"肝气郁结，气机阻滞可致小便不利或气淋或癃闭；但肝气横逆，气机逆乱也致膀胱不约而遗尿。

1. 肝经郁热遗尿：症见遗尿，或夜间遗尿，或小便自遗，遗尿量少或黄，或有惊恐史，情志抑郁，急躁，或夜间龀齿，面赤唇红，口渴，舌质红，苔薄黄，脉弦数。治宜疏肝调气，清肝安神，可选用加味逍遥散、柴胡加龙牡汤、龙胆泻肝汤。遗尿发生在经前，经净后遗尿自止，伴胸乳少腹胀痛，平素心烦易怒，失眠多梦，小便黄，大便秘结，舌红苔黄，脉弦细数，属肝郁化火偏亢，逼迫膀胱开合失司而遗尿，治宜凉肝泻火，用逍遥散加减。

2. 肝胆湿热阳明积滞遗尿：症见遗尿，心烦急躁，夜寐多梦，食纳差，时时腹痛，大便干结，小便黄气臭秽，舌红苔黄，脉弦且数。治宜清泻肝胆郁热，消导肠胃积滞，调理三焦气机。可选用升降散加味。

（六）肺与遗尿：肺主气，为水之源。张仲景用甘草干姜汤以温肺缩尿治遗尿或小便失禁。久咳不止，损伤肺气，气化失常，无能调控水道，治当补肺益气。老年尿频多属肾虚不固。但也不尽属虚，若不见气虚肾虚诸症，而见头痛、腰背发紧，或咳喘等，又为太阳经脉不利，膀胱气化失司所致，又宜宣肺转枢太阳经脉，启膀胱气化，可选用麻黄汤加缩泉之品。

用麻黄汤治老年尿频应辨证无误方可。

（七）心脾积热遗尿：如今小儿遗尿属虚证渐少，而因饮食不节，过食肥甘，痰湿积滞，郁而化热，致心脾积热遗尿较往昔已渐多。治当清心止遗。若属心脾不足或心肾不足遗尿或尿频，又宜益心脾补心肾，可选用甘麦大枣汤加味。

淋　证

一、淋证从肝辨治

1. 四载淋证属肝经郁火辩

气淋属肝气郁结，化火下移膀胱者，已故上海中医学院程门雪院长擅用化肝煎治之。程院长在《淋浊解》篇中论曰："气淋见脐下胀痛且满，牵引少腹，溺时管痛，小溲艰涩，矢气稍松者，此肝气内郁化火，气滞不通，火郁不发之象。"化肝煎出自《景岳全书·新方八阵》，由青皮、陈皮、芍药、丹皮、炒山栀、泽泻、川贝母7味组成，治怒气伤肝，因而气逆动火，导致烦热，胁痛胀满，小溲短赤，甚则气火冲激，血络受戕，以致动血等症，其脉多见弦数，或兼涩之象。景岳于方后自注"小便下血者加木通"，"木通治小水急数疼痛，小腹虚满"，可见疏、泄、柔三法配合木通以导之，以治气淋实证，颇合病情。撰者吸取前辈经验，常以化肝煎加味，治肝经郁火所致淋证分属气淋、热淋和血淋，皆有相当疗效。如李某，女，59岁。主诉有尿感病史4年余，常急性发作，近1周来小溲频急涩痛，尿常规检查：白细胞（＋）。患者兼见胸闷，少腹胀痛，头胀烦热，脉来弦数，舌苔薄黄质偏红，证属郁怒伤肝，气逆动火，上扰则头胀冒热，下注则小溲黄浊，频急涩痛，横逆则少腹胀痛。治仿景岳化肝煎，清化肝经之郁火。处方：橘叶4.5g，橘核9g，炒青皮6g，生白芍9g，粉丹皮4.5g，炒山栀9g，泽泻9g，川贝母4.5g，木通4.5g，煨金铃子6g。车前子（包）9g，嫩白薇12g，白蒺藜12g。上方投药5帖，尿路刺激症状消失，尿常规复查阴性。随证选加旋覆花、广郁金、绿萼梅、佛手柑、瓜蒌皮、青黛、生石决明，嫩钩藤等味，治之匝月，症情稳定，宿疾1年来未作（此病员在中药治疗期间未加任何西药）。化肝煎为清化肝经郁火之主

方，既不同于丹栀逍遥散之疏肝扶脾、开郁泄热，亦不同于龙
胆泻肝汤之苦寒直折、泻肝火而清利下焦湿热。该病案曾屡服
龙胆泻肝汤合八正散加减，病情未有进展。开方予化肝煎，一
拍即合，诸症悉安。撰者认为对于木不疏土之证候，自当以逍
遥散开散之，而肝火冲激上逆之实证，兼见湿热下注者，非龙
胆泻肝汤导之泄之不为功。而凡肝经气血阻滞，不受升散者，
宜化肝煎以遂其条达之性。化肝煎为的对之方，盖肝主疏泄，
且是厥阴之脉环阴器，淋证属肝热阻滞，疏泄失司者，化肝煎
可谓药证相符。〔来源：上海中医药杂志　1995；（1）：31〕

2. 淋证属邪气内伏，肝肾失调辨

任继学经验，肾盂肾炎，在急性阶段若失治误治，则邪气
内伏，久则伤肾，肾气受损，导致肝失肾水之涵，肾乏相火资
助，引起肝脏失于疏泄，膀胱气化不利。症见腰酸肢冷，尿频
尿急，涩而不畅，尿有余沥，小腹坠胀，大便时干，劳则加
甚，舌红赤，苔多黄白相兼而薄，脉多沉弦无力，属肝肾失
调，宜益肾疏肝，佐以渗化之品。用荔枝核 15g，橘核 15g，
川楝子 15g 以疏肝理肾，以利膀胱气化功能；海金沙 10g，威
灵仙 10g，地肤子 10g 以渗利驱湿，佐牛膝 10g 解毒化瘀以解
尿路涩痛，官桂 1.5g 养阳资气，以利正复。〔来源：《名医特
色经验精华》P. 181〕

二、淋证从脾虚辨治

不为脓尿所惑从脾虚不足、精微下注辨

张中立治某患者，男，50 岁。患者发现小便后段混浊，
呈米泔色，因无自觉症状未加注意。嗣后小便越来越混浊，并
出现结块沉淀，但小便时无急胀痛感，屡用清利湿热方剂无
效，精神日差，形体消瘦，疲乏无力，食纳减少，大便正常。
舌质淡，舌苔中厚腻色白，脉缓弱。查尿常规蛋白（＋），白
细胞（＋），红细胞（＋），脓细胞（＋＋＋）。治以健脾益
气，方用参苓白术散加减。处方：党参 16g，白术 20g，茯苓
13g，怀山药 30g，炒薏苡仁 16g，莲子 30g，炒扁豆 10g，砂仁

6g，萆薢 16g，黄芪 16g，白果 10g，泽泻 10g，甘草 5g。每日 1 剂，水煎服。服药 15 剂后，肉眼见小便脓性分泌物减少，有时还出现正常尿液，精神稍好转，饮食增加。上方续进（白术改用 30g，莲子改用 50g），连续服 3 个月后，小便完全恢复正常，患者面色红润，精力充沛。〔来源：中医杂志 1984；(6)：21〕

三、任督失调尿频

妇科术后便溺频数属精血亏损、任督失调辨

王瑞道治一女性患者，41 岁。有子宫肌瘤，近半年崩漏交作，遂行子宫切除术。术后半月因夫妻不睦，情志抑郁，旋觉脐下悸动有气上冲或下迫，多由情绪激动诱发，气上冲则心烦，胸闷，咽部梗阻，口干舌涩；气下迫则少腹坠胀，大便窘迫排解不畅难得快意，小便尿意频作，尿量少而涩痛灼热，夜间反复便溺 4~5 次而影响睡眠。昼则心烦意乱，口干频饮，饥不欲食。近 10 日内，多次查尿常规：尿糖（-），红细胞（-），偶尔有白细胞或脓球少许。测体温，高时达 37.5℃。曾服氟哌酸及中药导赤、八正散类皆取效不显。症见：形体消瘦，面色萎黄，两睑胞暗红，舌质深红少苔，舌尖赤点密布，脉象细数，尺部尤弱。证属：精血亏损，真阴元阳生化无源，任、督脉阴阳失调，冲和失司。治以育阴扶阳、交通任督、交泰心肾为法。处方：黄连 3g，肉桂 3g，阿胶 10g（烊），枸杞子 10g，百合 15g，生枣仁 15g，肉苁蓉 15g，金樱子 10g，甘草 5g。水煎分服，停服西药。复诊：药进 5 剂，夜能安睡 4 个小时许，昼亦情绪安宁。每遇情志激惹，虽便溺频作，但能控制，脐下悸，气上冲下迫感势减，原方加焦山栀、淫羊藿各 10g，守方再服 20 剂获愈。〔来源：中医杂志　1993；(6)：337〕

四、小结与评述

（一）淋证从肝论治需详辨：淋证多属湿热下注、肝肾亏损，治疗多用清利湿热、滋养肝肾等。肝经络阴器，"肝主小

便"。所以，肝之功能失调与淋证密切相关，但淋证从肝论治还需详辨。肝经湿热下注、肝肾阴亏淋证一般辨识不难；而肝气郁结所致淋证，若泛泛辨证也不易取效，选方择药也很重要，不可不辨。

1. 肝热阻滞，疏泄失司淋证：肝气内郁化火，气滞不通，火郁不达，疏泄失司而致淋证。症见小便频涩而痛，尿急，少腹痛且满，胸闷，头胀烦热，或胁痛，或小便短赤，苔薄黄，质偏红，脉弦数。治宜清化肝经郁火，化肝煎为的对之方。该方疏、泄、柔并用，治肝经郁火所致气淋、热淋、血淋，均有较好疗效。肝经郁火，疏泄失司之淋证用逍遥散、龙胆泻肝汤均不恰切中的。逍遥散加丹皮、栀子也不甚贴切。因三方或升散有余，疏泄柔尚欠不足；或苦寒直折，更欠疏泄而郁遏有余。

2. 邪气内伏，肾虚肝郁淋证：症见尿频尿涩而不畅，尿有余沥，小腹坠胀，大便时干，腰酸肢冷，劳则加甚，舌红赤，苔多黄白相兼而薄，脉多沉弦无力。治宜益肾疏肝，佐以渗化。

（二）淋证从脾虚气陷辨治：脾虚气陷，小便混浊，或为膏淋，用补脾益气固涩，但临证时却易为西医检查结果所惑，如脓尿则拘泥西医诊断而大剂清利湿热、解毒通淋，但常无疗效。所以，辨证之关键在于不为西医诊断所约束，着眼于辨证，虽为脓尿，若为脾虚气陷、精微下注，仍用补益健脾，不杂一味清利解毒之品而病愈。

（三）淋证从任督失调辨治：妇科术后便溺频数，小便涩痛灼热，虽尿常规有脓球少许，但非湿热所致，而形体消瘦，面色萎黄，两睑胞暗红，舌质深红少苔，脉细数尺弱，属精血亏损，任督阴阳失调，治宜育阴扶阳，交通任督，交泰心肾。

阳　痿

一、从湿辨治阳痿

1. 阳痿从湿论治辨

黄学文经验，阳痿因于湿热者，其舌并非尽红，其苔并非尽黄而厚腻，其脉也并非尽滑数。湿为阴邪，湿重热轻时，因湿阻气血不畅，苔可见白腻，舌质可见紫暗。湿困脾胃，气血不足，则脉可见细弱。此症状特别又多见于多酒食者，不妨从湿论治，每可获效。张景岳"男子阳痿不起多由命门火衰，……火衰者十居七八"。作者体会，治阳痿以补肾取效者有之，但距"十居七八"甚远。湿证阳痿的湿症或湿热症的表现，并非都很明显，辨证时不必强求各症悉具，如肢懒体倦，阴囊潮湿，舌体胖大，舌苔厚腻，受补后常感头昏，全身软弱无力等，对辨证较有提示意义。湿邪郁久有化热趋势，其热邪及利湿治疗均可伤阴，故初治可以利湿为主，少佐滋补肾阴，后期巩固治疗可补多于利。湿证阳痿治疗见效快，往往服药数剂即可见效，否则当及时究其原因。〔来源：中医药研究1990；(4)：14〕

2. 湿困脾胃阳痿不育辨

胡杰生治某男性患者，27岁。结婚4年未育，妻子检查未见异常。自觉头晕心悸，胸闷腹胀，阳痿不举，早泄，形体肥胖，舌胖，苔白腻，脉濡。精液常规：量2mL，2h不液化，精子数 4×10^7/mL，活动率30%，活动力差。属湿困脾胃，宜健脾化湿，用平胃散合二陈汤加减：党参15g，白术10g，苍术10g，厚朴10g，云茯苓15g，甘草3g，泽泻12g，生薏苡仁20g，半夏8g。连服30剂，自觉症状消失。后又服五子衍宗丸30天，精液常规基本常，当年其妻怀孕，足月顺产一男婴。〔中医杂志　1992；(7)：24〕

3. 三仁汤治阳痿辨

陈瑞春治一位初婚阳痿患者，从病历看，已用过三才封髓丹、五子衍宗丸、赞育丹等，甚至还在每剂药中外加鹿茸粉3g，可谓是滋阴补肾，温阳起痿，应有尽有，然而不见效。询问所及，略有所悟。当时，是长夏主气，人在气交之中，焉能不受当令之气的影响？虽病阳痿，为内所因，亦不能舍时令迳用温补。纵使大补温阳，因湿热遏伏，亦是枉然。此乃迭进温补，阳痿不愈的症结所在。前人常说：湿热不攘，大筋软短，小筋弛长，弛长为痿。循此思路，欣然想起"三仁汤"一方，遂疏方：杏仁9g，白蔻仁6g，厚朴9g，薏苡仁20g，法半夏9g，白通草6g，滑石15g，淡竹叶9g，石菖蒲6g。嘱服5剂。果服上药后食欲增进，身重减轻，口不黏而清爽，且夜间醒后有阴茎勃起现象，舌苔仍薄腻，又加藿佩各10g，再进10剂，此后一切正常，爱人受孕。三仁汤具有宣上、运中、渗下之功，三焦气机畅利，湿热得以宣透，筋脉自然舒畅，不治痿而痿自除。〔来源：上海中医药杂志　1983；(5)：6〕

二、从郁辨治阳痿

1. 小柴胡汤解郁通阳治阳痿辨

刘渡舟认为，《伤寒论》第148条对"阳微结"与"纯阴结"的疑似之辨，进行了分析。从中可以看出，少阳气郁不伸的"阳微结"证，可以类似少阴病的"纯阴结"证。临床观察这个病可出现手足厥冷、阳痿与无性欲之证。但其病机是气郁而非阳虚，故治疗中不能使用补肾温阳之品，应参考少阴病四逆散的治法，则庶几近之。如某患者，男，32岁，年虽壮，却患阳痿之证，自认为肾虚，遍服各种补肾壮阳之药，久而无效。视其两目炯炯有神，体魄甚佳而非虚怯之象，切其脉弦而有力，视其舌苔则白滑略厚。乃问其胸胁苦满，追知因忧患之事而生此病。此乃肝胆气郁，抑而不伸，阳气受阻，所谓"阳微结"者是矣。气郁应疏之达之……为疏小柴胡汤加枳实、白芍而开少阳之郁，以疏通阳气之结，仅服3剂而瘳。

〔来源：中医杂志 1985；（5）：12〕

2. 阳痿用小柴胡汤通阳辨

赵霞治某患者，男，28 岁。自述平素体健无病，新婚不久，因家事郁闷，遂觉阳痿不举或举而不坚，渐至心理恐惧，不思房事。曾自购男宝等补肾壮阳药服用，也无济于事，别无所苦，苔白略腻，脉弦有力。此等体健不虚之阳痿，多属肝胆气郁，阳气内阻所致，故补之无益，治宜疏利肝胆，开郁通阳。药用：柴胡 12g，黄芩 10g，党参 10g，半夏 10g，炙甘草 6g，生姜 6g，大枣 6 枚，枳实 10g，白芍 10g，木通 6g。服药 7 剂后，阳事已举，唯觉口苦而干，改用一贯煎化裁调治而愈。〔来源：中医杂志 1994；（10）：595〕

3. 肝郁气滞宗筋，脉络不通阳痿辨

王琦治一患者，男，41 岁。阳痿数年，急躁易怒，心烦不宁，服补肾壮阳剂无效。脉弦滑，苔薄黄腻。属肝气郁滞宗筋，脉络不通，兼有化热之象，治以疏肝通络，兼清肝火。予四逆散加味：柴胡 12g，白芍 15g，枳壳 10g，生甘草 6g，黄柏 6g，知母 6g，蜈蚣 2 条，砂仁 3g。服药 8 剂，情绪大有好转，阳事稍兴，有求欲感，又服 8 剂，得以巩固。〔来源：天津中医 1985；（5）：16〕

三、小结与评述

（一）从湿辨治阳痿：阳痿多属虚证，用补肾助阳填精等为大法。但湿热酝酿，大筋软短，小筋弛长，弛长为痿。湿或湿热郁结是致阳痿的常见病因，辨证的关键在于辨识。湿热阳痿的湿证或湿热证的表现并非都很明显，舌苔并非尽黄或黄腻，若能抓住湿邪致病特性，头身困重，胸脘痞满，阴囊潮湿，颜面垢滞，进补后诸症加重，头脑更加昏沉而重，对辨证较有提示意义。其次因时制宜，如阳痿发生在长夏，受当令之气影响；因地制宜，如地处潮湿，饮食生活习惯，恣饮酒浆，肥甘无节制等均是形成湿热阳痿的病因。治宜清化湿热，调畅气机，可选用三仁汤、甘露消毒丹、藿香正气散、平胃散合二陈汤等。

（二）从阳郁辨治阳痿：阳虚阳痿易辨识，阳郁阳痿辨识不易，治疗一补益，一开通，迥然有别，不可不辨。

1. 肝胆气郁，阳郁不伸阳痿：症见阳痿，无性欲，胸胁满闷，两目炯炯有神，体健，虽时有四肢冷，但非阳虚乃阳郁不伸，脉弦而有力，证似"阳微结"。治宜疏利肝胆，开少阳之郁，疏通阳气之结，可选用小柴胡汤、四逆散，或两方合用加味。

2. 肝胆郁滞阳郁阳痿：虽有肝气郁结之证，但治疗用逍遥散却不很合病机，因阳郁不伸重在郁滞，体不虚脾也健，而逍遥散虽有疏肝之功，但开通阳气之力尚嫌不足，还有术苓多余之味。少阳为枢，有生发之机，小柴胡汤调少阳枢机，助生发之机而开通，用之颇为适宜。

腰　痛

一、调肝胆气机治腰痛

1. 肝郁腰痛辨

赖良蒲治某患者，女，30岁。半年以来，卧辄腰痛，黎明更剧，晨起即止。脉象弦紧，舌苔薄白。肝木旺于寅卯，肝气郁遏，失于条达，血行障碍故痛，议用条达肝气法，以柴胡疏肝散加味主之：北柴胡9g，川芎6g，白芍6g，青皮6g，木蝴蝶9g，炒枳壳6g，香附6g，甘草3g。水煎服，1剂病减，5剂痊愈。〔来源：《蒲园医案》P.146〕

2. 疏肝活血法治愈腰背冷痛辨

欧阳琦治某患者，女，39岁。腰背冷痛多年不愈，虽值盛夏，腰背也时有冷感。长期用温补督肾之药无效，继而月经量少不畅，色紫黑。经来时，少腹痛，腰背冷痛尤为明显，经后可稍减轻。形瘦肢冷，脉沉细涩，舌紫暗。证属血海瘀阻，表里气血不通所致。用四逆散加牛膝、蒲黄、泽兰、茜草、归尾、白芥子，连服药半月，腰背冷痛减轻，经来较畅，色量正常。后每月经前再服药15剂，连服药3个月，症状消失。〔来源：《中国现代名中医医案精华》二集 P.1436〕

3. 五更腰痛辨

顾丕荣经验，腰痛一证，"有风，有热，有闪挫，有滞气，有痰积，皆标也；肾虚，其本也"，可概证治之要。然临床上常见一种腰痛，每于午夜之后始作，尤以五更为甚，辗转床笫，痛苦不堪，而晨活动之后，其痛渐缓，为五更腰痛。此病按常规论治难获良效。根据天人相应学说，认为人体阴阳气血随经络运行不息，昼夜各随值时，子后阴尽阳生，五更气交丑寅，适当风木司令，乃肝胆阳气初生之际。若其人肾元衰惫，阴阳交亏，肝胆生气不足，阳气无以宣达，风邪乘隙内舍肝肾，以致当其经气交更之时，阴阳不相顺接，肾虚恋邪，故腰际痛楚，肝郁不生，则五更特甚。乃援用独活寄生汤加柴胡一味，以补肾蠲痹中渗入疏肝升阳之品，俾经气畅达，补中求通，可治五更腰痛之沉疴痼疾，药后应手告瘥。若舍去柴胡，则少效应。治某患者，女，42岁。腰痛每于五更发作，日昼其痛若失，已延5年，中西药、针灸皆无一效，舌淡红，苔薄，脉沉细弦。拟独活寄生汤减味加柴胡，肝肾同治，以蠲其痛。处方：独活6g，桑寄生12g，秦艽12g，防风6g，细辛3g，当归12g，炒赤芍9g，怀牛膝12g，杜仲10g，熟地10g，桂枝6g，柴胡6g。7剂。服药5剂，五更腰痛已止。〔来源：中医杂志　1989；（1）：47〕

4. 子夜腰痛辨

尚品杰经验，一患者突然腰痛，每夜12时至凌晨1时，腰部疼痛难以入睡，过1时后渐好，以小柴胡汤加胆草、金钱草、滑石、川牛膝、杜仲、桑寄生。服9剂，腰痛消失。〔来源：河南中医学院学报　1991；（3）：30〕

二、一隅三反治腰痛

1. 四神丸治五更腰痛辨

刘臣等治某患者，女，42岁。腰痛半年余，每天起床时腰痛逐渐加重，甚则不能翻身，需人扶助方能起床，活动后即如常人。曾服过抗风湿类中成药，又在某市医院服中药10余剂，不见好转。疼痛多在鸡鸣至平旦之时为重，面色苍白，手足不温，神疲乏力，小便清长，舌淡，脉沉细弱无力，证脉合参，皆为肾虚命门火衰，不能温煦肾脏所致。拟四神丸加味。处方：吴茱萸、补骨脂、五味子各15g，桑寄生20g，甘草、淫羊藿各10g。3剂，水煎服，每日1剂，煎2次混合早晚分服。二诊：服上药后腰痛大减，畏寒轻，手足微温，早起时腰部灵活，守上方加仙茅10g，3剂后腰痛痊愈。1年后随访，未见复发。〔来源：新中医　1996；（5）：15〕

2. 肾盂积水腰胀属带脉病辨

朱祥麟治齐某某，女，36 岁。患者腰胀隐痛已数月，伴小便有时频急，经 B 超检查右侧肾盂轻度积水，尿常规化验阴性，经用西药抗感染治疗乏效，复用中药效也不显。近日右侧腰囊作胀且痛，局部有轻度叩击痛，小便清，有时稍频，无涩痛感，食可，大便日行 1 次，身体偏瘦，继往有轻度胃下垂病史，现胃脘无不适。舌淡、中少白苔，脉缓弱。前所服方药温阳行水如苓桂术甘汤，补肾强腰如独活寄生汤，温肾化气行水如济生肾气丸等等，服药 2 月余，皆不能缓解其胀痛。窃思腰为肾之府，然亦为带脉所行，所用治肾方不效，当求之于带脉，其人有胃下垂病史，当系中气不足所致。若中虚湿气下流，着于带脉，可致是症，乃用东垣补中益气汤加味以观进展。处方：黄芪 15g，党参 12g，白术 10g，升麻 6g，柴胡 6g，陈皮 6g，当归 10g，炙甘草 6g，云茯苓 15g，生姜 3 片，大枣 4 枚。服 5 剂症大减，续服 5 剂而愈。〔来源：中医杂志 1996；（9）：529〕

三、风热、痰积腰痛

1. 风热腰痛辨

症见腰痛而热，小便赤，或身热微汗，口干而渴，咽喉红肿，脉浮数，苔薄质红赤。治宜疏散风热，用小柴胡汤去半夏，加羌活、续断、黑豆，大便秘结加大黄、枳实。风热腰痛临床比较少见。〔来源：《实用中医肾病学》P. 58〕

2. 痰积腰痛辨

郭兰忠治某患者，男，26 岁。腰痛 4 月余，腰部重着麻木，与天气变化无关，口稍渴不黏，纳食如常，睡眠好，大便偏干，小便稍黄，不浑浊，无沉淀。曾服独活寄生汤、肾着汤加味上百剂，腰痛不减。苔稍黄，脉滑。诊为痰积腰痛，拟指迷茯苓丸加味：风化硝 10g，枳壳 10g，茯苓 10g，法半夏 10g，狗脊 10g，桑寄生 15g。服 5 剂后，腰痛大减，嘱原方再服，如大便稀，风化硝逐渐减量，10 剂后，腰已不痛。〔来

源：江西中医药　1989；（4）：21〕

四、小结与评述

（一）调肝胆气机治腰痛：腰痛病因多端，如风寒湿邪、湿热、痰湿、瘀血痹阻；肝主筋，腰为肾之外府，脾主肌肉。所以，腰痛与肝脾肾亏损不足密切相关。肝藏血，主疏泄，条达气机，当肝胆气机郁滞，气血阻滞，筋脉不得濡养而腰痛，谓之肝郁腰痛，不可不辨。

1. 肝郁腰痛特点：症见腰痛，卧则腰痛，腰痛常在子夜后五更时，或在此段时间内加剧。晨起可渐缓或止。腰痛定时或定时加重为其他病因腰痛所没有。

2. 肝郁腰痛治疗：治宜调肝胆气机，疏肝升阳，可选用柴胡疏肝散、独活寄生汤加柴胡一味，俾肝经之气畅达，补中求通，若舍柴胡必少效，或用小柴胡汤调少阳枢机。若属血海瘀滞，表里气血不通而腰背冷痛，用四逆散加味以调肝气疏表里气血。

（二）一隅三反治腰痛：四神丸本用于治疗肾阳虚五更泻，五更腰痛伴面色苍白，手足不温，舌淡，脉细沉而弱，属肾阳虚衰，病机与五更泻相同，异病同证同治，用四神丸取效。腰虽为肾之府，但亦为带脉所循行之部位。腰痛按常法治肾不效，当另辟蹊径，或求之于肾，从带脉约束无权求治，如中虚湿气下流着于带脉而致腰胀隐痛，又宜益气升脾束带治之方可取效。肾盂积水腰痛为临证多见，症见或腰部作胀隐痛，或腰部坠胀隐痛，甚则感腰部有寒冷感或灼热感，治疗多用温阳化气利水，或健脾运湿清热，而从湿着带脉论治确颇具巧思。

（三）风热腰痛、痰积腰痛辨识不易：但只要辨析其腰痛特点及伴随症状，并结合既往用药情况分析，一般可辨识其病本所在。

耳鸣、耳聋

一、肺与耳聋

1. 耳聋治肺辨

陈国丰治某患者，男，21 岁。患者 3 天前感受风寒，鼻塞流涕，咳嗽少痰，继则右耳失聪，闭气不舒，自声增强。舌质淡红，舌苔薄白，脉浮紧。检查：右耳鼓膜呈橘黄色，有液平面，音叉试验呈传导性耳聋。诊为"渗出性中耳炎"。证属风寒束肺，肺失宣降，气闭耳窍。治宗"耳聋治肺"之理，予以宣肺通窍，方拟三拗汤加味：炙麻黄、甘草各 5g，桔梗 6g，前胡、杏仁、石菖蒲各 10g，木通 3g，茯苓 20g。服 3 剂后耳聪病除而愈。《难经·四十难》云："肺主声，故令耳闻声。"刘河间提出"耳聋治肺"之论点。可见耳聋与肺有密切关系。〔来源：上海中医药杂志 1990；(9)：24〕

2. 三拗汤宣肺治耳聋辨

干祖望经验，临床上有许多耳聋患者，并无肝胆肾经见证，反见鼻塞、咳嗽，或有恶寒发热等肺卫不和之状，何也？此类耳聋即西医学所称"急性耳咽管炎"，或"卡他性中耳炎"，中医则认为是风邪袭肺，移病聋聪之故，也即《诸病源候论》所称"风聋"。治某患者，男，35 岁。右耳听力陡降 2 天，耳中胀塞不舒，时觉微痛，吞咽时耳内"轰轰"作响，鼻道通气不畅，有少量清涕，烦躁不安，常以手揯耳及按压耳屏，均不能减轻。检查：右耳鼓膜内陷，标志消失，运动不良，微有充血。音叉检查：任氏法：左耳气导＞骨导，右耳骨导＞气导；韦氏法：右偏；施氏法：右耳骨导时间延长。舌苔薄白，脉有浮意。辨证施治：风邪侵袭聋聪，耳窍经气痞塞，急取宣肺之品，以求通窍复聪。处方：麻黄 3g，杏仁 10g，甘草 3g，防风 5g，苍耳子 10g，薄荷 6g（后下），僵蚕 10g，石菖蒲 3g，路路通 10g。药进 3 剂，耳中胀塞感消除，鼻塞等症状减轻，原方稍事加减后再进 3 剂，以巩固疗效。〔来源：中医杂志 1985；（1）：15〕

3. 暴聋用麻黄附子细辛汤辨

宋兴治某患者，男，21 岁，学生。以两耳突然听力障碍 1 天就诊。自述 1 天前清洗衣服，赤脚露臂于冷水池中浸泡 2 小时余，至晚，凛凛恶寒，今日晨起，耳聩聩无所闻，神倦身痛，举步无力，观其形体瘦弱，神情委顿，目光暗淡，面色青灰，唇紫舌绛苔白润，询知口淡，脘闷，恶油，察六脉沉细而紧，辨证：寒邪直中太、少二阴。治则：温肾宣肺，佐以暖脾。方药：麻黄细辛附子汤加生姜。麻黄 15g，辽细辛 8g，附片 30g，生姜 20g。二煎后分温 3 服，昼夜各 1 剂。服药后覆被暖卧，1 剂尽，入夜，全身震颤约 20 分钟后，继以烦闷躁扰约 5 分钟，然汗出，耳内随作"砰"然之沉闷声，声过，听力恢复。续进第 2 剂，至晨，身痛亦愈。唯精神委顿，脚下轻飘，口淡纳呆，是肺气已宣，肾气已通，而脾阳尚未大振，改投附子理中加防风苏叶汤，5 日服 3 剂，诸症悉愈。〔来源：中医杂志 1994；（8）：505〕

4. 风寒外束，肺气失宣，气闭耳窍耳闭辨

叶益丰治某患者，男，26 岁。鼻塞流涕，咳嗽少痰 2 天，继则耳闭塞失聪。西医诊断为渗出性中耳炎，经抗生素等治疗后罔效。伴见恶寒身酸，鼻涕清稀，咳嗽气急，咯痰清稀薄，舌质淡，苔薄白，脉浮紧。此乃风寒外束，肺气失宣，气闭耳窍。治宜宣肺通窍，用麻黄汤加味，麻、桂各 6g，杏仁、桔梗、前胡、石菖蒲、远志、茯苓各 10g，甘草 9g。服 3 剂，症状大减，又服 2 剂，咳嗽消失，耳聋转聪。〔来源：江苏中医 1991；（7）：17〕

5. 外感耳聋不可局限于"治在少阳"辨

张耀卿经验，外感耳聋不可局限于"治在少阳"，也有外感耳聋系金受火灼，其治在肺，可用桑叶、前胡、桔梗、枳壳、蝉蜕等。〔来源：《内科辨证录》P. 129〕

二、水饮内停耳鸣耳聋

苓桂术甘汤治耳鸣耳聋辨

周汉清治某患者，女，26岁。20天前下稻田劳动，气候炎热，汗出较多，乃饮山泉之水，回家后自觉头晕头重，耳鸣鼻塞，逐渐加重，至当晚二更许，双侧耳聋如塞，与家人议事亦靠打手势，次日到当地卫生院求治。经西医打针服药3日，乏效，乃改服中药三仁汤加苍术、藿香、石菖蒲之类，连服7剂，亦无好转，遂到县人民医院检查，诊断为"神经性耳聋"。症见面色黯，四肢困倦，耳聋如塞，鼻流清涕，头晕恶心，口淡食少，尿少便溏，舌淡，苔白滑，脉沉稍有力。辨为脾胃阳虚，水饮内停之证，宜健脾利湿，温阳化水之法，予苓桂术甘汤加生姜。处方：茯苓、白术、生姜各20g，桂枝、炙甘草各10g。每日1剂。服至3剂，患者忽觉耳中作响，顿时双耳听力复常，余症渐平，经随访未再复发。〔来源：新中医1986；(6)：48〕

三、心与耳鸣

导赤散加味清心息耳鸣辨

干祖望经验，经常遇到一些耳鸣患者，几经周折，先后予以清肝息风、育阴潜阳、滋补肝肾、重镇安神等，均无寸进。通过了解耳鸣的音量大小，音调高低，拒绝或接受外来噪音，舌质、脉象的诊察以区别辨证。若耳鸣的音量大，音调高，拒绝外来噪音，舌质红或有朱点，脉有数意者，多从清心泻火入手。盖心寄窍于耳，故心血平耳鸣息，常用方导赤散加茅根、芦根、连翘、灯心草，严重者加黄连，往往收到意料不到的效果。〔来源：辽宁中医杂志1993；(3)：6〕

四、瘀血与耳鸣耳聋

1. 暴聋属气滞血瘀阻塞耳窍辨

荣远明治某患者，女，37岁。右耳突发耳鸣以致耳聋已月余。先脑鸣隆隆，如雷贯耳，随即右耳蝉鸣，听力减退，以致耳聋。医院检查诊断为神经性耳聋，用抗生素、血管扩张剂、中药、理疗、针灸等治疗仍无效果。形体壮实，舌质暗红，舌苔薄白，脉弦。暴聋属气滞血瘀，阻塞耳窍所致。治宜活血行气，祛瘀通窍，用血府逐瘀汤加石菖蒲、磁石、桃仁各12g，红花、当归各9g，生地9g，川芎5g，赤芍6g，柴胡3g，枳壳6g，甘草3g，桔梗5g，牛膝9g，石菖蒲10g，灵磁石20g。每天1剂。服1周后，脑鸣声渐收敛，4周后脑鸣消失，听力恢复，随访半年未发。〔来源：中医杂志　1991；(5)：52〕

2. 阵发性耳鸣用血府逐瘀汤辨

程士德治某患者，男，40岁。患者阵发性耳鸣已4年余，发作时不同于一般的如蝉如潮，而是发前先现心烦，继则两耳轰鸣如雷，目不能睁，头不能动，偶然睁目视物并不旋转，发作时间约数分钟不等。发作后并不遗留任何异常表现，照样能工作活动。发作次数日一两次不等，间有不发作日。经多次检查，均无异常发现，饮食生活也正常，脉象见弦。曾经中西药治疗，然无显效。起初也曾用平肝、重镇、泻肝、潜阳、通窍等法，亦未见显效。后来宗王清任瘀血之说，方用血府逐瘀汤加减而获效。〔来源：中医杂志　1990；(9)：4〕

五、少阳寒湿交阻耳鸣耳聋

1. 寒与湿交阻少阳经，清窍闭塞耳鸣耳聋辨

言庚孚治某患者，男，33岁。外感风寒1周，恶寒发热，周身酸痛，服解表药后，症虽好转而表未尽，反见头晕目眩，耳鸣耳聋，咽中似有痰阻，咯之不爽，曾投补肾填精之品无效，舌质淡红，苔薄白而中间微黄。此外感余邪未净，寒与湿交阻于少阳经脉，清窍闭塞而致耳鸣耳聋。治当散寒除湿，化痰通窍：软柴胡3g，香白芷3g，薄荷6g，川芎5g，苍耳子5g，北细辛3g，苏叶12g，石菖蒲5g，淡姜皮10g，粉甘草5g。二诊：服上方4付后，自觉精神清爽，耳鸣耳聋好转，脉舌同前，上方继续服用，共服30剂，诸症痊愈。〔来源：《言

《庚孚医疗经验集》〕

六、小结与评述

（一）肺与耳聋：肾开窍于耳，胆经绕耳后，肝胆相表里，故耳聋多从肝胆、肾调治。刘河间有"耳聋治肺"之说，肺与耳聋也有密切关系。外感耳聋不可局限于治在少阳。

1. 风邪袭肺移病于耳，谓之风聋：症见耳聋，闭气，自声增强，伴有鼻塞流涕，咳嗽少痰，或恶寒发热等肺卫不和症状，多发生于外感之同时或外感后，西医诊为"急性耳咽管炎"、"卡他性中耳炎"。治宜宣通肺窍，可选用三拗汤加味，若属风寒束表风寒表实证，可选用麻黄汤加味。

2. 寒邪直中太少二经谓暴耳：症见暴聋，全身恶寒，神倦身痛，面色青灰，有暴受外寒史，口淡，脉沉细而紧。治宜温肾宣肺通窍，可选用麻黄附子细辛汤加味。

3. 金受火灼耳聋：外感风热犯肺，移病于耳，症见耳聋，伴风热表证。其治在肺，可用桑叶、前胡、桔梗、枳壳、蝉蜕等。

（二）水饮上旋耳聋耳鸣：症见耳聋耳鸣如塞，四肢困重，头晕恶心，口淡纳少，尿少便溏，舌淡，苔白滑。治宜温阳化气，利水通窍，可选用苓桂术甘汤、泽泻汤。

（三）心火亢盛耳鸣：症见耳鸣音量大，音调高，拒绝外来噪音，舌质红或有朱点，脉有数意，或伴有不寐，尿赤涩痛。辨证关键在于辨识心火亢盛并辨析与耳鸣之关系，心寄窍于耳，不仅限于肝火旺耳鸣。治宜清心泻火，可选用导赤散加味。

（四）瘀阻耳鸣耳聋：多为暴发性耳聋，或为阵发性剧烈耳鸣。现代医学认为，暴发性耳聋病因虽然多种复杂，或不很清楚，但局部血循障碍是重要原因。实践证明，运用活血化瘀药治疗耳鸣耳聋确能提高疗效。暴发性耳聋，久病耳聋耳鸣均可选用活血化瘀药。治疗瘀阻耳聋耳鸣宜活血化瘀通窍，可选用血府逐瘀汤、通窍活血汤。

（五）寒湿交阻少阳耳鸣耳聋：少阳胆经绕耳后，少阳枢机不利耳鸣耳聋多用小柴胡汤调畅少阳枢机，寒湿交阻少阳经脉，清窍闭塞而致耳鸣耳聋。症见外感表邪未尽，又见头晕目眩，耳鸣耳聋，咽中似有痰阻，咯之不爽，舌质淡红，苔薄白而中间微黄。治宜散寒除湿，化痰通窍。

汗　证

一、湿郁与汗证

1. 伤湿汗证辨

石坚如经验，湿邪导致的自汗、盗汗在临床上也较常见。①阳湿伤表似风温、风湿、中风辨：某患者，男，36 岁。患者 2 天前突然恶寒发热，现微恶寒，汗出溅然而热不解，伴见头胀微痛，昏重若裹，身困肢楚，脘痞纳呆，口黏泛恶，渴不欲饮，尿少色黄，大便正常，舌质红，苔浊腻，脉浮濡而数。此属薛生白所说之"阳湿伤表"之证。《温热经纬》云"热兼湿者必有浊苔"，为其辨证依据。此证与风温、太阳中风及风湿防己黄芪汤证有相似之处。然太阳中风证，舌质淡，苔薄白，此则舌质红苔腻。风温往往自汗，但舌质红而苔则薄白欠润，与此有异。风湿防己黄芪汤证亦具湿象。以舌淡无热与此区别。方用：炒苍术、苦杏仁、块滑石（包）各 10g，藿香、佩兰各 12g，白豆蔻 3g（后下），生薏苡仁 25g，大豆黄卷、淡竹叶各 15g，通草 6g。宣化清利，2 剂后诸症霍然。②湿困汗出似营卫不和辨：某患者，男，56 岁。患盗汗近 2 年……每晚衣衾必湿，常黎明易衣，终年如此，深以为苦，因来求治。据述不仅盗汗，而且自汗畏风，伴见身困纳呆，胸闷泛恶，舌质淡润，苔腻色白，脉沉细濡缓。当时笔者临证仅十多年，虽明知此腻苔为湿象，与桂枝汤证之薄白苔不同，但亦不敢贸然放弃调和营卫而从湿治，乃投以桂枝汤加生芪、浮麦、龙骨、牡蛎，2 剂后汗出如故。因思舌腻纳呆，胸闷泛恶，当属湿困无疑。然而湿困为何亦有营卫不和见症？考虑再三，恍悟三焦不仅为"决渎之官，水道出焉"，而且《灵枢·营卫生会篇》指出："营卫之所行，皆从何道而来？……营出于中焦，卫出于下焦。"据此则三焦亦为营卫"出"与"行"的通路。今三焦既为湿困，则营、卫出行之通路亦必受阻，以致两者失和而为汗出恶风。桂枝汤虽能调和营卫，然不除其困阻之湿，三焦气化难行，营卫岂能调和。而且桂枝汤中芍药酸敛，枣甘助湿，显然有碍于湿邪之祛除。……予宣上、畅中、渗下以调三焦气化，使湿邪从膀胱而渗泄，则不止其汗而汗自止。方用：炒苍术、苦杏仁、姜半夏、制川厚朴、茯苓各9g，藿香、佩兰各12g，生薏苡仁24g，白豆蔻3g（后下），泽泻12g。1剂汗减，再剂痊愈。2年后随访，盗汗一直未发。③湿困盗汗似阳虚辨：某患者，男，47岁。盗汗年余，每夜醒来，必遍体冷汗，伴见足重微冷，溲少而清，近半月来，头昏目眩如舟中之感，余无所苦。曾于数月前，先服西药无效，继进扶阳固表药多剂，服之虽然汗止，但是停药又汗。近因头眩日甚而求治，舌质淡胖湿润，满布白腻苔，脉沉细而弱。此证汗冷足寒，尿清脉弱，极似阳虚盗汗，但扶阳暂效而药停即发，显然并非阳气本身不足。据其腻苔而论，当由湿浊困阻所致。所谓"湿盛则阳微"，故有类似阳虚之见症。湿为阴邪，得阳药而暂止。卫外之阳既为湿阻而不通，又逢夜半阴盛，入睡则卫气行里之时，则表更失护卫而益疏，因而盗汗。张聿青云："湿蒸为汗，与阳虚表不固者有殊。"故扶阳固表乃舍本而逐末，岂能根治。理当运脾燥湿，芳化淡渗以治其本。方用：炒苍术、制川厚朴、姜半夏、茯苓、苦杏仁各10g，生薏苡仁25g，白豆蔻5g（后下），泽泻20g，藿香、佩兰各12g。嘱服3剂。2个月后复诊，据述服上方后，盗汗逐晚递减，剂尽而愈，头眩亦瘥。3月后随访，未见复发。④湿困盗汗似气虚辨：某患者，男，56岁。盗汗1年余，曾至某医院用西药治疗无效，改服中药，暂止而又复发。除伴有头晕困乏外，他无所苦。脉缓软，舌质胖润苔白腻。此证似乎气虚，实则非也。忆崇明陆廷珍《六因条辨》曾云："湿之微者，依然外无痛楚，内不烦扰，但觉倦怠嗜卧，脉缓弱，一如虚损。斯候也，误补之则湿遽化热而病反增剧，误消之则湿留正损而更觉难堪。"故断为湿困盗汗。方用：藿香、佩兰各12g，炒苍术、川厚朴、姜半夏、苦杏仁、茯苓各10g，生薏苡仁30g，白豆蔻5g（后下），3剂。……问："气虚、湿困两者如何鉴别？"答曰："薛生白曾言，'凭证舌以投剂，为临证时要诀'，今患者腻苔满布，舌上水津欲滴，此为湿证之的据。气虚则绝非如此。"……后随访，则已痊愈。⑤湿热大汗似亡阴案：某患者，女，27岁。产前曾患痰嗽，经治获愈，然苔未全化即停药。昨因分娩入院，足月顺产一男，产后出血甚多，并有大汗，妇产科用西药治疗，血止而汗出更多，邀余会诊。诊见面色淡黄，神情安详，自述胃纳欠佳，肢体倦重，口黏尿黄，舌质红，苔浊腻微黄，脉濡细而数。此证热汗如洗，脉细急疾，见于新产失血耗阴之后，虽似乎亡阴脱汗，然而神不昏乱，谈笑自若，气息调匀，舌不干绛，面无异色。亡阴脱汗为危急重候，岂能如此安然。据其病势并结合舌苔浊腻，口黏身重考虑，知系产前湿热余邪未尽，乘新产血耗火动，热得其助乃蒸湿而为大汗。失血过多，营阴暴耗，自属正虚，但湿热内蕴则为邪盛。若欲正邪兼顾，则当养血益阴与清热除湿并进。但血药滋腻难散，恐恋湿留邪，反致诸证丛生，缠绵难愈。衡量其利弊得失，还是全力祛邪为妙。处方：炒苍术、川厚朴、苦杏仁、姜半夏、滑石（包）各10g，生薏苡仁30g，淡竹叶、藿香、佩兰各10g，通草5g，白豆蔻3g（后下）。以宣通气机，清利湿热。服1剂后，汗出渐少，次日又服1剂，痊愈出院。⑥湿热大汗似风热辨：某患者，女，28岁。半个月前曾分娩一女，娩后除汗出略多外，余无所苦。4天前恶露净后，带多稠黏，色黄气腥，汗出仍多，曾请某医用芪、桂、龙、牡、桑螵蛸、瘪桃干等药，药后困倦倍加，胃纳顿减，胸闷尿黄，腹无痛苦，大汗不止，兼觉口渴烦热，欲去衣被，粗看似乎类若《洄溪医案》所载"产后风热"证，但扪其皮肤则不发热，测其体温亦不高。自述渴欲饮冷，因虑产后而不敢饮之。试其饮之，则仅稍稍含咽，不能多饮。诊得脉濡大略数，舌胖而红，苔黄浊腻。据此症脉，肯定并非"产后风热"证。患者平素带多腥黄，系本有湿热内蕴，反与芪桂助热，敛药留湿，以致湿热聚盛，诸症蜂起。治宜宣畅三焦，利湿清热，湿热得除，其汗自收。处方：炒苍术、滑石（包）、苦杏仁、川厚朴、姜半夏各10g，生薏苡仁30g，淡竹叶、藿香、佩兰各15g，生黄柏、通草各6g，白豆蔻3g（后下）。1剂后，汗出稍减，带下渐少。2剂后，除胃纳尚不佳，舌苔未退净外，余症悉除，乃去黄柏，又服2剂而愈。⑦气分湿热盗汗似阴虚辨：某患者，40岁。半月前，因患急性阑尾炎手术治疗，术后伤口感染，曾用抗生素治疗多天，现血象正常而伤口尚未愈合。一周来，每日下午低热徘徊于37.5℃～38℃之间，入晚则汗出热退，继则盗汗，用西药治疗无效。症见面色淡黄，胸闷不饥，肢体困倦，大便正常，小便淡黄，舌质红润，苔白腻，脉细软略数。证属气分湿热，虽与阴虚相似，然阴虚之舌，干红少苔，与此完全不同。《温病条辨》云："午后身热，状若阴虚……而用柔药润之，湿为胶滞阴邪，再加柔润阴药，两阴相合，同气相求，遂有锢结而不可解之势，唯以三仁汤轻开上焦肺……气化则湿亦化也。"方用：生薏苡仁30g，藿香、佩兰、淡竹叶各15g，炒苍术、姜半夏、制川厚朴、块滑石（包）、苦杏仁各10g，通草5g，白豆蔻3g（后下）。服药2剂，诸恙悉除。唯伤口感染则由外科续治，数日后痊愈出院。〔来源：中医杂志1983；(6)：20〕

2. 湿邪郁阻，气机失和自汗辨

赵富春治某患者，农民。患者于1976年夏秋之交感冒后，遗下汗出不止，午后甚，多方治疗罔效。延至1978年9月病情加重，遂来诊治。症见汗出不止，甚则身如洗浴，日更衣数次，头重昏蒙，面色不泽，神情淡漠，胸脘痞闷，肢体倦怠乏力，舌苔白腻微黄质淡，脉缓。属湿盛中阻之汗证。以前或从阴虚论治，或从阳虚卫表不固论治，或反增汗出，或续增病家烦热。治宜芳化宣中，淡渗利湿，三仁汤加减：杏仁9g，白蔻仁9g，薏苡仁20g，猪苓18g，法夏9g，藿香9g，淡豆豉4.5g，通草9g，川厚朴9g，竹叶9g，甘草6g。服6剂，汗出大减，头身轻快，精神转佳，食增。又服6剂，药尽病除。方

药有宣上、畅中、渗下之功，俾湿邪得除，三焦气化正常，虽不止汗而汗自止。〔来源：河南中医　1992；（1）：28〕

3. 湿热内蕴，气机不利盗汗辨

鲍正飞治某患者，女，53岁。夜寐出汗，寤则渐止已1周。汗出淋漓，浸湿衣服，每晨必换衣服，汗后渐渐恶寒，周身不舒。平素喜食肥甘炙煿之品，形体丰腴，伴心烦胸闷，常欲叹息为快。口干口苦，大便干结，2～3天一行，小便稍黄。舌苔白腻，根部微黄，脉滑数。证属湿热内蕴，迫津外出。治以清热利湿，宣化气机。三仁汤化裁：杏仁、薏苡仁、云茯苓、滑石、法半夏、黄芩、连翘、瓜蒌仁、丹皮各10g，白蔻仁3g，茵陈12g，川厚朴6g，牡蛎、糯稻根各30g。服6剂而汗止。〔来源：江苏中医　1991；（7）：22〕

4. 湿热内阻热偏重盗汗辨

曾绍裘治某患者，男，25岁。患者因腰痛、喉痛、咳嗽等症，西医诊断为肾炎、扁桃体炎、慢性气管炎，收入住院。即用越婢加术汤加减，腰痛减轻，但又增盗汗、耳鸣，复先后用六味地黄丸、丹栀逍遥散加减，汗仍不止……邀曾老会诊。其时盗汗殊甚，衣裤皆湿，失眠，心悸，烦躁，腰痛，口干不欲饮，尿短赤等症仍在，舌红，苔黄腻，脉弦数。脉症合参，证属湿热内阻，迫津外越。治宜分利湿热，以冀汗止。方用黄连解毒汤加味。处方：川黄连3g，川黄柏6g，黄芩6g，川萆薢10g，山栀10g，赤茯苓10g，泽泻10g，晚蚕沙10g（另），六一散1包，川牛膝12g，金银花10g，败酱草15g，嫩桂枝3g。药尽4剂，盗汗顿止，余症亦有所减轻。〔来源：中医杂志　1994；（10）：589〕

5. 湿热内蕴，肝胆不利盗汗辨

路志正治某患者，男，28岁。半年来不明原因盗汗，湿衣濡被，并脘满腹胀，纳呆，夜寐欠安，梦境纷纭，咽干口苦，头晕，溲赤量少，大便秘结，曾用滋阴潜阳敛汗之剂和西药治疗无效，舌尖苔垢腻，如蒙尘秽，舌质红，脉濡数。证属湿热内蕴，肝胆不利。治以清泄肝胆湿热，青蒿9g，茵陈9g，黄芩 9g, 栀子 9g, 竹茹 12g, 陈皮 12g, 半夏 6g, 苏梗 12g, 通草 3g, 六一散 15g, 大黄 1.5g, 水煎服, 连服 6 剂。既显效机, 遂于前法稍事变动又进 6 剂, 诸症尽退。〔来源: 中医杂志　1991; (8): 12〕

6. 肠胃湿热盗汗辨

叶景华治一胆石病人, 因上腹部疼痛而入院, 经治疗后疼痛缓解, 但夜寐盗汗甚多, 每夜湿透内衣, 且纳呆口干, 大便干, 小溲赤, 口臭, 舌苔中根腻厚, 舌尖红, 脉较数。辨证属肠胃湿热熏蒸, 迫津外出, 寐则卫气运行于里而表疏汗出, 是实证盗汗。治拟清化胃肠湿热为主, 用制大黄、黄芩、厚朴、藿香、枳壳等药, 服 3 剂, 盗汗减少, 但大便仍不畅, 口臭泛酸, 乃改用生大黄, 再加左金丸, 又服 3 剂, 大便畅, 口臭泛酸减少, 舌苔腻化, 纳增, 盗汗止。〔来源: 上海中医药杂志　1994; (11): 2〕

7. 和脾利水治盗汗辨

王伯岳经验, 盗汗的原因很多, 但小儿则多因积滞, 一方面积滞化热, 蒸腾津液; 另一方面积滞伤脾, 水道通降失职。汗、痰、涎、涕、唾、尿, 皆人体津液所化, 只是所出不同, 总由脾胃转枢, 治疗也不离调理脾胃、和脾利水, 使人体津液正常代谢, 不致从毛孔妄出而为汗。治宜在清热导滞的基础上加用利水和脾之品, 如泽泻、茯苓、猪苓、木通、车前、滑石之类。〔来源: 中医杂志　1987; (11): 13〕

8. 产后盗汗属湿热夹瘀辨

季兆宏治某患者, 女, 26 岁。产后 5 天, 恶露未尽, 寐则盗汗, 汗液黏稠有异味, 醒则汗收, 烘热, 面红, 脉弦滑数, 便行燥结, 口苦、舌红、苔黄腻。此胞宫湿热夹瘀, 熏蒸为汗, 宜清利湿热, 泻火化瘀。处方: 当归 10g, 炒生地 12g, 川黄连 3g, 黄芩 10g, 黄柏 7g, 制大黄 5g, 炙五灵脂 7g, 桃仁 10g, 全瓜蒌 (打) 15g, 碧玉散 (包) 20g, 炒蒲公英 30g。3 剂, 药后汗止, 转方以调和脾胃, 清利余热即愈。产后盗汗, 方书谓阴虚内热, 阳浮不敛, 迫汗外溢, 但本案重点抓住其恶露不绝，烘热，口苦，面红，脉滑数，舌苔黄腻，故断为湿热夹瘀，乘营卫沸腾之际，而结于胞宫。治疗时，采用大量苦寒燥湿清热化瘀的药物，击中病机，而迅速收效。〔来源：中医杂志　1983；（12）：13〕

9. 火旺夹湿汗出辨

曾绍裘治某患者，女，62岁。患眩晕史10余年，并咳嗽，气促，双下肢肿……门诊以高血压病Ⅱ期、心衰Ⅱ级、耳源性眩晕，收入本院内科住院治疗，共住院4个月，从住院第2个月起，自汗、盗汗殊甚。经治疗后血压正常，眩晕基本控制，但自汗、盗汗依然不止，乃邀曾老会诊。症见：自汗、盗汗不止，日夜须更衣数次，伴见五心烦热，口干，口苦而喜热饮，食纳不佳，小便短赤，舌质红，苔黄稍腻，面红，脉沉细而数。脉症合参，证属心火亢盛，兼夹痰湿。治宜苦寒泻热燥湿，佐以酸敛。处方：川黄连5g，生山栀10g，川黄柏6g，黄芩6g，五味子6g，山茱萸12g，云茯苓30g。外用五味子10g，五倍子10g，共为细末，用口水调成饼敷脐，服药4剂汗出全止。2月后，随访，汗未复发。〔来源：中医杂志　1994；（10）：589〕

10. 湿从内生，阻于脉络盗汗辨

朱盛国治某患儿，女，10个月。患儿近2月夜寐多汗，甚则发如洗，身如浸。追问出生7月曾腹泻半月，经治而愈，但胃纳不佳。症见面色苍白，发稀色黄，四肢肌肉松软，舌质淡，苔白腻。此为久泻伤脾，湿从内生，阻于脉络，阳气不能达表，固摄无权，阴液外泄，苓桂术甘汤加味：茯苓、苍术各10g，桂枝、甘草各5g，煅龙牡各30g，麻黄根、生薏苡仁各15g。水煎服，日服1帖。服药1周，盗汗显减，胃纳渐馨，原方连服2周而安。〔来源：上海中医药杂志　1994；（8）：22〕

11. 湿热瘀血交阻上身汗出辨

肖森茂体会，产后多瘀，此时湿热汗证有其特点，常是湿热瘀血交阻，互为因果。湿热不化，气机难调，瘀血难祛，气机不畅，瘀血不除，湿热难清，而宜清化湿热，调畅气机，祛瘀止汗。治丁某，女，22岁，工人。患者产后第二天即上半身汗出不止，湿透内衣，日夜更衣数次，时觉寒热，乳汁少已1周余。自认为体虚，服人参汤以求提神下乳，食后前证仍旧，更增胸闷，胃脘不适，欲呕不得，恶露渐少，小腹疼痛不舒。曾服牡蛎散、玉屏风散数剂不效。诊时症状同前，并谓口干喜饮却不多，舌苔黄腻，脉滑数。此属湿热蕴结，汗出不畅，以清化湿热、宣畅气机三仁汤主之。服2剂，汗出稍减，诸症也好转。继进2剂，病情不见续好。连服8剂，汗出虽减，但不得除，日夜仍须更衣二三次，小腹仍疼痛，何故？乃忆及王清任瘀血也能令人自汗盗汗之论。今患者自病后恶露渐少，小腹疼痛，瘀血之证显然。湿热虽较前清化，但未全消，仍湿热逗留。如此湿热瘀血交阻之证，治宜清化湿热，调畅气机，活血化瘀并进。仍用三仁汤加味：杏仁10g，白蔻仁6g，薏苡仁12g，厚朴10g，木通10g，法半夏9g，滑石12g，石菖蒲10g，山栀10g，益母草15g，蒲黄10g，五灵脂10g。进2剂，恶露增多，有黑色血块，小腹疼痛转轻。又进2剂，恶露由多而少，小腹疼痛已除，汗出止，乳汁增多。续调理脾胃而病愈。〔来源：辽宁中医杂志　1981；(10)：25〕

二、肝胆与汗证

1. 小柴胡汤治盗汗辨

江尔逊经验，杂病盗汗多为阴虚，外感盗汗多为邪在少阳。仲景云："三阳合病，脉浮大，上关上，但欲眠睡，目合则汗。"(《伤寒论语释》，159页)陈修园注曰："此虽三阳合病，而以少阳为主也。"(《伤寒论集注》，黄竹斋编，人民卫生出版社，1965年，283页)

程郊倩注曰："但欲眠为胆热，盗汗为半表半里也。"余临床观察，每见外感盗汗者，多半出现在表证已解，余邪未尽之时，患者伴有轻微头晕，口苦，大便不爽等证，确系余邪稽留少阳，用小柴胡汤加减，诚有良效。〔来源：中医杂志1983；(3)：58〕

2. 小柴胡汤治自汗辨

梅九如治某患者，54 岁。自汗 3 年，春夏为甚，秋冬稍缓，每日由平旦至薄暮周身有汗，动则汗出较多，恶风，头眩胀痛，神疲身痹，胸脘痞闷，口苦咽干，不欲饮，有时下午微恶寒，饮食、大小便正常。脉弦细数无力，苔薄白，舌质偏红。曾经多方治疗，中药用玉屏风散、桂枝汤、当归六黄汤、补中益气汤、牡蛎止汗散。西药用止汗片、维生素、谷维素，均未见效。体温、血常规、血压均在正常范围。从脉症合参，是少阳枢机不利，表里失和，兼有湿邪相搏，阳浮外越，阴气不敛，开合失司，卫气不固所致，拟和解少阳，以利枢机，佐以潜阳敛阴，升清化湿，以和营卫。处方：太子参 15g，春柴胡 6g，嫩黄芩、制半夏各 10g，生甘草 5g，煅龙骨 15g，煅牡蛎 30g，升麻 5g，炒苍术 6g，生姜 2 片，大枣 5 枚。5 剂。服上方 2 剂后出汗渐少，5 剂汗止，头眩胀痛已解，精神亦振，脉弦，苔薄，舌质红。原方去升麻、苍术，加生白芍 15g，续服 5 剂，症状消失，一切正常，随访至今未复发。〔来源：江苏中医杂志 1987；（2）：1〕

3. 四逆散治五更汗泄辨

崔兆祥等治某患者，女，39 岁。近百日来，每当黎明之时则汗出，约半小时之后汗渐止。患者饮食、二便尚可，月经常先后无定期，苔薄脉弦。《素问·阴阳别论》曰："阳加于阴谓之汗。"此郁遏之阳偕风木之热逼津外溢之五更汗泄证。治当用四逆散散邪平肝，加五味子固阴敛汗。方为：柴胡 3g，白芍、五味子各 10g，枳实 6g，甘草 5g。7 剂而汗止。〔来源：江苏中医 1994；（10）：35〕

三、瘀血与汗证

1. 血府逐瘀汤治顽固性自汗辨

陈华章治某患者，女，35 岁。于 4 月初做绝育手术后，抑郁寡欢，胸闷叹息，少食不饥，头痛少寐，四肢拘急 2 月余，渐至胸闷如室，头汗出 10 天。近来竟至汗出如油，白天日换衣五六次，晚间出汗较少，大渴引饮，凉热不拘，四肢麻不温，诊断为植物神经功能紊乱，前医用桂枝加龙牡汤、玉屏风散、参附汤治疗罔效。诊时见大汗淋漓，衣如水浸，大汗过后，细汗不断，每天发作五六次。心情焦急，喜太息，胸闷如窒，肢体湿冷，少腹胀痛，经闭。舌质黯，苔薄白而干。证属肝郁气滞，血瘀胸中，津液输布失常。治宜活血为主，疏肝解郁，宣畅肺气，固表止汗，用血府逐瘀汤加减。柴胡 10g、赤芍 10g、桃仁 10g、红花 6g、地龙 10g、当归 12g、川芎 10g、桔梗 10g、枳壳 6g、川牛膝 15g、煅龙牡各 30g、浮小麦 30g、甘草 6g、生地 10g。服 3 剂，大汗止，时有细汗，后用逍遥散合桃红四物汤加减，服 6 剂，月经来潮，诸症悉除。《医林改错》的血府逐瘀汤适应证有"白天汗出"，《内经》谓"五脏之道，皆出于经隧，以行血气，血气不和，百脉乃变化而生，是故守经隧焉"。活血化瘀，疏肝理气，通达经脉，实为"守经隧"，治汗揣本之法。〔来源：中医杂志　1993；（10）：633〕

2. 瘀血盗汗辨

戴绵成治某患者，男，32 岁，工人。患者不幸被重物压伤，经治疗后体伤得愈，唯夜间盗汗年余经治未愈。症状：夜间盗汗须更内衣 1~2 件，甚则可拧出汗液如水，即使寒凉之夜也如此，天气变化时全身酸痛，神疲乏力，饮食如常，口渴喜饮，二便无异。舌暗红苔薄，脉弦。脉症合参，属气虚血瘀津液外泄之盗汗。治宜益气活血止汗。处方：生黄芪、太子参各 20g，当归尾、桃仁、红花、赤白芍、麻黄根、五味子各 10g，丹参 15g，浮小麦、鸡血藤、牡蛎各 30g。服上方 2 剂盗汗减半，上方再进 5 剂，盗汗告愈。患者外伤虽已得愈，但瘀血未净，脉络受阻，气血津液运行失畅，加之人体入睡后气血津液运行更缓，津液外泄发为盗汗。〔来源：中医杂志 1994；（5）：311〕

3. 活血化瘀法治愈 10 年盗汗辨

万希文治陈某，男，27 岁，港务局工人。每于下半夜至天明必盗汗 2~4 次不等，无分寒暑从不间断，冬甚于夏，梦多纷纭，汗时衣服尽湿，汗后并有畏寒之感，缠延迄今已 10 年之久，纳便均可，形态如常，过去患过急性肝炎，余无其他疾病。证属久汗瘀阻，营卫失调，气虚津耗，腠理不固，仿王清任治久汗法。处方：当归 10g，桃仁 9g，红花 9g，赤芍 10g，生地 15g，龙牡各 30g，五味子 5g，乌梅 6g，酸枣仁 10g，玉屏风散 10g（包煎）。7 剂。二诊：症情苔脉无动静，守方 7 剂。三诊：自觉症状有所改善，下半夜至天明盗汗减为 1~2 次，汗量较少，且只在前胸背后及两小腿处，守方 7 剂。四五诊：2 周中曾有 3 天无盗汗，其余数日虽汗衣衫基本不湿，汗后由畏寒转怕热，梦也少，出汗时间由凌晨 1~2 时延至 4~5 时，症似由阴入阳之兆，治宗原法加凉血清心之品，原方加丹皮 9g，7 剂。六七诊：汗已全止，原方巩固。〔来源：上海中医药杂志　1983；（9）：22〕

4. 辨汗救误

李辅仁治某患者，男，74 岁。两年来淋漓汗出，曾服中西药调治未见好转。体胖，有高血压、冠心病史，面色暗滞，动则气短，头绵绵汗出，神疲乏力，痰多色白，脉沉细滑，舌质暗苔白。前医多用止汗药，如浮小麦、麻黄根等收敛固涩药治疗，但仍汗出不止。李老辨证阴盛阳虚，阴乘阳位，痰湿痹阻经络，导致气血不畅，用经验方"化瘀安源汤"：丹参 20g，川芎 10g，草红花 5g，草决明 30g，生龙牡各 30g，清半夏 10g，橘红 10g，茯苓 20g，赤白芍各 15g，生地 15g，玄参 15g。服 7 剂汗止，痰也减少，周身舒适，又服 7 剂。随访半年，诸病无恙，两年顽疾获愈。〔来源：中医杂志　1993；（5）：275〕

四、脾胃与汗证

1. 多汗属阳明胃热炽盛，营卫不和辨

叶怡庭治某患者，女，19 岁。时值春寒身仅穿二件单衣，面额部汗出如珠，周身也肤润有汗，幼年时就恶热，静坐休息

亦汗出沾衣，劳动时则汗出淋漓，而停止工作后手足冷，多饮多食，消谷善饥，经期准，经量中等，舌质偏红，苔黄腻，脉数。证属阳明胃热炽盛，营卫不和。宜白虎汤合桂芍汤：石膏100g，知母12g，天花粉15g，甘草9g，桂枝12g，白芍15g。服5剂，休息时已无汗出，劳动汗出也减少，停药后又汗出如前，仍守原法处方，以后随症加减而愈。〔来源：《老中医临床经验选编》P. 146〕

2. 清热导滞医盗汗辨

刘方轩治某患者，女，32岁。患者近百天来，潮热盗汗，夜寐不安，五心烦热，余用遍青蒿鳖甲汤、当归六黄汤、龙胆泻肝汤、麦味地黄丸均无效验，求诊于先生（即刘方轩）。先生问其便结溲黄，望其舌苔白厚，触其脉滑有力，诊为积滞化热，仿枳实导滞丸意治之。处方：川大黄、枳实、川厚朴、鸡内金各15g，胡黄连、猪苓各12g，银柴胡、泽泻各18g，焦三仙各30g。服1剂，热退汗止。本例盗汗因积滞化热，逼津液外溢所致。然虚处藏奸，脾气也虚。方中大黄、枳实清热导滞，鸡内金、焦三仙消积化滞；二苓、泽泻渗湿和脾；银柴胡、胡黄连清热除蒸。俾积去热清，湿除脾健，津液代谢复常，不止汗而汗自止。〔来源：中医杂志 1995；(8)：466〕

3. 脾胃失职，阳微阴亏盗汗辨

俞长荣治某患者，女，51岁。胃中苦冷，时时唾清涎，头晕心悸，口干虚烦难眠，阖则汗出，小便赤而不畅，大便昨日起未通。舌绛无苔，脉虚弦小数。初以苦辛甘合化治法，取半夏泻心汤加减，诊三次，均未见效。诊时诸症如故，至此大便已5日未通，且连续盗汗，精神更加疲惫，脉虽小数，然重按无根。舌虽绛无苔，但清润而不干，口虽燥但只漱水而不欲咽。此乃龙雷之火不安其位，虚火浮越，真火衰微。因其虚火妄动，故口干舌绛，脉数；因其真火衰微，中土失燠，饮食后不化津液而成痰水为害，是以胃中苦冷，时时吐清涎；盗汗不止者，脾虚营卫失调之故。头晕心悸，虚烦难眠者，一因脾失转输，精微不继；一因汗出过多，营阴不足，相火妄动；溲赤便结者，津液内竭无以下输使然。证属脾胃失职所致。治宜首重培土，尤须益火，不仅阳微，抑且液亏，拟取和胃理脾之品，庶期温而不劫阴液，柔而不遏中阳：白术（土炒）、怀山药（炒令黄）、扁豆（炒黑）、山楂炭各 9g，半夏、姜炭各6g，左金丸 6g（送服）。二诊时口吐清涎已除，他症也减，唯大便未通，再步前法，去温涩之药，加温润之品，前方去山楂炭、姜炭，加麦门冬（炒令黄）12g，熟地炭 9g。三诊：服药后虚汗敛，便通，口干心烦并除，再按原意处方 1 日 2 剂而安。〔来源：中医杂志 1964；（11）：25〕

五、阳虚盗汗、阴虚自汗

1. 阴虚阳浮自汗辨

曾绍裘治某男，27 岁。因工作劳累，病头晕，不寐，闭目则觉发热自汗。其发热汗出之状，亦颇特殊，每届午夜时，心悸胆怯，身热不寐，张目即汗，瞑目静卧则不汗，左卧则左侧汗，右卧则右侧汗，俯卧时则背汗，汗后精力倦怠。先后曾用牡蛎散、玉屏风散、人参养营汤等 10 余方及止汗、安神之剂，发热、汗出依然如故。刻诊脉象浮弱，舌红无苔。脉症合参，曾老认为证属心阴不足，心气浮越，治以敛抑心气，俾外越之水气转而下注，以冀汗止。处方：云茯苓 60g，生甘草10g。服 1 剂，汗出大减而热仍未除，原方加白芍 15g。翌日，汗全止，热亦减。更医用补中益气汤，又复发热汗出，仍用原茯苓方而汗止，但热仍未除，用地骨皮饮以滋阴退热不效。曾老深思再三，认为病机不仅阴亏，犹关阳越，故改用圣愈汤加龙牡，阴阳双补，其热遂止。张锡纯谓茯苓善敛心气之浮越以止心悸，又能敛抑外越之水气而下注，为止汗之要药。本例多方不效，重用茯苓而收殊功，可见茯苓确为止汗良药。〔来源：中医杂志 1994；（10）：588〕

2. 阳虚盗汗辨

戴绵成治某女，71 岁。暴怒伤肝，肝胆之火上扰清窍以致头面烘热，耳鸣如锣响，右侧尤甚，西医诊断为暴发性耳聋，经治不愈，转中医诊治。阅其病历均用龙胆草、芩、连等泻肝苦寒之品，病情不仅未愈，反见畏冷肢凉，汗出历时3月有余。症状：头面烘热，耳鸣如锣响，右侧尤甚，肠鸣腹痛，矢气则舒，纳谷欠佳，心悸，动则汗出，夜寐盗汗，四肢欠温，神疲乏力，怕风畏冷，得衣缓解，口渴喜热饮，大便溏薄，小便短赤，舌质淡红而胖，苔薄，脉缓无力。患者年过七旬，卫阳已衰，更用苦寒以致阳气更虚，不能敛阴，发为盗汗，诸症丛生。治宜温阳益气，佐以敛阴止汗。处方：党参15g，淡附子、白芍、茯苓、五味子各10g，浮小麦、龙牡各30g，麻黄根10g，佛手干、木香各5g。服上方2剂后，怕风畏冷基本解除，耳鸣如锣响减轻，盗汗大减，脉舌如前，药已对症，再进4剂。药后汗止纳常，腹痛矢气也除，唯耳鸣如蝉时有发生，以逍遥散合香砂理中丸调理收功。〔来源：中医杂志　1994；(5)：311〕

3. 气虚盗汗辨

伍云泉治某患者，男，42岁。患者自述夜寐盗汗，反复发作，已历4年有余，迭经中西医治疗未能根除。近因工作劳累，盗汗更多，每于睡中汗出，直至汗湿衬衣，醒后才止，自觉少气，倦怠懒言，肢软乏力，面色不华，纳少便溏，苔薄浮白，脉来浮缓，按之无力，且不耐风寒，极易感冒。四诊合参，决非阴虚可言。此乃劳倦伤气，中气素虚，卫外不固，营失内守之故。遂拟益气升阳、敛营固卫之法，稍佐宁心敛汗之品。处方：党参15g，炒当归9g，生炙黄芪各12g，薏苡仁15g，炒防风7g，炒白术、炒白芍各9g，软柴胡3g，煨升麻5g，煅龙牡各20g，炒陈皮6g，浮小麦15g，炙甘草6g。上方进服4剂，盗汗已止，胃纳渐启，舌淡，脉稍有力，余症减而未除。上方去煅龙牡、浮小麦、炒白芍，加茯苓12g，续进5剂，并嘱药后改服补中益气丸，以调脾胃。如此调治，进服汤药9剂，丸药1500g，8个月后随访，盗汗之症未复发。阳虚自汗，阴虚盗汗，是言其常，但常中有变。上述病案，证系气虚盗汗，究其原因，主要有二：一是气虚陷营，阳气搏阴，蒸腾营液，迫津外泄，以致营阴不能内守；二是因气虚，卫气随

之亦虚，以致卫表失固，开阖失司，营卫失和，根源在于气虚。〔来源：中医杂志 1982；（5）：18〕

六、肝胆与局部汗证

1. 加味逍遥散治上半身盗汗辨

刘俊士治某患者，女，25岁。上半身盗汗已半个月，口干，全身乏力，纳可，大便尚可，手心不热。证属血虚肝郁，治以滋补气血，疏肝解郁，加味逍遥散治之：丹皮9g，栀子9g，柴胡12g，白芍12g，枳壳12g，甘草9g，云茯苓15g，丹参9g，苏梗9g，法半夏9g，厚朴9g，薄荷9g，川断9g，玫瑰花9g。服3剂上半身盗汗明显减少，上方加减又服6剂巩固疗效。〔来源：《古方妙用验案精选》P.389〕

2. 半身汗出属肝经郁热辨

张振辉体会，这种局部汗常见于肝炎、月经不调等证，伴有两胁作痛，头痛目涩，潮热颧红，口燥咽干，月经不调，经行腹胀。治宜养血疏肝，滋阴清热，方用丹栀逍遥散加味。〔来源：中医杂志 1993；（12）：740〕

3. 小柴胡汤治腋汗辨

张双善治某患者，男，18岁，学生。1986年12月7日初诊：患者1985年春因感冒治愈后，两腋下经常汗出不止，浸湿衣服，曾服中西药无效。诊时两腋下汗出，伴口苦咽干，胸胁不舒，舌边尖红苔薄黄，脉弦细。辨为邪犯少阳，经气不利：柴胡15g，黄芩10g，党参15g，半夏10g，龙牡各30g，大枣10枚，生姜3片，甘草6g。服9剂，汗止症除。两腋下乃少阳经循行处，少阳受邪，经气不利，津液外泄而致腋下汗漏不止，胸胁不舒，用小柴胡汤加龙牡疏利少阳，固涩止汗。〔来源：河南中医 1993；（4）：19〕

七、肺胃与局部汗证

1. 宣肺化痰、调和营卫治半身汗出辨

路志正治某患者，男。一年多来左侧头面部多汗，严重时

左半身汗出淋漓如雨，右侧鼻塞流涕，咳嗽痰多，痰色黄成条，咽干口苦，平素易怒，舌质红，苔薄白腻，脉弦滑。乃痰热壅肺、营卫不和之候。宜清肺化痰，调和营卫：桑叶9g，杏仁9g，枇杷叶9g，款冬花9g，稽豆衣9g，薏苡仁20g，木瓜15g，胆南星4.5g，芦根15g，陈皮6g，桂枝9g，白芍15g。服5剂，汗出量少，咳嗽鼻塞鼻涕也减，唯口苦，咽干，舌质红，苔薄微黄，脉弦小数，为痰湿渐去，余热未清之证。上方去胆南星、薏苡仁，加知母、黄柏以上清肺金而泻火，下润肾燥而滋阴，服药后诸症向愈，继以益气固表善后。〔来源：中医杂志　1991；(8)：13〕

2. 半身汗出属阳明热盛辨

张振辉体会，常可见形体壮实，或因中风等急症致气血阴阳失调，邪热迫汗而致半身大汗出。有经腑证之分，经证为邪热亢盛，半身汗出，并见身大热，口大渴，脉洪大，半身汗大出。腑证伴见痞满燥实坚等。治宜清泻阳明邪热，经证用白虎汤加减，腑证用承气汤加减，经腑合病用白虎承气汤。〔来源：中医杂志　1993；(12)：740〕

八、营卫不和与局部汗证

1. 桂枝新加汤治胸汗不止辨

郭玉英治某患者，男，40岁。患者平素健康，唯3年来前胸出汗，遂漏不止，夏季每日需换4～5件背心，冬季每日换洗1～2次背心，每件背心均汗湿如洗，曾多次服当归六黄汤、玉屏风散数十剂，病情无明显改善。除胸汗外，并伴有恶风、畏冷现象。血压正常。舌淡，脉弦细。证属汗出过多，津液耗损，阴阳两虚，营卫失和之象。治宜调和营卫，补益气阴，以桂枝新加汤加味：桂枝6g，白芍24g，生姜10g，甘草10g，大枣3枚，太子参30g，浮小麦30g。服10剂后前胸汗出明显减少，又服10剂，胸部基本不出汗，只偶尔紧张时前胸汗出少许，但不需每日因此换背心。〔来源：《临床验集》P.417〕

2. 营卫不和，卫阳不固下肢盗汗辨

江克明治某男，37 岁。每逢冬天夜卧则下半身出汗已 5 年，气候温暖自止，每年如此。诊时面色红润，久病腰腿酸痛，盗汗形寒，脉象软缓，舌尖红，苔薄腻，两侧青紫。证属营卫不和，卫阳失固，下元不足，治以和营血温卫阳，补下元，固表敛汗：黄芪 15g，桂枝、赤白芍、附片、菟丝子、续断、桑寄生、怀牛膝、麻黄根、煅龙骨各 10g，煅牡蛎 30g，炙甘草 5g。另用五倍子粉 10g，每晚用温开水敷脐上。服 10 剂，下半身盗汗已止，腰腿也觉轻松。盗汗与肾相关，《内经》谓"肾病者，寝汗出，憎风"。薛立斋云："肾气虚乏，盗汗形寒者，八味丸。"久病腰腿酸软，而见下半身盗汗，显与肾虚有关。〔来源：中医杂志 1991；(6)：33〕

3. 手汗属心气不足，营卫失和辨

谢海洲治一女子，患手汗证，淋漓而出，溅然下流，虽系小病，但屡经中西医治疗，皆不能止，病者甚以为苦。余思前治诸医，皆是就汗止汗，认为无可辨之处，故着眼于手汗，而忘却整体。乃细询病情，知其汗出之时，并觉心慌心悸，恶寒且常易感冒，察其舌色偏淡，豁然有悟。经云汗乃心液，是证当属心气不足，营卫失和而致，乃处以桂枝汤合玉屏风散加牡蛎、五倍子，3 剂而手汗止。〔来源：《医话医论荟要》P. 174〕

九、小结与评述

（一）湿郁汗证：湿性黏滞，易阻遏气机，气化失常，津液不循常道而汗出，为湿郁汗证，也称伤湿汗证。如今，湿邪郁滞致病明显上升，也是形成汗证的重要病因，不可不辨。

1. 湿郁汗证症状：症见或自汗或盗汗，或大汗似亡阴亡阳，或汗出不透，或全身汗出淋漓，或冷汗或热汗，或黄汗，或见于产后或见于小儿，汗出或数周或数月，或年余数年。湿郁或湿热阻滞于脾胃、三焦、肠胃、肝胆，或湿郁肌表均致汗证。其辨证关键在于辨析湿郁表现及其与汗证之关系，如汗出

伴有头身困重，胸脘痞满，口黏恶心，纳呆，小便不利或黄短，大便或溏滞或秘结，舌苔浊腻，脉濡滑。

2. 湿郁汗证鉴别：湿郁汗证需与风温、太阳中风、风湿防己黄芪汤证、营卫不和、阳虚、气虚、阴虚、亡阴等汗证相鉴别。鉴别的要点一是善于辨析湿郁致病特性，二是辨析上述诸证汗出与湿郁之矛盾现象，从而能辨别湿郁汗证与上述汗证之不同。

3. 湿郁汗证治疗：治宜芳化宣通，或芳香化湿，或清利湿热，或宣通气机，宜宣上、畅中、渗下，后期可健脾运湿，用药宜轻灵疏通，不可误用补益滋腻固涩之品。

（二）肝胆与汗证：少阳为枢，枢机不利，表里不和，卫气不固，津液运化失常而致汗证。

1. 少阳枢机不利汗证：症见外感余邪未尽之时而盗汗，也可见于数年自汗证，每见恶风，头眩胀痛，胸脘痞满，口苦咽干，或但欲眠，眠则汗出，大便不爽，脉弦细，苔薄白质淡红。治宜和解少阳，调畅枢机为主，可选用小柴胡汤加味。杂病盗汗多阴虚，外感盗汗多为邪在少阳，但邪在少阳也可自汗。

2. 肝气郁结，郁阳邪热内迫汗证：症见汗出，或五更汗泄，伴见其他肝郁见症。治宜疏肝解郁，条达气机，宣畅郁遏之阳。可选用四逆散加味。

（三）瘀血汗证：汗血同源，汗为津液所化。瘀血阻滞，津液布化失常而致汗证。《内经》有"汗出偏沮，使人偏枯"的记载，《医林改错》称血府逐瘀汤治"白天汗出"。症见汗出，或局部汗出或全身汗出，或盗汗或自汗，可顽固性汗出，甚则十余年盗汗，可大汗出，也可细汗绵绵。辨证之关键在于辨瘀血见症并辨析瘀血与汗出之关系。治宜活血化瘀为主，有肝郁者兼疏调肝气，肺气不宣者兼宣畅肺气，气虚者兼益气补血等，方可选用血府逐瘀汤加减。

（四）脾胃与汗证：脾胃为气血津液生化之源，脾胃功能失调，津液不固外泄则致汗证。气虚汗证宜补益脾胃，益气固表止汗。但脾胃功能失调汗证，有虚有实，不尽属虚，不可不辨。

1. 胃热炽盛，营卫不和汗证：症见阳明胃经循行部位多汗，如面额汗出，或周身也汗出，伴胃热炽盛多饮多食、消谷善饥等症状，又有汗出后手足冷等营卫不和表现。治宜清泄胃热调和营卫，可选用白虎汤合桂枝汤加减。

2. 胃肠积滞化热汗证：症见盗汗，或潮热盗汗，或伴五心烦热，但便结尿黄，苔厚腻，属积滞化热，而非阴虚潮热盗汗。治宜消积导滞清热，可选用枳实导滞丸加减。

3. 脾胃阳微阴亏盗汗：脾胃失调，不仅阳微，而且阴也虚。治宜阴阳兼顾，温阳不劫胃阴，养阴不遏脾阳。

（五）阳虚盗汗、阴虚自汗：盗汗多阴虚，但不尽属阴虚，阳虚也盗汗；自汗多阳虚，但阴虚也自汗，不尽属阳虚。不可单凭盗汗自汗作为判断阴虚阳虚的标准，而应该是联系整体观念，四诊合参，以辨证为主，不可拘泥，如心阴虚心气浮越而自汗，阳虚不能敛阴可盗汗，中气素虚，卫外不固，营失内守也盗汗。

（六）肝胆与局部汗证：肝主疏泄，条达气机，肝气郁结，气血不调，可致局部汗证。

1. 肝郁气血不调局部汗证：症见上半身盗汗，或半身自汗，伴有胸胁不舒，头痛目涩，口燥咽干，多见于肝炎、月经不调患者。治宜疏肝解郁调气血，可选用逍遥散加味，若见肝经郁热则选用丹栀逍遥散加减。

2. 少阳枢机不利局部汗证。症见两腋下汗出，伴口苦咽干，胸胁不舒，脉弦，苔薄黄舌质红，可选用小柴胡汤加味。

（七）阳明热盛局部汗证：阳明热盛大汗出为全身汗出，但阳明热盛气血壅滞，阴阳失调也可致半身汗出，可见于形体壮实，或中风等急症。半身汗出伴有阳明经证用白虎汤加减，半身汗出伴有阳明腑证用承气汤加减，经腑合病用白虎承气汤。

（八）营卫不和局部汗证：营卫不和不仅致全身汗出，也可致局部汗证。津液耗伤，阴阳两虚，营卫不和而胸汗不止。营卫不和，卫阳不固而下半身盗汗。心气不足，营卫失和而手汗淋漓。痰热壅肺，营卫不和半身汗出。辨证关键在于辨析局部汗证与全身恶风、畏冷，或心悸心慌，易感冒，舌淡，脉缓弱缓软等营卫不和之间的联系。治宜调和营卫，固表止汗，可选用桂枝汤，兼心气虚者宜配益心气之品，兼肺气不宣者又宜配宣肺化痰之剂。

汗　闭

一、疏肝胆调气机治汗闭

1. 少阳枢机失开，肤窍郁闭无汗辨

李长华治某患者，男，29 岁。患汗闭二载，每至盛夏遍体毫无汗泄，身灼热如焚，腹胀气逆，胸闷气喘，两颞胀痛，心烦易怒，脉弦，舌淡红苔薄。盖由肝气横逆，少阳枢机失开，肤窍郁闭所致。治宜疏肝降逆，辛开肤窍。处方：木香、炙细辛各 3g，枳实、槟榔、乌药、炒柴胡、白芷、石菖蒲、沉香（后下）、薄荷（后下）各 5g，丹参 30g，生姜 2 片，青葱管 5 根。服 7 剂，汗泄如常，腹胀气逆，两颞胀痛，胸闷气喘，心烦易怒均消除，续服 7 剂巩固疗效，病愈至今未发。〔来源：上海中医药杂志　1992；（5）：29〕

2. 汗闭证的辨治

龚文德治疗汗闭证 85 例，辨证分为六型：①卫阳不振：以平素畏寒，四肢不温，舌淡苔白，脉细缓为特征，19 例，占 22.4%。②肝气郁结：以情志抑郁善怒，偏侧头痛，脉弦，舌偏红，苔薄白为特征，16 例，占 18.8%。③肝胆郁热：以心烦口苦，苔黄腻为特征，24 例，占 28.2%。④肝气横逆：以汗闭伴气从小腹上冲而咽窒，胸闷如榨疼痛，脉弦为特征，1 例，占 1.2%。⑤脾虚疳积：小儿以面色萎黄，形体瘦弱，腹胀膨满，脉细滑，舌淡苔腻为特征，4 例，占 4.7%，⑥脾肾阳虚：以自幼多病或病延 20 年以上，形体怯弱，精神萎靡，神疲乏力，形寒蜷缩，面色无华，舌淡胖嫩，舌边有齿痕，脉沉细弱为特征，21 例，占 24.7%。〔来源：中医杂志　1991；（8）：22〕

二、塞因塞用治汗闭

1. 塞因塞用治无汗症辨

顾丕荣治某患者，男，30 岁。自幼无汗，长夏怕热形肿，隆冬恶寒肢痛，医治多年，无一幸中。刻诊面色清癯，神靡善欠，纳少便调，脉来沉迟无力，舌质淡，苔薄白。病由先天不足，脾胃虚弱，盖胃为卫之本，脾为营之源，脾胃虚则卫气不能外达肌表，以致玄府虚闭，汗与血同源，营血虚则不能蒸发为汗……久病难愈，穷必及肾，治当温养下元以煦中土，培养脾胃以益营卫，盖塞之即所以开之也。方用：生黄芪40g，焦白术 20g，防风 10g，桂枝 9g，炒白芍 12g，太子参 20g，熟地30g，补骨脂 15g，菟丝子 12g，当归 15g，黄精 20g，炙甘草6g，鲜生姜 3 片，大枣 12 枚。服完 20 剂，肢体渐温，精神稍振，时值隆冬，难判疗效，嘱其原方再进 20 剂，并嘱其翌年夏至前将上方减桂枝、白芍再服 30 剂。1986 年 8 月患者特来道谢，面色有华，精神亦振，盛夏已有汗出。〔来源：《疑难病诊治探幽》P. 94〕

2. 滋肾水治无汗症辨

杨吉水治某患者，周身少汗而痒一年余，有虫蚁行皮肉之感，口干咽燥，心烦，入夜症情增重，难以入寐。腰膝无力，服中药 30 余剂无效。近日病情加重，周身无汗，灼热难忍，舌红无苔，脉细数。属肾阴亏虚，相火妄动，用知柏地黄汤加味：知母 15g，黄柏 15g，生地 20g，怀山药 20g，枣皮 8g，丹皮 12g，龟板 25g，玄参 20g，枸杞子 20g，女贞子 15g，菟丝子 15g，甘草 10g。服 12 剂，身痒有减。上方加石斛 15g，又服 10 剂，汗出痒止。后用知柏地黄丸巩固疗效。〔来源：江西中医药　1993；(6)：41〕

3. 产后半身无汗属肌表血虚辨

徐明道治某患者，女，32 岁。产后起即右半身无汗出已历时 13 年，尤以夏季显著，左半身大汗淋漓，右侧干燥无汗伴肢麻不仁，行动受牵掣。苔薄白舌淡，脉细涩。证属肌表血虚，用黄芪桂枝五物汤加味：黄芪20g，桂枝5g，白芍9g，大枣10枚，生姜3g，香附、熟地、当归各12g，川芎6g，鸡血藤15g。服10余剂而病愈。〔来源：江苏中医 1991；（9）：15〕

三、清燥宣肺治汗闭

清燥救肺汤治无汗症辨

金寿山治某患者，男，28岁。患者自幼就有汗闭症，暑天烦热难忍，伴有低热，精神疲乏，口干，肢麻甚则作痛，溲多而清，历年来服中西药未效。刻诊：肌肤干燥，脉弦细而数，满舌裂纹，苔剥。体温37.4℃。证属肺气肺阴不足，不能宣散皮毛，汗源也少。试拟益气养阴、清燥救肺之法。生石膏（先煎）30g，玄参12g，知母9g，鸡苏散（包煎）30g，太子参15g，生地12g，葛根9g，山药9g，桑白皮12g，阿胶（烊冲）9g。服药7剂后，皮肤潮湿，有出汗感，其他诸症尽减，脉弦细不数，效不更方，治从原法，再服7剂。随访结果，服药14剂后，汗闭症痊愈，在暑天炎热日子里，汗出溱溱，肌肤湿润，低热也退。〔来源：《上海老中医经验选编》P.123〕

四、活血化瘀治无汗

1. 活血化瘀治夏月无汗症辨

白棣华经验，夏月无汗之人，往往肾阳不振，营卫不足是其本，寒邪外侵是其标。治疗上当助阳益气，养血滋阴外，不能忽视活血通脉，调和营卫，常加入桂枝、赤芍、桃仁、红花等，使之既可调营卫闭滞，以协调卫气之敷布，又利汗脉通畅，促使汗脉功能正常。〔来源：上海中医药杂志 1992；（9）：20〕

2. 宣畅气血，通脏气治汗闭辨

陈苏生治金某，男，22岁。患者闭汗半年，西医诊断为无汗症，认为系神经调节失调所致，但久治无效，殊感痛苦。

询其病因，起于剧烈运动之后，大汗淋漓，每喜冷水淋浴，久之汗出渐少，致成闭汗，时临炎暑，虽运动后仅鼻尖、手掌有汗少许，而体温却徒升至 38℃ 左右，约 2 时后又降至正常。脉弦细，苔薄。此症初因水寒之邪阻遏毛窍，玄府气液失于宣通，继而气血失畅，致使表里相隔，阴阳不调，内外相因，非徒特发汗所能效。治宜宣通气血，和调表里，开鬼门，通脏气，标本同治以冀其验。药用柴胡 9g，牡蛎 30g，生麻黄4.5g，桂枝 4.5g，秦艽 9g，防风 9g，丹皮 9g，赤芍 9g，甘草4.5g，连翘 9g，忍冬藤 30g，夜交藤 15g，合欢皮 24g。服药27 剂，额、胸渐有汗出，但尚肌肤熇热，烦闷不适，面容晦暗，舌苔白腻。盖因玄府开合失调，表里气液未和。仍宗前法出入，上方去秦艽、丹皮、夜交藤、合欢皮，加浮萍、豆卷、磁石、石菖蒲、柏子仁、小麦等。四诊之时，患者上半身已有汗出，抚之微微渍手，纳佳神旺，再守前意加减，服药 7 剂。五诊之时，上身微微汗出，舒适异常，疏通玄府已获显效，……患者下肢依然无汗，其脉象沉细，当虑其心力亏弱，其用不能及于边陲。因汗为心液，欲得汗透，必强其机枢，滋其化源……在开腠之时加以强心益阴，强心阳以温煦卫气，滋心阴以濡泽毛窍，询为图本之治。处方：磁石 30g，生麻黄 4.5g，桂枝 4.5g，细辛 3g，防风 9g，北沙参 9g，麦冬 9g，夜交藤15g，合欢皮 24g，甘草 4.5g，小麦 30g，牛膝 9g。服药 7 剂，沉细之脉和缓，下肢亦溱溱得汗。……固守原方巩固疗效，多时闭汗，自此而瘳。〔来源：上海中医药杂志　1985；（2）：21〕

五、小结与评述

（一）疏肝胆调气机治汗闭：肝气郁结，肝胆郁热，肝气横逆，少阳枢机不利，均可致肤窍郁闭而少汗或无汗。有人统计，因肝胆气机失调而汗闭，约占汗闭病人的 47%。除汗闭症状外，还常伴见头胀痛，胸闷，心烦易怒，口苦，脉弦等肝胆郁滞症状。治宜疏利肝胆，调畅气机，开宣肤窍，可选用五磨饮子、逍遥散、小柴胡汤加减。

（二）"塞因塞用"治汗闭：汗乃精血所化，"阳加于阴谓之汗"。先天肾命不足，后天脾胃皆虚，而自幼无汗；或久病不愈，精血亏损，穷必及肾，而致汗源不足而汗闭；或肾阳衰微，而无以蒸汗；或产后肌表血虚，气虚不运，而致汗闭伴肢麻不仁；或小儿疳积日久，汗源不足也汗闭。治宜"塞因塞用"，补益增汗源，温阳化气以蒸汗，可随证选用黄芪桂枝五物汤、当归补血汤、六味地黄汤、左右归饮等。

（三）清燥救肺治汗闭：肺主皮毛，肺气肿阴不足而肺燥，不能宣布津液以润肌肤皮毛，汗源少而汗闭。治宜清肺燥养肺阴，可选用清燥救肺汤加减。

（四）活血化瘀治汗闭：汗血同源，血虚乏汗源，血瘀汗源阻滞而无汗。久病入络，汗闭日久，均可有瘀血阻滞，故不论汗闭属何种原因所致，均可在辨证复方中选加活血化瘀之品，以活血畅汗源，化瘀通肤窍。如此，内外相因，宣畅气血，和解表里，开鬼门，通脏气，则可使肌肤汗出正常。

血　证

一、鼻衄

1. 大衄即阳明经证"大汗"辨

谈达明治某患儿，女，7岁。患儿鼻衄3天，经注射止血针剂，内服中药四神丸、犀角地黄汤无效。诊时：高热39.5℃，无汗，烦躁口渴，舌苔黄燥，脉洪大而芤。脉症合参，与阳明白虎加人参汤证相类似，所不同者，彼大汗，此大衄。因思《内经》云"夺血者无汗，夺汗者无血"，此"大衄"即阳明经证"大汗"，方拟白虎加人参汤：生石膏30g，知母、白参（另炖）各9g，甘草4.5g，茅根15g。日进2剂，衄止热退，加麦冬9g，竹叶4.5g，又服3剂，症状悉除。〔来源：新中医　1986；（5）：5〕

2. 黄土汤治鼻衄辨

甘均权治某患者，女，38岁。鼻衄3天不止，用中西药无效。诊见面白，腹部冷痛，心痞，肢冷，脉沉弱而芤。证属虚，用黄土汤治之：灶心土30g，阿胶9g，制附片9g，白术9g，干地黄15g，炙甘草9g，黄芩9g。1剂鼻衄显减，2剂鼻衄止。〔广西中医药　1980；（1）：31〕

3. 太少两感鼻衄辨

许金元治某患者，男，68岁。感冒后，发热，近而鼻内出血，前医诊为肺热，连服数剂不应，又注射安络血、止血敏，云南白药内服塞鼻，血仍渗出。诊时，鼻内仍不时渗血，血色暗红，面色萎黄而白，乏力身冷，饮食减少，舌微红苔白，脉沉弱。诊为阳虚里寒，脾失统摄，脉络瘀滞，血不循道而外溢，属太少两感之鼻衄。治以助阳解表，温经摄血，麻黄附子细辛汤加味：麻黄8g，附子30g（先煎），炮姜20g，细辛5g，甘草15g。2剂后渗血减少，恶寒消失，上方去麻黄，

加党参20g，肉桂8g（后下），3剂后症状消失。随访半年病未发。〔来源：江苏中医　1993；（1）：16〕

4. 脾土不足，肺金失养，阴火上炎鼻衄辨

许荣正治某患者，女，22岁。素有鼻渊史，近3个月来每隔1周则鼻衄，伴头昏乏力，鼻塞口苦。西医诊断为鼻糜烂出血，经中西药治疗无效。苔薄白，舌质淡红，脉濡泄。此属脾土不足，肺金失养，阴火上炎，损伤血络所致。治宜培土生金，升阳泻火法。处方：黄芪15g，党参12g，苍术6g，茯苓12g，升麻、柴胡各3g，当归10g，炙甘草4g，黄芩6g，川黄连3g，炮姜炭4g，蒲公英10g。服上药诸症消失，共服10剂，随访半年未发。〔来源：中医杂志　1990；（4）：28〕

5. 鼻衄属阴损及阳，浮阳上越辨

刘炳凡治一女性患者，常有鼻衄，一日突然鼻衄如崩，3日不止，较向来所发之势为剧。曾服犀角地黄汤、芩、连、黄柏之属转盛。第4日邀请刘老诊治。症见口渴而不多饮，小便清，舌质淡红，苔薄白而润，脉弦细。此系阴损及阳浮阳上越，症见于上而病根在下，故得凉药反剧。治宜柔剂养阳，引火归原。用金匮肾气丸去附片加北五味3g；方中肉桂3g研极细，面糊为丸，用所煎之药分两次送下。少顷，其血顿止，口鼻去凝血数枚而愈。服上方3剂后，旋以六君子汤以固后天之本，数年之患愈而未复发。血证虽多见于血热妄行、阴虚阳亢，但阳虚失统者亦并不罕见。两者辨证之关键在于：前者由于内热郁蒸或阳亢火升，舌质必红绛少苔或舌干无津，脉必弦数或细数；后者足膝欠温，舌质淡红苔白，脉沉细。如一男性患者，30岁，因劳累而致鼻衄，初则势如泉涌，继则连绵不断，历7小时未止。患者因失血过多，面色苍白，头倾视深，眼睑、唇、舌俱淡，脉微肢冷。予《金匮》甘草干姜汤（炙草10g，炮姜炭10g）合党参15g，附片3g。当夜煎成冷服，夜半血止肢温而脉起。〔来源：中国医药学报1994；（1）：29〕

二、便血

半夏泻心汤治便血辨

熊魁梧治某患者，男，41岁。大便带血4月余，时作时止，原因不明。近来胸闷刺痛，嗳气则减轻，纳可，大便每天1~2次，色黑，潜血试验阳性，面色萎黄消瘦，唇淡，无胃痛、腹痛及便血史，苔黄白相兼，脉弦细而数。治宜理气健脾，补中扶正，佐以清热，拟半夏泻心汤加味：法半夏9g，黄连6g，干姜4.5g，党参15g，大枣15g，陈皮6g，茯苓15g，枳实10g，山楂15g，甘草6g。用上方随症加减，共三诊，大便出血止，无黑便，以原方加香附善后。两年后随访未再复发。此患者寒热虚实偏颇均不明显，唯舌苔黄白相兼为重要指征，故以半夏泻心汤顺脾胃升降。戴北山云："寒热并用之谓和，补泻合剂之谓和。"半夏泻心汤集寒热补泻升降于一方，主意一个"和"字，寒热孰重孰轻，药量孰多孰少，均需辨证权衡。〔来源：《中国现代名中医医案精华》二集 P.135〕

三、咯血

1. 湿热蕴郁肺络咯血辨

赵金铎治某患者，男，21岁，工人。吐血鲜红，反复咯血，屡经止血而不效，伴鼻衄，间歇性发热，发热甚时可高达39℃。查血象及胸透又未见明显异常，自觉喜暖畏寒，口干喜饮而不多，舌尖红苔薄白腻，脉滑数。因时暑令，湿热蕴郁肺络，上焦气化失司。治宜宣肺化湿，佐以淡渗：杏仁9g，瓜蒌10g，牛蒡子10g，枳壳10g，茯苓12g，生薏苡仁12g，连翘10g，僵蚕6g，蝉蜕6g，甘草6g，苏叶6g，桔梗6g。进3剂后，咯血停止，低热偶有发生，仍守原方加青蒿9g，服7剂，后以养阴清肺调理而安。〔来源：《赵金铎医学经验集》P.29〕

2. 化湿运中法治反复咯血辨

蔡德培治某患者，30岁，女，工人。患者咯血反复发作

11 年，形体消瘦，外院诊为"支气管扩张咯血"。今咯血鲜红盈杯，胸闷痛，口腻纳呆，舌淡黯，苔白厚腻，脉细。证属脾虚湿阻，壅遏气机，气不摄血，血自肺上溢。治宜化湿运中为主。处方：苍术、茯苓、法半夏、杏仁、广郁金各 10g，广藿梗 12g，陈皮、白蔻仁各 6g，焦薏苡仁 24g，藕节 15g。方投 4剂，咯血即止，只胸闷痛，纳呆口腻，舌脉等症如故，守原法原方治之，4 剂后，胸闷痛、口腻大减，纳食增进，舌苔薄腻，脉濡。然湿邪仍未除，又服 5 剂，药后诸症悉已，随访 5年，咯血未再发。〔来源：中国医药学报　1987；(5)：29〕

3. 清泻脾胃治疗痰中带血辨

路志正诊治一 54 岁男性患者杨某，晨起咳吐痰液及唾液中带血已一年有余，遍用多种止血药，迄未获效。后经某医院做毛细血管镜检查，初诊为毛细血管脆性增加（BPC 波动在 5.6 万~14 万之间，一般在 10 万左右）。细询其病，则知晨起头二三口痰或唾液中带暗红色血液，其后则渐变为淡红，每日晨起仅咳吐五六口血痰，但无瘀块，入夜则口干咽燥而喜饮，腹胀，两腿及指间汗出溱溱，形体瘦削，神疲倦怠，脉沉细而弦，舌红苔黄腻。脉症合参，此乃脾胃湿热熏蒸，肺失清肃之令。盖湿热阻遏，津不上承则口干，热重于湿则喜饮；湿热熏蒸于肌肤则汗出溱溱，因四肢为诸阳之本，脾主四肢，故仅于两腿及指间见汗；胃失和降则腹胀；脾运迟滞，饮食精微聚为痰湿，不能充养肌体，故形削而神疲；脾胃湿热熏蒸于上，肺失清肃则咳嗽；痰热壅肺，阳络伤则痰或唾液中带血。久病之体，气阴两虚，但尚不宜遽进滋补之剂，以防有碍气机，致瘀血停滞，咳血反不易止，况本病究属邪多虚少，应以祛邪为主，扶正当从缓议。泻黄散中，藿香可理脾肺之气，又能芳香化湿，辟恶调中；山栀清三焦之火，石膏清泻胃热，兼能解肌；甘草甘平和中，兼能泻火；防风升阳而发脾中伏火，成合于本病；栀子易黄芩，取其清热兼能燥湿；加薏苡仁清补脾胃并佐藿香化湿；增枇杷叶、旋覆花以降肺胃之气，俾气降则火降；火降则气不上逆，血随气行则无外溢之患；加刘寄奴以化瘀，使血止而无留瘀之弊；并用黛蛤散凉血止血，且佐旋覆花以清化痰热，通利气机。全方降中有升，静中有动，相反相成。此与前贤"治血初起，以苦甘寒药散火凉血为君，辛凉开郁利气为臣，升清药俾复其位为佐使"不谋而合，因药证相符，故初诊后即见效机，痰中之血即变为浅棕黄色。药进6剂，痰液中已基本不带血，黄腻舌苔较前变薄，此乃胃热渐清，肺气未肃，遂以清肺化痰、降气活血药治之。方用川贝粉、黛蛤散、旋覆花、桔梗、玉蝴蝶、苏子、杏仁（后下）、冬花、茯苓、刘寄奴、小蓟，症状日趋好转，八诊时患者唾液基本变白，但入夜后烦躁，难以入寐，手心发热，气阴两虚之象显露，即予竹叶石膏汤益气养阴，兼清余热，并加枇杷叶、黛蛤散、旋覆花、桃仁等降气化痰、活血通络之品而收功。
〔来源：《医话医论荟要》P. 238〕

四、血尿

1. 麻杏苡甘汤治血尿辨

王伯章治某患者，男，61 岁。反复血尿已有四年多，曾在某医院检查治疗多日，出院诊断：多囊肾、尿石症、肾癌待排。经治疗，血尿消失。近半年来血尿复发，迁延不愈，诸治乏效。诊见肉眼血尿成块，色暗红，腰痛，周身作痛，舌红边暗紫，苔白薄，右寸脉浮，左关弦脉，而两尺脉较沉。余细审此证，瘀热郁阻于下焦，水血交阻较明显，而诸治乏效者，恐需开上以通下，活血解郁与清热达下兼顾，方易取效。治法守恒，方药虽古，立意宜新。拟麻杏苡甘汤加味：麻黄 8g；杏仁 10g，薏苡仁 30g，炙甘草 8g，茅根 60g，益母草 15g，血余炭 10g。服药 1 剂，小便时甚迫，尿出黑色血尿，服第 2 剂，尿色转红，较前通畅。第 3 剂尿转黄白色，腰痛瘥，周身痛减。按前方续服 6 剂后，尿色白而通畅，尿常规检查正常。再按前方去血余炭加生地、怀山药等善后。其中麻黄的作用，《日华子本草》说，能"通九窍，调血脉"，仲景用麻黄一味能治春日黄疸，可见麻黄不但能开肺痹，且能解肝郁以利水。

本患者舌边暗紫，脉关弦寸浮，用麻黄以除肝肺之郁痹，配合其他活血利水止血药而能取效。〔来源：上海中医药杂志1990；（3）：22〕

2. 补中益气汤治疗脾虚气陷长期尿血辨

岳美中治某患者，女，28岁。切其脉大而虚，望其舌质淡，右侧有白苔，面色萎黄，自诉尿血症年久不愈，自22岁起，尿血即时止时发，而在劳累后更容易导致复发。曾经西医多次检查，没有找到病灶，因而也没有查明原因，也曾经过中医多次治疗，凡八正散、小蓟饮子、五淋散等清热利湿之剂，屡服都未能收效，终年抑郁，苦恼不堪。问其小腹是否常有感觉？患者述，一经劳累，则小腹坠胀而下血。这就是尿血的病原。李东垣云："劳役过度，则损耗元气，既脾胃虚衰，元气不足，而心火独盛，心火者，阴火也，起于下焦，其系于心，心不主令，相火代之，相火下焦包络之火，元气之贼也。火与元气不能两立，一胜则一负。脾胃气虚，则下流于肝肾"。肾受邪必影响膀胱，所以现尿血之症。现已患病6年不愈，久病脉虚大，面色萎黄主气虚，舌质淡，右侧白苔主血虚气弱无力运化中州。本证尿血，是疾患的现象，脾气下陷，才是疾患的本质。脾气下陷以致下血，是虚寒证，非积热蕴湿之症有炎灶可寻，无热可清，无湿可渗。治宜升举其气，温补其阳，使脾能健运，饮食之精微得以四布无下流之患，则不治血而血自然能止。东垣之补中益气汤，确是的对之方，嘱长时间服用。炙黄芪9g，白术9g，党参9g，升麻1.5g，柴胡3g，当归身3g，陈皮3g，炙草4.5g，黄柏（切炒）3g。知母（切炒）3g，10剂，水煎服。服补中益气汤10余剂，补中益气丸20袋。自服药后，即有劳累亦从未尿血，唯小便时有余沥，后经检查，膀胱口轻度充血水肿，曾予仲景当归芍药散作汤同服10余剂。〔来源：《岳美中医案集》P.36〕

3. 益气补中法治疗无疼痛性尿血辨

沈遄君治某患者，男，36岁，工人。无疼痛性肉眼血尿两年余，尿液呈洗肉水样。近因劳累，腰酸、尿血红赤加剧。

刻下形体消瘦，面色萎黄，神疲易倦，纳谷少馨，小溲红赤，脉细而无力，苔薄舌偏淡。尿常规检查：蛋白少许，红细胞满视野。尿三杯试验，均为阳性。有胃窦炎、胃黏膜脱垂病史10年。B超、CT等项检查提示：左肾囊肿。前医投益肾清热、滋阴泻火、凉血止血、化瘀通淋诸剂数百余帖，疗效不佳。笔者认为证属中气不足，兼以肾虚。治宜益气摄血，佐以益肾。方用补中益气汤伍益肾化瘀止血之品。潞党参30g，炙黄芪30g，生白术15g，炙甘草6g，当归炭9g，柴胡6g，升麻6g，陈皮9g，红枣5枚，生姜3片，三七粉（吞）2g，炒续断15g。连服上方月余，精神渐振，腰酸消失，尿血之症日渐好转。尿液常规复查：红细胞数个，偶见。再予原方去杜仲、炒川断、三七粉，加白茅根、小蓟，续服两月余，尿血消失。经多次复查尿常规，红细胞均为阴性。嘱服补中益气丸两月，以巩固疗效，随访至今尿血顽症已得痊愈。〔来源：上海中医药杂志　1994；(6)：32〕

4. 无痛尿血属三焦湿热，阴络损伤辨

江尔逊治某患者，男，7岁。肉眼血尿半月。初起感寒发热，数日后即尿血鲜红。小便检查：红细胞（＋＋＋＋），蛋白（＋＋），B超及腹部平片检查，排除尿路结石。西医拟诊：肾炎、肾结核。虽经止血、消炎等治疗，尿血无好转，乃嘱转诊中医。刻诊：小便色赤如红茶（小便红细胞＋＋＋＋，蛋白＋＋），无淋沥涩痛，面色少华，伴不规则低热（38℃），汗多，大便干结，舌质淡红，苔薄黄腻，脉细数。先予知柏地黄汤合小蓟饮子，服药5剂，发热渐退，唯尿血依然，舌苔转见黄白厚腻，脉滑数。遂辨为三焦湿热，阴络损伤，予方柴仁汤：柴胡10g，黄芩6g，南沙参12g，半夏10g，杏仁10g，薏苡仁15g，桔梗10g，滑石15g，通草10g，茯苓12g，厚朴12g，竹叶10g，茅根30g，藕节30g，小蓟12g，蒲黄炭10g，藿香12g，佩兰12g。上方连服8剂，同时停服西药，尿血逐日减少，直至消失，体温、舌脉亦正常。2月后，因发热、咳嗽就诊，询知尿血未作，小便多次检查，皆正常。〔来源：中

医杂志　1995；（1）：56〕

5. 肝脉虚寒，脬络受扰尿血辨

赵士魁治一李姓患者，25岁，女，已婚，农民。尿血一年余，去夏屡在水田劳动，致胫足冷痛，数日后累及腹股沟、小腹、阴器，继而溺血。问曾服小蓟、阿胶、三七、翻白草并注射安络血等均未应验。近月来服知柏地黄丸、犀角地黄丸，病反转剧。现症：下肢冷痛，延及小腹、两胁，得热痛减，受凉或阴雨则疼重，重时肉眼可见淡红色之血尿，轻时屡次镜检可查到红细胞（＋＋～＋＋＋），面晦形瘦，喜热畏寒，白带清多，脘胀纳少，舌暗无苔，脉沉细而弦。此乃肝脉虚寒，脬络受扰，血溢常道。治当暖肝温肾、益脬复络。药用《景岳全书》暖肝煎加减：肉桂、小茴香各15g，木瓜50g，乌药、当归各20g，枸杞、制附子各30g，牛膝、白芍各15g，甘草10g。水煎每日2剂分4次服。尖辣椒5枚，红花10g，煎沸10分钟后，适温浴足，每日2～3次。药施1周，脘舒纳增，足、腹痛微，尿检红细胞（＋）。遂停药后，并将上方改为日服1剂，两周后镜检小便正常。〔来源：上海中医药杂志1985；（12）：19〕

6. "通因通用"治血尿辨

顾丕荣治某患者，男，65岁。尿血历时8月，诸方检查，未明病根，诊断为血尿原因待查。久治无效，改服中药试治。现症：少腹胀满，尿频色如酱油，血中夹块，有时阻塞难下，痛苦难堪，待块下则小溲始通，舌暗稍红，苔薄腻，脉细弦。因下焦有热，阴络损伤，血从下溢，不能复还于经而壅阻膀胱。尿检：红细胞（＋＋＋）。年逾花甲，气阴早衰，虚中夹实，当先祛所蓄之邪，容后议补。虎杖散加味：虎杖20g，炒赤芍12g，当归12g，花蕊石12g，三七、琥珀末各3g（分煎），酒大黄6g，白茅根30g，车前草20g，甘草梢6g。服药3剂，尿中血块增多，少腹胀满顿减。大凡离经之血，不论清凝鲜紫，总属瘀血，再予以原方加鲜生地30g，又服10剂，尿血止。尿检：红细胞（±），瘀血已除，改予猪苓汤加三七、白茅根等，服 10 剂调理而安。本例尿血，检查原因不明，顾师抓住其少腹胀满，尿夹瘀块之特点，辨为瘀血不去，新血不得归经，遂用活血化瘀为主以通之，顽固尿血，通之而愈。〔来源：《疑难病诊治探幽》P. 96〕

五、肌衄

1. 化湿凉血治愈湿热发斑辨

宋鹭冰治某患者，男，52 岁。经某医院内科诊为"过敏出血性紫癜"，中西药治疗三月余无效。全身散在性紫癜，大小不等，四肢多于躯干，头昏重，腰痛，口渴不欲饮，手足心热，大便溏，小便黄少。舌苔白厚而腻，舌质微黯，舌边瘀紫，脉濡数。辨证属肠胃湿热，熏蒸血络，法当疗脾除湿，清热凉血，用不换金正气散加味。处方：苍术 10g，厚朴 6g，陈皮 6g，薏苡仁 24g，藿香 10g，草果 4.5g，焦栀子 10g，白茅根 30g，小蓟 30g，丹皮 10g，甘草 3g。4 剂。二诊：紫斑消去大半，饮酒一次亦未见新斑，舌边瘀滞消失，但仍头昏，手足心热，口苦咽干，舌质淡，苔中部黄腻，脉濡数。上方去陈皮、草果、厚朴等理气耗气之品，加粉葛根生津通络，白薇、青蒿凉血清热。处方：粉葛根 18g，苍术 10g，藿香 10g，薏苡仁 18g，丹皮 10g，白薇 10g，青蒿 10g，白茅根 30g，小蓟根 30g，甘草 4g。4 剂。三诊：双下肢仍有少许散在性紫斑，下肢微痒，头昏重，口乏味，发热恶风，微汗出。湿热之邪虽大减，但复感风热为患。宜疏风散热，清热利湿。处方：钩藤 12g，菊花 10g，茺蔚子 10g，白蒺藜 10g，地肤子 18g，丹皮 10g，苍术 10g，藿香 10g，白茅根 30g，车前子 10g，薏苡仁 24g。4 剂。四诊：紫癜消失，手足心热已除，仍头昏头痛，且睡眠后呈一过性加重，舌质干，苔中部微腻，脉濡数，仍系湿热中阻所致。法宜芳化湿浊，佐以渗利。处方：藿香 10g，佩兰 10g，苍术 10g，草果仁 4.5g，石菖蒲 6g，焦栀 10g，淡豆豉 10g，郁金 10g，白豆蔻壳 6g，通草 6g。4 剂。多年的厚腻苔及头昏头痛等症状消失。随访半年余，未见复发。〔来

源:《中国现代名中医医案精华》第二集 P. 1125〕

2. 湿热伤血紫斑辨

倪宣化治某患儿，女，2岁。患儿双下肢紫斑，成块成片，足肿，小便黄，口干，心烦，苔白，舌质红，脉细数。此湿热伤血，宜宣湿清热，凉血解毒，治以三妙散加味。处方：苍术9g，黄柏10g，苦参10g，紫草10g，茜草10g，金银花10g，栀子10g，萆薢10g，薏苡仁10g，木瓜10g。3剂，下肢紫斑消失，尚足肿，足底发痒，苔白，舌尖红，转清心泄热、凉血息风，以导赤散加味治之。处方：生地15g，通草6g，淡竹叶10g，栀子10g，当归5g，赤芍10g，茯苓皮10g，薏苡仁10g，萆薢10g，紫草10g，地龙10g。前后服药5剂而愈。〔来源:《中国现代名中医医案精华》第二集 P. 1194〕

3. 湿郁经络，郁而化热肌衄辨

许继祥治某患者，女，21岁。患者自1981年立秋后出现两下肢紫癜，经多方医治，其效不著，秋后渐愈。今年又值初秋，出现两下肢紫癜已7天，查血象正常，诊断为过敏性紫癜。采用西药抗过敏止血剂罔效。诊见两下肢紫癜波及少腹，成片色紫十余处，伴头昏纳差，腿沉尿赤。脉滑数，舌苔白腻质红。辨证为初秋伤湿，湿郁经络，郁而化热，热迫血溢，而成肌衄。治宜清热利湿，佐以凉血。处方三仁汤加味：杏仁10g，薏苡仁30g，白蔻仁5g，厚朴10g，半夏6g，通草10g，滑石15g，淡竹叶6g，生地18g，丹皮10g，茅根30g。服药6剂，下肢紫癜隐没过半，其色亦浅，饮食仍差。原方去生地，加山楂30g，陈皮10g，续服15剂而愈。〔来源:上海中医药杂志 1984；(10)：25〕

4. 湿困脾虚致原发性血小板减少性紫癜辨

蔡德培治某患者，女，30岁。患"血小板减少性紫癜"2月余，经用强的松及止血敏等药物治疗后，未见好转。现患者面色苍白，肢体困倦，肢体酸楚，头重如裹，纳呆口腻，渴不欲饮，四肢肌肤有大块紫斑，齿衄时见，经期量多，舌淡，苔薄白腻，脉细。查外周血象：血小板 $24 \times 10^9/L$。证属湿困脾虚，统血无权，血不归经。治宜化湿运中为主。处方：苍术、茯苓、藿梗、佩兰梗各12g，焦薏苡仁24g，法半夏10g，陈皮、白豆蔻仁、血余炭各6g，枯荷叶15g。方投3剂，即感肢体轻，不酸楚，口不渴，肌衄及齿衄均减，血小板43×10⁹/L，但仍口腻纳呆，适值经期，量多色红成块，头甚昏，舌脉如前。湿未除而气血虚衰，宜补气血为主。处方：党参20g，黄芪、阿胶、仙鹤草各10g，当归身、白芍、炙甘草各5g，苍术、白术、茯苓各12g，枯荷叶15g。3剂后，经行2日即止，小腹不胀，头晕及口腻稍减，舌脉如故。守原方加薏苡仁15g，药后复头重如裹，舌淡，苔白腻，脉濡。此为偏补留湿之患，随即改用化湿运中法。处方：苍术、白术、茯苓、法半夏、广藿梗、佩兰梗各12g，陈皮、白豆蔻仁各6g，焦薏苡仁24g，仙鹤草、枯荷叶各15g。4剂后，头重大减，口腻亦轻。此时气虚湿未尽，法当益气助阳，化湿善后。处方：黄芪、党参、苍术、白术、茯苓、法半夏各10g，肉桂2g，甘草3g，陈皮6g，仙鹤草、枯荷叶各10g。4剂后血小板78×10⁹/L。再服10剂，即胃纳如常人，肌衄及齿衄均未复见。〔来源：中国医药学报　1987；(5)：29〕

5. 调和营卫法治疗过敏性紫癜辨

马伟明等治某患儿，男，6岁。经某医院诊断为过敏性紫癜，经用激素、维生素C等治疗而愈。此后反复发生，西药治疗效果不明显。诊时发热恶风，面色苍白，咳嗽，腹痛，膝关节肿胀酸痛，两下肢大小不等的紫癜，按之不退色，舌质淡红，苔薄白，脉细涩。桂枝、炒白芍各9g，生姜、炮姜、阿胶、艾叶炭、当归尾、川芎、香附、炙甘草、宣木瓜各6g，薏苡仁15g，红枣10个。6剂后症状减轻，不再发紫癜，上方去薏苡仁、木瓜，加炙黄芪30g，白术、云茯苓各10g，10剂而愈，随访2年未复发。〔来源：新中医　1991；(11)：38〕

6. 和解少阳法治疗原发性血小板减少性紫癜辨

梁冰治某患者，女，17岁。月经过多，皮下散在性紫癜，血小板计数47×10⁹/L，骨髓增生活跃，巨核细胞增多，血小板巨核细胞减少，伴有发冷发热，体温 38.5℃，两胁胀满，心烦干呕，不欲食，舌质淡，苔薄黄，脉弦滑。属邪入少阳血分，柴胡木贼汤服 4 剂烧退，皮下紫斑也渐消退，10 天后检查血小板计数 $105 \times 10^9/L$。〔来源：中医杂志　1992；（8）：15〕

六、小结与评述

（一）鼻衄多为风热犯肺或肝火上冲、血热等所致，但鼻衄不尽属热证，即使属热证也当详辨有阳明热盛大热、大烦、大渴、脉洪大而衄，但无大汗却大衄，此大衄即大汗，治宜清泄阳明，用白虎加人参汤。鼻衄也有虚寒证，脾阳不足鼻衄，治宜温阳止血，用黄土汤。脾阳不足，阴火上逆而鼻衄，治宜健脾升清阳降阴火止血。太少两感鼻衄，治宜助阳解表，温经摄血，用麻黄附子细辛汤。阴损及阳，浮阳上越而鼻衄，虽症见于上而病根在下，宜柔剂养阳，引火归原。

（二）便血或为脾不统血，或为肠胃有热，寒热虚实之别较显著，但也有寒热虚实偏颇不明显，属肠胃寒热虚实错杂而便血，以舌苔黄白相兼为重要指征。治宜调和寒热，用半夏泻心汤。

（三）咳血多为肺热或肝火上炎等，多属热证，但咳血也不尽属热证。脾虚湿阻，壅塞气机，气不摄血，治宜化湿运中为主，若仅辨为脾虚不统血用归脾汤而不化湿则必少效。咳血属热证而不兼夹者辨识较易，若热与湿相兼为病，湿热郁于肺络，上焦气化失司而咳血，或湿热蕴阻脾胃而上蒸也咳血或痰中带血，关键辨析热中夹湿之症状，如胸脘痞满，舌苔腻等，治宜清化湿热，佐以渗利。即使久病之体，气阴两虚，也不宜遽进滋补之剂，以防有碍气机。

（四）血尿多从清热凉血、清利湿热、滋阴清热、健脾摄血等方面论治，但对诸治乏效之血尿，又当另辟门径。瘀热郁阻于下焦，水血交阻之反复血尿，治下焦不效，下病上取，肺为水之上源，开上以通下，活血解郁与清热达下论治，方可取效，用麻杏苡甘汤加味。血尿年久不愈，一经劳累，小腹坠胀而下血，乃脾虚下陷，是病本，是虚寒证，无热可清，无湿可渗，补中益气汤为的对之方，兼肾虚夹瘀，又当加益肾化瘀之品。三焦湿热蕴滞，损伤阴络无痛性血尿，用清利乏效，当调畅三焦气机，用小柴胡汤合三仁汤，使三焦气机调畅，湿热才得以清利而血尿止。肝经络阴器，血尿也不尽属肝经湿热下注，也不乏肝脉虚寒，胕络损伤者，治当暖肝温肾，益胕复络，用暖肝煎。瘀血阻滞血尿夹血块或小腹胀满刺痛，治宜活血化瘀，通因通用，又不得滥用固涩之品。

（五）肌衄之病因多端，但少有论及湿邪引起肌衄者，其实，湿邪郁滞或湿热蕴结是引起肌衄的重要病因，不可不辨。湿热蕴结肠胃，熏蒸血络而致紫斑，伴头昏重，口渴不欲饮，舌苔白厚而腻，用不换金正气散加味以化湿凉血。湿郁经络，郁而化热，湿热伤及血络而致下肢紫斑，或伴足肿而沉重，小便黄赤，治宜化湿清热，凉血解毒，可选用三仁汤、三妙散加味。脾统血，脾不统血也不尽属脾虚，如湿困脾虚而致统血无权，血不归经而致紫斑，又当化湿运中为主，不可一味补脾而置湿困不顾。辨证之关键在于辨识湿邪致病特性，如肢体困重，胸脘痞满，口腻纳呆，舌苔厚腻，肌衄紫斑多发生于下肢；另外，因时制宜，如肌衄于多湿之季节易发，对辨证也有较好的提示意义。过敏性紫斑属营卫不和者，又当调和营卫。原发性血小板减少性紫癜，伴发冷发热，两胁胀满，心烦喜呕，不欲食，脉弦滑，属邪入少阳血分，又当用小柴胡汤加味以和解少阳。

郁　证

一、从脾胃辨治郁证

1. 脾胃有病也可出现异常情志活动辨

马崇勤体会，情志异常可造成对脾胃生理活动的影响和危害，脾胃有病也可出现异常情志活动。治某患者，女。长期在食堂用餐，饥饿寒凉是常有之事，久之则脾胃受损，纳食不香，食量减少，肢体倦怠，懒言少动，面色少华，消瘦乏力，舌淡，大便溏，更为显著的变化特征是患者本来能歌善舞，活泼好动，诊时懒于语言，且还出现多愁善感，喜叹息等情志症状。辨证为脾虚失运，气血不足所致神无所养而出现神志变化，病变重在脾胃气血不足，治以参苓白术散加养肝疏肝之品，总不离健脾养营法，1月后饮食正常而愈。脾藏营，营舍意，只有脾胃功能正常，营阴才能充足，意才有所藏，而发挥正常的记忆等情志活动。〔来源：北京中医　1992；（4）：16〕

2. 补中益气汤治神经官能症辨

章文唐经验，补中益气汤脾肺心肝同治，又擅调畅气机，堪为治疗神经官能症之首方。随症加减：脾肺虚陷，胸脘痞满当重用黄芪，加桂枝、枳壳以助其升降；心神失养，心悸，失眠加枣仁、龙牡以助养心宁神；肝郁不畅，胸胁痛者配白芍、香附以柔肝疏肝；心气不足，肝气不和"脏躁"者再伍以甘麦大枣汤以疏肝养心悦脾；清窍失养，头痛眩晕耳鸣者加蔓荆子、葛根以助升清荣窍。验案举例中介绍一例胸闷胁痛案。某患者，女，30岁。胸中闷塞。历时已久，屡投逍遥、柴胡疏肝散效不显。诊时胸闷，胁痛，多于活动或情志不畅时加重，伴神疲乏力，气短懒言，虚烦心悸，失眠多梦，脘腹胀痛，纳差，大便先硬后溏，数日方行。舌质淡紫，苔薄，脉细弱。证属气血虚弱，脾肺肝心同病。用补中益气汤升提脾肺之气，兼以养心疏柔肝木，合酸枣仁汤：炙黄芪 20g，太子参、当归、白术、陈皮、枳壳、桔梗、茯神、知母、白芍各 10g，升麻、川芎、甘草各 5g，柴胡 8g，炒枣仁、柏子仁各 15g。服 3 剂，诸症显减，随症加减而愈。〔来源：江苏中医　1991；（5）：3〕

3. 补中益气汤治太息辨

王立照经验，儿童脾常不足，运化功能尚未健全，食欲下降，恣食生冷，劳倦过度，损伤脾胃。脾胃虚弱，中阳不足，不能升清，肺失所养，宣肃不畅而致太息。用补中益气汤治疗 20 例，获得较好疗效。〔来源：北京中医　1993；（5）：27〕

4. 调畅脾胃气机治精神疾患辨

翟双庆等治某患者，女，40 岁。某医院诊为情感性精神病，一直服用氯丙嗪和碳酸锂，效不稳定。患者多疑，胆小恐惧，心情抑郁不舒，对生活无兴趣，烦躁不安，失眠，时有幻听，目光呆滞，反应迟钝，饮食尚可，大便偏干，舌暗红，苔薄黄略腻。病机为痰热内蕴，扰乱神明。处方以调畅脾胃气机，消除痰热为主，兼佐疏肝。槟榔 10g，枳实 10g，厚朴 8g，草果 6g，常山 6g，生大黄 4g（后下），栀子 10g，淡豆豉 10g，知母 10g，赤芍 10g，黄芩 12g，柴胡 8g，甘草 6g。日 1 剂，并嘱逐渐减西药。述中药已服 18 剂，多疑幻听已消失，抑郁、心烦、失眠等症明显好转，西药已停。后又以上药加减配制水丸，每服 7g，日 3 次，以巩固疗效。〔来源：中医杂志 1990；（2）：23〕

5. 调畅脾胃气血治经期厌食辨

肖森茂治某患者，女，18 岁。因从月经初期起经期厌食 3 余年来诊。患者于 15 岁初潮，月经周期或前或后不规则，每于经前 2～3 天开始食欲下降，至月经来时则厌食，每餐食量不足两许，甚则粒米不进，仅喝些糖盐开水。昼则默默少言，入夜则烦躁，胃脘稍胀，时感恶心，经期多为 3～4 天，月经干净后食欲渐增，2～3 天后纳食可恢复正常。经期虽进食甚少，但除仅感稍疲乏外，仍能坚持上学读书。多次查肝功能、脑电图均无异常发现。西医诊断：经期紧张综合征、精神性厌食。诊时正值行经1天，量少不畅，色黑有血块，自感小腹拘紧疼痛不适，胸胁不舒，口苦，大便数天一行，小便尚可，苔薄白质淡红，脉弦。先暂用小柴胡汤调少阳枢机和胃气，嘱以后每于月经前5~7天来诊。二诊时又服小柴胡汤加麦芽、香附、枳壳等消导助消化之品4剂。三诊时诉服前药后仍经期厌食，但腹胀痛似乎稍感减轻。细析之，患者经行不畅，色黑有血块，瘀血证显然。胃为多气多血之腑，冲为血海，隶于阳明。今血海瘀滞，循经上扰，累及阳明胃经，气血瘀滞。证属少阳枢机不利，瘀阻胃气之厌食。治宜调少阳枢机，化瘀和胃气，方用小柴胡汤合桃仁承气汤加减：柴胡10g，黄芩10g，党参12g，法半夏9g，桃仁10g，大黄4.5g，桂枝4.5g，丹参12g，川牛膝10g，当归12g，香附10g，赤芍10g，益母草12g。服完4剂后，月经来潮，月经较通畅，血块减少，精神好转，月经未净但已思饮食。原方每于月经前服4~5剂，又连服3个月经周期，经期纳食渐增，终于经期饮食恢复完全正常，诸症消失而愈，随访一年余情况良好。〔来源：中医杂志1994；(11)：659〕

6. 女性节育术后肝郁证用补中益气汤辨

王忠民等治某患者，32岁。患者于3周前行引产术，手术时妊娠6月余，因不愿手术，情绪不悦，术中获悉长子不幸因车祸夭亡，遂大笑大哭，悲痛欲绝，夜不能眠，恐惧，忧郁，情感反应鲁钝，前医予镇静等药物，症状无明显改善。兼见胸闷不适，太息频作，对外界刺激置若罔闻，抑郁寡欢，四肢乏力，心烦，注意力不集中，纳谷不香，大便略秘，舌质淡红，苔薄白，脉弦无力。拟诊为"反应性精神病"，始投养心汤加减4剂，症状未见明显缓解。……推敲再三，据起病于引产术后，且有肝气不达之证候，试以补中益气汤加味治之：黄芪24g，白术10g，陈皮12g，太子参28g，升麻4.5g，柴胡18g，当归15g，炙甘草6g，煅牡蛎30g，佛手12g。服上方3剂后症状缓解，肢体较前有力，睡眠改善，唯纳谷不香，太息频作，遂以上方加麦芽 15g。又进 3 剂，症状明显好转，情绪反应基本复常，心烦除，恐惧感亦减。宗上方再进 5 剂，睡眠可，情绪正常，反应如常人，纳食转佳，他症亦除。为巩固疗效，以补中益气丸善后半个月。随访半年病证未作。又治某患者，29 岁。行输卵管结扎术，术中顺利，手术结束时突然哭笑无常，手舞足蹈，撕衣咬物，抬入病房翌日，不能下床活动，前医遂予谷维素、维生素 B_1、安定等，服甘麦大枣汤 2 天，症状未减，双下肢不能行走，自觉全身疲乏无力，纳少头晕，双下肢腱反射正常，肌张力正常，无椎体束征，肌肉无萎缩，电刺激反应正常。舌质淡红，苔薄白，脉弦细。证乃体虚肝郁，气机不达，治宜补中益气，条达解郁。拟补中益气汤加味治之：黄芪 30g，白术 12g，陈皮 10g，升麻 5g，人参 5g（另煎），柴胡 15g，当归 15g，炙甘草 6g，木瓜 12g。药进 3 剂，自述肢体有力，他人搀扶可下床活动，胸闷好转，哭笑发作一次，惟睡眠不实，宗原方加酸枣仁 24g，合欢花 10g，再进 3 剂后，肢体已能自行活动，纳食亦增，疲倦感显缓，但情绪不稳，太息时作。药中病机，继以前法加佛手 10g，又进 5 剂后下肢行动如常人，他症俱除。随访半年未见复发。〔来源：中医杂志　1989；(8)：23〕

二、从肝肾虚辨治郁证

1. 神经官能症治从肝气虚辨

　　叶益丰治患某者，男，62 岁。患者 5 年来胆怯怕事，头昏头晕，不耐劳作，劳动则筋疲力尽，寐则梦多惊慌。近一年来出现郁闷不乐，视物不明，眼前黑花，食欲退减，近两月来出现时寒时热，口苦，两胁作胀，左半身筋挛颤抖，惊恐不安，如有人将捕之，居室中不敢出户外。某医院诊断为神经官能症，治疗 1 周，病情如故。……某医投养血安神、重镇安神、镇肝息风之剂，也无效验。刻诊：症如上述，两便无殊，指甲干枯，面色青，舌质淡，苔薄白，左脉细弱，右脉缓滑，体温37.6℃，按腹平软，无压痛。根据肝位在胁，肝主疏泄，藏血，藏魂，在体为筋，为罢极之本，其华在爪，开窍于目。此证所见乃肝气不足，逐渐发展为肝气虚衰，治宜补气，使肝气充旺则肝体和而诸症自除。方用黄芪50g，党参30g，柴胡、当归、白芍、川芎、酸枣仁、佛手片各10g。水煎服，每日1剂。服药3剂，诸症略有好转，寒热、口苦、胁胀已除，思饮食，敢出户外。继服12剂，诸症消失，唯易疲劳，继服10剂，以资巩固，病获痊愈。《灵枢·本神篇》曰："肝气虚则恐。"严用和《济生方》更明确指出："夫肝者……虚则生寒，寒则胁下坚胀，时作寒热，胀满不适，悒悒不乐，如人将捕，眼生黑花，视物不明，口苦头痛，关节不利，筋脉挛缩，爪甲干枯，喜悲善恐，不得太息，诊其脉沉细而滑者，皆虚寒之候也。"这些论述与本病例诊为肝气虚衰亦相符合。〔来源：上海中医药杂志　1990；(9)：15〕

2. 肝阳虚不同于郁证辨

汤淳康治某患者，女，33岁。面色憔悴，闻声则惕然而惊，如大祸将临，人将捕之，恨无藏身之处，幻听污言秽语，或为恶梦惊醒，病起5年，饮食、二便、月经正常，近2年病情加剧，疲乏，畏冷异常，纳食不馨，夜寐多梦而惊，发展而成夜游……平素语言符合逻辑，思维正常，脉细乏力，舌淡苔薄。肝阳虚证，温阳益肝调治。方用黄芪、党参、制附子、肉桂、吴茱萸、小茴香、当归、川芎、制半夏、九节菖蒲、甘草。5剂后症情有所好转，又10剂诸症大为减轻，原方稍作增减又服20剂，历时月余，夜游未出现，善恐、畏冷消失，独自居室无所惧，食欲转佳。原方又服20剂，一切恢复正常，随访4年安好无恙。数十年来，先后诊治肝阳虚证20余例，均收到满意疗效。这些肝阳虚证的主要症状有：①阳虚则外寒，或四肢不温，或身背恶寒，或昼夜畏冷，或入夜畏寒渐增。有的病人虽无明显畏寒，但衣着明显多于常人，甚则衣着棉衣。②肝虚则胆怯，或闻声而惊，或无端而感大祸将临，或日间不敢一人居家，或夜间不敢一人独卧，或不敢走桥，或不敢走分岔之路，或独惧刀器，见菜刀、剪刀则惊恐万分，或独惧某人，与平素无冤无仇之人相见，急急避之，有将遭毒手之感。肝阳虚证有胆怯、惊恐、幻听幻觉等精神失常表现，其病不在心，而在肝。我们体会安神养心治疗无效，而应温补肝阳。肝阻虚证可有情志不舒，但不能与郁证混为一谈。郁证一般不畏冷，善恐易惊亦很少见，最根本的区别是：郁证因情绪因素起病，发病急，病程短；而肝阳虚证起病缓慢隐袭，病情持续，与七情无关。〔来源：上海中医药杂志　1990；（9）：16〕

3. 妇科术后郁证从温元阳通经脉、补中气疏气机论治辨

王瑞道治某患者，47 岁。因功能性子宫出血久治不愈而行子宫全切术。术后食欲尚好，体质有所恢复，继而腰部酸楚，畏寒肢冷，下肢浮肿，心烦易怒，情绪反常，多疑虑，易惊恐，时悲泣，夜间惊悸少寐，昼则嗜睡，可下床稍事活动。症见：神情不安，面色无华，睑胞浮肿，下肢肿至踝上，腹部隆满松软，无触痛及包块，四肢不温，虽在暑季着衣多而无汗，大便溏，小便尿频量少，舌淡白，苔白腻，脉沉缓……肝肾功能无异常。既往无精神病史，近无情志刺激，术前曾大量应用丙酸睾酮、甲基睾素等药物。综合病症以郁证为主，兼有脾肾阳虚及奇经功能紊乱。治以温元阳通经脉、补中气疏气机为法。处方：熟附子 10g，桂枝 10g，巴戟天 10g，吴茱萸 5g，麻黄 5g，黄芪 15g，焦白术 10g，续断 10g，丹参 10g，甘草 5g。眼药 5 剂后，畏寒消失，头汗时见，情绪安宁，腰酸、浮肿症有减。原方黄芪、白术倍量，加生龙骨 15g。5 剂后，尿量增多，浮肿消失，四肢、头面汗出，原方减去麻黄、吴茱萸继服。经治月余，诸症渐消。后逐月随访 3 次，已康复。〔来源：中医杂志　1993；（6）：338〕

三、从肺辨治郁证

1. 郁证治肺辨

胡国俊经验，叶天士"开肺降气"及"用药以苦辛凉润宣通，不投燥热郁涩呆补"之郁证治法，不失为郁证论治增

辟了一大蹊径。然治肺之法又非一途。宣达华盖，散郁闭之气火：因肺气郁闭，华盖不宣，玄府不启，郁闭之气火经辛香之品拨动，但仍在华盖之下，玄府之内窜扰，无外达宣散之机，是故宣通实为治疗郁证之一大门径。越婢汤为仲景治疗风水佳方，虽无郁证可鉴，但宣达华盖，启越玄府，乃其独擅之功，闭郁之气火借此宣散，胸膈顿觉清畅，神情也感舒适，内脏和谐，气血流畅，何患郁证之不除。肃降太阴：肺居高原，主一身之气，为百脉所朝，气机之"清浊升降皆出于肺"，故疏肝理气，治心安神不效时，当从肺金入手，肃降肺气之法，不但能起驯横逆之肝气，且可复冲和之中土，俾清气升，浊气降，未疏肝而气调顺，不治心而神入宅，食馨便调，出纳有节，心安神宁，上下交泰，诸症逐日缓解。清泻肺金，制郁激之肝气：郁证日久不解，即可化火内灼，更能激怒肝气之冲逆。气火上冲，肺金被灼，津液为痰，诸窍壅遏，太阴失清肃升降之能事，"不唯生气不生，肺气也不降"。郁结之证，肝逆之变转甚，诸如语无伦次，啼笑失禁，逆气上冲，面红阵作等症有增无减，虽镇肝、清肝、泻肝而少验，纵清热、化痰、安神而不应，贝甲铁石之品频投，常有强制不驯而越奔迫无羁之虞；辛香疏散之剂再服，反有煽风助火促其冲逆之势。法当改弦易辙，治从肺金。改投清化郁遏太阴之痰热，俾肺金一清，肝木得制，郁激之肝气遂平，气机调顺，不治肝而肝得制，非解郁而郁自解，所现郁逆之症也迎刃而解。〔来源：中医杂志1987；（10）：21〕

2. 麻黄解郁，妙在宣肺辨

汪祯详经验。临床上每见情志不舒，气机郁结，不得宣泄而造成气、血、痰、火、湿、食诸疾，治疗颇感棘手。朱丹溪曰："气血冲和，百病不生，一有怫郁，万病生焉，故人身诸病，多生于郁。"郁结为病，尤以肝郁气滞最为多见。遇到此类患者，起初多选用柴胡疏肝散加郁金、青皮、合欢皮等味，但效果并不全部令人满意。后来受《内经》"诸气膹郁，皆属于肺"的启示，想到肺为气之主，郁结为病，气机阻滞，肺气也不得宣泄，此时若在疏肝方中稍佐一味麻黄以开提肺气，令郁闭得开，岂不正投机缘？曾治一妇女，32 岁，诊时，诉其两胁胀痛，口苦，不思食，经前两乳胀硬作痛，经来滞涩，少腹刺痛，脉弦而细，经用柴胡疏肝散加丹参、青皮、郁金、路路通等味。10 剂仍无效果，后在原方中少加麻黄6g，3 剂诸症悉除，因而悟出，疏肝解郁，还应注意宣肺。〔来源：中医杂志　1992；（9）：59〕

四、脏躁非独甘麦大枣汤

1. 逍遥散治脏躁（癔症）辨

赵全铎，治北京杨某，因精神刺激而发癔病，曾住精神病院治疗，因使用大量镇静药，而致神情痴呆抑郁，终日默默，病作则在病房中走动不休，不食不眠。余诊之，知为肝气郁结所致，嘱其家属依法令其服用加味逍遥丸，药后，精神日见好转，连服 1 年，精神基本恢复正常。〔来源：《医话医论荟要》P. 151〕

2. 一贯煎治脏躁辨

谢海洲治某患者，女，39 岁。半年前，因其长女突然病故，遂精神抑郁，心悸怔忡，头晕烦躁，夜寐不宁，骨蒸潮热，或悲或喜，反复无常，欠伸频作，时而喃喃自语，时又放声嚎哭，周身疼痛，引及两胁，其痛楚难以名状。素多忧喜虑，喜叹息。查患者面容憔悴，形体消瘦，神情不能自制，手足心热，舌质偏红，少津，苔少，脉来弦细而弱。该病症状繁多，纷纭杂沓，且病势较重，殃及肝、心、脾、肾四脏。然肝气郁，脏阴亏损实为症结之所在。究其病因病证，属脏躁一病无疑。病系肝郁化火，累及中宫，上扰心神，下灼肾阴之候。《金匮要略》甘麦大枣汤为仲景治妇人脏躁之首方，意在甘润生阴，补脾养心，滋血柔肝，润肝之体，缓肝之急。但恐甘麦大枣汤力缓不能胜任四脏俱累之证，取其治脏躁之法。选用魏柳洲一贯煎为主，滋养肝肾，略参疏利，化裁治之。处方：北沙参9g，川楝子9g，粉丹皮9g，生地黄6g，当归身9g，乌梅肉 3g，枸杞子 12g，瓜蒌仁 6g，麦冬 9g，炙桑白皮 6g。水煎两剂。二诊时，纳增寐安，诸症悉除，偶觉头晕，拟增疏肝扶脾之品于前方之内，酌加石决明 8g 以平肝息风，白蒺藜 18g养血柔肝熄上扰之阳，山药 12g、薏苡仁 18g，甘平补脾，石斛 6g 养肺胃之阴，再进两剂，病告痊愈。〔来源：《医话医论荟要》P. 199〕

3. 甘草泻心汤治脏躁辨

某患者，女，38 岁。因孩子暴殇后，悲愤异常，不久即精神异常，每天下午至晚上即自言自语，哭笑不休，夜间虽能勉强入睡，但一夜之间数次惊醒，心悸不宁，躁忧不安，精神恍惚，有时独自乱跪，早上至上午的时间清醒如常人，如此二月之久，虽经连续治疗，时好时坏，不能巩固。诊时正处患者清醒时候，故能将自觉症状反映清楚。心神或清醒如常，或模模糊糊，烦冤懊恼，胸下憋胀不适，口干舌燥，但不欲饮水，善太息，易激动，脉数大无力，苔白腻。证属心肝血虚，血燥肝急，兼痰热壅蒙，时扰心神所致，遂投服甘草泻心汤，连服3 剂，证情大有好转。后宗此方加减 10 剂，诸症痊愈。炙甘草 30g，半夏 10g，党参 15g，干姜 6g，黄连 5g，黄芩 10g。〔来源：《经方发挥》P. 121〕

4. 桃核承气汤治脏躁辨

王志斌治某患者，女，35 岁，农民。三年来常觉心中烦乱，郁闷不舒，捶胸搔腮，坐立不安，时又悲哀欲哭，少寐易醒，醒后则心烦意乱难再合目，心悸怔忡，腰痛身痛，饥不欲食，甚则见饭则烦，尤厌油腻，口中发热，舌体热痛，常喜张口吸入冷空气，大便数日一行，月经涩少，经前腹痛颇剧，舌淡紫，有齿印，舌尖可见瘀点，苔薄黄，脉细涩而缓。此乃脏躁，缘瘀热内阻，上扰心神，治拟攻下瘀热，方宗桃核承气汤加减。桃仁 10g，大黄 15g，桂枝 6g，甘草 3g，丹参 30g，丹皮 10g，黄芪 15g，生姜 3 片，大枣 5 枚。3 剂。二诊：诸症明显好转，虽上方服后每日溏便 2～3 次，但自觉数年来从未如此精神舒畅，周身轻松，舌质红，有齿印，苔薄黄润，脉细弱，上方加茯苓 30g，3 剂。三诊：现仅觉心悸、身痛，近日傍晚起先觉恶寒，继之发热，至夜半后渐退，每隔 1～2 日发作 1 次，发作后次晨即觉口苦，治以上方合小柴胡汤。3 剂。药后心悸宁，寒热平，3 年痼疾，终获治愈。〔来源：中医杂志 1984；4：25〕

5. 脏躁之因，责之心虚脑瘀辨

高泳江治某患者，42 岁。近 1 月来神志恍惚，精神忧郁，时喜时悲，难以自控，伴失眠梦扰，善忘，鼻不闻香臭，经血不畅，便秘。诊见面黧眶黯唇紫，舌暗红，苔薄黄，脉细涩。辨为心神失养，脑络瘀阻。投天王补心丹合通窍活血汤加减。药用：酸枣仁、柏子仁、生地、玄参、麦冬、丹参、当归、赤芍、桃仁、红花各 10g，川芎 15g，夜交藤 30g，远志、辛夷、甘草各 5g，葱白 1 寸。服汤剂 1 月余，诸症明显改善，后用此方改制丸剂，调治两月余而获痊愈。〔来源：中医杂志 1996；（2）：81〕

6. 疏肝降逆、调和心脾治脏躁辨

何世英治某患者，女，37 岁。素有神经衰弱，于今年初因嗔怒而心烦意乱，胸膈憋闷……觉心中烦躁不安，周身无力，并出现不自主的大哭大笑，约达半小时之久。两个月后又复发作。兹诊患者神清，表情淡漠，懒言，多太息，纳可，心肺及各项检查未见异常，舌润、尖红，苔白微腻，脉沉缓。证属肝郁气逆，心脾不和之脏躁。治以疏肝降逆，调和心脾。处方：石菖蒲 10g，灯心草 3g，郁金 10g，莲子心 5g，竹叶 10g，紫贝齿 25g，珍珠母 30g，厚朴花 10g，佛手花 10g，代代花 10g，青皮 5g，茯神 12g。二诊：服药 1 周，胸膈堵闷减轻，未见哭笑失常，仍时有烦躁太息，精神不安，治法不变。三诊：病情继续好转，已能上班工作，惟食后腹胀，大便不畅，苔白微腻。心神虽已安定，肝郁亦渐缓解，唯湿浊中阻，滞脾乏运，清浊难分，改投祛痰理气为主。处方：瓜蒌 20g，薤白 10g，青皮 5g，厚朴花 10g，佛手花 10g，香附末 10g，谷麦芽炭各 10g，莲子心 5g，石菖蒲 10g，紫贝齿 25g。7 剂。四诊：

腹胀大减，一般情况良好，舌苔薄白，脉沉略滑，仍宗上法化裁。处方：醋柴胡 5g，青皮 5g，瓜蒌 20g，紫贝齿 20g，竹叶、茯神 10g，合欢花 10g，薤白 10g，厚朴花 10g，谷麦芽炭各 10g。五诊：腹胀消失，一般情况良好，停药观察。〔来源：《中国现代名中医医案精华》一集 P. 13 页〕

五、小结与评述

（一）从脾胃气虚辨治郁证：脾藏营，营舍意，只有脾胃功能正常，营阴才能充足，"意"才有所藏，情志才能正常。脾主思，思则伤脾，脾胃气机失调或脾胃气虚也致情志异常。所以，情志和郁证不仅与肝心密切相关，而且也与脾胃有密切关系。症见除多愁善感，叹息，胸闷胁痛，多疑恐惧，失眠多寐外，还伴有少言懒言，面色少华，纳减，大便溏等脾胃气虚不足之表现。脾胃气虚不仅可致成人郁证，而且儿童脾胃不足，不能升清，肺失所养，宣肃不畅而喜太息。女性节育术后郁证也有属脾胃气虚者。脾胃气机失调也可出现一些精神、神志症状。经期厌食也常有因脾胃气机失调所致者。治宜健脾益气养营，调畅脾胃气机，可随证选用补中益气汤、参苓白术散加味，疏肝、养心、祛痰、清火之品可随证酌配。

（二）从肝气虚辨治郁证：郁证多属肝气郁滞，多为实证。"肝气虚则恐"，"夫肝者……虚则生寒……惄惄不乐，如人将捕之……喜悲善恐，不得太息"，某些神经官能症除见有胸闷不乐多梦等肝郁症状，还伴有胆怯、惊恐，甚则不敢出户外，筋脉挛急，或震颤等肝气虚见症，可从肝气虚辨治。治宜大补肝气，使肝气充旺则肝体和而诸症自除。但也有认为肝气虚衰肝阳虚不同于郁证。妇科术后郁证，有脾肾阳虚奇经功能紊乱者，又当温元阳通经脉，补中气疏气机，若拘泥肝气郁结，过用疏散，则必伤阳，郁证不除，反生他变。

（三）从肺辨治郁证：《内经》谓"诸气膹郁，皆属于肺"。肺主气，叶天士"开肺降气"及"用药以苦辛凉润宣通，不投燥热敛涩呆补"之郁证治法，为郁证辨治增辟了一大蹊径。肺主宣降，随证或宣或降均可治疗郁证。宣达肺气，散郁闭之气火，治以宣通除郁证。肃降肺气，"清浊升降，皆出于肺"，当用疏肝理气，养心安神等不效时，当从肃降肺气辨治，使肺金得清肃，肝木得制，郁激之肝气遂平，气机调顺，不治肝而肝得制，不解郁而郁自解，有称之为"肃肺达肝法"。

（四）脏躁非独甘麦大枣汤：脏躁一证，甘麦大枣汤为其治疗之主方要方，但常有用甘麦大枣汤少效者，脏躁非独用甘麦大枣汤。脏躁有属肝郁气逆，心脾不和者，宜用疏肝降逆，调和心脾，可选用逍遥散加减。肝气郁结，脏阴亏损之脏躁可用一贯煎。痰热时时扰心神之脏躁可用甘草泻心汤加减。瘀热内阻，扰乱心神之脏躁，可用桃核承气汤加减。心虚脑瘀之脏躁，可用天王补心丹合通窍活血汤加减。

梅核气

一、水热、湿热互结梅核气

1. 咽阻属水热互结于咽喉辨

刘俊土治某患者，女，37 岁。咽喉阻塞感半年，口干舌燥，但手心不热，不盗汗，大便秘结，2～3 天一行。平素有胃痛，诊断为慢性胃炎。舌红，脉细弦。证属水热互结于咽喉，非阴虚之梅核气。治以清热利水，用猪苓汤加味：猪苓15g，茯苓 15g，墨旱莲 30g，滑石 10g，甘草 9g，苏梗 3g，厚朴花 6g，山药 15g，乌药 9g，乌梅 9g，半夏 3g，麦冬 9g。服3 剂，咽喉阻塞感、胃病均已愈，半年未见复发。〔来源：《古方妙用验案精选》P. 204〕

2. 甘露消毒丹治梅核气辨

程昭寰治某患者，男，50 岁。自述咽喉部堵塞感 3 月余，伴胸部堵闷不舒，心烦，且每于午后加重，呃逆不泛酸，口干不欲饮，便溏，舌质红，苔黄腻，脉弦滑。此病发作前与生气有关。时欲吐不能，欲睡不得。诊为慢性咽炎，中医属梅核气。治以清湿热，利咽喉，调气机为法，予甘露消毒丹加减：茵陈 10g，藿香 10g，滑石 15g，石菖蒲 9g，连翘 9g，川贝母9g，射干 9g，薄荷 3g（后下），桔梗 6g，枇杷叶 9g，旋覆花6g（包），杏仁 10g。服 7 剂，自觉咽喉部偶发堵塞感，苔转为薄黄，余症悉除。复诊去石菖蒲、连翘、川贝母，加沉香2g，枳实 6g，苏梗 10g，服 7 剂而病愈。〔来源：中医杂志1988；(11)：26〕

二、鼻窍不利梅核气

鼻窍停痰也致梅核气辨

洪钱江治某患者，女，21 岁。咽部如有梅核阻塞，哽哽不舒，喜咯痰，痰出后咽中觉舒，反复发作6年，面白神疲，易感冒，舌苔薄白，脉细。检查：咽底有颗粒结节增生，色微红，后鼻孔有较多的黏浓涕。素体气虚，外卫不足，浊涕不化，停聚鼻窍，下留咽部而生之梅核气。治当益气固表，通窍利咽。方用玉屏风散合苍耳子散加减：生黄芪15g，防风、苍耳子、露蜂房各9g，辛夷、鱼腥草各15g，细辛3g，炒白术12g，桔梗、生甘草各6g。并配合局部滴鼻药，改善通气。服完药后症状改善，调治月余而愈。〔来源：江苏中医 1991；(5)：30〕

三、津亏瘀阻梅核气

养阴润燥，活血化瘀治愈梅核气辨

何世英治某患者，女，54岁。中风后感咽部堵闷，语声低微，唇舌麻木，口燥而苦，咽干少津，无食欲，口中和，曾服中药二百余剂，无明显效果。舌质暗红，舌面干光，脉沉弦细数。辨证：中风之体，肝肾阴亏，津不上承，兼有血瘀。治法：养阴润燥，活血化瘀。处方：茺蔚子10g，桃仁10g，红花10g，天花粉10g，佩兰10g，麦冬10g，石斛10g，知母10g，玄参10g，金果榄10g，锦灯笼10g，佛手花10g，炒麦芽10g。6剂。二诊：口苦有所减轻，食欲略增，唾液亦有所增加，说话时仍觉咽部堵闷，午后感觉疲劳。三诊：药后未觉效果，考虑因减去金果榄、锦灯笼治标之剂所致，仍当标本兼顾。处方：青黛3g，诃子10g，金果榄10g，玄参10g，麦冬10g，佩兰10g，桃仁10g，红花10g，炒麦芽10g，知母10g，花粉10g，香橼10g，锦灯笼10g。14剂。四诊：上方服药第五剂后，症状明显好转，说话清晰有力，口燥、咽干、口舌麻木均大减，咽部堵塞感消失，食欲增进，精神转振，舌质由紫暗而干转为色红，仅舌心尚微糙，脉由沉弦细转为沉缓。根据脉症，显系气机通畅，阴津来复上承，药既中病，治则不变，但可去活血化瘀之药，更增滋阴生津之力。处方：炒麦芽10g，诃子10g，天花粉10g，金果榄10g，玄参12g，知母

10g，麦冬 15g，青黛 5g，锦灯笼 10g，陈皮 10g。14 剂。〔来源：《中国现代名中医医案精华》第一集 P. 12〕

四、寒凝、湿阻梅核气

1. 梅核气属脾虚湿阻辨

邱美和治某患者，女，42 岁。患者不明原因咽喉部异物梗塞感已 1 年余。前医有作咽喉炎治疗，或消炎或清热解毒，亦有按梅核气用半夏厚朴汤治疗者，或见效或停药复发，或罔效。刻诊：患者精神萎靡，面色无华，体胖纳差，嗳气泛酸。舌胖淡边有齿印，苔薄白而腻，脉细。从健脾利湿，佐以化痰顺气法治之。药用参苓白术散加减：党参、薏苡仁、茯苓各 15g，厚朴、白术各 12g，砂仁（后入）7g，半夏、桔梗、麦芽、柴胡各 9g，代赭石（先煎）20g，甘草 3g。服药 9 剂精神转佳，饮食增，异物感减，守原方再进 6 剂病愈。〔来源：新中医　1992；（2）：12〕

2. 梅核气属阳虚寒凝辨

邱美和治某患者，女，61 岁。咽喉部异物感 3 年余，屡服清热解毒之土单验方及养阴之品，也有作慢性咽炎用消炎药，均不效。自诉晨起受凉后咽喉更觉不舒，有火辣感，伴畏寒，咯痰色白，舌淡红，苔薄白，脉沉细，以温阳散寒，佐以化痰活血法治之，方用麻黄附子细辛汤加味：麻黄、附子（先煎）、半夏、川芎、桃仁、桔梗各 9g，白术、泽泻各 12g，细辛、甘草各 3g。4 剂后症状减，咽喉火辣感消。复诊守上方去泽泻，加熟地 15g，增附子为 15g，再服 12 剂病痊愈。〔来源：新中医　1992；（2）：13〕

五、小结与评述

（一）从脾胃辨治梅核气：梅核气多属痰气交阻于咽，或伴阴虚，治疗多用半夏厚朴汤、四七汤，或兼以养阴润燥之品，但也不乏少效者。胃、咽相关，二者关系密切，如梅核气伴有脾胃症状，则宜详辨脾胃失调，从脾胃辨治。

1. 水热、湿热蕴结梅核气：除咽部有阻塞感外，伴有慢性胃炎病史，或见胃脘不适，呃逆，嗳气，口干不欲饮，便溏或秘结，时欲吐，舌苔黄腻等见症。治宜清热利水或清化湿热，可选用猪苓汤、甘露消毒丹加减。

2. 脾虚湿阻梅核气：除咽部有异物感外，伴有神疲，面色少华，纳差，痰多，大便溏，苔白腻等脾虚湿阻症状。治宜健脾利湿，顺气化痰，可选用参苓白术散加减。因脾虚突出，应以健脾为主，稍佐顺气化痰之品，故不宜用半夏厚朴汤一味调气化痰。

（二）宣鼻窍治梅核气：鼻与咽均为肺所主，鼻咽关系密切，互为影响，若鼻窍不利而使痰气交阻于咽，则又宜宣鼻窍顺气化痰。

（三）阳虚寒凝梅核气：梅核气久则以阴虚为多见，但屡用养阴清热之剂不效，也不宜一成不变，当于细微处辨识阳虚，辨析症状与证矛盾现象，如虽觉咽部火辣感，但伴畏冷，舌淡红而非舌质红，脉沉细，均为阳虚而非阴虚。阳虚寒凝、痰瘀交阻于咽，治宜温阳散寒，兼以化痰活血，可选用麻黄附子细辛汤、阳和汤加减。

（四）阴虚梅核气久则也入络：兼见唇舌麻木，舌质暗红或者瘀点，或见于中风有瘀之病证后，或梅核气日久不愈，均可有瘀血阻滞。治宜养阴润燥，活血化瘀利咽。

痹 证

一、气机郁滞与痹证

1. 痹证有气机不利辨

症见肢体关节疼痛，走窜不定，心烦易怒，善太息，或月经不调，或见经前经后病情加重，苔薄白，脉弦。治以调气通络，用加味逍遥散为主方：当归、白芍、柴胡、白术、薄荷各15g，茯苓25g，甘草10g，鸡内金15g，山楂10g，香附15g。

2. 气郁兼风湿痹痛辨

柳学洙治某患者，女，49岁。腰及两胯下连腿膝俱痛，发重发木，时肿时消，两胁胀痛，愤怒后加重，喜凉饮，纳呆，舌质正常，脉沉滑。治以祛风湿，舒气郁。药用青风藤12g，海风藤12g，络石藤12g，伸筋藤15g，透骨草15g，老鹳草15g，薏苡仁30g，香附9g，郁金8g。服两剂痛减肿消，原方随证酌加降香9g，前后共服15剂遂愈，风湿去，气郁舒而病愈。〔来源：《医林锥指》P.173〕

3. 逍遥散治痹证辨

姚勇治某患者，女，40岁。患者诉1968年下放农村后，出现四肢关节窜痛，以左侧肢体明显，沉重发麻，关节时肿时消，两胁胀满，情怀抑郁时加重，舌淡红，苔薄白，脉弦滑。抗"O"（＋），血沉增高。诊为风湿痹痛（气滞邪阻）。治宜疏肝解郁，祛风除湿。方用逍遥散加减。处方：炙甘草、当归各6g，柴胡10g，苍术12g，云茯苓20g，薄荷5g，海风藤、白芍、络石藤、伸筋草、豨莶草各15g，生姜3片。水煎服，日1剂。5剂后痛减肿消，前方加薏苡仁等，服药21剂，诸症痊愈，抗"O"及血沉正常。《诸病源候论·风痹候》："人体虚，腠理开，故受风邪也，病在阳曰风，病在阴曰痹，阴阳俱病，曰风痹。其以春遇痹者为筋痹，筋屈不已，又干邪者，则移于肝。"故痹证与肝也有一定关系，治疗上以理气消痹而获效。

4. 行痹从肝论治辨

唐宗儒认为，行痹以风邪为重，治应从肝……行痹活血即是治肝荣筋。治某患者，男，33岁，司机。因长期开车受风，关节游走性疼痛半年余，曾先后在某医院服西药治疗，不但鲜效，反致胃病复发，后出院要求服中药治疗而收住入院。查抗"O" 200U，类风湿因子（−），血沉4mm/h，心电图正常，刻诊关节无红肿，舌淡苔灰薄润，脉沉细，左关浮，按之无力。证为行痹。考虑胸闷胃痛，左关脉浮而无力，首拟和解少阳，调和营卫，方与小柴胡合桂枝汤为法：柴胡、白芍各15g，半夏、桂枝各10g，黄芩、木防己、香附、丝瓜络、薤白各12g。胸闷咳嗽加瓜蒌，连服5剂，关节游痛明显好转。后减瓜蒌，加附子12g，又服3剂后关节已无不舒。嘱注意保暖防风，告愈出院。〔来源：陕西中医　1986；（6）：159〕

5. 疏利胆经蠲痹痛辨

何顺华治曾某某，男，64岁。右下肢游走性疼痛3月余，伴牵掣不舒，酸麻沉重，昼甚夜轻，阴雨天加剧。舌质淡红，苔薄黄略干，脉弦。腰椎X线片示：腰骶椎退行性变，伴骨质增生。初拟独活寄生汤合白虎汤加减治之，服5剂后，病情依然。右下肢疼痛如前，其痛沿足少阳胆经循行向下游走，环跳、膝阳关、阳陵泉、绝骨等穴均有压痛，且腰痛时作，口干口苦心烦、纳差、便结、尿黄短、苔黄腻，左关脉独弦，双尺部沉细。诊为痹证。辨证属风湿热邪，痹阻胆经，肝肾不足。治拟疏利胆经，清热化湿，祛风宣痹，补益肝肾，方选小柴胡汤合四妙散化裁：柴胡10g，法半夏12g，黄芩15g，广木香12g，青皮8g，苍术12g，薏苡仁30g，川牛膝15g，炒黄柏15g，威灵仙15g，枫荷梨15g，五加皮20g，巴戟天15g，虎杖20g，地龙15g，木瓜20g。服5剂后，疼痛大减，继而4剂而愈。〔来源：中医杂志　1997；（5）：275〕

二、新痹也有瘀

新痹从瘀论治辨

黄云治某患者，前医辨证属湿热下注无不当，但服当归拈痛汤不愈，病兼咳嗽，乃湿热偏表，与肺失宣降，湿热痹阻不得宣散有关。权且与宣痹汤清利湿热，宣肺通络，服3剂，疼痛减轻，继守5剂，病无增减。细问症状，言其右臀环跳下一寸、委中、承山三处疼痛最甚，痛如针刺，固定不移，以夜间为甚，痛缓时有麻胀感，虽属新痹而血瘀无疑。配合活血化瘀，仍以原方增损：薏苡仁10g，杏仁10g，连翘10g，蚕沙10g，牛膝10g，甲珠5g，当归尾15g，红花10g，泽兰10g，防己10g，甘草5g。5剂后疼痛若失，守方10剂病愈。仿虎潜丸滋补肝肾、强筋健骨善后调理，后未再复发。痹证日久，气血瘀滞，多见瘀证，该例诊断为坐骨神经痛。《时方妙用》："痛久必入络"，此为常识。本病例属新病，湿热在筋偏表，故前用当归拈痛汤无效，改用宣痹汤加减后，虽见初效，然不能尽愈。实为湿热阻滞，经气不畅，瘀血所成所致，加用活血化瘀药后，方见良效。可见，新痹也可见瘀血，不可拘泥于"久病入络"之说。〔来源：中医杂志　1993；（10）：596〕

三、阴虚与痹痛

1. 阴虚痹痛辨

张伯臾经验，还有一种阴虚痹，阴虚内热，肝阳偏亢，化风入络成痹，痛多在指趾关节，并见头晕头痛，痛则日轻夜重，脉弦细数。治宜养阴清热，平肝息风，可用羚羊角、生地、赤芍、丹皮、钩藤、石决明、忍冬藤、地龙之类，忌用风药发散。〔来源：《中国现代名中医医案精华》P.789〕

2. 阴虚臂痛辨

最易误认为风湿，有厥阴风动之痹痛。〔来源：《沈绍九医话》P.32〕

3. 久痹精血亏损辨

陈继明经验，痹痛日久，内舍脏腑，往往伤及真阴，阴伤亦可致血脉涩而不利，筋脉日益痹闭，邪气日益痼结，刚燥风药，既泄阳气，又耗阴液，是为大忌。真阴耗伤，温通之剂也非所宜。若阴伤液耗，筋脉失于濡养，势必更为拘急，焉望缓其痛势。治疗此类痹痛，着眼于柔肝滋肾，每获佳效。治某患者，女，62岁。患风湿痹痛已十余年，近两年来，关节疼痛，日渐增剧。此次复发，服强的松不能控制，投祛风化湿、蠲痹通络中药十余剂，关节疼痛有增无已。刻诊周身筋脉挛痛，两手握固不利，伴见眩晕耳鸣，咽干少寐，脉弦细而数，舌红苔根黄腻。检查：血压20/12.3kPa，血沉68mm/h，抗"O"1250U。此乃痹痛久着不愈，肝肾精血耗伤，筋骨失养，虚风入络，非滋养柔润，不能缓其急迫之势。药用：清阿胶10g（烊冲），生白芍15g，生地15g，钩藤15g（后下），络石藤12g，生石决30g（先煎），生牡蛎30g（先煎），甘草12g，制首乌15g，天仙藤12g，鸡子黄2枚（搅冲）。连进5剂，筋脉挛痛大减，手足屈伸自如，夜能成寐，脉数也平，唯四肢关节疼痛，倘未消除，腰臂酸痛，俯仰艰难……续以柔养肝肾，蠲痹通络，药用：当归、白芍、甘草、熟地、制首乌、稀莶草、络石藤、川石斛、鸡血藤、杜仲、怀牛膝、续断肉、老鹳草、路路通、阿胶、肉苁蓉等出入为方，连续十余剂，症情日渐轻减，复查抗"O"、血沉均在正常范围，乃停用强的松，以上方扩充制膏调治，症情稳定，形体日充……以后偶有小发。仍投滋肾柔肝之剂，即能缓解，平日参加家务劳动，一切良好。〔来源：中医杂志 1982；（4）：16〕

4. 阴虚痹证辨

李元馨治某患者，男，52岁。右臂酸痛，昼轻夜重2月余，口干不欲饮，目涩流泪，大便秘结，小便清长。舌质红苔剥，脉弦数。证属阴虚痹证。宜柔润疏筋、祛风通络为治。天冬10g，麦冬10g，玄参10g，生地12g，石斛10g，当归10g，白芍10g，桑叶10g，菊花10g，桑枝10g，石楠藤10g，海风藤 10g，海桐皮 10g，甘草 3g。上方化裁，共服 30 剂，诸恙基本消失。肝肾阴津不足，筋骨濡养失灵，风湿乘虚罹袭经隧而导致右臂酸痛，俟阴液复原气血畅行，则风湿易蠲，络脉得通，疾病可愈。〔来源：北京中医　1988；（3）：8〕

5. 阴虚湿热痹痛辨

赵金铎治某患者，女，45 岁，四肢各关节疼痛尤剧，伴肿胀变形，活动受限，心烦，胸闷乏力，情志抑郁，大便干，小便色黄，地图舌，舌质暗淡，苔薄白腻，脉细濡无力。血沉 24mm/h，余无特殊。因素体阴虚，湿热滞阻关节络道，属阴虚湿热痹，治宜清热利湿，凉血养阴：苍术 9g，黄柏 9g，薏苡仁 30g，怀牛膝 9g，独活 9g，桑寄生 15g，当归 12g，白芍 10g，生地 15g，玉竹 12g，秦艽 9g，生甘草 6g。服 14 剂，湿热胶结之证已有松动之机，关节疼痛减轻。守方加山药 30g，继服 30 剂，诸关节疼痛基本消失，化验正常，唯五心烦热，地图舌更显露，脉细数，湿热已微，阴虚反显，用麦味地黄汤加赤芍、鸡血藤、当归、秦艽、灵仙、桑枝，隔日 1 剂，同时将上方配成丸药，持续服用半年病遂愈。〔来源：《赵金铎医学经验集》P.80〕

四、产后痹痛不同于一般痹痛

产后痹痛与一般痹证有别辨

路志正体会，产后气血大伤，经脉空虚，肌肉关节以及其他各个组织器官均处于濡养不足状态而出现"不荣则痛"及"营不和则不仁"的病机变化，邪由内生，即使杂以风寒湿邪，也与一般痹证有别。分为 4 型：①气血大伤，筋脉失荣：血虚生风而致遍身疼痛，肢体酸楚麻木，头晕目眩，心悸，失眠，面色苍白，舌淡少苔，脉细无力。治宜益气养血，柔肝祛风，用自拟养血荣筋汤：太子参 12g，麦冬 9g，生芪 15g，炒白芍 9g，炒白术 6g，丹参 12g，墨旱莲 6g，地龙 3g，夜交藤 9g，防风 3g。②肾虚骨节失荣：平素经期腰腿酸困，产后腰脊冷痛更加明显，乏力，足跟痛甚，舌淡红，脉沉细，当补肾强腰，佐以祛风散寒，当归 9g，杜仲 12g，续断 12g，桑寄生 15g，肉桂 6g（后下），狗脊 10g，淡附片 3g，秦艽 9g，独活 6g，甘草 3g，谷麦芽各 6g。③瘀血阻滞经络：产后多瘀是产后痹痛的又一病机特点，产后身痛，按之痛甚，四肢关节屈伸不利，或小腹疼痛，恶露不下或下而不畅，舌质紫暗或有瘀斑，脉沉涩。治宜养血活血，用自拟产后逐瘀汤：当归 12g，川芎 6g，桃仁 6g，益母草 15g，路路通 9g，没药 3g，炮姜 10g，阿胶珠 6g，鸡血藤 12g。关节肿胀加松节 6g。④风寒湿痹阻：病多较严重，周身关节疼痛如锥刺，屈伸不利，或痛无定处，剧烈难忍，或肢体肿胀麻木重着，步履艰难，遇寒加重，得热则舒，舌淡苔薄白，脉细。宜养血祛风，散寒除湿，用自拟方风寒湿痹汤：防风 6g，当归 12g，川芎 6g，细辛 3g，制附片 6g，鲜姜 3 片，姜黄 9g，桂枝 6g，炙甘草 3g。若变化为湿热痹则随证治之。〔来源：北京中医　1992；（6）：4〕

五、更年期关节炎有其特点

更年期关节炎宜补肾扶阳，调养冲任，通络止痛辨

房定亚经验，更年期关节炎主要由于卵巢萎缩，雌激素分泌减少，内分泌和植物神经功能紊乱，血管舒缩功能减退所致。本病病机因天癸竭，故以肾阴阳两虚多见，治宜补肾扶阳，调养冲任，通络止痛。选二仙汤加味。治任某某，女，51 岁。患者停经 2 月余，因近半月自觉双手掌指关节及膝、踝关节肿痛来我院就诊。患者双手掌指及膝、踝关节肿痛，晨僵、烘热、汗多、急躁易怒，汗出后怕冷，疲倦，恶噪音，睡眠差，二便正常。查：双手掌指关节及膝、踝关节肿胀、压痛，握力正常，皮色不红，扪之不热，活动尚灵活，舌质暗红，苔薄白，脉沉细弱。化验：血沉 35mm/h，类风湿因子（－），抗"O"阴性。中医诊断：痹证，证属肾阴阳两虚，湿瘀阻络；西医诊断：更年期关节炎。用二仙汤加味：仙茅 10g，仙灵脾 10g，巴戟天 12g，当归 12g，知母 10g，黄柏 10g，鸡血藤 30g，萆薢 20g，白芍 30g，桑叶 30g，金樱子 15g。每日 1

剂，水煎服。服上方6剂后患者诸症明显好转，汗出止，唯双踝肿胀明显，上方去桑叶、金樱子，加车前子（包）30g，木瓜10g，利湿消肿，活血通络。服上方12剂后，关节肿痛消失，起居正常，能坚持日常工作。〔来源：中医杂志 1997；(9)：525〕

六、似痹非痹

1. 补中益气汤加味治气虚臂痛辨

方鸣谦经验，用补中益气汤加半夏、云茯苓，治气虚臂痛，体软，痰涎，头目眩重，身如虫行的脾气不升，气血不营之证。〔来源：《医门真传》P.78〕

2. 遍身游走疼痛非痹痛辨

杨济生治某患者，女，35岁。因遍身疼痛，痛无定处，在某医院住院治疗，曾按行痹治疗，但疗效不显，见患者遍身游走疼痛，但无恶风寒，且脉涩舌暗。因此诊为气虚血滞，经络不畅引起的血瘀身痛，遂以益气通络除风法治之：牛膝6g，地龙9g，当归9g，黄芪30g，羌活6g，黄芩6g，黄柏6g，香附9g，甘草6g，川芎9g，苍术6g，五灵脂9g，桃仁6g，红花9g。3剂，痛减，半月后出院而愈。〔来源：北京中医 1993；(5)：10〕

3. 温肝和血法治愈夜半腿痛辨

赵皋治某患者，女，53岁。自诉入冬以来，每当半夜12点以后，两腿疼痛，影响睡眠，必待天明起床时才好转，白天则所患不甚。平素头晕，闷瞀不爽，纳差，左胸部不定时闷痛，间断发作，病已积二三年。脉弦息缓，舌淡。辨证：病因肝肾气血不足，不能应时流畅，以致脉络不通作痛。治当温肝和血，血行则痛自蠲。处方：续断12g，牛膝12g，桑枝9g，桂枝3g，当归9g，枸杞12g，川厚朴9g，茯苓6g，赤芍9g，甘草5g，鸡血藤15g，木香7g，菟丝子12g，麦谷芽各30g，5剂。二诊：药后自觉腿痛有瘥，头目闷瞀如故，脉舌依旧，再以上法去木香，5剂。三诊：药后腿痛已愈，舌淡略红，头有时漾，上方去桂枝、桑枝、川厚朴，加丹参12g，桑寄生12g，生龙牡各24g，药后腿痛未见复发。〔来源：《中国现代名中医医案精华》第一集 P.535〕

七、小结与评述

（一）气机郁滞与痹证：风寒湿邪杂至合而为痹，与肝脾肾不足，或血虚血瘀痰滞密切相关。然肝胆郁结，气机不利与痹证也有密切关系，不可不辨。既可气机不利关节痹痛，也可气郁兼风湿痹痛，或风湿痹痛而气滞邪阻。其特点是关节痹痛，走窜不定，或关节胀痛而时肿时消，肢体沉重发麻，伴易怒，善太息，两胁胀痛，胸闷胃脘不适，症状每于情志不舒后诱发或加重，脉弦。治宜疏肝解郁，调气通络，祛风除湿，可选用逍遥散加减；或治宜调畅少阳枢机利气机，调和营卫祛风湿，可选用小柴胡汤合桂枝汤加减，或用小柴胡汤合四妙散加减。

（二）新痹也有瘀：久病多瘀，治痹需活血，血行风自灭，但又不可拘泥"久病才入络"，新痹也可以有瘀，总以辨证为主，随证选用活血化瘀之品治新痹可见良效。

（三）阴虚痹痛：脾肾阳虚不足，气血亏虚为痹证常见病机，阳虚痹痛多见，较易辨识，而痹证伴阴虚，或阴虚痹证并非少见，辨识较难，易辨为风痹或风湿痹痛。形成阴虚痹痛常见原因有如下几种：或素体阴虚，阴虚内热，肝阳偏亢，化风入络而成痹；或痹痛日久，伤及真阴，阴伤亦可致血脉涩而不利，筋脉日益痹闭；或过用久用温燥之品而伤阴，渐成阴虚痹痛。阴虚痹痛多见于指趾关节，或阴虚臂痛，关节痹痛日轻夜重，全身筋脉挛痛，伴有头晕头痛咽干耳鸣，少寐，大便干燥，舌红，若兼有湿热未清则舌苔黄腻，治宜柔肝滋肾，养阴清热为主，温通香燥走窜之品均非所宜，待阴液复，气血畅行，则风湿易除，脉络得通，痹痛可除。兼有湿热者，又当清热利湿，凉血养阴。

（四）似痹非痹：在临证时，有一些似痹痛，但并非风寒湿邪杂至合而为痹之痹证，治疗用药与一般痹证有别。如脾气不升，气血不营之气虚臂痛，用补中益气汤合二陈汤。产后气血大伤、经脉空虚，邪由内生，即使杂以风寒湿邪之关节痹痛，治疗用药也与一般痹证有别。遍身游走痛，有因气虚血瘀引起的血瘀身痛，而非痹痛。肝肾气血不足，不能应时流畅而夜半腿痛也非痹证，治当温肝和血。

（五）更年期关节炎：更年期因天癸竭，阴阳两虚冲任不调，故此期关节炎宜补肾扶阳，滋肝肾，调冲任以治本，通络止痛以治其标，不宜滥用温燥辛散、苦寒清泄之品，与常人之关节痹痛自当有别。

痿　证

一、从痰瘀辨治痿证

1. 用滚痰丸治痿证辨

褚玄仁治某患者，男，53 岁。下肢软弱无力不能行走 2 月余。患者起病时畏寒发热，全身酸楚，渐增头昏眼花，时时自语，答非所问，双手发抖，不自主摸索，两足发软，站立不稳，不能行走，经某医院诊断为散发性脑炎，治疗后诸症逐渐消失，但下肢软弱始终不解。诊见神志清楚，面色红润，语言响亮，轻度头昏，下肢软弱，站立不能持久，更不能步履，需人扶持而行，头部俯倾时腿足发麻。脉弦滑有力，舌红，苔淡黄腻。此乃暑湿炼痰，痰热留滞下焦所致，拟滚痰丸合加味二妙散，涤痰清火，补肾化湿为治。处方：滚痰丸 9g，大熟地12g，焦苍术 10g，炒黄柏 10g，炒牛膝 12g，宣木瓜 12g，桑寄生 12g，鹿衔草 12g，炙枸杞 10g，生杭芍 10g。服 5 剂，头昏已除，下肢软弱明显好转，已能步行 500m。去滋腻补肾之品，参与健脾化痰之法，处方：滚痰丸 9g，炒党参 10g，焦苍术10g，云茯苓 10g，炒牛膝 12g，炒川柏 10g，薏苡仁 12g，姜半夏 9g，陈皮 9g，白蔻仁（后下）3g，生甘草 3g。服 3 剂，胃纳好转，苔已化。守方又服 10 剂，已能缓步 1500m，腿仍微软，停用滚痰丸，改用六君子丸合三妙丸调理而安。〔来源：中医杂志　1994；（3）：144〕

2. 痿躄从痰瘀论治辨

赵金铎治某患者，女，19 岁。西医诊断脱髓鞘病（多发性硬化），右侧上下肢软瘫，右上肢肘以下呈紫红色，头闷胀痛……痰多色黄而黏稠……舌质淡红，苔白腻而微黄，右脉滑数左脉沉涩。似属湿热内蕴，痰浊瘀阻络脉之证。先以清热化痰，活血通络，用胆星、陈皮、枳实、半夏、桃仁、红花、地龙、当归、川芎、赤芍、丝瓜络、瓜蒌、桑枝、香附等而治愈。辨证时抓住吐痰而稠，恶心呕吐，苔白腻，脉滑数等湿热之象，又见上肢红紫、肢体麻木，活动不灵，肢凉，脉涩等血瘀之证，所以痰瘀互结甚显，治疗关键在于：①化痰与活血并行不悖，随证各有所侧重；②化痰活血皆兼理气。〔来源：《赵金铎医学经验集》P. 167〕

二、从风寒湿（热）辨治痿证

1. 桂枝芍药知母汤治痿证辨

张其昌治某患者，男，38 岁，患者长期从事野外工作，素罹骨节疼痛。1 年前跋涉中突然骤雨，翌晨寒战发热，腰痛如折，下肢软弱无力。不能站立，二便失禁，经某医学院神经科检查，诊断为"马尾神经炎"，住院治疗 45 天后，病情好转，唯双下肢仍麻木酸痛，软弱无力，须持杖而行，遂出院改用中药治疗。近一年来，服滋补肝肾之中药 300 余剂，疗效甚微，患者面色黧黑，形体消瘦，下肢肌肉萎缩。脉象浮滑而促，时有歇止，不能自还。舌苔黄白厚腻。自诉形寒畏冷，双下肢间有灼热感。证属风寒湿邪久羁体内，有郁而化热之势。方取桂枝芍知母汤，处方：麻黄 15g，桂枝 20g，白术 20g，知母 20g，防风 20g，附片 20g（先煎），白芍 20g，甘草 15g，生姜 20g。7 剂。二诊：每服药后，周身微微汗出，汗后全身轻舒，下肢疼痛已缓，可持杖行走，脉沉弦滑，已无间歇，舌苔黄白，滞腻已化，仍守原方加减。处方：麻黄 15g，桂枝 20g，白术 20g，白芍 20g，知母 20g，防风 20g，附片 15g，薏苡仁 20g，石斛 20g，甘草 15g，生姜 20g。10 剂，隔日 1 剂，嘱增加下肢运动，以促气血运行。三诊：患者已可弃杖行走，双下肢已无麻木胀痛感，但行走尚难任远，脉象缓而无力，舌淡苔薄白。久羁之邪，业已驱尽，而气血未充，法当益气血，通经络，健筋骨，方取黄芪桂枝五物汤加味，处方：黄芪 20g，桂枝 15g，白芍 15g，当归 15g，牛膝 10g，木瓜 10g，炙甘草 10g，生姜 20g，大枣 10 枚。10 剂，隔日 1 剂。3 个月后随访，

诸症悉除，未再复发。〔来源：中医杂志　1985；（12）：11〕

2. 痿证从寒湿论治辨

孔祥梅治某患者，女，12 岁。其父代诉：昨日下午上山割草，汗后下水库洗澡，夜间感双下肢沉重畏寒，今晨双下肢痿软不用，恶寒发热，无汗。症见双下肢肿胀疼痛，触之冰冷，得热则舒，腰部软弱困痛，舌质淡，苔白腻，脉濡。查体：体温 38.5℃，双下肢肌张力低，肌力 0 级，皮肤痛觉过敏，膝腱反射消失。入院后第 2 周查脑脊液：细胞数 $3/mm^3$，蛋白定量 128mg/dl，呈蛋白-细胞分离象。西医诊断为 GBS，中医诊为痿证。证属寒湿痹阻，气血凝滞，阳气窒塞，筋脉失于温煦濡养而发为痿证。治以温阳散寒，蠲痹除湿。采用内外合治法。内服方用独活寄生汤加减：独活 10g，苍术 15g，桂枝 10g，川牛膝 9g，寻骨风 6g，川芎 10g，当归 6g，桑寄生 12g，秦艽 6g，炒杜仲 15g，细辛 3g，茯苓 10g，附片 6g，片姜黄 6g。10 剂，每日 1 剂，水煎服。外用熏洗药：苍术 60g，附片 30g，细辛 12g，鸡血藤 60g，透骨草 15g，寻骨风 15g，防风 9g，桑枝 60g。10 剂，每日 1 剂，煎水熏洗双脚。药后双腿痛减肿消转温，肌力达 2 级，体温正常，舌苔白腻。继用内服 5 剂后，双腿疼痛尽除，肌力达 3 级，仍感腰膝酸软无力，苔白微腻，脉沉弱。治从本图，用地黄饮子加减：熟地 12g，山茱萸 9g，肉苁蓉 6g，当归 6g，鹿角霜 15g，附片 4.5g，怀牛膝 12g，苍术 10g，石菖蒲 6g。并炖服猪脊骨汤，连服 20 剂，双下肢肌力正常，行走时稍感无力，复查脑脊液：细胞数 $2mm^3$，蛋白定量 40mg/dl。痊愈出院。〔来源：中医杂志　1997；（7）：405〕

三、从湿热浸淫辨治痿证

葛根芩连汤治痿症辨

强幼春治某患者，女，29 岁。患者诉 10 天前突然怕冷发热，当晚在某医院治疗，第 3 天热退，第 5 天突然头痛，手足发麻，肢体软弱无力，肌注维生素 B_1、B_6、B_{12} 无效，且手足麻木日渐向近端扩展，精神差，颈项强，左侧鼻唇沟消失，嘴向一侧歪斜，四肢瘫痪，肌力 0～1 级，下肢尤甚，肌肉萎缩，肌张力减低，膝腱反射消失。诊断：传染性多发性神经根炎。症见：面色萎黄，颈项强，四肢痿软，下肢较上肢重，胸脘痞满身重，尿黄赤，大便干，苔黄腻，脉细濡数。四诊合参，认为证属湿热浸淫，肢体痿废。治宜清热渗湿，舒筋通络，方拟葛根芩（柏）连汤加味。处方：葛根 10g，黄柏 10g，川黄连 6g，生甘草 3g，连翘 10g，桂枝 6g，忍冬藤 30g，川牛膝 10g，全蝎 6g，蜈蚣 3 条，广地龙 10g，薏苡仁 30g，川萆薢 12g。二诊：上方服 8 剂，颈项转侧灵便，口歪已正，上肢活动自如，握力正常，下肢仍觉沉重麻木，但足趾已能活动，纳谷尚可，二便正常，舌苔已薄，脉濡，以上方去全蝎、蜈蚣，加当归 10g，赤芍 12g，鸡血藤 30g。三诊：服上方 10 剂，病情日渐好转，能下床扶着活动。今觉胸闷，脘胀，纳呆，舌苔黄腻，脉濡滑。此乃湿困中州，治宜理气化湿醒脾……后以补阳还五汤合桂枝汤，诸症消失。丁甘仁云："五脏之热，皆能成痿……不独肺热叶焦也，然而虽有五，实则有二，热痿也，湿痿也。"此妇实属湿热郁蒸，浸淫筋脉，营卫不和，故治以清热利湿，舒筋和营通络，用葛根芩（柏）连汤加味。〔来源：中医杂志 1982；(11)：17〕

四、从真元不足，湿热瘀阻辨治痿证

痿证属真元大亏，瘀血湿热内阻，经络不通辨

陈亦人治苏某，男，6 岁。患四肢痿软，肌肉瘦削 40 余天。患儿开始因"感冒"，数周后出现四肢无力，渐致四肢近乎弛废，即入某医院就诊，被诊为"格林－巴利综合征"，收住入院。入院后即行西医常规治疗，配合中医针灸、推拿等，效果不显。2 周前，西医投用大量激素，用后上肢痿软略减，下肢痿软更甚，以致完全弛废不用，肌肉逐渐萎缩。家属乃请陈老诊治。据述患儿 4 年前即患脱肛。舌质红、苔薄、边有红斑，脉小。综合病机，实属先天禀赋不足，真元大亏，瘀血湿

热内阻，经络不通之证。治当通阳益气，活血化瘀，消除痰湿，通经和络。处方：生黄芪 30g，仙灵脾 10g，鹿角胶 10g，熟地 15g，全当归 10g，杭白芍 15g，地鳖虫 6g，桑寄生 15g，木防己 6g，瓜子金 10g，葛根 15g，忍冬藤 15g，炙甘草 6g。水煎服，每日 1 剂。进药 14 剂后，近日脱肛未作，脚趾略动，药已中的，守法守方，前方增生黄芪 30g，桑寄生 15g，再服 7剂，足痿大有改善，已能扶床缓行。嘱其减激素用量。守方续服。两月后患儿行动自如，唯双下肢无力，嘱其加强锻炼，间服上方，以巩固疗效。〔来源：中医杂志　1997；(10)：587〕

五、小结与评述

（一）痰瘀阻滞痿证：多见于脑炎或其他大脑中枢神经系统疾病后期，诸症逐渐消失，而出现下肢软弱无力，不能行走，或伴有吐痰而稠，胸闷，恶心呕吐，苔淡黄而腻，脉弦滑有力，或伴有肢体麻木，或肢体红紫，属痰瘀阻滞经脉。治宜清化痰热，活血通络，可随证选用滚痰丸、三妙散、温胆汤、桃红四物汤加减。

（二）痿证属风寒湿（热）痹阻，治当不远温散：痿证与痹证的病因病机、辨治有区别，风药、表散药等辛温之剂于痿证当慎用，但不可绝对化。若痿证起病于淋雨、感受风寒湿（热）之邪，治当不远温散，不可拘泥"痿证最忌发表，亦恐伤阴"，而果断使用麻黄、桂枝、细辛、附片、羌活等辛苦温散药，疏散寒湿，散寒通络，有郁热兼清郁热。祛除寒湿亦有利脾胃功能之恢复，亦寓"治痿独取阳明"，"治痿独取阳明"也不仅限于清养一端，凡能恢复脾胃功能治法皆属此范围。在痿证恢复后期又当温阳益肾、补髓填精，从本图治，巩固疗效。

（三）湿热浸淫，肢体痿废："治痿独取阳明"，"肺热叶焦"成痿，五脏之热皆成痿，而湿或湿热浸淫，则是致痿的重要病因。湿热痿证，治疗虽宜清热渗湿，舒筋通络，而选方却值得研究。若肢体痿废，属湿热浸淫，伴胃肠道症状明显者，又当选用葛根芩连汤加减更切病机，疗效要更好些。

（四）痿证为疑难病证，湿热、痰湿、瘀血之内阻，经络不通是标，正虚是本：正虚不仅是阴津不足，而应分清气、血、阴、阳之盛衰，尤其阳气亏虚之机不可忽视。所以，治疗不仅要清湿热、祛痰湿、化瘀血、通经络，还当扶正，补益气、血、阴、阳，振痿起废，不可拘泥"肺痿叶焦"、"痿病无寒"之说，阳虚不足，还当通阳益气，使阳气一复，阳振阴复，发挥其温煦推动作用，促进肢体功能恢复。

麻　木

一、肺气虚麻木

补肺气通络治麻木辨

　　王景春认为，肺气虚麻木，多由于肺气虚外感风邪侵袭肌肤，因肺合皮毛，肺气不能宣发，营卫之气不能荣肌肤皮毛，皮肤失荣则麻木。《内经》云："皮肤麻木者，此肺气不行。"临床常见症状，倦怠乏力，懒言声低，畏寒怕冷，自汗出，肩肘或大腿外侧或小腿外侧麻木，抓之不知痛痒，甚则麻木不仁。舌淡苔白，脉虚弱。证属肺气虚麻木。治以补肺益气通络，方用人参补肺汤加减。临床常见病有：局限性皮神经炎、股外侧皮神经炎、腓神经炎、末梢神经炎、颈椎病等。〔来源：辽宁中医杂志　1993；(2)：32〕

二、脾气虚麻木

补脾益气通络治麻木辨

　　王景春认为，脾虚麻木，多由于脾气虚亏，血气化源不足，四肢肌肤脉络失于濡养，卫气不能随之运行麻木。临床常见症状，纳少，乏力，气短懒言，面黄苍白，手指麻木或变色苍白青紫，手足皮肤发紧硬。舌淡苔白，脉弱。证属脾虚麻木，治以补脾益气通络，方用补中益气汤加味。临床常见病有：局限性硬皮病、全身性硬皮病、雷诺氏现象。〔来源：辽宁中医杂志　1993；(2)：32〕

三、气滞麻木

疏肝理气通络治麻木辨

　　王景春认为，气滞麻木，多由于七情内伤或邪气阻滞，使气机不畅，卫气不能达于肌肤，失去温煦而络闭，则手足青紫麻木。临床常见症状：胸胁满闷不适，呃逆、善太息、肢体酸麻沉着，手或足青紫，苍白，舌质暗淡，苔白或有小块瘀点，脉沉涩或弦，寒凉刺激，精神紧张则加重。证属气滞血瘀，治以疏肝理气通络。方用羌活通痹汤、当归四逆汤加减。临床常见病有：雷诺氏病、肢端绀症、红斑肢痛症、血栓闭塞性脉管炎Ⅱ期、动脉硬化闭塞等。〔来源：辽宁中医杂志　1993；(2)：32〕

四、痰湿瘀阻麻木

化痰行瘀通络治麻木辨

施奠邦治某患者，女，33 岁。左脚麻木已半年，诊断为"周围神经炎"。诊时左脚麻木，时有如蚁走之感，活动如常，纳呆易怒，舌暗、苔薄白腻、脉弦。治宜化痰行瘀，疏通经络：乌药 10g，陈皮 6g，桔梗 10g，炙麻黄 10g，川芎 10g，白芷 10g，枳壳 10g，生姜 3 片，炮姜 6g，炒僵蚕 10g，制南星 6g，黄连 3g。服 7 剂，诸症皆失。〔来源：中医杂志　1993；(12)：723〕

五、邪留少阳麻木

小柴胡汤治麻木辨

邵桂珍等治某患者，女，42 岁。1 月前席地纳凉，患感冒，自服解热消炎等药，似愈，2 日后忽感右臂困乏难举，继而右腿行走不便，半身麻木遍延于手指足趾、胸胁膝胯，遍治 1 月，症状如故，其舌白腻，脉弦滑。此为风邪顺经内传，入于半表半里之间，血脉不行所致。柴胡 18g，黄芩 12g，半夏 12g，党参 9g，炙甘草 9g，桂枝 15g，当归 15g，川芎 20g，生姜 5g，大枣 5 个。服 4 剂，痛麻减半，6 剂服完，诸症皆愈。本案属风邪入侵少阳经，散于分肉之间，与卫气相干，其道不利，卫气有所凝而不行，使少阳气机郁滞，枢机不利，故其肉不仁，取小柴胡汤调畅少阳枢机，佐当归、川芎活血养血助其血循，使气血条畅，外邪祛除，麻木遂愈。〔来源：陕西中医

1987；（9）：415〕

六、小结与评述

（一）肺气虚麻木：多由于肺气虚，外感风邪侵袭肌表，"皮肤麻木者，此肺气不行"，肌表麻木，伴肺气不足诸症。治宜补肺气通经络，可选用人参补肺汤加减。

（二）脾气虚麻木：多由脾气虚亏，血气化源不足，肌肤脉络失于濡养，卫气不能随之运行则麻木，手指麻木或苍白青紫，肌肤麻木发紧，伴脾气虚弱诸症。治宜补脾益气通络，可选用补中益气汤加味。

（三）气滞麻木：气虚则不仁，气滞也麻木。气滞麻木，多由于七情内伤或邪气阻滞，气机不畅所致，肌肤麻木，伴肝气郁滞，气机不畅诸症。治宜疏肝理气通络，可选用羌活通痹汤，当归四逆汤加减。

（四）痰湿瘀阻麻木：肢体麻木，纳呆，舌暗，舌苔薄白腻，脉弦，属痰瘀阻滞，血脉不畅而麻木。治宜化痰行瘀，疏通经络，可选用阳和汤加减。

（五）风邪留于少阳麻木：多有外感病史，外邪未尽，留于少阳，枢机不利，使分肉之间卫气有所凝而不行致麻木，肢体麻木，或少阳经所循行部位肌肤麻木，伴少阳枢机不利诸症。治宜调畅少阳枢机，佐以活血，使气血调畅，外邪祛除，麻木遂愈，可选用小柴胡汤加味。

荨麻疹、痒疹

一、荨麻疹宜从脏腑辨治

1. 荨麻疹从脏腑虚实论治辨

张桂萍经验，急性荨麻疹治在肺，有风寒或风热证，分别选用麻黄汤、银翘散；肠胃型治在肝脾，肝脾不和，内生湿热，郁于肌肤，风团时起时落，伴有腹痛，大便不实，治宜用逍遥散疏肝解郁，调和脾胃。慢性荨麻疹治肾为主，病程长，以晚间发为著，伴有腰酸乏力，随证选用肾气丸或大补阴丸加减。〔来源：北京中医　1992；（3）：52〕

2. 麻杏石甘汤治荨麻疹辨

王怡康治某患者，男，42岁。患风疹块多年，多方治疗不效。稍有咳嗽，肺合皮毛，邪热犯肺，治拟清肺，方用麻杏石甘汤加味：麻黄9g，杏仁9g，生石膏12g，生甘草3g，全蝎3g，地肤子12g，蚕沙9g。上方服10剂后痊愈。又治某患者，女，15岁。一患风疹块，断续发作，已有两年之久，今又面部眼睑发肿且痒，是风热之邪客肺，肃降失司，水道壅滞，拟麻杏石甘汤加味：麻黄9g，杏仁9g，生甘草3g，生石膏12g，防风9g，浮萍9g，蚕沙9g，全蝎3g。上方服3剂后痊愈。〔来源：《上海老中医经验选编》P.27〕

3. 清燥救肺汤治疗慢性荨麻疹辨

张亚声治某患者，女，37岁。肌肤作痒起疹两年，反复发作，西医诊断为"荨麻疹"。近日腘窝内外侧出现丘疹，呈风团样，剧痒不适，入寐尤甚，口干唇燥，苔薄舌淡，脉细小弦。是为秋令风燥犯肺，皮毛失其所养，拟清燥救肺汤加减：冬桑叶9g，生石膏15g（先煎），杏仁9g，麦冬9g，甘草9g，党参9g，枇杷叶9g，苦参9g，桂枝9g，阿胶9g。4剂，药后症状减轻，后守方加乌梅、防风、麻仁、熟附块，易党参为蜜炙黄芪，服 9 剂而愈。又治某患者，女，53 岁。述肌肤搔抓后随起风团状疹子，奇痒不适达 10 余年，甚则抓痒出血而痒仍不止，以春秋多发。近日又作，口干欲饮，唇燥溲频，舌边红，苔薄，脉小弦。秋令刚燥，治宜从肺：冬桑叶 9g，石膏 15g（先煎），杏仁 9g，生甘草 9g，麦冬 12g，泽泻 9g，枇杷叶 9g，乌梅 9g，防风 9g，丹皮 12g，白鲜皮 12g，苦参 12g，黑芝麻 12g（打）。7 剂。药后痒势减轻，唯口干，大便不畅，守法佐以通腑，原方加川黄连 3g。芒硝 6g，再进 7 剂，另服脾约麻仁丸 120g，每次 5g，日 2 次，再诊时，疹消痒止，原方去芒硝续服 7 帖，以资巩固。〔来源：上海中医药杂志 1983；(6)：31〕

4. 逍遥散加减治顽固性荨麻疹辨

董振华治任某，女，60 岁。主诉全身皮肤泛发风团痒疹 4 年。初起为局限性粉红色风团疹，灼热瘙痒，继之迅速蔓延至全身，持续数小时自行消退，每日发作数次，从未间断。变态反应科检查对多种物质过敏，诊为荨麻疹。曾用多种抗过敏药、钙剂、强的松、综合脱敏及 400 余剂中药治疗罔效。舌红、苔白腻，脉细弦。曾先后予消风散、龙胆泻肝汤、血府逐瘀汤、滋燥养营汤治疗 1 月，终无建树。经再诊细询乃知，每次痒疹发作前，即烦躁殊甚，肤如火燎，坐卧不安，口咽干燥，疹出后诸症悉减，乃思此为郁火内发，蕴于肌肤，内不疏泄，外难透达所致。遂选逍遥散加丹皮 10g，黄芩 10g，生地 10g，赤芍 10g，苦参 10g，白蒺藜 10g，地肤子 15g，蝉蜕 10g，荆芥炭 10g。以解郁清热，凉血透风。进药 6 剂，欣喜来告，痒疹几近未发，烦热大减，仅下肢偶见数个疹团，守方进退再服半月而愈，嗣后改制丸药巩固疗效数月，未再复发。〔来源：中医杂志 1996；(11)：658〕

二、从肌表郁滞辨治荨麻疹、痒疹

1. 麻黄加术汤治顽固性荨麻疹辨

治某患者，男，20 岁。2 年前患者睡湿炕而得此病。每年冬春季受风寒或接触冷水即发，疹从四肢起后渐蔓延到周身，时起时消，起时瘙痒难忍……夜不得眠。诊时见全身散在痒疹。苔白腻，脉浮而紧。此属风寒湿邪郁于肌肤不得透发而致。当用疏风散寒祛湿之法，拟麻黄加术汤2剂，病人服药后周身出微汗，痒疹块消失病愈，1年后追访未再发。〔来源：山东中医学院学报　1980；（3）：66〕

2. 周身痒疹属火郁辨

路志正经验，外感之初，其病在表，治宜疏散，此为常法。然表邪未解，迳与银花、连翘、大青叶、板蓝根等清热解毒之剂，致阳气闭郁，而成火郁之病，似此临证每多见之，"火郁达之"，每以疏风达邪救治。一病妇，年40余，两月前感受外邪，见头痛、鼻塞、流涕、恶寒、无汗等症状，曾服用羚翘解毒丸而未愈。又进病毒灵、四环素、牛黄清宫丸，以及大青叶、板蓝根、连翘、生石膏之属，致周身痒疹，尤以头面部奇痒难忍，局部灼热，抓搔破溃结痂，病人心烦急躁，大便溏泻，舌质暗红，舌苔薄白，脉象沉细而数。此系外感风寒之邪，误用苦寒清热之剂，损伤脾阳，郁热内伏，而成火郁之证，即以疏风达邪、温中化湿之法。处方：防风9g，藿香6g（后下），羌活6g，地肤子10g，丹皮10g，薏苡仁15g，甘草6g。药进3剂，微汗出，痒疹退，心烦除，大便已成形，诸证告愈。〔来源：中医杂志　1984；（8）：26〕

3. 腑气不通，阳明热甚，郁于肌肤皮肤瘙痒辨

何其愚治某患者，男，46岁，工人。周身皮肤瘙痒半月余，肌肤灼热，奇痒不堪，如欲钻心，胸腹及四肢尤著，烦躁不安，不断用指甲搔抓，破流血水，腹胀不思食，大便干结，解而不畅，苔黄腻少津，脉弦滑有力。前医曾用疏风凉血之剂，投之无效。何师辨证，此为腑气不通，阳明热甚，郁于肌肤，与血相搏，治拟通腑泄热凉血为法。处方：大黄12g，厚朴6g，枳实10g，芒硝10g，丹皮10g，知母6g，服毕1剂，患者解出如弹子者5～6枚，腹部舒松，皮肤灼热瘙痒改善，依原方继服2剂，痒症全除。〔来源：中医杂志　1985；（10）：25〕

三、寒型、寒热夹杂型荨麻疹

1. 附子泻心汤加味治寒热夹杂型荨麻疹辨

徐仲才治某患者，男，35 岁。慢性荨麻疹 4 年，遇热或过冷易发，无明显饮食因素，发病前四肢肌肉跳动，发病时皮肤有痛痒灼热感。风团出现可持续 14 小时左右，多在下午四时后发作，素来大便干燥。刻诊面部浮肿，小便清长，苔薄白，脉细。外院认为该患者荨麻疹属"乙酰胆碱型"。经治疗以来，每周仍然发作二三次，且时间仍较长，颇以为苦。此症即《金匮要略》所谓"邪气中经，则身痒而瘾疹"。然屡发不已，参之脉症，知其体弱正虚，治宜标本兼顾。熟附片 12g（先煎），生大黄 6g，黄连片 10 片（分吞），黄芩 12g，黄芪片 10 片（分吞），当归 9g，赤白芍（各）9g，防风 9g，生甘草 6g，乌梅 3g。二诊：停用西药改服上方 7 剂后，服药期间仍发病两次，但每次发病时间明显缩短，发病持续时间由原来 8～14 小时减为 4 小时左右，当发病时服上方三小时后即可隐没，近停药 1 周，只发病 1 次，原方改熟附片 18g（先煎），黄芪片 15 片（分吞），14 剂。三诊：服药期间病情大见好转，上方加小麦 30g，大枣 5 枚。〔来源：《上海老中医经验选编》P. 208〕

2. 遇冷即发风疹块辨

张羹梅治某患者，男，40 岁。遇冷即发风疹块已 10 年。每到冬天遇冷即起风团样皮疹，皮疹高出皮肤，皮色发红，瘙痒，如将手浸入冷水，即发皮疹，浸到那里，发展到那里。到了夏天，风疹块发作即停止。先后在北京、上海诊治，无显效。诊断：荨麻疹（风寒型）。脉沉细，苔白腻。阳不足以去寒，寒凉乘虚而袭之，交争于肌肤，则发风疹块。治宜温阳，助阳为主。附子 6g（先煎），肉桂 2.4g（后下），鹿角片 6g，巴戟天 9g，仙灵脾 9g，仙茅 12g，熟地 12g，怀山药 9g，山茱萸 9g，云茯苓 9g，泽泻 9g，炙甘草 3g。在服药过程中，患者自觉有口干、咽痛等症，改用首乌、玉竹、忍冬藤等药，当口干、咽痛等症消失后，再用上方加减治疗。服药后遇风冷后，风疹块发作较轻，上方再服 7 剂后，用手浸入冷水，已不发作。自后，即以上方加减调理……正是冬季腊月，吹冷风，浸冷水，已不发风疹块。〔来源：《临证偶拾》P. 90〕

四、疹团作痒与月经

周身出现疹团作痒月经即至辨

贾美华治某患者，女，26 岁。月经不调，结婚 4 年未孕，但周身出现疹团作痒，月经即至，痒止疹退，月经即净。患者精神抑郁，心烦易怒，口苦咽干，月经或前或后，色紫量少，且经期乳房、胸胁、小腹均感胀痛，苔薄黄，脉弦滑。此肝郁化热之象，以丹栀逍遥散益损治之：丹皮、黑山栀、赤白芍、茯苓、白术、紫草各 10g，柴胡 6g，甘草 3g。共服 3 个周期，服药 18 剂，痒定疹退，且月经经期、经量、经色均转正常。〔来源：《菁菁园诊余随笔》P. 210〕

五、小结与评述

（一）从脏腑辨治荨麻疹：中医称荨麻疹为瘾疹，其表现虽主要在皮肤，但脏腑功能失调是其病本，治宜从脏腑辨治。

1. 从肺辨治荨麻疹：肺主皮毛，肺之功能失调，而致荨麻疹。急性荨麻疹或由风寒或由风热犯肺束表所致，治当在肺，疏散风寒或风热，宣肺疏表。若肺有郁热不宣，壅滞肌表而致荨麻疹，伴有咳嗽，治当在肺，宣泄肺热，疏散肌表郁热，用麻杏石甘汤加味。若燥邪犯肺，皮毛失其濡养而致荨麻疹，伴口干唇燥，治当在肺，清泄肺燥，可用清燥救肺汤。

2. 从肝脾辨治荨麻疹：肝主疏泄，肝气郁结，气血不调而致荨麻疹；脾主肌肉，脾气不运，肌肤失养也致荨麻疹；或肝脾不和致荨麻疹，常伴有腹痛，腹泻呕吐，即肠胃型荨麻疹；或脾肺气虚，卫外不固而致荨麻疹顽而不愈，反复发作。治当在肝脾，肝气郁结宜疏肝解郁，肝郁化热，宜疏肝泄热，可选用逍遥散、丹栀逍遥散。肝脾不和者宜调和肝脾，可选用逍遥散、四逆散加味。脾肺气虚者宜补益脾气，益气固表，可选用补中益气汤、玉屏风散。

（3）从心肾辨治荨麻疹："诸痛痒疮皆属于心"，肾主藏精，为元阴元阳之本。慢性荨麻疹顽固而反复发作，常伴有肾虚不足，治当在肾，或补益肾精，或补益肾阳，伴冲任不调之荨麻疹还当调冲任，可选用大补元煎、六味地黄汤、左右归饮、二仙汤等。若属心肾不交之荨麻疹，又宜交济心肾，可选用黄连阿胶汤、天王补心丹加味。

（二）从邪郁肌表辨治荨麻疹、痒疹：邪在肌表，汗而散之，宜开透而不宜郁闭。若邪郁肌表而不得透达则可致荨麻疹或痒疹，或风寒湿邪郁于肌表，或风热之邪郁于肌表，或阳明热甚郁于肌表。造成邪郁肌表的原因主要有二：一是误用寒凉苦寒之品郁遏肌表，使外邪不得外达，而郁滞于肌表，久则可郁而化热；二是病者有不良生活习惯，如喜食生冷，或大汗、剧烈运动后、酒后骤受风扇、冷浴之寒凉郁闭。辨证之关键在于详问病史，辨识邪气郁闭症状。治宜疏达肌表，开泄郁滞。

（三）从寒热夹杂辨治荨麻疹：有些顽固性荨麻疹，遇热或受寒均易发，既体弱正虚，又外邪中经，郁而化热所成。治宜标本兼顾，温阳扶正与清透郁热并用，可选用附子泻心汤加减。若属阳虚不足以祛寒，寒邪乘虚而袭之，交争于肌肤发为风疹块，又当温阳助运为主。

脱　发

一、脱发从肺辨治

1. 治气虚脱发，当宣肺达气为要辨

蔡凤群经验，脱发与气有关，尤其是肺气在生发固发中起重要作用。治气虚脱发当以"培土生金"，宣肺达气为要。对某些久治不愈的脱发患者，只要有气虚表现，也可配合此种方法治疗，常随证选用参苓白术散、玉屏风散以培土生金愈脱发。发之固养主在气，常用当归补血汤佐以活血之品往往收明显效果。气虚脱发，主在肺气，宣肺达气。无论是阴血虚或气滞血瘀患者，在治疗时配以宣肺达气药均有事半功倍之效，说明肺气调畅在毛发生理中的重要作用。〔来源：山东中医杂志 1992；(6)：8〕

2. 脱发缘于肺脏有热辨

刘树农治某患者，女，24岁。患者近年来头发渐渐枯黄，且有大把脱发，近一周来为甚，胸闷喜太息，二便尚调，舌苔薄，脉细。拟补养心血治之：丹参9g，生熟地各9g，小麦30g，桑椹子9g，炙远志6g，胡麻9g，丹皮9g，柏子仁9g，山药9g，制首乌9g，炙甘草15g。7剂。二诊：近来脱发仍多，尤以额际上为甚。追询病史，诉常易伤风感冒，余无不适，舌脉同前。额际上为手阳明大肠经循行之路。肺与大肠相为表里，肺主皮毛。试从清肺热活络治之：桑白皮9g，地骨皮9g，黄芩9g，胡麻9g，麻仁9g，柏子仁9g，制首乌9g，苍耳子9g，茅根30g，知母9g，丹皮9g，生甘草15g。7剂。三诊：脱发已减，脉舌同前，仍宗上方加生地9g，7剂。四诊：脱发见少，舌边红，脉平。上方去苍耳子，加生石膏30g（先煎），7剂。五诊：前投之药尚属合机，脱发已愈，仍宗前法，以资巩固：桑白皮9g，地骨皮9g，知母9g，生地9g，生甘草

4.5g，丹皮 9g，胡麻 9g，制首乌 9g，黄芩 3g，生石膏 30g
（先煎）。此例患者初诊时依据"发者血之余"的论点指导治
疗，无效，继则结合脉症，从"肺主皮毛"之说，认为脱发
是缘于肺脏有热，致"皮枯而毛拔"，转用清肺热之法，即获
满意疗效。〔来源：《上海老中医经验选编》P.68〕

二、脱发从脾辨治

1. 脾虚水湿中阻脱发辨

胡翘武治某患者，男，40 岁。脱发 8 个月，经治乏效，
头皮光亮虚浮微肿，头发稀疏可数，残丝一触即落，神疲倦
怠，四肢无力微肿，面晦且垢，显露臃肿不灵之神态，脘腹胀
满，饮食欠香，便溏溲清。舌淡润且胖，苔白滑，脉濡缓。脾
虚水湿中阻，法当健脾利湿佐以通络活血之品。处方：茯苓
60g，白术 40g，泽泻 40g，藕节 20g，5 剂。药后身感轻松，
发脱已止，头皮之虚浮微肿消退，脘腹舒泰。原方再进 5 剂，
细发渐生，面转红润，食增便实，前方小其剂再服 10 剂。〔来
源：中医杂志　1984；（12）：12〕

2. 脱发属脾虚土燥辨

胡翘武治某患者，男，32 岁。脱发半年，几将落尽，虽
鬓枕处尚残少许纤丝之黄发，但一触即掉，形瘦神疲，头皮干
燥不泽，唇颧嫩艳，低热不退，五心烦热，纳少便溏，四肢倦
怠，失眠，口干不甚引饮，溲淡黄，无遗精腰酸。检视所服之
方，非滋阴填精即养血益气或通窍活络之品。无效之理，非药
不尽剂，也非阴无亏损，此乃脾土之营阴不足，中焦运化失
司，气血化源告竭，营阴不能敷布，发乏滋沃，久必枯脱无
疑。亟拟大补脾阴以运中州，滋夭燥土以润禾根之晶为宜，处
方：怀山药 60g，生地 20g，莲子 16g，麦冬 16g，生谷芽 20g，
生白术 10g，干姜 1.5g，甘草 6g。5 剂。二诊：低热退，大便
实，口中和，食欲增，头皮已不甚干燥，此燥土得润，阴有回
复之望，治予原方加黄精 20g，7 剂。三诊：连日来头皮微微
作痒，并见稀疏之茸发新生，原方去谷芽，加百合 15g，南沙

参30g，茸茸之发日益增多，前方去干姜，加太子参15g，服7剂以资巩固善后。〔来源：中医杂志　1984；（12）：11〕

三、脱发从泻心火辨治

三黄泻心汤治脱发辨

刘渡舟治某饭店余某，男，42岁。患脂溢性脱发，每晨起则枕中落发成片，头顶片片成秃。经人介绍，前来诊治。余问曰：头皮痒否？曰：甚痒。问：头皮溢出脂液为何味？曰：以指甲揩而嗅之，有臭味。切其脉数，视其舌红绛。乃书三黄泻心汤予服。发为血之余，而主于心。其人头皮甚痒，为心火之象；皮脂有臭味，也为火热客胆之义。且脉数舌绛，非心火旺而何？心主血脉，今心火及血，则血热而不荣于毛发，发脆则脱，液多则痒。余用三黄泻心汤泻其心火，凉其血液，坚其毛发，肃其脂液，服药后其发必不脱矣。患者果服3剂，大便作泻，小便黄如柏汁，从此头痒止，发不落而病愈。〔来源：中医杂志　1987；（3）：20〕

四、脱发从瘀血辨治

通窍活血汤治愈脱发辨

宋鹭冰治某患者，男，37岁。半月前发现头部后侧有5分币大小的头发脱落。近来心烦寐少，头部有时掣痛，脉涩滑，舌苔正常。证为瘀血阻络，血液贯注受阻，皮脂枯燥，发无所养。用通窍活血汤：当归须10g，赤芍10g，川芎10g，桃仁6g，红花6g，麝香0.3g（另包），葱白一根，老鲜姜10g，大枣5枚，麝香每次冲0.05g，余药煎加白酒5ml。日3次。服4剂后脱发止，又服4剂，脱发处长出细发，后取老生姜切片烘热外擦，发已重生。王清任云："无痛脱发，亦是瘀。"〔来源：《中国现代名中医医案精华》二集 P. 1133〕

五、小结与评述

（一）脱发从肺辨治：肺主皮毛，肺之津液不足或肺气不调畅，使皮毛不得濡养而脱发。

1. 气虚脱发，主在肺气：肺气在生发固发中起重要作用，对久治不愈之脱发，只要有气虚表现，就宜"培土生金"，补益肺气。

2. 宣达肺气以生发固发：肺气调畅则可生发固发，无论是阴血虚或气滞血瘀之脱发患者，在辨证方中配以宣达肺气之品，大可增疗效。

3. 肺热壅滞脱发：肺脏有热，热灼津液，则"皮枯而毛拔"，毛发枯黄而脱落，治宜清肺热活络。所以，治脱发也不可拘泥"发为血之余"而一味养血补肾治之。

（二）脱发从脾胃辨治：脾主运化，脾胃为气血生化之源，若脾胃生化之源不足，无以濡养毛发，自可脱发，但引致化源不足则并非脾胃气虚一端，不可不辨。

1. 脾虚水湿中阻脱发：水湿久浸，浸溢肌肤，上泛头面，发失气血之荣养，水湿浸蚀其根，使发根腐而枯落，治宜健脾利水，兼以活络。

2. 脾虚土燥脱发：阴虚皮枯可脱发，多从肺阴不足、肝肾阴虚生风论治，但脾阴不足，土失濡润，皮毛缺乏滋养而脱发，则又宜滋养脾阴，而不得泛泛养阴。

（三）脱发从心火辨治："诸痛痒疮皆属于心"，头皮痒甚而脱发，脂液有臭味，为心火之象，心主血，心火及血，则血热而不荣于毛发，发脆则脱，液多则痒，多见于脂溢性脱发，治宜清泻心火，可用三黄泻心汤。若泛泛辨为湿热蕴结，从湿热论治，则要逊色。

（四）脱发从瘀血论治：血脉瘀阻，皮脂枯燥发无所养而脱发，"无痛脱发，亦是瘀"，治宜活血化瘀以生发固发，可用通窍活血汤，血府逐瘀汤。临证时治脱发，在辨证方中选加适当的活血化瘀之品，也增疗效。

口干、消渴

一、津液输布障碍口干、口渴

1. 湿浊中阻，津不上承假渴辨

董汉良经验，湿浊中阻，脾失健运，津液不上承者之假渴。症见：渴不欲饮，素体肥胖，苔厚而腻，脉濡缓，时有口苦舌干之苦，若进甘腻之物，苦味更甚，夜间尤剧，时欲润濡口腔方得一快，若饮后即脘中不适，甚则泛泛欲吐，大便溏而不化，尿少而赤，常以藿朴夏苓汤合葛根芩连汤加减。在治疗中必须按四时加药，夏时常重用青蒿、藿香、佩兰，秋时加扁豆衣、大豆卷、丝瓜络，春时加芦根、竹叶、薏苡仁，冬时加肉豆蔻、苍术。若经检查有脂肪肝、血脂高者重加虎杖（60g）、水牛角片（30g）、泽泻（15g）。饮食上强调清素，少进甘肥……这类病人临床最多，也是最常见的一种假渴证，好发于40岁以后的中年妇女。〔来源：中医杂志1994；（9）：528〕

2. 痰瘀互结，络脉阻滞假渴辨

董汉良经验，痰瘀互结，阻滞络脉，使津血不能濡润而见口干舌燥之假渴。症见：面色黑滞，胸闷气促，唇舌紫绀，苔白而水滑，脉涩而数，口觉渴而不思饮水，若饮水喜热饮，有时饮后吐逆，尿少而清，时有下肢或全身浮肿，常用真武汤加丹参、老茶树根、桂枝治之。常见于老年性心力衰竭，或中老年的冠心病及一般风湿性心脏病。同时肝硬化病证有时也多出现痰瘀互结之假渴证。治疗上必须痰瘀同治，祛痰利水，常用茯苓、姜皮、玉米须、泽泻、益母草、陈葫芦壳之类；活血化瘀常取丹参、三棱、莪术、桃仁、红花、地鳖虫、桂枝之类。其中益母草、泽兰、琥珀、虎杖既利水渗湿又活血化瘀为痰瘀同治之品。若因肝性（如肝硬化）则加养血柔肝之品，如枸杞子、白芍、北沙参之属；若因心性（如心衰）则加强心安神之药，如老茶树根、琥珀、桂枝等。〔来源：中医杂志1994；（9）：528〕

3. 阴虚血亏，内热伤津假渴辨

董汉良经验，阴血亏耗，内热偏盛，热耗津液，则络脉失润，故常见口渴而不思饮之假渴。症见：素体消瘦，午后潮热，夜间口干而黏，唇舌干燥，常不欲饮，只需漱口，或口含酸甘之品亦可缓解一时，脉细而数，舌光少苔或剥裂，尿多便结，常用沙参麦冬汤合生脉饮加减。治疗重在养阴清热，养阴主用酸甘之品如山茱萸、白芍、木瓜、五味子、乌梅、黄精、玉竹、炙甘草、枸杞子等。清热常用清虚热之类如生地榆、胡黄连、白薇、青蒿、牡蛎。笔者喜用青蒿、牡蛎配伍用之，收效甚好，对纠正口渴颇有效力。这种口渴多见于糖尿病、长期卧床之骨伤科病人、中风病人及肿瘤化疗后的病人。〔来源：中医杂志 1994；（9）：529〕

4. 气阴两伤，水津不布假渴辨

董汉良经验，气阴两亏，则水津不能输布，常见口干而不欲饮水之假渴。症见：乏力神倦，精神委顿，面色无华，脉沉弱无力，常用黄芪生脉饮加葛根、升麻2g，（量不能太大，如10g以上易引起呕吐）、防风，治疗常需在养阴生津的基础上加益气升提之品，常用黄芪、防风，其中防风之用量要少，但不可无。所谓"风药益气"（已故吴颂康教授经验），一般用2～5g，能鼓舞气血津液在全身输布。临床常见于老年性疾病，如老年性慢性支气管炎、肺气肿及肺心病、慢性消耗性疾病如肺结核、贫血、再生障碍性贫血、长期消化不良、慢性过敏性结肠炎等。〔来源：中医杂志 1994；（9）：529〕

5. 脾胃气虚，无能生津上承口干辨

石冠卿治某患者，年40，农民。患者素弱，5年前察觉口中干燥，虽饮水不解……后口干渐重，日甚一日……去当地医院就治，累迎数医，迭用中西药，病未见起色，奔京都求治，经某医院检查，确诊为"腮腺导管不通"，众医摇头不治。刻

下患者口干难耐，需时时噙水以润之，视其唇，舌上起白皮一层，表面干燥粗裂，全无津润之象，虽尚能食，但口中木然，膏藿不辨。如遇风吹，便口撮难开。察此，立滋阴大剂甘露饮3剂，患者连服10余帖，症状依然。细考之症，及静按其脉，又知病人大便质虽正常，但难以排出，两脉沉迟无力。此脾胃气虚，无能生津上承于口使然，故投滋阴之品，不切病本也。遂改立健脾益胃，补气生津之法。处方：党参15g，白术12g，茯苓15g，陈皮10g，乌梅10g，石斛12g，荷叶6g，枸杞子9g，石菖蒲9g，炙甘草6g。水煎服。3剂知，6剂衰，9剂近愈，续服2帖，沉疴霍然。〔来源：河南中医 1992；(4)：20〕

6. 脾虚湿阻口干辨

石冠卿治某患者，年逾花甲。数年来经常口干，时轻时重，饮食索然无味。近日，口干加甚，但不欲饮水，全身乏力，饮食困顿，问诊之时，见患者口中流涎不止，不时以纸揩抹嘴角，观其形态肥胖，舌苔白中略腻，边稍干，切脉浮细无力。四处迎医，屡不见效。此脾胃有湿，津不升发，用滋阴增液之法治之，犹泼雨助湿，焉能获效？当温阳健脾化湿为法。处方：茯苓15g，桂枝10g，白术10g，泽泻12g，猪苓9g，益智仁15g，甘草6g。嘱宜温服，姜汁作引，6付啜尽，口干彻愈。〔来源：河南中医 1992；(4)：20〕

7. 顽固口渴从"阴伏"治疗辨

顾丕荣经验，根据《金匮要略》所述："病者如有热状，烦满，口干燥而渴，其脉反无热，此为阴伏，是瘀血也，当下之"的理论，对顽固性口渴采用活血化瘀的方法，取得了满意的疗效。治某患者，女，58岁。患肝硬化腹水症，经中西医结合治疗后，腹水消退，逢夜胸膈烦热，口渴喜饮，舌尖红，根苔黄糙，脉细涩，以为热入阳明，因阳明为多气多血之乡，热在阳明气分则消渴，热则阳明血分则夜热，遂以玉女煎两清气血，药后无济于事。细审病情，脘腹拒按，由来已久，久延入血，拒按为瘀，瘀血属阴，所以深夜内热如焚。方用：

当归9g，炒赤芍9g，桃仁9g，红花6g，五灵脂9g，丹皮12g，炙鳖甲15g，生蒲黄9g，炒枳壳6g，炒延胡索9g，酒炒大黄9g。服药5剂，内热口干并减，仍以此方调理10余剂，渴止。〔来源：《疑难病诊治探幽》P. 110〕

8. 用升降气机法治口舌干燥辨

于天星体会，七情内伤，气机升降不利导致气化失常，津液输布不循常道，津液不上承而咽干口燥，宜从调整气机入手，配合生津之法，标本同治，常可收到理想疗效。半夏、厚朴、云茯苓、苏梗、石菖蒲、葛根、石斛、丹参、川楝子、柴胡。该方义有三：一为疏理肺气；二为清肝；三为"气为血之帅，血为气之母"。酌加理血之药，有助于恢复气机之升降，葛根、石斛生津增液。〔来源：《中医临床200解》P. 23〕

9. 疏肝理气，降逆化痰法治干燥综合征辨

刘国英治高某某，女，42岁。教师。1年半前感冒后出现口、眼、鼻干燥，伴干咳，咽堵，心烦急，咳嗽有痰，胸堵如窒，胃痛时作，恶心纳呆，多梦易惊，善悲欲哭，舌质暗，苔白且燥，左关脉弦，右脉弦滑。病后曾在外院以"慢性咽喉炎"予对症、抗炎等治疗不效而来我院。经门诊检查后以"口眼干燥综合征"收入院。入院时检查，耳鼻喉科：咽部畸形异感症，慢性咽炎；眼科：结膜干燥，双眼沙眼Ⅱ度，双眼Shormer试验阳性；胃镜：轻度浅表性胃及十二指肠炎，口眼干燥综合征。血液检查，抗链"O"1∶800，血沉80mm/h，谷丙转氨酶200U，麝香草酚浊度8U，絮状（＋）。胸透：两肺纹理增重。中医辨证：肝气郁结，痰浊内阻。治法：疏肝理气，降逆化痰。方药：柴胡10g，枳壳10g，赤白芍各10g，甘草6g，云茯苓10g，陈皮10g，苏梗10g，当归10g，郁金10g。服药5剂后，病人咽堵症状明显好转，因胃痛时作，故于上方加砂仁10g，竹茹10g。又服7剂后，口眼鼻干燥症渐减，且代之以口中唾液渐增，精神好转。继服10余剂后，患者胃痛止，纳食增，咳嗽除，夜寐安，诸证基本消除。再次请口腔科会诊：口内有多量清晰唾液腺分泌物，复查血检及肝功能均正

常，胸透肺纹理增重消失，痊愈出院。〔来源：中医杂志
1997；（3）：147〕

10. 止渴治以泻利辨

沈连熊治张某，男，61 岁。1993 年 5 月 10 日初诊。患者
烦渴唇干已历月余，并兼头目晕眩，胸闷短气，经服中、西药
症情有增无减而来诊。症见面色黧黑，外形如肿，口腔乏津，
时而咳逆，苔白微腻，脉弦细，此属支饮蔽胸，格阴上济。治
予泻其胸饮，通便利尿，拟取小青龙汤加减。处方：桂枝
10g，白芍 12g，细辛 4g，半夏 10g，猪苓 10g，茯苓 15g，车
前子 12g。服药 3 剂后，诸症大减，烦渴轻微，继按前方加花
粉、麦冬、玄参各 12g，服 4 剂后，证除渴止。该作者在案前
语中指出，临床上有的烦渴，不属于热烁津液或发汗太过而
渴，更非因吐泻伤液而渴，其乃因水饮滞留于胸，阻其肾阴上
济而所致渴者，此时当祛水饮，令支饮从水道泻利而去，才能
止渴。〔来源：中医杂志　1995；（6）：339〕

二、阳虚口干、口渴

1. 脾肾阳虚口干辨

口干伴痰多，说话时口泛白沫，颜面浮肿，手心烦热，大
便干燥，小便时黄时白，畏寒喜暖等。宜温阳化气，用肾气丸
与香砂六君子汤加减，或右归丸加减，或用生地、天麦冬、玄
参、白芍、枸杞、肉苁蓉、补骨脂、覆盆子、淫羊藿、甘草
等，对顽固性老年性口干症疗效满意。〔来源：河南中医
1993；（4）：20〕

2. 桂附理中汤治阳虚口舌干燥辨

丁厚第治某患者，男，57 岁。自述从去年春始患口舌干
燥，至今已历时将近 1 年，此间虽经多方治疗，但口渴之症依
然如故，需时时以水济之，却又不欲多饮。刻下胃脘胀满，食
欲大减，胃内似有宿水晃动，且人困喜卧，气短。察其面色苍
白，神意疲倦。诊其脉象沉而无力，望舌淡苔白不润……曾服
方药乃沙参麦冬汤、生脉饮、六味地黄汤之类……怕冷，且手

足长期不温……大便稀溏，小便色清而短，遂辨为阳虚口渴。证属脾肾阳虚。火衰于下者则蒸发无力，故津液无以上承而致口干舌燥。遂用桂附理中汤加味。党参15g，白术9g，干姜9g，炙甘草4g，附子6g，桂枝6g，黄芪9g。服3剂，口自润，渴自止。续用肾气丸方，温肾补阳，治其根本。〔来源：中医杂志　1989；（5）：56〕

3. 桂枝加龙牡汤治烦渴、多尿辨

王明山治某患者，女，60岁，不明原因出现多饮多尿（日约5000ml）7天，以尿崩症收入住院。曾用垂体后叶素及双氢克尿噻，症状减轻，但停药后症状如故，改用中药治疗。小便清长，烦渴多饮，大便溏，形寒喜暖，神疲乏力，舌暗少津，脉沉而弱。证属五脏虚寒，阴阳失和，下元不固，膀胱气化失司。治当温阳散寒，固下涩津，调补阴阳。拟桂枝加龙牡汤加味：桂枝、桑螵蛸、杜仲、益智仁、桔梗各15g，白芍、附片各10g，生龙牡各30g，肉桂、细辛各3g，升麻、甘草各6g。服30剂，小便明显减少，日约2000ml，大便成形，形体转温，烦渴解除，舌渐转润，唯神疲气短，守方加党参15g，山药30g，枣皮15g。又服15剂，尿比重1.018，尿量1500ml，余症悉除，乃以肾气丸善后，随访4年未复发。〔来源：河南中医　1992；（4）：19〕

三、脾虚湿热蕴结消渴

1. 糖尿病口渴属湿热中阻辨

王恒松治某患者，男，31岁。口渴多饮，易饥多食，小便频数，体重下降，喜食辛辣。空腹血糖13.36mmol/L，餐后2小时血糖18.7mmol/L，尿糖（＋＋＋），舌质淡，苔薄黄，脉缓濡。良由脾虚生湿化热，湿热蕴积脾胃。治当清热化湿，健脾和中，方用藿朴夏苓汤加味：藿香10g，川厚朴6g，法半夏9g，云茯苓10g，丹参12g，黄连5g，黄芩6g，薏苡仁12g，葛根10g，滑石12g，黄柏9g。每日1剂。控制饮食，配合食疗，如冬瓜汤、土茯苓炖鸡骨汤等1～2月余，证情缓解，饥

饿感减轻，小便减少，体重增加，空腹血糖 4.5mmol/L，餐后血糖 7mmol/L，尿糖（－）。〔来源：江苏中医 1994；（5）：11〕

2. 消渴属脾蕴湿热，湿邪中阻辨

高玉芳治某患者，男，60 岁，干部。患者曾有糖尿病史 1 年，经治疗得以控制，近 10 天来，口干渴，以为火盛，服牛黄上清片等清热泻火药 3 天，症状未减，伴乏力，四肢酸倦。诊见：口干渴而黏腻，以水漱口暂解口干之苦，口甜如糖，脘腹痞满，食欲不振，神疲乏力，大便溏，舌淡红，苔白腻，脉沉濡。查尿糖（＋＋＋），尿酮体阴性，空腹血糖 11.2mmol/L（200mg％）。中医辨证为脾蕴湿热，湿邪中阻，津液不能上布。治宜健脾化湿，健脾理气，使之化湿而不伤阴。方用藿香正气散化裁：藿香、大腹皮、苍术、半夏、川厚朴、陈皮各 10g，佩兰、茯苓、竹叶各 15g。服 10 剂后，脘腹痞满、口干渴、口甜等症状大减，大便正常，苔薄白。查血糖 9mmol/L（168mg％），尿糖（＋＋），效不更方，再服 10 剂，除微觉口渴外，余症大减，去半夏，加天花粉 15g，乌梅 10g，再服 5 剂，查血糖 6.7mmol/L（120mg％），尿糖阴性，又以养阴之剂调理巩固疗效。随访 2 年未复发，数次复查血糖正常，尿糖阴性。〔来源：新中医 1992；（4）：43〕

3. 糖尿病消渴属痰湿偏盛辨

杨叔禹治某患者，男，54 岁。1 个月前出现口渴多饮，多食易饥症状，体胖，胸闷，脘痞，舌胖，苔白腻，脉滑。血糖 12.8mmol/L，尿糖（＋＋＋），血脂亦增高。细询问病史，知其素嗜酒酪肥甘，饮食无节，伤及脾胃，脾失健运，致痰湿内蕴。治宜化痰健脾。处方：陈皮 10g，半夏 7.5g，茯苓 15g，生甘草 7.5g，竹茹 5g，厚朴 10g，苍术 15g，山药 30g，僵蚕 20g。水煎，每日 1 剂，分 3 次口服。服药 30 剂，症状基本解除，血糖降至正常范围，尿糖（－）。随访半年，病情稳定。〔来源：中医杂志 1992；（5）：19〕

四、肝气郁结与糖尿病

糖尿病有情志抑郁辨

杨叔禹治某患者，女，51岁。1周前因阴痒到妇产医院求治，经查血糖13.4mmol/L，尿糖（＋＋＋），烦渴多尿，形体肥胖，头昏胸闷，梦寐纷纭，精神不畅，舌略胖大，舌尖红，苔薄黄，脉弦滑略细。自述半年以前因职务变迁而长期抑郁失意，诊前一直情绪不佳，烦躁易怒，近日又因糖尿病而情绪更加沮丧。思其情志抑郁失畅，一方面横逆犯脾，脾失健运，致痰湿内蕴；另一方面久郁化火，致阴虚内热。治宜祛湿化痰，兼以解郁清热：处方：陈皮10g，半夏5g，茯苓10g，生甘草5g，竹茹5g，枳实10g，黄连10g，苍术10g，山药20g，僵蚕10g，当归10g，白芍10g，柴胡10g，薄荷10g，丹皮10g。水煎。每日1剂，分3次口服。服上方18剂后，血糖降至正常，症状悉除。随访1年，未见复发。〔来源：中医杂志 1992；（5）：19〕

五、小结与评述

（一）从津液布化障碍辨治口渴：口渴一证，有津液耗伤而口渴能饮，谓之真渴，辨识较易；也有津液布化障碍而口渴不欲饮，谓之假渴，辨识较难，若误用养阴生津之品，则不仅口渴不除，且可反生他变，不可不辨。

1. 湿浊中阻，津不上承口渴：治宜化湿布津，可选用藿朴夏苓汤加减，若脾虚湿阻口渴，又当温阳健脾化湿，可选用苓桂术甘汤加味。

2. 痰瘀互结，阻滞脉络口渴：《金匮要略》云："病者如有热状，烦满，口干燥而渴，其脉反无热，是瘀血也，当下之。"顽固性口渴，从"阴伏"治疗。常见于老年心衰、冠心病、风心病、肝硬化等病程中。治宜痰瘀同治，可选用血府逐瘀汤、膈下逐瘀汤加化痰利湿之品。

3. 肝郁气滞，气机升降不利口渴：口渴乃气机郁滞，津液输布不上承所致，常伴见胸闷脘痞，急躁易怒，脉弦等肝气郁滞见症。治宜疏肝调畅气机，可选用四逆散加味、半夏厚朴汤加减。

4. 水饮留滞，肾阴不得上济口渴：多见慢性支气管炎，痰饮内停，阻滞肾阴津液不得上济而口渴，伴见咳嗽痰多，面色黧黑，苔白腻等。治宜祛水饮、泻利以止渴，可选用小青龙汤加减。

另外，阴虚血亏，气阴两虚，水津不足或不布，也可引起口渴而不思饮。

（二）从脾肾阳虚辨治口渴：阳虚多不口干口渴，口不干渴常作为阳气虚寒证的主要症状之一，但阳虚无以化气生津而出现口干渴，即所谓"寒证似燥"。虽觉口干口渴，但伴有颜面浮肿，畏寒喜暖，脉沉细无力，舌淡苔薄等脾肾阳虚见症。治宜温阳化气生津，可选用肾气丸、桂附理中丸、香砂六君子丸等。尿崩症烦渴多尿属五脏虚寒，阴阳失和，下元不固，膀胱气化失司者，可用桂枝加龙牡汤加味。

（三）从脾蕴湿热辨治糖尿病消渴：糖尿病口干口渴，多从胃热、阴虚、气阴两虚、血瘀等论治，而脾虚生湿化热，湿热蕴积，津不上承也口干口渴，湿热上蒸则口甜口腻、舌苔黄腻之消渴则又宜清化湿热、健脾理气，可选用藿朴夏苓汤、甘露消毒饮、藿香正气散加减，若属素嗜酒酪肥甘，致痰湿内蕴而致消渴，又宜化痰湿健脾运，可选用二陈汤、平胃散加减。

（四）从肝气郁结辨治糖尿病消渴：临床观察表明，不少糖尿病患者多有精神不悦史，起病后，情志更加抑郁，而致肝气郁结：或肝郁化火伤阴，或肝郁气滞痰阻，均是形成糖尿病消渴的病因病机之一，尤其糖尿病早、中期为多见。常伴有头晕胸闷，梦多纷纭，精神不畅，脉弦滑等肝气郁滞症状。治宜疏肝清热、祛湿化痰。可选用逍遥散、四逆散、越鞠丸等加减治疗。

月经不调

一、湿热与月经不调

1. 湿热夹瘀经间期出血辨

许小风治某患者，24岁，未婚。3年来每于经净后1周阴道流出暗红色分泌物，质黏，有气味，伴小腹隐痛，腰酸乏力，溲黄且少，脉弦细，舌红苔薄黄腻。宜清热利湿，化瘀止血。八正散加减治之：瞿麦、扁蓄、泽泻、车前子、赤芍、川楝子、元胡、大小蓟、黄柏、薏苡仁各10g，木通3g，败酱草30g，药后出血渐止，后继调理而愈。〔来源：江苏中医1991；（7）：20〕

2. 经间期出血当明确寒热属性与真假辨

刘奉五经验，经间期出血多发生于两次月经中间，历时数日，血量较少，色深，常伴有下腹部疼痛，多伴见小腹冷痛或痛经，因而开始使用温宫散寒法则治疗。这种病人，少腹冷痛，白带量多为主症，而苔多见白腻或薄黄，脉多弦滑。虽然见少腹冷痛的症状，但是应当明确辨识其寒热属性与真假，不能一见此症状就辨为寒证。因真正的寒证少腹冷痛，其面色多苍白，脉弦细，苔薄白，而这类病人面色正常或微红，脉多弦滑，苔白腻或薄黄，其所以自感少腹冷痛，主要是湿热阻滞经络，冲任二脉气血不足所致。因为平时湿热内伏冲任，月经中期后，冲任脉道逐渐充盈，功能逐渐旺盛，阳盛则热，引动内伏之湿热。

3. 湿热漏下辨

姚寓晨经验，湿热漏下常见于肥胖之人，喜食膏粱厚味，湿遏肠胃，在我国沿海平原雨湿季节尤为多见。它的诊断要点主要为：①血质稠黏；②带浊混杂；③舌苔黏腻。其主证为：漏下缠绵，血色紫黑，质黏稠，或有小血块，漏下前后伴见黄赤带。其兼证为：口黏而苦，干不多饮，脘腹痞闷，纳谷不振，小溲涩少，大便溏薄不调，少腹痛。根据久病宜清宜通的治则，本病以清化宣通为证治要点，自拟降浊利湿汤（土茯苓30g，川草薢15g，地骨皮12g，炒黄芩12g，贯众炭15g，绵茵陈30g，丹皮炭10g，碧玉散15g）。湿热之邪困阻冲任胞宫，漏下不止，忌一味苦寒攻伐，克脾碍胃，如连柏之类；又忌大剂固涩，蕴遏营血，如龙牡之属。湿热久羁，戕代肾阴，导致虚实夹杂病变，宜注意不可猛浪加入熟地、天冬等滋腻之品，仍应以甘淡清化为主，祛邪务尽，必要时可酌加滋而不腻之品如北沙参。湿热与瘀血互结，应辨清主次，慎用苦寒，忌用峻攻，一般常用丹皮炭、丹参炭。〔来源：中医杂志 1989；（12）：52〕

4. 湿热致崩漏辨

周慕丹经验，湿热是崩漏最常见因素之一，且大多数因外界邪毒侵入胞宫胞脉所致。妇女在经事、产育、手术时，御邪机制每遭破坏，病邪易于感染。其次，湿热可由体内自生，如劳倦，饮食不节，脾失健运，湿浊下注，蕴而化热；或房事暗伤肝肾，相火煎熬而成。湿热蕴结胞宫，伤及气分为带下，灼损血络为崩漏。湿热崩漏的临床表现，多见崩漏血色深红或紫黑，质黏稠或夹带浊，气臭秽，崩漏前后带下缠绵或赤白相兼，并伴有腹部隐痛或少腹牵痛，腰骶酸重，小便热黄，大便秘结或溏而不爽……舌质红，苔黄腻，脉滑而数。辨证着眼处，一是血质稠黏而气臭，二是带漏并见或交互而作。临证时，若但见动血失血，不知带浊秽液随之而下，则辨证实难中肯。治某患者，女，28岁。月经异常两载，经事超前或1月2至，量多夹块，质稠黏气臭。经后赤白带下缠绵，腹部隐痛，腰酸。食后作胀，面足微浮，舌质红，苔黄，脉象细数。此系湿热久恋，灼伤胞脉，失血过多，耗损气阴。治宜清利湿热，益气护阴。处方：黄芩10g，地骨皮15g，侧柏炭15g，碧玉散25g，白术10g，枳壳6g，白花蛇舌草25g，粉草薢12g，玄参10g，天冬10g，太子参10g，赤白芍各10g，土茯苓25g。上方出入共服 50 余剂而愈，生一男孩。从此案可见湿性黏滞，欲速则不达。治宜缓进分利，澄原清本。如但以凉血摄固，虽或能取效一时，每易复发。〔来源：中医杂志　1985；(9)：16〕

二、肺阴不足与月经无定期

月期无定期属肺阴不足，通调失节，冲任受损辨

姚寓晨治某患者，女，28 岁。结婚 4 年未孕，平时经期不一，带下绵绵。每次月经则咳嗽、鼻衄随之而发，经来先后无定期，色红，量时多时少，午后烘热，口渴欲饮，鼻干而燥，大便干，测基础体温为单相。某医曾用丹栀逍遥散、六味地黄丸出入调治，其效不显。苔薄微黄，质偏红，脉象细弦。此乃肺阴不足，通调失节，久郁化热，冲任受损之候。治宜育阴调气，清热泻肺以益冲任。处方：北沙参 12g，麦冬 12g，生地炭 12g，桑白皮 10g，炒黄芩 12g，炒瓜蒌皮 12g，萆草 30g，杏仁 10g，生大黄 3g，炙枇杷叶 10g，菟丝子 10g。上方每周服 4 剂，连服 1 月，测基础体温出现不典型双相，经行咳嗽、鼻衄渐止，烘热较减，大便亦畅，经期先期 6 日而行。再以原法出入，上方去大黄，加珠儿参 12g，嫩白薇 12g，上药仍按每周服 4 剂，连服 1 月后，基础体温已呈双相，嗣后，并加服百合固金丸、六味地黄丸早晚交替调治 2 月，咳嗽、鼻衄、带下、烘热均平，经行正常，次年得孕，足月顺产，母子均安。〔来源：中医杂志　1985；(10)：22〕

三、外感风寒与月经延期

月经延期属太阳伤寒，营卫失调辨

王有章治某患者，女，34 岁。患者于今年春，因经期淋湿，外感寒邪，从此便出现月经错乱，前后不一，且每次行经，均有头痛畏寒，身困腰楚等症。现正在经期，已畏寒微热 3 天，自汗出，头痛身楚，二便正常，前日行经，小腹缓缓作痛，色淡夹块，喜按，舌苔滑润，脉浮缓无力。阳气不足，外感风寒，营卫失调，以致月经延期，此乃太阳伤寒之虚寒证

也。治宜助阳解表，调和营卫，拟桂枝加芍药附子汤。处方：川附片30g（煮2小时），桂枝10g，杭芍15g，炙甘草10g，大枣5枚，生姜10g。此方连进两剂后，发热头痛俱解，小腹疼痛亦止。1个月后再服2剂，经期未发感冒，月经已调，色鲜无块，经量不多，经期仅自觉腰部微胀而已，病遂告愈。〔来源：中医杂志　1985；（10）：26〕

四、月经不调、崩漏补肾要知变

1. 补肾固冲知变辨

周慕丹经验，肾虚崩漏常见变证有二：①肾虚脾弱肝阳上亢：头晕，少寐，梦多，面足浮肿，自汗或盗汗，形寒畏冷或时作寒热，漏下血色不鲜，舌质淡红，苔白，或舌尖口唇殷红。治以补肾、敛肝、扶脾、调冲。药用生地、阿胶、制附片、花龙骨、乌贼骨、荆芥穗、黄芪、党参、茯苓、天麻、钩藤、知母。②肾虚肝旺湿热阻中：症见崩漏淋漓，头昏心烦，口苦痰多，中脘痞闷，腰酸膝弱，目暗干涩，崩下红白，漏下淡紫。法取益肾运脾，苦辛降浊，兼以平肝。但温燥、滋腻、金石重镇之品俱当慎用。药用制附片、桑寄生、潼刺蒺藜、川黄连、姜半夏、陈皮、茯苓、天麻、钩藤、蒲黄、荆芥穗、竹茹等。治某患者，女，42岁。始漏后崩，崩缓而淋漓不尽，或夹紫块而下，已3月余。面足浮肿，腰酸较甚，头昏寐差，纳少脘痞，舌淡，苔白根腻，脉来细软。此乃肾中阴阳俱亏，肝脾营气郁滞，拟三脏同调，固本止漏法。处方：制附片3g，大生地炭15g，潼刺蒺藜各6g，肥知母6g，续断12g，炙贼骨10g，煨天麻5g，赤白茯苓各10g，炒黑丹参10g，香附炭6g，荆芥炭5g，炒陈皮6g，炒神曲10g，瓜蒌皮10g。3剂。药后诸恙递减，根苔渐化，脉亦稍振，从前法再进，原方去瓜蒌皮、焦神曲，加女贞子15g，续服5剂。此后，漏下量少无块，更进15剂而获愈。〔来源：中医杂志　1985；（9）：17〕

2. 月经失调肥胖从补肾活血利水论治辨

房定亚治某患者，女，43岁，农民。患者婚后7年不育，月经量少，1日即完，经多方调治无效。身体逐渐肥胖，体重90kg，气短喘促，头昏乏力，嗜睡，心慌易饥，下肢浮肿，行走劳作困倦，查心、肝、肾无异常。二便调，舌淡胖有齿痕，苔白腻，脉沉细。肾藏精，主发育生殖，主水液代谢。肾阴虚，天癸不按期而至，冲任不盛，胞脉不荣，则月经量少；肾阳虚则气化不利，水湿内停，聚而生痰，郁而化热，导致肥胖，水肿乏力，气短喘促等症。治宜补肾活血利水。药用：仙茅6g，仙灵脾10g，知母10g，当归10g，巴戟天12g，生石膏30g，牛膝15g，泽泻15g，益母草30g，白矾4g，荷叶12g。服药30剂，体重降至75kg，喘促、乏力、嗜睡消失，活动灵便，下肢浮肿消失，继服上方2个月，体重下降至65kg，月经量增多，经期延至3天即净。对于肥胖，多数医者认为是本虚标实，以气虚为主，病位在脾，常用健脾益气之法，但效果不理想。房氏根据患者全身均匀性肥胖，无明显凹陷水肿，月经量少，认为是内分泌失调引起。中医的"肾－天癸－冲任"系统，肾起控制和调节作用，补肾可以调节内分泌，鼓舞肾气，恢复气化蒸腾作用，血行则水行，故配合活血以利水，祛痰湿而减肥，诸药合用，肾气得补，痰湿化，郁热清，水气行则肿自消，月经量增多。〔来源：中医杂志 1995；（12）：15〕

3. 崩漏出血昼夜多少分阴虚阳虚辨

王耀庭经验，阳虚者出血以昼多夜少，此理与自汗同，宜温阳补气止血，用参附汤或参附姜炭汤；阴精（血）不足的出血以夜间为多，伴有心悸不寐，此理与盗汗同，治宜养阴固涩以宁血，方用生脉散合二至丸加减。〔北京中医 1992；（6）：10〕

4. 经漏发生在上午属阳气虚辨

治某患者，女，患经血漏下，经中西医多次诊治无有效验，疏予治血漏的古今验方数剂亦罔效。后细询其漏血时间是在上午，余时不见。白昼属阳，上午为阳中之阳，考虑病情是阳气虚，无力摄持阴血，上午即行漏下，处以四物汤加炮姜

炭、附子炭、肉桂，服药 3 剂，经漏即止。〔来源：《菁菁园诊余随笔》P. 137〕

五、特殊情况下月经不调有其特点

1. 慢性乙肝患者经量过多或淋漓不止异于一般患者辨

王忠民经验，慢性乙型肝炎活动期，脾虚肝郁者临床颇多，脾气虚弱则冲任难固，统摄无权，经血常色淡期长；肝胆蕴热则动血海，藏血失职，经血常色红量大。临证遇有经血匝月不止者，其治法不可妄用温涩，以防邪毒乘机而动，可以养肝疏肝凉血为法。健脾抑肝为主：药用太子参、怀山药、茯苓、土茯苓、香橼皮、佛手片、炒蒲黄、禹余粮、金银花炭等。凉血解毒为主：药用丹皮、赤芍、枳壳、佛手片、白茅根、土茯苓、白花蛇舌草、生地炭、地榆炭、栀子炭、贯众之类。治苏某，28 岁。月经来潮十余天不止已近半年。每经期 10～15 天，22～25 天一潮，经血鲜红，量一般，有少量血块，每经来时口干而苦，口渴欲饮，心烦急躁，时而心悸，小便黄赤，大便略干，胸胁作胀，乳房疼痛。患者慢性活动性肝炎。就诊时经来第 6 天，舌质红，苔略黄，脉弦数。证属肝脾郁热，血海不宁。治宜清泄郁热，凉血止血。处方：丹皮 12g，赤芍 10g，枳壳 6g，佛手片 12g，白茅根 15g，土茯苓 15g，白花蛇舌草 18g，生地炭 12g，地榆炭 15g，栀子炭 10g，贯众 15g。进 3 剂，经水渐止，口干烦渴等症明显减轻，唯仍胸闷胁胀，宗前方去地榆炭、生地，栀子生用，加柴胡 10g，沉香 3g。继服 5 剂，诸症趋于好转，胸闷减轻，小便转淡，大便如常，以前方为主，先后服药 36 剂，经水复常（乙肝相关检查均已明显改善或阴转），月经基本正常。〔来源：中医杂志 1988；(5)：18〕

2. 放环反应，治当补肾固冲辨

高泳江治某患者，34 岁。素体月经正常，放环半年来月经紊乱，经期前后不定，经色浅淡，每次淋漓 10 余日方净，伴头晕耳鸣，腰膝酸软，白带清稀。诊见舌淡苔薄，脉沉细弱。辨证为肾气亏虚，冲任不固，即用"补肾固冲汤"。药用：仙茅、仙灵脾、山茱萸、菟丝子、沙苑子、杜仲炭、当归、白芍、阿胶珠（烊化）、茜草各 10g，艾叶、甘草各 4.5g。共调治两月，月经周期规则，经色红，每次行经 5 日即净，余症亦平。〔来源：中医杂志　1996；（2）：82〕

3. 慢性乙肝患者经量过少或闭经异于一般患者辨

王忠民经验，慢性活动性肝炎及慢性迁延性肝炎患者，月经量减少甚而闭经者尤为多见，治疗此类患者，祛瘀不可过猛，清热勿投重剂，补血非宜滋腻，填精切忌太厚，以健脾调肝兼以养肾为要。治某患者，28 岁。患慢性迁延性肝炎 2 年余，经服西药症情略有好转，然肝功能一直未恢复正常。经闭近半年，证兼四肢乏力，胸胁胀痛不舒，周期性腹痛，失眠健忘，五心烦热，口干舌燥，纳差，太息频作，有时腰膝酸软……舌质红，苔少，脉弦细。证属肝肾阴亏，气滞血瘀。治宜滋养肝肾，活血化瘀。处方：北沙参 12g，麦冬 10g，当归 12g，川楝子 6g，枸杞子 18g，生地 12g，白花蛇舌草 10g，何首乌 18g，穿山甲 6g，泽兰叶 12g，鸡血藤 15g，牛膝 6g，鳖甲 6g。投 7 剂，症状明显缓解，胸闷胀痛减轻，五心烦热基本已除，口干好转，唯经水仍未来潮。又进 6 剂经水始至，量甚少，色暗淡，1 日余即净。睡眠差，余症俱减。前方去牛膝，加菟丝子 24g，百合 12g，又服 29 剂经潮，月经持续 3 天，经量一般，色大致正常……一般情况良好，月经复常。〔来源：中医杂志　1988；（5）：19〕

六、经前乳胀非独肝郁

1. 一味疏肝，乳胀愈甚辨

朱南荪经验，认为女子以血为用，经孕产乳，数耗血，肾水亏乏，水不涵木，肾之经脉起于涌泉，"由内廉而上，在阴经之后行入乳内，傍近膻中"。肾虚肝旺每见经前乳胀，甚者接近排卵期胀痛难忍。若一味疏肝，则阴血更虚，乳胀愈甚。以滋肾平肝，药用生熟地、女贞子、墨旱莲、桑椹子、玄参、黄芩、青蒿、钩藤、夏枯草、川楝子等。更年期经前乳胀者加紫草、生牡蛎、水线草、白花蛇舌草效果尤佳。治张某，45岁。近一年来经间乳房胀痛，经前尤甚，经行自缓。经期延长，经量偏多，烦热口燥，神疲膝软。时值经期，诸症蜂起，触之乳房胀硬，舌暗红，苔薄腻少津，脉细滑带数。证属时届更年期，肾虚肝旺，冲任气滞，乳络失和。治拟滋肾平肝，疏冲和络，予女贞子、桑椹子、生地、玄参、青蒿、夏枯草、紫草、生牡蛎、白花蛇舌草、川楝子，服药10余剂，经讯延期而至，乳胀大减，烦热悉消，经行量中，6天净，继以滋肾平肝调治2月，经前乳胀未发。〔来源：上海中医药杂志　1993；（3）：20〕

2. 疏调气血，养阴清肝治重度经前乳房胀痛辨

孙宁铨治某患者，女，34岁。经前15天即两侧乳房胀痛，不能触衣，活动受限。月经1月1行，5天净，量偏少，用卫生纸一包半，色黯夹有血块，腹痛。平素白带不多，色淡黄。恙历12年。曾经某乳腺病医院检查，见两侧乳房腺体片状增生，迭进逍遥丸、天冬素片、肌注丙酸睾酮等，未效；服中药疏肝理气、活血化瘀、化痰散结等药亦未见好转。今为周期第12天，胀痛将作，舌质红，苔薄少，脉细弦。予疏调气血、养阴清肝之法。药用：生地10g，玄参10g，女贞子10g，墨旱莲15g，赤芍10g，丹皮10g，川楝子10g，乌梅20g，丹参15g，香附10g，泽泻10g，玄胡10g，川牛膝10g，沉香（后入）5g。服15剂，两侧乳房胀痛显著减轻，经净后继续调治，胀痛未作，随访2年余，两乳无不适感。体会"疏调气血，养阴清肝"法治疗经前乳房重度胀痛，乳头硬痛、痒，临床效果显著。……深切体会到，沉香用之与否，疗效迥异〔来源：江苏中医　1995；（12）：22〕

七、小结与评述

（一）湿热与月经不调：湿热是引起月经不调、崩漏的重要病因，当今更显其重要性。临证时，若但见动血失血，不知带浊秽液随之而下，则辨证实难中肯。湿热所致崩漏、经间期出血等月经不调均有其特点：血质稠黏、气臭，带血并见，带浊混杂，或经血与带下交互而作，漏下前后伴见黄赤带，舌苔黏腻。湿热阻滞月经不调或经间期出血当明确寒热属性与真假，有时伴下腹冷痛，但这种下腹冷痛不能辨为寒证，因面色多正常而不苍白，脉多弦滑而不弦细，苔白腻或薄黄而不薄白，乃是湿热阻滞经络，冲任二脉气血失调所致。治宜清利湿热，兼有瘀血又宜兼用活血化瘀，可选用八正散、降浊利湿汤加减。

（二）肺阴不足与月经不调：月经不调经期无定期多属肝气不舒或肾气不足。然肺肾相关，金水相生，肺阴不足，通调失常，冲任受损，肾阴也虚，也致经期无定期，同时还伴有平素咳嗽，鼻衄，鼻干燥等。治宜育阴调气、清热泻肺以益冲任。

（三）外感风寒也致月经延期：月经延期原因多端。然而因经期外感风寒所致者，若不详细问诊则辨识不易。此等病人常有经期淋湿，外感风寒，或经前经后喜游泳，或经期过食生冷之病史，从此便出现月经紊乱，月经延期或过期不潮，或伴有畏寒低热，头身酸楚，小腹痛，经色淡有血块，脉浮缓或沉迟无力。治宜温阳散寒，活血调经，可选用桂枝加芍药汤、桂枝加附子汤、五积散加味。

（四）补肾调经尚要知变：无论月经不调或崩漏，用补肾调冲固冲为治疗大法，因肾为先天之根，天癸之源，月经之本。然补肾调冲固冲尚需详细辨证，知常达变。

1. 肾虚脾弱崩漏，还见有头晕，少寐，梦多。舌尖口唇殷红，则还有肝阳上亢之变，治疗不仅要补肾扶脾调冲，还要敛肝平肝固冲。

2. 肾虚肝旺崩漏，还见有口苦痰多，中脘痞闷，经带并下。舌苔黄腻，则还有湿热中阻，治疗不仅要滋养肝肾调冲，还要清湿热运脾固冲。

3. 肾阴虚天癸不能按期而至，则月经量少而失调；肾阳虚气化不利，则水湿内停而肥胖。阴阳两虚，虚实夹杂，治疗不仅要滋阴温阳以补肾，还要活血利水以调经。

4. "因时制宜"辨阳虚阴虚崩漏：有些崩漏患者，其出血有昼夜多少之不同，"因时制宜"，对辨阳虚阴虚崩漏有一定意义。一般而言，阳虚者出血以昼多夜少或仅昼出夜停。阴虚者出血以夜间为多或仅夜间出血。当然，还得四诊合参辨证为主。

（五）特殊情况下的月经不调：常常异于一般患者，有其特点，不可不辨。

1. 慢性乙肝患者的月经量过多或淋漓不止，因其还有邪毒蕴结，用药时不忘邪毒，不可妄用温涩，以防邪毒乘机而动，可用养肝疏肝凉血为法，选加白茅根、土茯苓、白花蛇舌草，金银花炭等。

2. 放环后出现不良反应，每有月经紊乱，经量增多，经色淡红，或淋漓不净，或1月行经2次，伴头晕耳鸣，腰腿酸软，小腹空坠感，白带清稀，舌淡苔薄，脉沉细而弱，治宜补肾调冲。若属血有瘀热，湿热阻滞，又当凉血化瘀，清利湿热。

3. 慢性乙肝患者月经量少或闭经，用药祛瘀不可过猛，清热勿投重剂，补血不得滋腻，填精切勿太厚，以健脾调肝兼以养肾为要。

（六）经前乳胀，非独肝郁：乳房属肝经循行的部位。乳房胀痛多属肝气郁结所致，治疗多用疏肝散结。但女子以血为根本，又经过经、孕、产、乳，数耗阴血，致肝肾不足，肾虚肝旺而每见经前乳胀，甚则重度乳房胀痛。治疗宜滋养肝肾，柔肝平肝，不宜一味疏肝，以免愈疏愈燥，耗伤阴血，乳胀更甚。若气血不调，有虚热见症，可选加疏调气血、养阴清肝之品。

闭　经

一、从湿热（湿）郁滞辨治闭经

1. 半夏泻心汤治闭经辨

李志亮治疗 2 例。某患者，女，20 岁。患者中学毕业后，在家日无所事事，喜静而多忧思，常失眠多梦。近半年月经未至（初潮年龄 14 岁），近日自觉四肢倦怠沉重，贪睡，不思饮食，伴全身烦热，动则心悸，胃脘部灼热，大便秘结，舌苔黄厚腻，脉滑数。证属肠胃湿热，治当清热燥湿，泻热通便。方用半夏泻心汤加味：半夏、厚朴、黄芩各 10g，黄连 5g，党参 15g，大黄（后下）、甘草各 6g，芒硝（冲）3g。2 剂。药后大便已软，胃脘部灼热消失，食量增加，夜梦亦少，上方去硝、黄再进 2 剂，月经来潮，量少色淡，四肢仍感倦怠，动则心悸，切脉细弱。此乃平素忧思过度，阴血暗耗，血海空虚所致，治宜补肝益肾养血：当归 12g，熟地、山药、茯苓、鸡血藤、丹参、何首乌各 12g，石菖蒲、石斛各 10g。为巩固疗效，嘱患者于每月经行前服上方 5 剂，连服 3 个月，后随访经已如期而至。又治某患者，女，17 岁。经闭半年（初潮年龄 13 岁），伴便秘，舌质如常，脉稍偏数。患者半年前因呕吐、发热，诊断为胃炎、胆囊炎，住院 40 余天痊愈出院，此后未见月经来潮。辨证属血枯经闭，治当调理肠胃，补益气血。方用半夏泻心汤加减：半夏、厚朴、黄芩各 10g，党参 15g，黄连 5g，大黄（后下）、甘草各 6g，芒硝（冲）3g。2 剂，药后大便已通，遂去硝、黄，又服 4 剂后即见月经来潮。后用《景岳全书》归肾丸加减调理 3 个月，月经已能如期而至。〔来源：新中医　1992；（1）：45〕

2. 平胃散合二陈汤治愈闭经辨

刘云鹏治某患者，女，38 岁，已婚。17 岁初潮，周期 25

天，经期 3~4 天。诊时闭经 5 个月，白带多，妇检未见异常。患者近 1 年多来，经常胃痛，现感胃脘胀痛连及背部，喜暖喜按，胸闷纳差嘈杂泛酸，恶心欲吐，倦怠肢软，二便尚可，舌暗红，苔灰黄，脉软弦。证属湿热中阻，气滞血瘀，宜清热燥湿，理气行血。方用平胃散合二陈汤加减：苍术 9g，厚朴 9g，陈皮 9g，甘草 3g，神曲 9g，炒麦芽 9g，山楂炭 12g，黄芩 9g，半夏 9g，茯苓 9g，煅瓦楞子 30g，荜澄茄 9g。服 5 剂，胃脘痛明显好转，纳增。药后约半个月，月经来潮，量少色暗，小腹略痛，4 天净。仍头晕，腰胀痛，舌暗红，苔黄，脉沉弦缓，加乌药 9g。又进 5 剂，约 1 个月左右月经来潮，量较少，一天净，小腹不痛，腰痛，胃脘偶有轻度胀痛。舌红苔黄，脉沉弦。仍守原方化裁 5 剂。随访：月经正常，仅感轻度胃胀。〔来源：《中国现代名中医医案精华》二集 P.1321〕

3. 苓桂术甘汤治闭经辨

彭若华治某患者，女，32 岁。闭经 1 年，屡治罔效。开始注射黄体酮仍能诱发来潮，后来也无效。曾先后服用八珍汤、逍遥散、少腹逐瘀汤之类，且坚持服药数月仍无效果。诊时，闭经 1 年，肥胖，神疲乏力，气短懒言，头晕汗出，胸闷，口淡纳呆，白带多。舌淡红，苔滑腻，脉滑细。属脾虚失运，痰湿阻滞冲任，用苓桂术甘汤加味：云茯苓、白术各 20g，桂枝、陈皮各 10g，法半夏 15g，炙甘草 6g。服 4 剂，胸闷诸症减轻，又续服 1 周，后原方加减，又服 12 剂后月经来潮。〔来源：新中医　1991；（2）：48〕

4. 闭经属寒湿凝滞气道不利辨

袁鹤侪治某患者，女性，43 岁。经水 3 月余未行，腹部作胀，四肢各部作痛，脉象左三部现结象，右关、尺均无力。系寒湿凝滞，气道不利所致，拟用温中化湿利气之法调治。处方：焦苍术 10g，云茯苓 12g，青皮 10g，姜半夏 10g，桂枝 6g，陈皮 10g，泽泻 10g，姜厚朴 4.5g，生甘草 4.5g，生姜 3 片。服药两剂后，经水已通，腹胀减轻。拟照前方加减，处方：焦苍术 10g，姜厚朴 4.5g，泽泻 10g，姜半夏 10g，肉桂

4.5g，炒杭芍6g，茯神12g，陈皮10g，生甘草4.5g，生姜3
片。服上药后，腹胀除，遂告痊愈。本案虽为经闭，然患者腹
胀，四肢疼痛，胀为气滞，痛为壅塞不通所致。说明其病在
气，左脉结象，乃气壅湿滞，阴盛气结之候。此乃治本之法，
虽未治血，但1剂而应，二诊而愈。〔来源：中医杂志　1992；
（9）：16〕

5. 利水解郁治法为主治愈闭经辨

　　俞长荣治某患者，女，23岁。主诉：既往患肾盂肾炎，
平素常出现面浮、脘腹胀满、小便不利、腰痛等症。每次就
诊，均随证治之，即行缓解。今年1月间，因于经潮前两天洗
澡受凉，当月经闭不通，现已4个月未潮。经用温经、活血、
祛湿、理气等药，均未见效。诊查：近半个月来自觉下腹胀坠
拘急，伴小便频数，尿痛，腰酸，大便欠畅。舌质红，苔黄
腻。辨证：拟为湿热结于下焦，气秘血郁。治宜通下利水，佐
以疏肝解郁为法。处方：滑石30g，柴胡15g，瞿麦15g，冬葵
子15g，白芍12g，大黄10g，黄芩10g，川厚朴6g，枳壳6g。
服药3剂，月经即行，诸症亦解。〔来源：《中国现代名中医
医案精华》一集 P.597〕

6. 气血瘀结、痰湿阻滞闭经辨

　　丁启后治某患者，26岁，未婚。自述月经初潮15岁，经
来按期而至，5天净，量中等，色暗红有块，每至经前乳胀心
烦，神疲便溏，经后自消。3年前因生气后，自诉经量明显减
少，后出现闭经。经闭后拒作内分泌及其他特殊检查。就诊前
病历记录，多以一般疏肝理气、活血通经中药治疗。就诊时其
形体较胖，皮肤干燥，心烦易怒，神疲嗜睡，带下不多。舌胖
暗，苔白微腻，脉细。辨属气血瘀结、痰湿阻络之经闭证。拟
逐瘀通络，化痰除湿，温肾助阳法治疗。处方：水蛭9g，当
归12g，黄芪15g，三棱12g，莪术12g，桃仁12g，鸡内金
12g，柏子仁12g，知母9g，红花12g，胆南星12g，法半夏
9g，陈皮9g，淫羊藿12g，仙茅12g，穿山甲6g，地鳖虫6g。
服药2周后，带增多，乳胀明显……述月经来潮，6天净，量

中等，色暗红有小血块，经期小腹瘀痛可忍受，拟四物汤和二陈汤加益母草、淫羊藿、香附等调治1个月，以后经行正常。〔来源：中医杂志　1994；（9）：530〕

二、从肺辨治闭经

1. 润肺下气通闭经辨

承忠委等治某患者，女，26岁。素来经汛正常，1年前因失恋，忧思太过，遂致经量递减，颜色渐深，终至经闭半年，曾叠服逍遥、归脾、知柏地黄及血府逐瘀汤药等，非但不效，反感不适。刻诊：见形瘦肤燥，胸满太息，毛发无泽，倦怠气怯，面黢黑，少言语，询知梦多，寐难，纳少便艰，噫气烦躁，咽中偶感有炙脔阻塞，且极少白带，舌尖红苔薄黄偏干，脉涩不畅。前医按常法施治既乏效，则当求法外之法，改予润肺解郁下气，略参养血清通，取费伯雄润肺降气汤中的沙参、瓜蒌皮、桑皮、苏子、郁金、杏仁、合欢花、旋覆花合仲师百合地黄汤，参入生白芍、当归、柏子仁、丹皮、茯神。连服10剂，诸症减轻，言语渐多，纳增神振，去桑白皮、杏仁，加怀牛膝、阿胶，续服10剂，肤润形丰，两脉遂渐流利，去合欢花、苏子，加香附、益母草，续进7剂，自觉乳腹均胀，腰酸，有似过去将行经之兆，舍百合、茯神，加桃仁、红花。未尽3剂，月经复行矣。〔来源：辽宁中医杂志　1991；（9）：3〕

2. 补肺启肾治闭经辨

柴松岩经验，肺主一身之气，为血之帅，又为肾之上源，在对阴亏血枯经闭的治疗时，重用沙参，从补肺启肾的途径来填充血海，每能收到疗效。认为当归具辛温之性，在阴亏血枯闭经时最好少用或暂时不用，以免助燥伤阴；瓜蒌除肠中之垢腻，而较大黄为缓，也无滑泄之弊，阴亏经闭有便秘之证者可用之，具有滋补阴液之功；石斛为养阴除热、生胃津之佳品，并有除闭之功，见舌质红，脉有数象的阴亏经闭用之最宜。

3. 血枯经闭，保肺而金水相生辨

姚寓晨经验，因肺虚劳怯而使经水枯闭者，取法"金水相生"的治则，或以甘温保肺，或以甘凉清金，灵活运用。治某患者，女，27岁，农民。闭经3载，烘热阵作，咳呛连连，痰稠而频，夹有血丝，胸闷且痛，甚则气促，神疲乏力，盆腔X线摄片、子宫输卵管碘油造影排除内生殖器结核。西医用人工周期后月经来潮，停药后又告闭止。胸部X线摄片示双肺尖浸润性结核，因链霉素过敏，服异烟肼及对氨基水杨酸钠等西药，胃肠又有反应，故未能坚持治疗。近半年来上述症状加重。现诊月经不行，咳呛咽燥，骨蒸盗汗，烦热阵作，二便自调，纳谷尚可，脉虚而数，舌光尖红。此中焦虽属可恃，惟营热蕴蒸肺金，津液趋于干涸，以致血枯经闭，乃上损之候。治宜养肺育阴，理气通络。处方：南北沙参各12g，天麦冬各10g，北五味6g，冬虫夏草10g，磁石30g（先煎），炒瓜蒌皮12g，真阿胶12g（烊化），功劳叶15g，地骨皮12g，川百合12g，制黄精12g。进上方15剂后，痰血、咽燥、盗汗渐平。唯夜热干咳较甚，月经未行，舌质暗红，脉象微数。阴气有干涸之渐，肺脏有日燥之虞。再予原方伍入海蛤壳、西月石、人参叶、肥玉竹、淡秋石出入调治5月余，X线摄片复查，两肺尖结核阴影消失，见有钙化点，经事已行，唯量少，再予原方加熟地黄15g，粉丹皮12g，调治2月，周期已准，经量正常，全身症状基本消失。嘱以月华丸与百合固金丸交替服用半年，每日2次，每次10g，以巩固疗效。随访2年，病情未发，经候如常。〔来源：中医杂志　1985；(10)：22〕

4. 开通心肺法治闭经辨

郑绍先经验，心主血，肺主气，心肺同居高位，心气不得下通，既可因热邪上迫于肺，肺失治节之常，不能贯心脉而朝百脉，从而造成血枯致心气不得下通而行经；也可由于心肺虚损，精血亏乏无以充血海，肺失治节而不调血，痰湿阻滞血海而无以流通，阻滞冲任二脉的充盈流畅。通过调节心肺功能，而起到了不通经而经自调的目的。治某患者，23岁。患者月

经 15 岁初潮，周期 22～120 天，4～8 天干净，量中，无痛，基础体温单相，需行人工周期治疗，但停药则闭。末次月经 6 月 24 日，体重增加，大便干结，每逢经期，乳房及下腹部胀而月经不行，胸闷心悸，多痰不咳，舌苔薄腻，脉细弦。B 超提示：子宫、卵巢大小正常。胸部 X 线摄片未见异常。西医诊断为单纯性肥胖闭经。辨证为心肺气虚，血脉虚弱，肺失治节。治拟开通心肺，养心以填精充血海，开肺化痰，使血海得以流通。方用《证治准绳》滋血汤加味。处方：炙黄芪、当归、炒白芍、乌药、半夏、白芥子、茺蔚子各 10g，川芎 5g，茯苓、熟地、山药各 12g，桔梗 4g，木通 6g。服药 7 剂，月经来潮，5 天干净。守原法调和气血，冲任满盈，经血自能应时而下，治疗 2 个月后，出现双相基础体温，相差 0.4℃，黄体期 9 天，再坚持治疗 3 个月，基础体温双相，经期正常。〔来源：新中医 1993；(9)：5〕

5. 闭经属瘀热内阻，兼有外感风邪辨

肖龙友治某患者，女。据述月经素不调，或逾期不至，或两三月停蓄，此次则经停已半年，内热甚重，冲肺作咳，涎沫甚多，略感风邪。治当标本兼治，宜小心将护。处方：沙参 12g，老苏梗 9g，西防风 9g，苦杏仁 12g（去皮尖），炒栀子 9g，细生地 9g，粉丹皮 9g，苏木 6g，红花 9g，川牛膝 9g，川贝母、知母各 9g，酒黄芩 6g，酒黄柏 6g，天花粉 9g，生藕节 3 枚，生梨皮 1 具。10 天后复诊，诉服前方经水已通行，咳嗽也止，夜眠甚安。〔来源：北京中医 1988；(1)：3〕

三、从胃辨治闭经

阴虚胃燥闭经辨

刘奉五经验，症见口干，渴欲水或渴欲冷，心胸烦闷，烦躁易怒，五心烦热，唇干，口疮，牙龈肿痛，手足汗出，大便干，小便黄，舌红，脉细数。证属阴虚胃燥、冲逆闭经。治以滋阴清胃，降逆调冲。以经验方瓜石汤化裁：瓜蒌、石斛、生地、玄参、麦冬、黄芩、瞿麦、车前子、益母草、牛膝。见肾

阴虚者加菟丝子，兼肝热上逆恶心呕吐者加旋覆花、代赭石，血热妄行加生藕节、白茅根，兼胃热炽盛消谷善饥者加马尾连，兼阴虚液亏大便干结加大黄、元明粉，兼湿盛带下加萹蓄，有行经先兆者加桃仁、红花或丹参、泽兰。治某患者，20岁，患者15岁月经初潮，2～3月行经1次，行经3天，量少，色黑紫。末次月经迄今已10月余，现常感烦躁，腰酸腿肿，左下腹偶有疼痛，口渴，纳少，便干，舌暗红，脉细数。证属阴虚胃燥，冲逆闭经。治以滋阴清热，降逆调经。处方：瓜蒌15g，石斛12g，玄参10g，瞿麦12g，麦冬10g，生地12g，牛膝12g，益母草15g，车前子10g，马尾连10g，菟丝子10g。服上方3剂后，月经未行，大便仍干，舌暗红，脉细滑。原方加芦荟10g，大黄3g。续服3剂，行经3天，色暗红有小血块，仍有烦躁，疲乏，口干，纳差，大便干，上方加陈皮6g，焦三仙10g，以巩固疗效。〔来源：中医杂志　1983；（5）：35〕

四、甘麦大枣汤治闭经

非真脏躁用甘麦大枣汤加味治闭经辨

陈瑞春治某患者，女，26岁。患者初潮以来，月经基本正常，近因学习紧张，心绪不定，月经已3月未来，精神抑郁，烦躁不可名状，乳房及两胁、少腹隐痛，夜梦纷扰，食纳乏味，舌淡红，苔薄白润，脉涩而短。方拟：炙甘草10g，浮小麦30g，大枣5枚，郁金10g，泽兰叶10g，香附10g。3剂。服上药2剂后，月经来潮，血色红，量中等，烦躁等症状消失。第二月，经期又迟半月未至，烦躁等症状又发，但较前为轻，遂自服上方2剂，月经来潮，诸症悉平。此后渐趋正常，未再服药。追访半年，月经依时而下。本案非真脏躁症，但因五志之火，动必及心，以致闭经，其病机与脏躁颇同，故用甘麦大枣汤，取其甘平养心，辅以郁金疏肝，泽兰、香附行气活血，经水遂得通。余用此法曾治室女经闭多例，均获良效。〔来源：中医杂志　1987；（11）：24〕

五、阳虚闭经也可出现口苦

闭经伴时觉口苦并非燥热辨

罗元恺治某患者，闭经，月经稀发至闭经数月，腰酸，神疲，面色苍白且有暗斑，时觉口苦，舌淡而略黯，苔白浊，脉沉细。因口苦，自以为燥热，乃饮用清热之中药冲剂，口苦不解，反觉胸闷。罗教授诊后，认为证属肾阳虚闭经，因肾虚而致脾阳不运，湿浊上泛，故令口苦，非真热也。乃治以温肾之剂，少佐陈皮、藿香之类以醒脾化浊，口苦解，月经调。〔来源：新中医　1994；（1）：15〕

六、闭经随冬夏而发

闭经随冬夏而发辨

王耀庭经验，闭经随冬夏而发，乃阴阳盛衰有别。春分、秋分为阴阳平衡之际，夏至、冬至为阴阳交替之时。人体之阴阳消长与天地四时阴阳变化息息相关，有夏季闭经，冬季月经正常者；有冬季闭经，夏季月经正常者。某患者"五·一"前后开始闭经，"十·一"前后月经复潮，形体消瘦，舌红少苔，为阴虚阳亢之体，治宜"壮水之主"，用甘寒养阴、甘酸化阴，佐以桂枝以通阳，连服12剂，夏季月经正常。另一患者，月经不调3年，夏季月经周期正常，但量少色淡，质稀，持续3天即净。平素畏寒怕冷，手足发凉，每至冬天则病情加重至闭经，阴中冷，带下量多，清稀，舌质淡胖。此为阳虚证，命火式微。治宜大补元阳壮命火。用附、桂、紫石英、鹿角霜、巴戟天、菟丝子、鲜茅根、仙灵脾、熟地、吴茱萸等。〔来源：北京中医　1992；（6）：11〕

七、小结与评述

（一）湿热（湿）郁滞闭经：如今此种类型闭经患者呈上升趋势。或湿（湿热）蕴于脾胃，气血生化不足而闭经；或湿邪中阻，气滞血瘀而闭经；或湿浊水湿结于下焦，气闭血郁而闭经；或寒湿凝滞，气血不通而闭经等等。临证时，气血虚或气滞血瘀等症尚易辨析，而常迳用补益或理气活血之剂，或不效或反增不适。辨证之关键在于辨析湿（湿热）郁症状，如闭经而伴有全身困倦，胸脘痞满，纳差口淡，白带增多，舌苔白厚腻、滑腻或黄腻等症状可辨。治宜温化宣通、清利湿热为主，兼以调理气血，可选用半夏泻心汤、三仁汤、苓桂术甘汤加减。治疗湿郁痰湿闭经还宜注重温肾助阳，尤其是善后调理时更须温通肾气，温阳助阳，因其病本还是肾阳不足无以温化，湿浊痰湿才可能停滞郁结而闭经。

（二）从肺辨治闭经：肺为肾之上源，上源不足也致下源虚亏而闭经，盖金水相生使然。肺主气，心主血，肺气不调，心血不畅，血海瘀滞也致闭经。此时，宜从肺调治，不可不辨。

1. 润肺下气启肾治闭经：症见月经后期，经量渐少，终至闭经，伴见形瘦肤燥，胸闷太息，毛发干枯少光泽。或咳嗽少痰，白带极少等肺阴不足，肾水虚亏之见症。治宜润肺下气启肾，保肺使金水相生，重用沙参是因其为润肺启肾充血海的有效药物。

2. 热邪壅肺，肺失治节闭经：肺主气，心主血。热邪壅肺，肺失治节，不能贯血脉通心气，心气不得下通而闭经。治宜清肺调治节通心气，若伴有咳嗽，闭经是本，咳嗽是标，又当调经与治咳结合治疗。

3. 肺心气虚，肺失治节闭经：心肺虚损，精血亏乏无以充血海，或伴咳嗽少痰，或伴痰多少咳，常有心悸气紧等之闭经，治宜开通心肺，养心填精，补肺化痰。

（三）从胃辨治闭经：胃为水谷之海，气血生化之源，冲脉隶于阳明。阴虚胃燥，气血亏乏，冲脉涩滞而闭经，伴胃燥见症显然。治宜滋阴清胃，降逆调冲，可选用玉烛汤、瓜石汤。

（四）用甘麦大枣汤治闭经：五志之火，动必及心，虽非真脏躁而闭经，但其病机与脏躁颇同，多见于室女闭经，治宜养心调经，用甘麦大枣汤加味，疏肝调气活血及养心肾之品均可随证选用。

（五）闭经伴时觉口苦非尽属燥热：口苦多属里有燥热，或心火旺，或肝火上亢，或胃肠燥热，但口苦并非尽属热或燥热，闭经伴时觉口苦也并非尽属燥热。肾阳虚亏闭经，肾阳虚致脾阳不运，湿浊上泛也口苦，非真热。辨证之关键在于辨识阳虚，如腰酸神疲，面色苍白，舌淡胖，脉沉细，肢冷等。苔薄黄也非热，而是湿浊上泛所致，不可因口苦、苔薄黄而用苦寒清泄，而宜温肾助阳，醒脾化湿。

（六）"因时制宜"调闭经：人与自然关系密切，若闭经随季节而发生，如冬夏而发，此乃阴阳盛衰有别，治宜"因时之变"而调整阴阳盛衰才可取得较好疗效。

痛　经

一、内外双调治痛经

内调气血，外祛风寒，治顽固性痛经辨

蒲辅周治某患者，女，成年，干部，已婚。患者月经不准已10余年，周期或早或迟，血量亦或多或少，平时小腹重坠作痛，经前半月即痛渐转剧，既行痛止，经后流黄水10余天。结婚9年，从未孕育，近3个月来月经未行。按脉沉数，舌苔黄腻，面黄不荣。知本体脾湿素重先予温脾化湿，和血调经……3剂后舌苔化薄，觉腰腹痛，有月经将行之象。接予：当归、白芍、白术各6g，官桂、川芎、苏叶各4.5g，炒干姜、炒木香各3g，吴茱萸2.4g，益母草9g，温经和血。服后未见变动。细询得知：冬冷严寒，适逢经期，又遇大惊恐，黑夜外出，避居风雪野地，当时经水正行而停止，从此月经不调，或数月一行，血色带黑，常患腰痛，四肢关节痛，白带多等症。据此由内外二因成病，受恐怖而气乱，感严寒而血凝，治也宜内调气血，外去风寒。遂予虎骨木瓜丸，早晚各服6g，不数天月经行而色淡夹块，小腹觉胀，脉象沉迟。方用金铃子散、四物汤去地黄加桂枝、吴茱萸、藁本、细辛。经净后仍予虎骨木瓜丸，经行时再予金铃子散和四物汤加减。如此更迭使用，经过3个月的调理，至6月初经行而血色转正常，量亦较多，改用桂枝汤加味调和营卫。因病情基本好转，一般时间用八珍丸调补。此后或因劳动或其他因素，仍有痛经症状，治法不离温经活血，随证治疗。由于症状复杂，病史较长，经过1年多诊治，逐渐平静……始孕，足月顺产。〔来源：《蒲辅周医案》P. 115〕

二、特殊情况下的痛经

慢性肝炎患者痛经异于一般患者辨

王忠民经验，慢性活动性肝炎或慢性迁延性肝炎患者之痛经，仅仅调经则冲任难顺，只顾补益则邪易蠢动。故此，扶助正气兼以解毒，调理气血以安脏腑，通经祛痛顾护整体，乃治疗中重要一环。治某患者，30 岁。经来腹痛 1 年余，近半年加重，经色紫黑有块，有下坠感，经期胸闷不舒尤重，善太息，急躁易怒，头晕，肝区刺痛，小便时黄，大便略干，患慢性乙型肝炎已 1 年余。舌红略暗，苔薄黄。证乃毒邪内攻，肝郁气滞。治宜清肝祛邪，调血达气。处方：柴胡 10g，当归 12g，白芍 6g，枳壳 10g，延胡索 10g，川芎 6g，川楝子 10g，虎杖 18g，泽兰 10g，沉香 3g，丹皮 10g，牛膝 10g，白花蛇舌草 15g。投 3 剂，胸闷略轻，急躁易怒及肝区刺痛好转，腹痛显减，宗原方增益母草 12g，再进 3 剂，经水始溯，经色略暗，块减，余症缓解。为治其本，仍宗前法去益母草、牛膝、柴胡，加丹参 10g，平地木 12g，郁金 6g。服 16 剂后经水再潮，未见腹痛。又进 32 剂，一般情况良好，肝功能正常，月经复常。〔来源：中医杂志　1988；(5)：19〕

三、小结与评述

（一）详于问诊，始得痛经病因：对一些顽固性痛经，屡治不效，若能四诊合参，尤其详细问诊，询问患者之生活习惯、工作环境、起病时情况、诱发或加重的因素，从而查得痛经之病因，对辨证有重要参考意义。如痛经累治不愈，但详于问诊，始得风寒内袭，虽已年久，仍风寒未祛，运用内调气血，外祛风寒，内外双调，顽固性痛经始愈。

（二）特殊情况下的痛经与常人有别：如慢性肝炎痛经与一般患者就有其不同特点，因其还有邪毒内蕴，用药时必须顾及此特点，仅调经则冲任难顺，只顾补益则邪毒易于蠢动，需扶正兼以解毒，通经祛瘀需顾护整体。

带　下

一、黄带从寒湿辨治

1. 黄带痼疾从寒湿论治辨

刘长修治某患者，女，36 岁。患带下症 8 年余，带下色黄质稀，气臭量多，时时下注而不能自禁，苦不堪言，兼见失眠，头痛，胃痛，腰酸痛，全身疼痛。带下愈多则失眠愈甚，其甚时曾一日去三处医院诊治，以求解脱其苦，8 年来历经中西医多方治疗不效。初诊：患者带下量多，其色、质、气味均如前述，仍兼头痛、胃痛、腰酸痛及全身疼痛，小便清长，舌胖质淡，苔白滑，脉沉迟无力。思其脉症，带下黄而气臭当属湿热，然其脉沉迟无力乃属虚寒之象，两者何所取舍？再细审兼证，其带虽黄臭，但质不稠反稀，尿不赤涩而反清长，舌胖质淡，苔白滑，提示非但无热，且为火衰之象。由于脾精不能化为荣血而变成带，故致营血不足，神失血养而失眠。带下愈多则阴精耗伤愈甚，致血愈亏而失眠愈甚。脾虚中寒则胃痛，血不荣上则头痛，血不养筋则身痛。总之，本症由脾肾虚衰，寒湿内盛，下注任带，束摄无权所致。治宜健脾升阳温化寒湿。处方：黄芪 20g，党参 20g，炒白术 16g，茯苓 16g，山药 16g，芡实 20g，海螵蛸 13g，当归身 13g，续断 16g，炮干姜 16g，白鸡冠花 16g，车前子 16g，陈皮 10g，升麻 6g，柴胡 6g。服上方 5 剂后（并未配合其他疗法和药物），不仅带下痼疾得止，且多年之胃痛、头痛、失眠均随之而愈。唯仍腰痛，四肢关节酸楚，脾湿渐化，寒邪亦去，但肾虚未复，治予脾肾兼顾。处方：原方去车前子、海螵蛸、鸡冠花，加炒杜仲 16g，桑寄生 16g，鸡血藤 20g。续服 5 剂，诸症均愈，随访 2 年未见复发。本例患者之所以久治不愈，多为其带黄气臭所感，疑为湿热而误用寒凉所致。在临床上辨别带下的色泽和性

状诚属重要，但只能作为辨证用药的参考，必须结合全身症状，四诊合参方不致误。〔来源：中医杂志 1983；（11）：20〕

2. 阳和汤治黄带辨

谢升彩治某患者，女，35 岁。患者素体阳虚，带下 2 年多，色黄质稀，气臭量多，终日淋漓不断，每日需换内裤2～3次，甚则需放置卫生巾。妇科检查宫颈轻度糜烂，阴道分泌物经多次检查滴虫、霉菌均阴性。前医皆以为湿热带下，迭用清热解毒、除湿止带之剂无效。诊时面色无华，精神疲软，腰骶酸痛，小腹冷感，舌淡，苔白，脉沉细乏力。此阳虚寒凝之证，误用寒凉，阴霾久羁，非温阳散寒不能愈其病。药用熟地30g，鹿角片12g，白芥子6g，麻黄3g，炮姜10g，炙甘草6g，煅龙牡各30g（先煎），肉桂6g（冲），海螵蛸12g。服 7 剂后黄带明显减少，精神好转，腰痛减轻，原方去白芥子加桑寄生12g，白术12g，又服 7 剂，带下止，诸症全减，再予补益脾肾之剂善后。〔来源：中医杂志 1991；（12）：19〕

二、养心交泰治带下

阴虚处留邪带下辨

姚寓晨经验，罹邪致病，当阴虚处可留邪。治某患者，女，白带量多如注，病延半载。曾服健脾补肾、清化等中药及西药未效。头晕健忘，腰膝乏力，纳少神疲，脉细小，左寸动数无常。苦失眠，近多梦交，是心经素亏，神摇精泄之候，病位在心，用养心交泰法收功。〔来源：中医杂志 1993；（12）：725〕

三、从肝胆气机失调辨治带下

1. 阴痒黄带属少阳胆热，腑气郁闭辨

王有章治某患者，女，18 岁。患者因经期洗澡，以后便行经腹痛，经期提前，量多，色紫夹块，经后带多，色黄味臭，阴中灼热，瘙痒难忍，夜间较重，有时经前乳房发胀、刺痛，触扪时疼痛更甚。妇科诊断：滴虫性阴道炎。近半月来口苦，咽干，胸腹胀满，大便3日不解，纳差，小便短赤，口干饮冷，舌质红，苔黄腻而干，边尖色绛，脉左手沉弦而实，右手沉实而洪。胆经郁热，腑气郁闭，热移下焦，病在少阳与阳明之间。治宜攻里和表，先用大柴胡汤1剂投之，外用蛇床子煎剂作外阴熏洗。处方：柴胡15g，炒枳实10g，生大黄10g，炒黄芩10g，法半夏10g，炒龙胆草10g，大枣3枚，生姜7g，杭芍10g。大柴胡汤进1剂后，曾腹泻3次，胀满减轻，阴痒已能控制，黄带减少，夜间可以入睡，舌苔黄腻已退，唯口苦咽干未除，胸胁仍有闷胀，脉弦已经缓和，少阳与阳明之郁热已去大半，治宜以小柴胡汤配四逆散加龙胆草主之。处方：柴胡12g，法半夏10g，炒黄芩10g，北沙参10g，生甘草10g，炒枳实10g，生白芍10g，炒龙胆草10g，生姜5g，大枣10个。上方共服5剂，再加外用蛇床子洗剂，诸症消失，1个月经行正常，妇科白带检查未发现滴虫，其病痊愈。〔来源：中医杂志　1985；(10)：27〕

2. 带下属肝用不足，脾运失常，带脉失约辨

姚石安治某患者，女，48岁。七七之年，冲任虚衰，经断3月，带下频注　色白质稀，困乏怯冷，情志抑郁，胆怯善恐，嗜卧梦多，脘胁不适，纳呆不振，大便稀溏，舌胖淡，苔白滑润，脉沉细，责之肝用不足，脾运失常，带脉失约，拟仿傅青主完带汤之意，补肝用，升肝气，运脾土。处方：炙黄芪30g，川桂枝10g，潞党参15g，炒苍白术各6g，炙升柴各10g，巴戟天12g，南芡实15g，北细辛3g，怀山药10g，云茯苓10g。上方5剂，带下大减，形寒、善恐、梦多已平。再予上方出入调治半月，诸症均告痊愈。〔来源：中医杂志　1991；(2)：21〕

四、从肺辨治带下

肺虚卫弱，湿浊下注带下辨

章文唐治某患者，女，39岁。素体肺虚，每遇劳累或外感辄易咳嗽发热。近1周来带下量多，黄白相兼，气短多汗，面色少华，遍体关节酸楚不适，咽痒咳轻，舌淡红，苔薄白，脉浮缓。证属肺虚卫弱，湿浊下注，渍于带脉。治拟宣补。处方：黄芪30g，党参10g，白术10g，茯苓10g，防风6g，羌活10g，紫菀10g，桔梗10g，枳壳10g，薏苡仁20g，金银花藤30g，车前子（包）10g。上方服9剂后诸恙悉平，继予桂枝加黄芪汤调理善后。……水湿之代谢非独中土所主，且与肺金相关，调节肺气，从高原导水，使不浸渍带脉，宁洁胞宫。患者多有经常感冒或咳喘病史，如见带下兼少气懒言，面白易汗，舌淡苔薄白，脉虚缓者，属肺脾气虚，章老用六君子汤加黄芪、麦冬或参苓白术散出入，每喜加紫菀、桔梗宣中寓补，或佐少量羌活，在大剂补益脾肺药中有舒展气机，祛风燥湿之功；若肝升不及，肺降太过，水湿奔迫下注，在宣开肺气的同时，加枳壳、桔梗等，若湿热明显，可在清肝止淋汤、易黄汤的基础上，加桑白皮、杏仁、川贝母、金银花、车前子等清气化湿，俟肺气升降有序，水源清则流自洁，气化复则湿自除。

〔来源：中医杂志　1987；(10)：18〕

五、治带也需调经，调经可治带下

经带可并治辨

班秀文治带，祛湿化瘀为先，还贵乎知常达变，经带并治。认为冲为血海，任主诸阴，营管诸脉，三脉一源之歧，均起源于胞中，而带脉起源于少腹侧季肋之端，环身一周，约束诸脉。故冲任督三脉与带脉相通相济。任督脉病可致带脉病，带脉病也可致任督病，从而经带并病。叶天士云"八脉束于肝肾"，肝肾亏损，冲任失调，督脉失统，带脉失约，不能制约经血，血与带相兼而下，或久崩耗血亡阳，精反为浊，白滑之物下流不止，其中以湿热带下引起月经过多、痛经、闭经为多见。故治经病要注意带病、经病之间的密切关系，分清带病、经病的孰轻孰重，灵活采用治带及经，或经带并治之法。在湿热带下重时，通过治带调经。如属脾虚下陷所致带下，月经超前，量多色淡，用举元煎加土茯苓、乌贼蘆茹丸加白芷、荆芥穗、藿香、苍耳子等芳化调气，从带治经，经带并调。如湿热下注带下，阴道辣痛，经量少色黯，经痛者，则以清利湿热、和血化瘀之法，用当归芍药散合四妙散加马鞭草、鱼腥草、连翘、白木香等苦寒燥湿、化瘀解毒之品，使湿去热孤，脉道流畅，瘀化血行。治某患者，女，27岁。2年多前产后（胎儿夭折）即出现带下量多，阴痒，月经延期，经行小腹剧痛，经量少而色黯，迄今未净。诊见带下量多，白稠臭秽，外阴瘙痒，少阴隐痛，舌淡红，苔白腻，脉细缓。妇检：两附件增厚压痛。白带检查：霉菌（＋＋＋＋）。证属湿瘀阻滞胞宫，蕴久化浊生虫，冲任受损，带脉失约。治宜健脾止带，调理冲任。方用当归芍药散加味。处方：土茯苓、鸡血藤各20g，丹参15g，当归、赤芍、白术、泽泻、补骨脂、槟榔、苍耳子各10g，川芎6g。7剂后，带下，阴痒大减，痛经消失，经量增多。守方加桑寄生以助益肾固冲，服药20余剂后，经带正常而受孕。〔来源：浙江中医杂志　1993；（1）：16〕

六、小结与评述

（一）黄带从寒湿辨治：带下，有白带、赤带、黄带、青带、黑带、五色带等。黄带多属湿热下注，或脾虚湿热下注，带脉不固。然黄带不尽属湿热，黄带痼疾属寒湿郁结，从寒湿辨治，黄带痼疾始愈。辨证之关键在于整体辨证与局部辨证相结合，分析其矛盾现象，剔伪存真，辨证达变求本。带下虽黄或黄臭量多，但质不稠反稀，淋漓不断，尿不赤涩而反清长，面色无华，精神疲乏，舌质淡胖，苔白滑白腻，脉沉细无力，非但无热，且为火衰之象，是由脾肾阳虚，寒湿内盛，下注任带，束摄无权所致，所以，识别带下色泽固然重要，但辨析带下质地及整体状况更为重要，宜四诊合参方不致误。治宜温阳散寒湿，健脾化湿，可选用阳和汤、补中益气汤等方加减，不可拘泥盆腔炎、附件炎等妇科炎症而滥用苦寒清解之品。

（二）用养心交泰治带下：思欲过度，心火过旺可致白淫，但也有因心经素亏，神摇精泄，而致白带如注，伴失眠多梦，病位在心，用养心交泰法才可取得较好疗效。

（三）从肝胆、腑气郁闭辨治带下阴痒：肝经络阴器，肝胆相表里。肝胆湿热下注是引起带下阴痒的重要病因之一，但从肝胆辨治带下不尽属湿热一端，也有仅用清肝胆湿热少效者，还当详辨方可。

1. 胆经郁热，腑气郁闭带下阴痒：带下阴痒，伴口苦咽干，胸胁胀满，纳差，脉弦之少阳胆经郁热证，又兼见腹满，大便数日不解，脉沉实而洪之阳明腑气郁闭之证。临证时或仅辨少阳胆经郁热，或只识阳明腑气郁闭，均不中肯綮。治宜双解少阳阳明，攻里和表，可选用大柴胡汤、小柴胡汤合四逆散加减。

2. 肝用不足带下：肝气郁结、肝脾不和带下常见，也易辨识，而肝用不足致脾运不足、带脉不约而带下频注，但伴见困乏怯冷，胆怯善恐，嗜卧多梦，脘胁不适，纳呆，大便稀溏等肝用不足，脾运不健之症状。治宜补肝用升肝气，运脾固带，不可过用疏泄之品以免继损肝脾。

（四）调节肺气，高源导水治带下：带下原因多种，但总归水湿或湿浊运化失常所致。水湿之代谢非独脾胃中土所主，且与肺密切相关。此乃肺主气，为水之上源，上源不清，下源不洁。调节肺气，洁清上源，从高源导水，使不浸渍带脉。易感冒或患有慢性咳喘之患者，带下常伴有咳喘气短。治宜调节肺气，或宣中寓补，或用风药舒展气机，或宣畅肺气，使肺宣降有序，水源清则流自洁，气化复则湿自除，带下可愈。

（五）经带并治：治带、祛湿为先，久则还当化瘀。月经失调与带下在病理上相互影响，因月经失调致带下，或带下不止致月经失调，或经带并病。此时应治带以调经，或调经以治带，或经带并治。

胎漏、滑胎

一、调气血治胎漏

1. 活血化瘀治胎漏辨

贾苗先治某患者，女，29 岁。患者妊娠 2 个多月，出血不止 20 余天，血色深红夹有血块，量时多时少，形体壮实，面红气粗，语声洪亮，食欲旺盛，尿黄便干，舌红苔黄微腻，脉滑数有力。患者先后曾在多家医院就诊及住院治疗，观其以前所用之药，皆人参、黄芪、炒白术、阿胶、桑寄生、炒杜仲、地榆之类。患者虽系妊娠出血，但察其形、舌、脉，证属瘀阻胞宫，毫无虚象，故补而无效。治以活血化瘀、消癥止血。方用桂枝茯苓丸加味：桂枝 9g，茯苓 9g，赤芍 9g，丹皮 9g，桃仁 9g，炒丹参 10g，炒大黄 6g，炒杜仲 12g，桑寄生 12g。服药 2 剂后出血明显减少，又服 2 剂血止，于 1992 年 8 月生一女婴。患者经期感寒饮冷，寒凝血瘀，日久成癥瘀阻胞宫，孕后压迫胎儿，使血不入胞，故漏下不止。本方虽重在化瘀消癥，但"有故无殒，是无殒也"。〔来源：中医杂志 1996；（3）：140〕

2. 五更胎漏用四逆散获效辨

崔兆祥治某患者，女，25 岁。自诉：妊娠 80 天，半月前婆媳反目，尔后，每届黎明之时则小腹疼痛，遂下鲜血少许，余时则不见血。患者饮食、二便如常，伴有轻度腰痛，腹稍下坠。舌红苔薄，脉象弦滑。李时珍谓："热侵阴络下流红。"此乃厥阴之热合郁遏之阳，损伤冲任之五更胎漏证。治当用四逆散凉肝、调气、和血，加熟地养阴血、固冲任。方用：柴胡 3g，枳实 6g，白芍 15g，熟地 30g，炙甘草 5g。服药 7 剂血遂止，后用七味都气丸调理半月而愈。次年夏季顺生一女婴。〔来源：江苏中医　1994；（10）：35〕

二、活血化瘀治滑胎

1. 温通逐瘀治愈滑胎辨

贾苗先治某患者，女，38 岁。患者屡孕屡坠，膝下无子，形体消瘦，皮肤枯槁，面色无华，神情焦虑，纳食欠佳。平素月经错后量少，色暗有块，时有腹痛，舌质紫黯，脉沉而细涩。此次月经 2 个月未至，妊娠试验（＋），病人惧于再次流产，前来就诊。观其症状虽形体枯槁，面色无华，脉沉细涩，貌似虚证。但详问病史，月经虽少，但色暗有块，行而不畅，而且舌暗、脉涩，均为瘀血内阻之证。证属瘀血内阻，盘踞胞宫，碍于坐胎。治以温通逐瘀，和血养胎。方用少腹逐瘀汤加减：肉桂 2g，干姜 5g，小茴香 3g，当归 12g，川芎 6g，赤芍 9g，蒲黄 9g，五灵脂 9g，丹参 12g，焦艾叶 6g，乌药 9g。服药 6 剂，不但无何不适，精神纳眠均有好转，乃改成药十全大补丸善后调理，足月生一男婴。〔来源：中医杂志　1996；（3）：140〕

2. 少腹逐瘀汤治滑胎辨

蒲辅周治 1 例流产三胎，分析有瘀为害，第四胎用少腹逐瘀汤，胎怀足月生产。〔来源：《蒲辅周医疗经验》P. 77〕

三、小结与评述

（一）活血化瘀治胎漏：胎动胎漏多属肾虚不固，气血两虚，或胎火血热所致，治疗多以补肾益气固胎，或清热养血安胎。但也有因瘀血阻滞，血脉不通无以养胎，则又不得尽用补益而需活血化瘀，调畅血脉以养胎，以通达固。其辨证关键在于辨识瘀阻胞宫，血脉瘀滞：一是形、舌、脉毫无虚象，且补益无效；二是详辨形成瘀血之病史、症状体征，如月经情况，是否感寒饮冷，肝气是否调畅，是否有外伤跌仆史等。治宜活血化瘀，安胎止血，可选用桂枝茯苓丸加味。若属血热瘀滞胎漏，又当清热凉血安胎，可选用桃红四物汤、两地汤加减。若属厥阴之热合郁遏之阳，损伤冲任而致胎漏，则可用四逆散加味调和肝气，解厥阴之郁热以安胎。

　（二）活血化瘀治滑胎：滑胎多属脾肾不固，治多用补益脾肾以载胎固胎。若属瘀血阻滞，冲任不固而滑胎，则又宜活血化瘀，调冲任以养胎固胎。其辨证仍得力于详细辨证，详问月经情况等，可选用少腹逐瘀汤加减。现代药理研究证明活血化瘀药有改善胎盘血行，调整机体的免疫功能等作用，这与现代医学对滑胎胎漏（习惯性流产、先兆流产）之认识正不谋而合。所以，对诸法治疗罔效，又有瘀血见症之胎漏、滑胎，活血化瘀可为有效治法，"有故无损，是无损也"。但胎漏、滑胎的根本原因在肾虚。所以，运用活血化瘀药治疗滑胎、胎漏，既要注意中病即止，又要注意补肾，尤其是治疗滑胎，更要注意补肾活血。

咽干、咽喉痛痹

一、咽干、咽痛从脾胃辨治

1. 咽燥健脾辨

干祖望经验，濡润咽喉之法多端，不能全赖养阴一技。《素问》云："咽喉干燥，病在脾土。"干老治疗慢性咽炎，重视辨证，既不废养阴，又善于培土健脾一法，或选用补中益气汤，或用参苓白术散，后者之用，尤其独具匠心。治某患者，男，43岁。咽疼3年，时轻时重，或觉干燥，但不思饮，或感有痰，却难咯出。饮食如故，大便微溏。曾诊断为"慢性咽炎"，多方医治，获效平平。检查：咽黏膜中度水肿，轻度充血，后壁淋巴滤泡增生，舌苔薄腻，质胖嫩，脉平。辨证论治：咽关者，水谷之道路，脾胃之门户，中土一衰，内湿自生，湿郁化热，上扰清道，乃作咽中诸症，治取健脾渗湿一法。处方：太子参10g，茯苓10g，白术10g，扁豆10g，山药10g，桔梗6g，马勃3g，玄参10g，金银花10g，甘草3g。药进5剂，咽中即觉舒畅，仍用原方调理二旬而愈。运用此方（指参苓白术散）辨证要点：不必全身虚羸，六脉皆弱，但见口干而不思饮，咽肿而不红艳，即可用之，当然，能结合全身辨证则更为精确。〔来源：中医杂志 1985：（1）：16〕

2. 喉痹治脾辨

陈国丰治某患者，女，41岁。患者喉干燥，似有异物鲠介，咯之不出，咽之不下，时有微痛，常需清嗓，刷牙时泛恶。经久服滋补肺肾方药及抗生素治疗，均未获效。刻诊：咽部慢性充血，淋巴滤泡增生，血管扩张，黏膜干燥，咽反射敏感。舌苔薄白腻，舌质淡红，边有齿印，脉细软。乃为脾气虚弱，津气不能上承濡养咽喉，故用补中益气汤之意：炙黄芪20g，陈皮、升麻、柴胡各5g，党参、白术各10g，山药25g，麦芽15g。服5剂后病去大半，原方去升麻，加桔梗6g，又服5剂病除。后改用补中益气巩固疗效。3个月后随访未见复发。〔来源：上海中医药杂志　1990：（9）：24〕

3. 慢性咽炎的脾胃证治辨

顾友松经验，具有胃部症状的慢性咽炎，排除肝胆病后，从脾胃论治。肝郁气滞：患者多为早期浅表性胃炎，肝气郁结犯胃，咽部表现为梗堵，异物感，胁痛，精神不好时症状加重，每嗳气时减轻，宜疏肝解郁：柴胡、香附、当归、薄荷、白术、云茯苓、甘草。化热者咽干痛，口苦，加公英、连翘、芦根；久则气滞血瘀，咽干不渴喜润漱，加赤芍、川芎、郁金、青皮等。兼有痰气互结，咽部胀痛，滤泡增生，扁桃体肥大，甚则结如团块，色淡红肿，治宜行气开郁，降逆化痰：柴胡、当归、白芍、薄荷、白术、云茯苓、甘草、法半夏、枳壳、苏梗、厚朴等。夹热加连翘。肝郁脾虚：有浅表性胃炎或萎缩性胃炎。肝郁日久，脾失健运，胃纳不佳，水谷精微生化不足，咽失所养，久则阴火上炎，由脾及肺，营气虚弱，卫气不足，致感冒与扁桃体炎频发，咽部黏膜充血，淋巴滤泡增生，腭扁桃体呈慢性炎症，舌扁桃体肥大充血等。舌淡少苔，甚则伴舌裂或齿痕。治宜益气健脾，理气消导，以香砂六君子汤为基本方，酌加鸡内金、炒山药、黄芪、连翘等，卫气不固者合用玉屏风散。胃阴不足，见于严重萎缩性胃炎。胃津亏乏，阴液不能上承，致咽干燥渴，虚火上炎，咽部干痛，黏膜红而不润，甚则干红，舌红少津。治宜益胃生津，常选麦冬汤或益胃散加减。〔来源：上海中医药杂志　1993：（10）：26〕

4. 温胆汤治咽痛随症加减辨

赵金铎经验，温胆汤为祛痰和胃之良方，功可调理阴阳、气血、经络、脏腑的功能，因其平稳有效，故临床广泛用来治疗"痰气"为特征的咽痛。有温胆汤证，而咽痛无明显红肿者，用甘桔温胆汤；若更兼痰多脉滑，胸闷不舒者，可用瓜蒌温胆汤；风寒喉痹初起过用寒凉，冰伏其邪，致成坏证，咽部暗红钝痛，缠绵不愈，治多束手。余每遇此证，多先以苏叶、荆芥辈温散之，使患者感到肌肤燥热、咽部变鲜红而锐痛，再改用温胆汤加活血清热解毒之品，每获速效，切不可从咽痛多热证，畏苏叶、荆芥辛温不用而继服寒凉。否则必致邪伏胶固，终成沉疴。若咽痛偏红，胸闷，脉滑者，用温胆汤加牛蒡子、赤芍、丹皮、连翘，火盛者再加木通，亦可酌加僵蚕、玄参。〔来源：《医话医论荟要》P. 147〕

二、咽炎不尽属阴虚

温阳治咽炎辨

姜春华治某患者，男，52 岁。患慢性咽喉炎多年，久治不愈。来诊时咽喉不适，吞咽有异物感。咽不红，肿明显，舌质淡，苔薄白，脉细软。此为病久过用清凉，以致戕伤阳气，无以温煦络脉，气血不行，瘀结而肿。治以温养阳气为主，佐助血运，使阳气四布，血畅瘀散。处方：炮附片 9g，桂枝 9g，川贝母 9g，皂角刺 9g，桃仁 9g，红花 4.5g，当归 9g，赤芍 9g，甘草 6g。7 剂。复诊时咽部已舒适，异物感也减轻。续服 7 剂，随访咽痛已愈。慢性咽炎的治疗须结合患者体质状况，灵活辨治，切忌拘守一法，滥用苦寒。〔来源：上海中医药杂志 1985；(9)：17〕

三、咽干也有瘀

化瘀愈咽干辨

干祖望经验，咽干是急慢性咽喉病中常见的主要症状之一，多系风、热、燥邪及肺肾阴虚所致。祛风散热、滋阴润肺、清肺润燥等法早已被医者所掌握。一患者咽喉奇干，引饮仅润片刻，而干又来，病已两年之多，曾经用过清热泻火、滋阴润肺、育阴降火、养阴润燥诸法，未得其效。干师予以活血化瘀之三棱、莪术、桃仁、红花、丹皮、赤芍、泽兰、玄参、桔梗、甘草等，服 20 余剂而见功。本病血液瘀滞，不能载精气布散所然，所以说"瘀能致燥"，这正合乎于唐容川《血证论》中的"血竭"。〔来源：辽宁中医杂志 1993；(3)：6〕

四、咽喉痛不尽属热证

风寒喉痛辨

赵复国经验，此类患者，自有风寒之证。常表现为发热不扬，恶风畏寒，偏正头痛，眼眶痛，鼻塞流清涕，舌苔淡白，脉浮紧或浮缓之类。思热饮，服药后咽痛稍舒，继则喉痛如故。此证喉部无红肿，色淡红。试诊之法，先服热姜汤少许，缓缓服之，咽喉部感觉舒适，而疼痛稍有缓解，视舌苔淡白，便是风寒喉痛无疑。治宜辛温解表，散寒利咽之法。若素体阳虚者，大便必溏。当结合温阳益气、健脾助运、扶正解表、攻补兼施，若纯用辛温解表、散寒利咽之法，药虽外行，气从中馁，必至病势缠绵。辛温解表、散寒止痛，常用荆芥、防风、羌活、生姜、白芷、细辛之类。宣肺利咽常用牛蒡子、桔梗、射干之类。温脾益气常用黄芪、党参、干姜、桂枝之类。若患者肾阳衰弱，要在当用剂内酌加熟附片、肉桂、仙茅、淫羊藿、巴戟天之类，温补肾阳、益火之源。经验证明，羌活、细辛、白芷、生姜散寒止痛，直达病所，确有良效，为治风寒喉痛的首选药物。〔来源：中医杂志　1996；（2）：120〕

五、小结与评述

（一）咽喉干痛，病在脾土：咽既为肺之门户，又为胃之入口，咽胃相关，故慢性咽喉炎，咽干痛不适与胃关系密切。濡润咽喉之法则不仅限于养阴一法，咽喉干痛，病在脾土，其辨证要点，既要整体辨证，又要着重局部辨证。或不以全身，虚弱，六脉皆弱为据，但见咽干不思饮，咽肿不红艳，就可用培土健脾治疗。或见喉痹干燥，但舌苔薄白，舌质淡红，边有齿印，脉细弱，乃脾气虚弱之证显然，脾虚津液不能运化上承濡养而咽喉干痛。这种脾虚咽喉痹而干痛，又称脾虚阴火咽喉痹痛。治宜健脾益气以降阴火利咽，可选用参苓白术散、四君子汤、补中益气汤加减。兼肝气不舒者，又宜疏肝和脾胃，降逆化痰，日久兼瘀，还当活血。温胆汤为祛痰和胃之良方，对以"痰气"为特征的咽干咽痛，有较好疗效，可随证选药与温胆汤配用。故治疗咽干咽痛不可以咽痛多热证，畏苏叶、荆芥辛温而过用寒凉，或以咽干多阴虚而误用过用阴柔之剂，均可致邪伏胶固，或更伤脾胃，终成沉疴。

（二）温阳治咽炎：慢性咽炎多阴虚，但也不乏阳虚。用温阳药治慢性咽炎确属不易，辨证主要抓住两个方面：一是病久过用寒凉药，损伤阳气，咽干痛不除，反而加重，以药测证，乃阳虚无从温养而咽干痛；二是局部辨证，咽不红，或咽肿而淡红苍白，再加上整体辨证，舌质淡，苔薄白，脉沉细弱。治宜温阳活血，不可滥用苦寒。

（三）化瘀愈咽干：血脉瘀滞，不能载精布津，"瘀能致燥"。对慢性咽炎咽干日久，诸法不效，宜活血化瘀，有化瘀愈咽干之效。

（四）风寒咽喉痛：风热咽喉痛多见，易辨识，而风寒咽喉痛虽较少见，但也非属偶见，且辨识较难。此类患者，自有风寒表证可辨，局部不红赤，舌淡苔白，并可用试诊之法。风寒咽喉痛与阳虚咽痛虽然有虚实之别，但前者也常素体阳虚。治宜散表寒利咽止痛，兼阳虚者，又当温阳散寒解表。

鼻炎、鼻塞

一、宁心活血治鼻塞

1. 鼻塞嗅觉丧失治心辨

陈国平治某患者，男，46岁。患者鼻塞不通，难以入寐，烦躁不安，嗅觉丧失两载余，头晕头痛。检查：双侧下鼻甲肥大，填满鼻窍，色呈暗红，状如桑椹，收缩欠佳，无脓涕。舌红有瘀紫，舌苔薄少，微黄而干，脉细涩。治以宁心活血。方拟安神补心丸合通窍活血汤之意：丹参、菖蒲、赤芍、桃仁、合欢皮、夜交藤各10g，珍珠母20g，五味子、川芎各5g，红花3g，大枣5枚。服20余剂后，鼻通寐安。《难经·四十难》云："心主嗅。"《素问·五脏别论篇》亦云："心肺有病，而鼻为之不利也。"可见心与鼻在生理和病理上有一定的关系。
〔来源：上海中医药杂志　1990；(9)：24〕

2. 鼻塞治心辨

干祖望经验，"鼻塞治心"主要针对"幻嗅症"及"肥大性鼻炎"，对于后者，则可采用活血化瘀方法，或用通窍活血汤，或用活络效灵丹。治某患者，女，43岁。鼻塞10余年，夏轻冬重，嗅觉日减，涕量不多。曾在某医院诊断为"慢性肥大性鼻炎"。作鼻甲部分切除术及冷冻术，均未根治。检查：鼻黏膜暗红，两中下鼻甲均肥大，表面凹凸不平，如桑椹样。舌有紫意，苔薄白，脉细涩。辨证论治，血络失畅，鼻甲留瘀，取化瘀法。处方：乳香3g，没药3g，当归尾10g，丹参6g，红花6g，桃仁10g，落得打10g，石菖蒲3g，白芷6g。此方连服20余剂，鼻塞大为减轻，守方续用10剂，诸恙告退。
〔来源：中医杂志　1985；(1)：15〕

二、升清降浊治鼻塞

1. 久病鼻塞，升清为顺治在肺脾辨

蔡福养经验，倘欲治疗慢性鼻病之主症——鼻塞，首先应明确鼻之窍性，即鼻为阳中之阳，属清阳之窍。故治疗上应顺其窍性，以升发清阳为主，使鼻窍得以温煦，阳气充和，寒凝得散，血脉通利而鼻窍豁然。欲使病者清阳升发于鼻，宜顺治理于肺脾。因鼻为肺窍，生理上肺和则鼻能知香臭，病理上肺气虚则鼻塞不利，宣肺以利鼻；脾主运化，升清阳以养鼻。治疗慢性鼻病之鼻塞，凡属气虚者，多用补土生金，以便补中升清阳，常以补中益气汤为主方。宜选配质轻气香，开窍达邪之品，如苍耳子、辛夷花、白芷、薄荷、藿香、细辛等。如鼻窍黏膜及下鼻甲苍白、水肿，鼻流清涕多者，常加制附子、桂枝、鹿角霜、茯苓以温化寒湿。若鼻黏膜及下鼻甲鲜红肿胀，鼻流浊涕量多者加桑白皮、地骨皮、黄芩以清泻肺中伏火。若头晕痛或胀痛甚者，加吴茱萸、白芷、细辛以散寒止痛。治某患者，女，28 岁。两鼻交替鼻塞流白黏涕历半年，服药不效，且近半年来常患感冒，鼻塞加重，头胀痛不适，体困乏力，懒于动作。刻诊：鼻塞声重，鼻涕白黏，嗅觉不灵，微咳，伴面色无华，容颜疲惫，乏力懒言。检查：两鼻腔黏膜充血、微红，下鼻甲肿大，鼻腔内有白黏分泌物，用 1% 麻黄素棉片后，肿大鼻甲略现回缩。舌淡胖，有齿痕，脉细无力。辨为肺脾气虚，清阳不升，鼻失温养之鼻塞。治宜补中益气、升阳开窍，补中益气汤合苍耳子散加减。处方：黄芪 20g，苍耳子、鹿角霜、白术、柴胡、白芷、升麻各 10g，吴茱萸、党参、辛夷花各 12g，细辛、炙甘草各 3g。日服 1 剂，水煎服。配以鼻炎灵滴鼻（自拟方）。服药 12 天，鼻塞好转，嗅觉正常，体力渐增，查鼻内黏膜及下鼻甲肿胀减轻，唯头胀依旧，上方中细辛加至 6g，又服 6 剂，诸症告愈。随访半年病未复发。〔来源：新中医　1992；(10)：2〕

2. 浊阴踞上，清窍不利耳鸣鼻塞辨

刘渡舟治某患者，男，60 岁。患头晕目眩，兼有耳鸣，鼻也发塞，嗅觉不佳，病有数载，屡治不效，颇以为苦。切其脉弦，视其舌则胖大无伦，苔则水滑而白。辨证：此证心下有饮，上冒清阳，是以头昏目眩；其耳鸣、鼻塞，则为浊阴居上，清窍不利所致。治法渗利水饮之邪。方药：泽泻24g，白术 10g，此方服 1 剂而有效，共服 5 剂，则头晕、目眩、耳鸣、鼻塞等症愈其大半，转用五苓散温阳行水而收全功。〔来源：中医杂志　1980；(9)：18〕

三、寒热错杂鼻渊

清上温下治鼻渊辨

许金元治某患者，男，38 岁。入冬以来感冒后，鼻塞加重，流黄浓涕，曾用青链霉素治疗 10 余天，疗效不显，又用清热解毒药 5 剂，不但症状不减，反而腹泻纳差，某医院诊断为左侧上颌窦炎。诊时呈慢性病容，精神不振，手足不温，时觉畏寒，说话有鼻音，时流浊涕，头晕而痛，午后较甚，舌淡苔黄腻，脉沉弱。此鼻渊，寒热错杂，上热下寒，宜清上温下，用四逆汤合苍耳子散加减：附子、干姜各15g，川芎、白芷各20g，细辛 6g，桔梗 15g，苍耳子 12g，薄荷 10g，连翘20g。连服 6 剂，症状消失，原方加薏苡仁 30g，赤芍 15g，4剂善后。X 线拍片右上颌窦脓液消失，随访半年，鼻腔通气良好。〔来源：江苏中医　1993；(1)：16〕

四、过敏性鼻炎辨治别论

1. 血府逐瘀汤治过敏性鼻炎辨

某患者，男，42 岁，鼻塞、鼻痒，打喷嚏，流清涕 5 年，晨起遇冷空气症状加重。近一年来鼻塞严重而持续。查鼻黏膜暗红色，双下甲肥大，鼻腔有少许清稀分泌物，舌暗红，脉弦细，方用血府逐瘀汤加味：当归、枳壳、川芎、桃仁、牛膝、柴胡各 10g，党参、白芍、生地各 15g，黄芪 20g，红花 9g，

甘草9g。服7剂症状减轻，继服15剂，症状完全消失，随访未见复发。〔来源：新中医　1991；(4)：45〕

2. 半夏泻心汤治过敏性鼻炎辨

日本学者大西和子认为，鼻炎患者一方面有心下痞，食欲不振；另一方面由于里虚或里寒引起下痢或便秘，其中心痞为过敏性鼻炎的主要病机。从患者的身体状态入手，如用半夏10g水煎服，1小时后鼻内黏性分泌物减少一半。因此，作者认为，以半夏泻心汤治疗过敏性鼻炎。里寒重时先用甘草干姜汤温其里，使气复后，再用半夏泻心汤，如服3~7日症状不见改善，方中再加芍药。〔来源：山东中医杂志　1992；(6)：64〕

3. 截敏汤治顽固性鼻鼽随证加味辨

干祖望运用截敏汤治顽固性鼻鼽：茜草、紫草、墨旱莲、稀莶草、防风、柴胡、徐长卿、地龙、乌梅，祛风脱敏，主治鼻鼽。适用于过敏症状为主的典型鼻鼽发作期而未见脏腑虚损，阴阳失调者。截敏汤合玉屏风散治卫虚鼻鼽。在此基础上加稆豆衣有固表作用，常谓"一味稆豆衣，胜过玉屏风散"之效。阳和汤合截敏汤治虚寒鼻鼽。另外，还与桂枝汤合用治营卫不和之鼻鼽，补中益气汤合截敏汤治中气不足之鼻鼽，还有少数属肺经郁热之鼻鼽合桑白皮、龙胆草、黄芩等。〔来源：新中医　1992；(11)：2〕

4. 散风化瘀治过敏性鼻炎辨

颜德馨治某患者，女，30岁，工人。过敏性鼻炎，病经6年，久病入络为瘀，脉细弦左涩，舌淡苔薄，巩膜瘀丝磊磊。拟散风化瘀：川芎30g，红花、桃仁、赤芍、当归、生地各9g，柴胡、白芷各6g，川贝母、僵蚕各9g，地龙6g。7剂。二诊：药后症情得减，舌苔薄腻，脉弦细，再以前法加味治之，上方加蝉蜕6g，7剂。三诊：散风化瘀顿使宿痰冰消。唯好景不长，复以感冒引动旧患，久病入络潜窍，非虫类不能搜剔，上方加全蝎1.5g，蜈蚣2条，羌活、蔓荆子各9g，7剂而安。〔来源：江西中医药　1989；(4)：4〕

5. 逍遥散加减治变态反应性鼻炎辨

董振华治徐某，男，32岁，职员。主诉发作性鼻塞流涕，鼻痒，打喷嚏1年。自今年5月持续发作，晨起尤甚。遇风冒冷则连续打喷嚏10个方罢，以致终日头昏脑涨，胸闷不畅，心烦易怒，手足心热，口干尿黄，大便干燥，夜间干咳。两月前变态反应科检查，鼻黏膜水肿、充血，有多量水样分泌物。经做尘土、花粉、多价霉菌（＋）、尘螨（＋）过敏试验，确诊为变态反应性鼻炎。曾口服鼻炎康、特非那定及组胺脱敏治疗不效。舌红苔黄，脉细弦。辨证属肝经郁热，风邪袭肺。治宜疏肝清热，祛风散寒。投逍遥散重用白芍30g，茯苓25g，再加龙胆草5g，白蒺藜10g，蔓荆子10g，辛夷10g，干姜5g，细辛3g，五味子10g。进7剂，鼻塞流涕、鼻痒、打喷嚏显著好转，烦热消失，头脑清晰，大便通畅。续服14剂，病遂告愈。守方稍事加减配制丸药常服，以资巩固。〔来源：中医杂志 1996；（11）：657〕

6. 用活血化瘀法治疗五官科病证辨

谭敬书经验，因微循环障碍引起的感音性或爆震性耳聋（内耳出血），于辨证施治的基础上选加丹参、川芎、葛根、水蛭、三棱、赤芍、桃仁、红花、归尾之类，常用补阳还五汤加减治疗。爆震性耳聋、耳源性眩晕从瘀血论治也获得良效。治疗慢性肥厚性鼻炎用通窍活血汤加减治疗取效，萎缩性鼻炎可于辨证方中加活血通络之品，可提高疗效。鼻衄多兼瘀血，瘀血不去，则新血不生，血难止，常选用大黄、田七、赤芍、丹皮、茜草、蒲黄等，结合局部止血法效佳。瘀血喉痹，常用会厌逐瘀汤、血府逐瘀汤、通窍活血汤。声带息肉、小结，除用上药外，还用桂枝茯苓丸加味而取效。〔来源：中医杂志 1993；（1）：56〕

五、鼻痒有属气血亏虚

补养气血治鼻痒辨

瘳仲颐治某患者，女，40岁。素体肥胖，病鼻衄不止，某医治疗年余，衄血止，而鼻痒不已，需以挖耳签抠之，每日二三次，抠出血痂方适。视前医处方，均用清热泻火之羚羊角、犀角，无一补养气血之品。《难经·四十八难》云："痒者为虚。"治宜补养气血。处方：当归12g，西党参15g，云茯苓10g，酸枣仁12g，炙甘草6g，白术10g，炙黄芪12g，远志6g，广木香6g，桂圆肉12g，生姜3片，大枣3枚。服上方3剂而鼻痒即止。〔来源：《湖南省老中医医案选·廖仲颐医案》〕

六、小结与评述

（一）宁心活血治鼻塞：肺开窍于鼻，鼻塞多从肺辨治，"心主嗅"，鼻塞，难于入寐，烦躁不安，嗅觉丧失，从心治疗，宜宁心活血。鼻塞治心，主要针对"幻觉症"及慢性肥厚性鼻炎。鼻塞日久也入络，均宜用活血化瘀之品，可选用安神补心丸合通窍活血汤。

（二）升清降浊治鼻塞：鼻之窍性，属清阳之窍。久病鼻塞，或浊阴居上，壅滞清窍而鼻塞。治宜升清为顺，治在肺脾，宣肺以利鼻，升清阳以养鼻，升清降浊以通鼻窍，随证配用温化寒湿，或清泻肺中伏火或散寒止痛之品。若心下有水饮，水饮上逆，壅闭清窍而鼻塞，治宜渗利水饮之邪，可随证选用泽泻汤、五苓散。

（三）清上温下治鼻渊：鼻渊多属风热、胆经郁热所致，多用苍耳子散加清热解毒之品，或用藿胆丸，但有久用之不效者。若素体阳虚，肢冷畏寒，脉沉弱之下寒；鼻渊流浊涕，头晕头痛，苔黄腻之上热，属上热下寒，寒热错杂之鼻渊。上热易辨识，下寒常被忽略。治宜清上温下，可选用苍耳子散合四逆汤、阳和汤加减。

（四）过敏性鼻炎辨治别论：过敏性鼻炎属中医之鼻鼽，多从气虚、阳虚论治，但有不效者，故辨治又当别论。脉络瘀阻，不通则鼻塞；血瘀也生风，故鼻痒；血瘀阻络，津液不循常道则外溢，故流清涕不止；局部暗红，舌暗，均示血瘀阻络。治当活血化瘀，可选用血府逐瘀汤、通窍活血汤。阳明胃经支络夹鼻而行，当心下胃中寒热错杂痞阻，或心下有水饮停滞，均可致鼻窍不利。治宜平调寒热开痞通鼻窍，温化水饮渗湿开鼻窍，可选用半夏泻心汤、泽泻汤、苓桂术甘汤。截敏汤有散风化瘀抗过敏之功，随证配伍治过敏性鼻炎有较好疗效。过敏性鼻炎属肝气郁结，气血不调者，又当用逍遥散疏肝调气血。

（五）"痒者为虚"辨治鼻痒："诸痛痒疮皆属于心"，鼻痒者多属心火，用清热泻火治之。若鼻痒不已，清泻无效，"痒者为虚"，气血不足生风而痒，治宜补养气血，血足风自灭，血行风自息，痒可止。

眼　病

一、从郁辨治眼病

1. 眼病多兼郁辨

张望之经验，眼病多兼郁，一为郁而致病，一为病而致郁。凡愤怒、忧伤、思虑，致肝气抑郁，脉络郁阻；或因气机不畅，郁而化热；或风寒之邪结聚于胞睑腠理而不得发越；或风热之邪客于目窍，气血壅滞，湿邪淫于风轮，滞留黑睛，病情缠绵而久治不愈，此皆内伤七情或外邪侵袭，邪郁而病目者。凡饮食不节，脾胃受损，水湿滞留，脾胃郁热；或劳役过度，气血爱损，目窍失荣；或因气弱不能鼓血运行，而血行不利；或房劳所伤，夺精于下，目窍失养，且常有虚火郁滞于上，兼有脉络闭塞之机……有虚有实，然虚证亦常兼气血、痰湿之郁。"一有佛郁，目病生焉"。治疗眼疾每重开郁。其用药大旨，不投燥热敛涩呆补之剂，多用苦辛凉润宣通之品以开郁。肉轮病以湿热郁滞为多见；血轮病以心经郁火，或兼风邪多见；气轮病，其居位高，各脏腑之火郁，皆能循经上冲于肺，郁滞于目；风轮病本在肝，肝病则血不冲和，气失条达，郁结则化肝火，肝经火盛，或兼受风热毒邪，上攻于目即生风轮诸证；水轮疾患，世人每以滋补肝肾之法应之，然张老认为，内障眼病多因久郁所生，必究肝肾无邪而大虚者，方可言补；倘正气虽虚而邪气有余，必先开郁驱邪，而后或攻补兼施，或气血双补，始无助邪害正之弊。〔来源：中医杂志1985；(12)：9〕

2. 三仁汤加减治右眼火疳辨

陈达夫治某患者，女，30 岁。7 日前突感右眼红赤疼痛，西医诊断为右眼结节性巩膜炎。自觉近日膝、踝关节困重，有游走性疼痛感，口淡乏味，食纳欠佳，胃脘痞闷，苔白腻，舌质淡，脉濡，双目视力 1.5，右眼外目眦与黑睛之际 9 点钟处有黄豆大小的暗红色隆起，周围有赤脉纵横，压之疼痛。血沉、抗"O"均正常。辨证太阴风湿，肺热郁滞，为右眼火疳。治宜祛风除湿，清肺活血通络，以三仁汤加减：制川乌6g（先煎），黄芩 10g，薏苡仁 30g，杏仁 10g，白术 10g，滑石 10g，厚朴 10g，通草 10g，红花 10g，桃仁 6g，威灵仙 10g，服 6 剂，局部白睛隆起样稍平，赤脉减少，胃脘痞闷，膝关节困痛减，纳差，又服 2 剂，诸症愈。〔来源：《中国现代名中医医案精华》二集 P. 1097〕

3. 千金苇茎汤合三仁汤加减治真睛破损辨

陈达夫治某患者，女，35 岁。右眼 3～9 点钟处角膜横形穿通伤，眼球玻璃体、晶状体、虹膜脱垂，视力仅有光感，不同意做右眼摘除术，做右眼角膜伤口缝合术，并切除脱垂虹膜、玻璃体，手术顺利，后用抗生素等治疗，病人自觉右眼疼痛难忍，羞明怕光，热泪如汤，用抗生素、激素治疗症状未减，右眼痛牵引右侧头痛，畏光，热泪频流，纳差，苔白腻，脉细。证属外伤后毒邪乘虚而入，热毒上壅，湿邪遏中，治宜清热解毒，宣中理气，佐活血化瘀，用千金苇茎汤合三仁汤：薏苡仁 30g，白豆蔻 10g，杏仁 10g，冬瓜仁 20g，苇茎 30g，桃仁 10g，红花 10g，当归 10g，川芎 10g，赤芍 10g，生地10g，公英 30g，白芷 10g。局部滴 1% 阿托品、0.3% 氯霉素眼药水、0.025% 地塞米松。服 14 剂，症状减。后去白芷，随证加味，调理治疗而愈。〔来源：《中国现代名中医医案精华》第二集 P. 1109〕

二、从虚寒辨治眼病

1. 厥阴目痛辨

陈达夫治某患者，女，33 岁。患者于 41 天前，左眼突然黑睛长白翳，初如针尖大小，很快扩大，疼痛目难睁，头部左侧掣痛……继而黄液上冲，视力仅存光感，曾先后服龙胆泻肝汤、犀角地黄汤、千金苇茎汤、托里排脓之品治之，并配合西医治疗，疗效不显。患者头顶闷胀疼痛，目痛不剧烈，流冷泪，畏寒肢冷；面色苍白，左眼视力光感，黑轮血丝满布而色淡红，风轮花翳灰白深陷，斜掩瞳神，面积约7mm×5mm，深陷约0.5mm。风轮夹层下方黄膜（前房积脓）1mm。脉细微，舌质淡红，苔薄白。属厥阴目痛，是由于厥阴里虚寒所致。拟通阳散寒，用白通汤（附片、生姜、葱白）治疗，服2剂，头痛减轻，其他症状同前，再加海螵蛸退翳。服4剂，脓已减少一半，气轮血丝大减，眼痛也减轻，已不怕冷，但流清涕，给予处方：附片、生姜、葱白、乌贼骨、桂枝（本应是吴茱萸温肝，但怕其太过，改用桂枝）、白芍。服4剂，眼痛更减轻，头已不痛，仅微昏，黄膜基本退尽，风轮花翳缩小，共用白通汤加味20剂后，症状基本消失。〔《著名中医学家的学术经验》P.231〕

2. 少阴厥阴内障辨

陈达夫治某患者，男，44岁。双眼突然视力减退，如在阳光下视物则头微昏，起病已5天，视力0.02，外眼、间质及眼底均未见异常，未作处理，曾服六味地黄丸加减治疗，服5剂无效。诊时舌脉无异常特殊，询问患者发病前一天午睡中梦遗，下午外出淋大雨，次晨起床后即感视觉模糊。乃肾脉空虚，外感寒邪，乘虚直中少阴，闭塞目中玄府。证属少阴厥阴内障目病。宜解表固里，方用麻黄附子细辛汤，服6剂，视力好转，头痛已解，改用桂枝加附子汤加减，服18剂，视力恢复至右1.0，左0.9，眼底除乳头颞侧颜色稍淡外，其余均恢复正常。〔《著名中医学家的学术经验》P.232〕

3. 麻黄附子细辛汤治暴盲辨

宋兴治某患者，女，38岁，教师。因双眼视力突然丧失10天就诊。自述10天前不慎落水，衣裤尽湿，归家后迅即更换清洗，拥被而卧，但始终寒凉浸骨，彻夜不暖，次日醒来，两眼昏黑，渺无所见，仅存光感，伴身痛恶寒，心甚骇异，即去医院专科检查，内、外眼及颅内均未见异常，西医给予观察治疗1周无效。其人面青神疲，唇黯舌胖苔白，全身仍强痛不适，两眼昏暗，不辨人物，仅有光感，且终日困顿欲寐，察六脉沉细如丝。辨证：寒中少阴。治则：温肾宣肺。方药：麻黄细辛附子汤。麻黄15g，辽细辛10g，附片30g。上方服1剂。汗微出，身痛减，光感增强。2剂尽，汗出较多，身痛已，两眼可辨人物。服至4剂尽，视力恢复，诸症痊愈。〔来源：中医杂志　1994；（8）：505〕

三、从脾虚辨治眼底病

1. 补中益气汤治眼底病辨

茅慧娟治某患者，女，65岁。夜盲已有20余年，近几年来视力下降更甚，并伴有行动困难，面无光泽，头晕耳鸣，纳呆乏力等症。舌质淡，脉细。检查：双视力0.1，加片无进步。双外眼（一），晶体皮质轻混，眼底可见视神经乳头蜡黄色，视网膜血管显著变细，周边部网膜有星状，骨细胞样色素沉着，整个眼底颜色秽浊，视野缩小。诊断为视网膜色素变性（高风内障）。中医辨证为脾肾两亏，治拟补益脾肾，以补中益气汤原方加熟地、山药、女贞子、菟丝子。服药2周，自觉头晕耳鸣好转。再继服原方加减两月，双眼视物较前明亮，检查视力双眼0.3。因服药不便，后改用补中益气丸合杞菊地黄丸，每日2次服用以巩固疗效。眼底病之由于脾胃虚弱者多见于视网膜退行性病变，如视网膜色素变性属元阳不足，阳衰不能抗阴，可选用补中益气汤，如伴有形寒肢冷等虚寒体征，当佐以温阳药，如同时有肾阴虚的体征，则又当佐以补肾阴药。视神经炎后期发生萎缩，如见脾虚之征，可选用补中益气汤，兼见阳虚者，佐以助阳药。〔来源：上海中医药杂志　1995；（12）：31〕

四、小结与评述

（一）眼病多兼郁："一有怫郁，目病生焉"，或气郁，或热郁，或寒结，或湿滞，或血瘀，或痰郁，即虚证亦常兼气血痰湿之郁。治疗宜注重开郁，不滥投燥热敛涩呆补之剂，多用苦辛凉润宣通之品以开郁，随证随病位选用不同之开郁宣通剂，苦寒不郁遏，凉润不闭滞，辛通不助热。如太阴风湿，肺热郁滞，发为火疳，治宜祛风除湿，清肺活血通络，用三仁汤加味。眼外伤真睛破损，毒邪乘虚而入，热毒上壅，湿邪遏中，治宜清热解毒，宣中理气，活血化瘀，用千金苇茎汤合三仁汤加减，均用开郁宣通取得满意疗效。

（二）眼病也不乏虚寒证：眼病多火证热证，辨识也较易，但眼病也不乏虚寒证，辨治较难，其辨证也主要是从局部辨证和整体辨证相结合，如局部目痛不剧烈，不畏光，流冷泪，局部血丝淡红，溃疡面深陷淡红或淡白等，全身虚寒症状明显。治宜温阳散寒，如为厥阴里虚寒所致厥阴目痛，可用白通汤通阳散寒。外感寒邪，乘虚直中少阴，闭塞目中玄府，属少阴厥阴内障目病，用麻黄附子细辛汤、桂枝加附子汤以温阳散寒。寒中少阴暴盲，用麻黄附子细辛汤温肾宣肺。

（三）眼底病也有属脾虚：脾主肌肉，肉轮病证常从脾辨治，而眼底病多从肝肾论治，但脾主诸窍，眼底病也不尽从肝肾论，亦有属脾虚，需从脾虚辨治，但辨证要准确，方不致误。眼底病由于脾虚者，多见于视网膜色素变性，伴脾虚症状，治宜补益脾气，可选用补中益气汤，并随症加减。

口　疮

一、温阳治口疮

1. 口疮属下元不足，脾阳不振辨

汤承祖治某患者，女，26岁。唇内及舌尖部发生口疮已3载，无分冬夏，数处如米粒大，白腐而浅表，三五日可自消，但又出现新起之处。说话、进食时痛均加剧，颇以为苦。内服、外用药迭治无效。便、纳均正常。现下唇内侧及舌尖处共有米粒大3处。口不干渴，脉细无力，舌苔薄。脉症合参，是下元不足，脾阳不振所致。虚阳浮越于上，伤心脾所主之处而成口疮。欲清上浮之阳，应先温下元，复予温阳养阴，引火归原，潜摄并举。方取：油肉桂3g，补骨脂12g以温肾阳；陈皮6g，茯苓12g，甘草5g以和中焦；玄参、麦冬、生地黄各12g以养阴；采灵磁石益肾而潜浮火。药服4剂，口疮痊愈数年未发。又治某患者，年54岁。唇内侧舌边尖部经常出现大如绿豆小如粟米不等3～5处口疮，腐白作痛，进食时尤甚。两颊内侧黏膜热辣感如抹上胡椒粉之难受，并不肿，其色较正常人颊黏膜为淡，食量尚可，大便经常5～6日解1次，燥结如颗粒状难排。口疮外用药，内服泻下通便药可取效于一时，不能根治。病程已达6年之久。脉沉细无力，68次/分。舌苔薄淡有齿痕，知非实证热证。一年四季两足不温，面部有时烘热伴头昏。此乃肾之真阳虚于下。肾主二便，大便之5～6日一行，乃系阴结而非阳结。肾阳虚于下，虚阳格于上，方取四逆汤加味：淡干姜5g，制附片10g，炙甘草5g，菟丝子12g，甜苁蓉12g，油肉桂4g，灵磁石30g（先煎）。为汤剂。日服1剂，持续服20剂，当服至第5剂时口疮减少，颊肌之热辣感即渐减轻，大便3日一行，服至10剂时口疮全消，颊肌热辣感消失，大便每日1次，服至20剂时，上述症状完全消失，并无反复，

3 年来一直安好。〔来源：中医杂志　1989；（3）：6〕

2. 脾肾阳虚口疮辨

蔡福养经验，脾肾阳虚口疮，溃烂面色白，周围不红肿，久而不愈，怕冷，四肢不温，喜热饮，舌淡苔白腻，脉沉弱。宜温补脾肾，散寒化湿。方用附子理中汤加减。溃烂久不溃者加苍术、茯苓健脾燥湿，收敛溃烂；大便溏泄，便次多者，加山药、扁豆和中化湿，健脾止泻；溃烂时轻时重，腰脊酸软，半身以下常有冷感，小便清长，加肉桂温补肾阳，以资化源。〔来源：中医杂志　1989；（3）：7〕

二、口疮从脾辨治别论

1. 口疮属脾阴虚辨

蔡福养经验，脾阴虚口疮，溃烂多发于唇龈上腭等处，伴有口黏不欲饮，小便时黄或大便初头硬，舌质红，苔黄腻，脉濡数等。治宜健脾益胃，化湿清热。方用甘露饮加减。着舌苔腻而厚者，加佩兰、茯苓醒脾化湿；倦怠乏力或自汗者，加太子参益气健脾。〔来源：中医杂志　1989；（3）：7〕

2. 口疮属脾失健运，湿浊内生辨

董德懋经验，口疮证非一端，有阴虚者，有火旺者，而以脾胃病变为多见。……脾失健运，湿浊内生，湿滞于中焦，清气不升，浊气不降，浸淫唇舌则口腔溃烂，湿浊黏腻不易速除，脾虚失运湿浊难化，故反复发作，难以根治。常见口腔溃烂多处，此起彼伏，溃疡面有黄白色膜片覆盖，周围黏膜色泽不甚红赤，舌体多涎，口中发黏，舌苔厚腻，脉滑。治疗用健脾利湿，芳香化浊法，常用七味白术散化裁：去人参、甘草，加佩兰、薏苡仁、荷梗、白扁豆之类渗湿化浊；纳呆食少者，酌加焦三曲、莱菔子健脾消食；呃逆嗳气者，每增旋覆花、代赭石降逆和胃；吞酸嘈杂及疮周红赤者，添用炒黄连，反佐少许吴茱萸清降郁火；大便燥结，加熟大黄、炒枳壳通便降气。〔来源：中医杂志　1989；（3）：5〕

3. 口疮迁延数年宣化畅中治愈辨

乔保钧治某患者，男，53 岁。口腔溃疡反复发作，日渐加重 15 年。每次发作溃疡多在 3 处以上，疼痛难忍，影响进食，多方治疗无明显疗效。诊时口腔溃疡，灼热疼痛，心烦，神疲乏力，面色萎黄，大便干。溃疡大者如黄豆，小者如米粒，边缘水肿，有红晕围绕。舌体肥大，舌苔灰白厚腻，脉沉濡无力。证属湿热内蕴，循经上蒸，脾失健运。宜宣化畅中，辛开苦降：杏仁、白豆蔻、槟榔、薏苡仁、半夏各 10g，山栀、川黄连、厚朴、吴茱萸、陈皮、桔梗、竹叶各 9g，生姜 3 片，云茯苓 15g。服 5 剂，溃疡愈合，疼痛心烦亦失，腻苔渐化 2/3。再进 5 剂，诸症消失，后用封髓丹巩固疗效。

三、小结与评述

（一）阳虚口疮：口疮多属阴虚、外感风热、里有郁热、湿热蕴结，治疗多用养阴清热、疏散风热、清解郁热、清化湿热，而阳虚口疮则宜温阳而不可执清热一法不变。阳虚口疮或由于脾气虚陷，脾阳不足，阴火上逆所致；或由于脾肾阳虚，下元不足，虚阳上浮所成。辨证宜从局部与整体着眼。局部口疮溃烂周围不红肿，久而不愈，面色淡白；全身见一派虚寒表现，即使有面部烘热感，或虚烦，或舌有麻辣感，均为阴火或虚阳上浮所致而非实火。治宜健脾温阳补肾，引火归原。可选用附子理中汤、四逆汤、芪附汤加减。若阳虚兼有邪热，寒热虚实夹杂之口疮，又宜温阳清热并用，可选用附子泻心汤加减。若阴阳两虚口疮，当温阳滋阴，可选用芪附汤合六味地黄汤加减。阳虚寒凝口疮又宜选用阳和汤加减。

（二）脾阴虚口疮：脾开窍于口。脾阴虚口疮有其特点：口疮多发生于唇龈上腭等处，口黏不欲饮，舌质红苔黄腻，脉濡数，可选用甘露饮加减。

（三）湿浊口疮：脾失健运，湿浊内生，湿滞中焦，清气不升，浊气不降，浸淫唇舌、口腔则溃烂；或湿浊郁而化热，湿热内蕴，循经上蒸而生口疮。表现为多处口疮，此起彼伏，溃疡面有黄白色膜覆盖，周围黏膜不甚红赤，舌体多涎，口中发黏，口疮灼热疼痛或无明显感觉，舌体多胖，舌苔厚腻。治宜健脾利湿化浊，可选用七味白术散。若属湿热内蕴，口疮迁延不愈，又当宣化畅中，辛开苦降，清化湿热，而不宜过用寒凉或养阴之品。

舌体肿痛

一、水湿中阻，寒热错杂舌体肿痛

生姜泻心汤治舌体肿痛辨

冕青松治某患者，男，35 岁。舌体肿痛 1 月余，上腹部胀满不适，纳食日减。诊时满面红赤，体质偏胖，其舌大于常人，边无齿痕，舌质鲜红，苔薄白，腹大如臌，叩之响如鼓音，用力按之始有疼痛，并可闻及内有汩汩之声，纳食不香，二便正常，脉沉细。证为脾胃不和，水湿中阻，寒热错杂。给予开结除痞，宣散水气，兼温阳利水。方用生姜泻心汤加味：生姜如鸡蛋大 1 块，干姜 10g，黄连 3g，黄芩 6g，党参 15g，炙甘草 10g，大枣 10 个，肉桂 6g，茯苓 10g，白术 10g。服 3 剂，腹胀消失，舌体肿痛减轻。又进 3 剂，症状消失，舌体大小正常。〔来源：中医杂志　1991；(6)：20〕

二、舌体肿痛不尽属实热

舌体肿痛属阴盛格阳辨

顾文忠治一患者，舌体烧灼样疼痛，如饮水、进食即疼痛加剧，曾服维生素、抗生素等，以及中药导赤散、黄连上清丸、知柏地黄丸清热泻火、凉血养阴治疗，越治越甚。诊见身体消瘦，精神萎靡，头面烘热，咽干口燥，试用冷水令其饮，但不欲饮，换热饮也不多，胃脘隐痛，大便溏泄，腰膝酸饮，全身乏力，四肢厥冷，小腿以下浮肿，按之如泥，舌质嫩红，舌面满布纵形裂纹，裂纹内有渗血，脉沉迟细，有关检查正常。此乃阳虚之体，误用寒药，阳气益衰，阴盛格阳。治宜峻补命火，破阴回阳。熟附片 30g（先煎 1 小时），党参 30g，桂枝 10g，干姜 10g，白术 20g，云茯苓 20g，木香 12g，川黄连 6g，炒九香虫 9g，炙甘草 10g，大枣 5g。连服 15 剂后患者舌

痛消失，诸症也除。〔中医杂志　1991；（5）：20〕

三、肝郁血瘀舌痛

舌痛属气滞血瘀、肝气郁结辨

　　姚西银治某患者，女，73 岁。患者 5 个月前因生气后，出现右侧舌边阵发性剧痛，多因饮食、说话等诱发，每日发作 10 余次，每次持续时间 10 分钟左右，曾在外院用中西药治疗无效。患者平素性急易怒，两胁疼痛，口干思饮，眠差，纳呆，大便秘结，面色无华，舌质暗紫，舌苔白而少津，脉细涩。证属气滞血瘀，肝气郁结。治以活血化瘀，疏肝理气，佐以清热散风。方选血府逐瘀汤合逍遥散加减。处方：桃仁 10g，红花 6g，当归 10g，赤芍 6g，生地 12g，川芎 6g，柴胡 6g，郁金、木香、黄芩、连翘、羌活各 10g，生大黄（后下）3g。水煎服，每日 1 剂。上方服 4 剂，舌痛次数减至 10 次左右，但疼痛程度及持续时间变化不显。口干渴，苔白少津，舌质暗红，脉细弱。上方去黄芩、连翘，加沙参 15g，麦冬 15g，延胡索 10g。舌痛次数继续减少，每次持续 4～5 分钟，口干明显好转，睡眠较前安稳，大便正常，面色萎黄，舌质淡，脉细。处方：太子参、生黄芪、葛根各 15g，白术、茯苓、炙甘草、白芍、当归、丹参、泽泻、延胡索各 10g，地龙 6g，白僵蚕、全蝎各 3g。上方服 7 剂后舌痛即止，随访半年未复发。〔来源：中医杂志　1989；（7）：35〕

四、小结与评述

　　舌体肿痛灼热不尽属心火：心开窍于舌，舌体肿痛灼热多属心火亢盛，但不尽属心火，也不尽属实证，不可不辨。

　　1. 水湿中阻，寒热错杂舌体肿痛：症见舌体肿痛，伴上腹部、胃脘胀满不适，或伴胃内有汩汩之振水声，纳差，舌质鲜红，苔薄白。治宜宣散水气，平调寒热，可选用生姜泻心汤加减。

　　2. 虚阳上浮舌体灼痛：阳虚之体，误用寒药，阳气虚衰，虚阳上浮，舌体烧灼样疼痛，但大便溏泻，腰膝酸软，四肢厥冷，舌质嫩红，脉沉迟细。上虽有热象，乃是假热，下寒才是病本。治宜峻补命火，破阴回阳，可选用附桂理中汤、四逆汤加减。

3. 肝气郁结血瘀舌边剧痛：肝主舌旁，肝郁血瘀，不通则舌边阵发性剧痛，伴易怒，两胁胀痛，舌质暗紫，脉细涩。治宜疏肝理气，活血化瘀，可选用逍遥散合血府逐瘀汤加减。

口舌瘙痒、麻木

一、口舌瘙痒、麻木不尽属热属实

1. 口舌瘙痒辨

孙田华等体会，舌部奇痒难忍，烦扰彻心，多发生在舌尖或舌前半部，望之无异常。"诸痛痒疮皆属于心"，故多责之于心。因外风挟内火循经而成，或心经热盛，脾蕴湿热，痰火上炎所致，或因瘀血阻络而成。主要有心肺郁热：舌前半部奇痒难忍，口干不欲饮，纳差，大便干燥，小便热赤而微痛，舌质红，苔黄腻，脉弦数，宜清心泻火、清利湿热，方用泻心汤合导赤散加减。阴虚火旺：舌痒难忍，不得卧，伴干咳，吐血，面色潮红，心烦少寐，舌红少津，脉细数，用黄连阿胶汤滋阴降火，或用六味地黄丸加防风。瘀血阻络：舌头奇痒难忍，伴咳嗽，喉痒，食减，有时泛恶，舌体有散在瘀斑，苔薄白，脉弦细，宜理气活血通络，方用血府逐瘀汤加减。若血虚生风则用四物汤养血祛风。若属风寒引起的，用荆芥、防风、羌活、细辛、甘草等疏散风寒。〔河南中医 1992；(4)：35〕

2. 口舌麻木辨

舌体麻木，如有虫行其上，搔之益甚，非痛非痒，轻则味觉迟钝，重则麻木不仁。虚损、痰瘀所致营养不能上荣于舌，有虚实之分。实证舌麻：肝旺实火或心火亢盛用龙胆泻肝汤、清气化痰丸。属瘀血所致用通窍活血汤，或桃核承气汤。痰湿阻窍选用黄连温胆汤、小陷胸汤加减。肝风内动用天麻钩藤饮。虚证舌麻：中气不足、气虚下陷用补中益气汤或黄芪建中汤；阴虚阳亢用三甲复脉汤或复脉汤加减，再以柏子养心丸调理。〔来源：河南中医 1992；(4)：36〕

二、口唇肿痒不尽属脾胃病

1. 从脾胃湿热论治唇痒辨

宋鹭冰治某患者，女，40岁。口唇奇痒难忍已半年，服扑尔敏及中药等未愈，唇红而干，口气臭秽，脘腹胀满，大便秘结，小便黄而短少，舌苔白腻，舌质红，脉濡数。脾胃湿热壅遏，浊气上泛。黄芩10g，川黄连6g，苍术10g，藿香10g，陈皮10g，厚朴6g，酒大黄6g，甘草3g。服2剂症状均减，大便已通，但口唇仍红，燥痒，灼热，舌苔白腻渐退，舌质红，少津，脉数，仿泻黄散加味以清热生津：焦栀10g，石斛18g，藿香10g，防风10g，玄参10g，玉竹10g，天花粉10g，薄荷10g。连服8剂后病愈。〔来源：《中国现代名中医医案精华》二集P.1136〕

2. 经期唇肿属冲任寒凝，瘀血内阻辨

田中峰治某患者，女，26岁，未婚，工人。1年来每月经来潮口唇青紫肿胀疼痛，甚则起泡，说话吃饭不便，延续2周后消退，下次经期又复发，近两月症状加重。月经周期正常，经血色紫黑量少或有血块，少腹冷而坠绞痛难忍，面色紫印，齿龈紫黑，舌紫暗，边有瘀斑，苔薄白，脉沉细而涩。证属冲任寒凝，瘀血内阻，治宜温经活血，逐瘀止痛。方用少腹逐瘀汤加减：干姜、没药、川芎、当归、蒲黄、五灵脂各15g，小茴香、赤芍、桃仁、肉桂、红花各12g，延胡索18g。日1剂，服3剂后，唇肿胀痒痛消失。原方又进4剂，月经来潮时经色变红，量增多，血块减少，少腹冷痛及唇肿痒痛消失，口唇齿龈及面部颜色已红润，经血调畅，追访2年诸症均未复发。〔来源：新中医 1992；（11）：24〕

三、小结与评述

（一）口舌麻木、瘙痒不尽属心火：心开窍于舌，"诸痛痒疮皆属于心"，但不限于心火亢盛或肝火旺，不尽属实属热，口舌麻木、瘙痒有虚有实。如瘀血阻滞、痰湿阻窍、肝风

内动也可致口舌麻木或瘙痒，多为实证；或中气不足，阴虚阳亢而致口舌麻木或瘙痒，为虚证。口舌麻木、瘙痒既可作为主症出现，也可作为兼症出现。

（二）口唇肿痒不尽属脾胃病：脾开窍于口，唇为脾所主。口唇肿痒，多为脾胃失调所致，如脾胃湿热壅遏，浊气上泛而致口唇肿痒，伴唇红而干，口气臭秽，脘腹胀满不适，大便秘结或溏滞不爽，尿黄短，苔白腻或黄腻，治宜清化降浊。但也不尽属脾胃失调才致口唇肿痒，如经期唇肿痒痛，因其仅发生在经期，故不可拘泥脾胃，又宜详辨冲任失调诸症。冲任寒凝血瘀而致经期口唇肿痒痛、起泡，伴经色黑，量少有血块，少腹冷痛等症，应求其本，治当温经活血逐瘀调冲任。

牙　痛

一、阴火牙痛

1. 脾虚体弱，火乘阳位牙痛辨

许荣正治某患者，男，45 岁。近日来因疲劳，感左侧面颊肿痛，局部色红发热，张口不利。西医诊断为牙周炎，经消炎治疗效果不显。伴纳呆乏力，口苦，视其面色萎黄，神倦，苔薄，舌质淡红有瘀，脉濡。处方：黄芪 12g，党参 12g，生石膏 10g，黄芩 6g，川黄连 3g，升柴各 6g，苍术 10g，薏苡仁 18g，甘草 3g，羌活 5g。服药 5 剂，诸症消失。〔来源：中医杂志　1990；(4)：28〕

2. 阴火牙痛辨

蒋洁尘治某患者，男，52 岁。素有肝胆疾患，1 年前出现白细胞减少，常在 $3 \times 10^9/L$，左右，血小板减少，常在 $8 \times 10^{10}/L$ 以内。因牙龈肿痛 1 周来门诊求治。其牙龈肿胀疼痛，刷牙时少量出血，并感头晕、视物模糊，口干喜饮，脉弦细，舌红苔薄白。治宜清胃益肾，佐以疏风平肝，用玉女煎加减。二诊：牙龈肿痛未见减轻，反增烧灼感，头昏目眩如前，脉舌无变化。原曾虑及患者病多气虚，故石膏小其量仅用 30g，今既无效，愈示寒凉太过，可能导致火热郁伏，乃除去清胃诸品，改用《证治准绳》加减地黄丸出入为治，着重育阴，佐以疏风。三诊：诸症如前，牙龈肿痛未见减轻，更增口角生疮。揣度之余，恍然有悟，必须改弦易张，乃从"阴火"议治。处方：党参 10g，白术 10g，茯苓 12g，甘草 6g，生熟地各 12g，泽泻 10g，丹皮 10g，山药 10g，肉桂 4.5g，细辛 1.5g，玄参 30g。6 剂。四诊：牙龈肿痛明显减轻，口疮已愈，继服 6 剂，以巩固疗效。〔来源：中医杂志　1983；(4)：21〕

二、小结与评述

阴火牙痛：脾开窍于口，牙龈属胃所主，肾主骨，齿为骨之余。牙痛多属胃火上炎，脾胃湿热，或外感风热，属实证为阳火，或阴虚火旺，治疗多以清泻祛风，或滋阴降火。但若脾虚体弱，脾胃气虚，阴火上逆而乘阳虚也致牙痛或牙龈肿痛，其辨证宜从局部与整体辨证相结合，力求辨识脾胃气虚诸症。阴火牙痛，可伴面颊肿，牙龈可淡红也可色红，甚则局部有发热感，乃为假热，而面色萎黄，神疲乏力，或大便溏薄，舌淡苔薄白，脉细弱等脾胃气虚诸症才是病本。另外以药测证，用清热泻火、消炎等治疗症状反加重，对辨证也有参考意义，治宜补益脾胃降阴火为主，兼以养阴清热。

疮疡肿毒

一、疮疡肿毒从痰火、痰饮、水湿、湿毒辨治

1. 顽固性发际疮从痰火互结，肺失肃降，毛窍失宣辨

某患者，男，50岁。素有咳痰之疾，近10年来，项后发际两侧，屡发疮疖，小如黍粒，大如桃李，红赤坚硬，痛痒不已，破敛不定，脓水黏稠，至夏更甚，曾用中西药治疗，只能暂缓几天。诊时正值夏初，头疮痛痒，气憋咳喘，痰咯不出，胁痛，饮食无味，便秘，尿黄而赤，脉弦滑，舌质苍黄，苔黄腻。痰火互结，肺失肃降，毛窍失宣，治以清热涤痰逐饮，方用十枣汤化裁：炒甘遂5g，芫花4g，商陆6g，白芥子8g，山萸肉8g，大枣10个。3剂后，便泻数次，胸宽咳畅，疮平脓少。再进3剂而愈。忌发物。随访1年，发际疮未发。〔来源：江西中医药 1983；（2）：53〕

2. 炎性肉芽肿从痰饮论治辨

彭景星治某患者，女，42岁。因右上肢瘫痪伴咳嗽，经某医院诊为"左额颞占位性病变——炎性肉芽肿"。右上肢肌力稍增强，但咳嗽增剧，复查胸片仍无异常。出院续用消炎等法治疗20余日，肌力仍然不见改善。竟至咳不停声，卧不着枕，溲随咳遗，衣裤常湿，唯服可待因可缓解2小时。患者形体丰满，素有背部寒冷病史，右上肢无力且麻木，头痛眩晕，胸闷短气，咳嗽不停，频吐白沫，或伴呕吐，脘痞纳少，大便可，小溲因遗而少，脉弦滑，舌淡苔白滑。考虑为饮邪郁遏，痰湿内阻，阻络动风。治宜温阳化饮，略参祛痰息风通络，予仲景苓桂术甘汤合半夏白术天麻汤加减：桂枝、白术、半夏、天麻、生姜各10g，茯苓30g，蛤粉20g，甘草、陈皮、石菖蒲各6g。每日1剂，水煎分3次温服。服药5剂，咳减呕平，并能安卧，余症亦减，药中病机，遂于上方加旋覆花（布包）、

厚朴各 10g，以增强行气化痰通络之力。续服 25 剂，肌力恢复正常，背部寒冷、眩晕、肢麻消失，舌上滑苔亦减，仅口干微咳少痰，此饮邪虽化，因常用温药，转见热痰之端倪。遂改用自拟宣气导痰汤，以清涤痰热。盖里湿素盛之人，阳气必虚，且时届长夏，阴雨连绵，恐邪饮复聚，遂将苓桂术甘汤用量减半参入，仍加蛤粉，使温清并行，痰饮兼治。药用：旋覆花（布包）、半夏各 10g，茯苓 15g，陈皮、石菖蒲、生姜、桂枝、白术各 6g，胆星、甘草各 3g，蛤粉 20g，竹沥 30ml（冲）。续服 15 剂，诸症皆愈。核磁共振复查，颅内未见异常。随访近 1 年，能坚持上班。临床讲求辨证，反对一见"炎症"便滥用泻火之品。本案虽为"炎性"病变，据病史及脉症，乃痰饮为患，施治不为"炎"字所惑，以温阳化饮与息风通络祛痰之剂，而疗效甚捷。〔来源：中医杂志　1995；（12）：722〕

3. 浸淫疮属脾阳不振，水湿内停辨

某患者，男，38 岁。3 年前两小腿起初两片湿疹，发痒渗水，久治不愈，范围愈见扩大，渐至全身。症见胃痛腹胀，纳食不思，大便常完谷不化，平时不敢进食生冷水果，胸腹背四肢可见成片红斑水疱，渗水糜烂，瘙痒无度，搔后结痂，脉缓滑，舌淡苔薄白腻。诊断：泛发性湿疹，浸淫疮。证属脾阳不振，水湿内停，走窜肌肤，浸淫成疮。宜温阳健脾，芳香化湿：苍术、陈皮、藿香、蛇床子、桂枝、猪苓、云茯苓、六一散。10 剂，症状减轻。后以原方加减服 40 余剂渐愈。4 年后随访一直未复发。〔来源：《菁菁园诊余随笔》P. 249〕

4. 时毒睾丸肿痛辨

余叔卿治某患者，男，31 岁。睾丸偏坠，发于时毒之后，肿痛难堪，当属外邪而非内因，高热羁留不解，大便 4 日未更，头痛呕吐。牛蒡子（炒，杵）9g，荆芥穗 6g，川黄连 2.4g，玄参 9g，金银花 9g，连翘 9g，生大黄 9g，丹皮 9g，白僵蚕（炒）9g，橘核 9g，焦山栀 9g。此证即流行性腮腺炎所引起之睾丸炎，不宗男子七疝皆属于肝之例。如大便秘者，此

方功效最胜。对湿毒所致睾丸肿痛的治疗，历代方书记载不多，用疏风清热、凉血散结之法而获良效。凡属下体炎症，皆可选用《金匮要略》大黄牡丹皮汤，盖丹皮能深入血分凉血活血，大黄则因势利导，消除热毒。本案睾丸偏坠并非疝气，故非治疝之法所能奏效。〔来源：中国医药学报 1994；（3）：33〕

二、小结与评述

疮疡肿毒多由热毒、火毒、湿热邪毒壅结，气血瘀阻而化毒化腐所致，而痰火痰毒、湿浊水饮是一些顽而不愈疮疡肿毒的重要病因，不可不辨。顽固性发际疮伴痰火见症，乃痰火互结，毛窍失宣所致，治宜清热涤痰饮，用逐饮峻剂十枣汤加味才能攻其顽疾，不仅清热解毒通剂无效，就是一般清化痰火轻剂也难建功。炎性肉芽肿伴痰饮见症，属痰饮郁遏，痰湿内留阻络动风，治宜温阳化饮为主，而不宜一见"炎症"就滥用苦寒泻火之品，以免更增痰饮之郁遏。浸淫疮病虽在皮肤，但病本却在脏腑，乃脾阳不振，水湿内停，泛于肌肤所致，治宜温阳健脾，芳香化湿。肝经络阴器，睾丸诸疾多从肝论治，而流行性腮腺炎所引起的睾丸炎肿痛，乃时疫之后，属外邪而非内因，感受外来之时毒壅滞睾丸，又宜从时毒辨治，不可拘泥肝经络阴器而置时毒于不顾。

关于拓宽知常达变求本临证
思路几个问题的总结

临证时，知常固需要，而达变更至要，即知常达变求本，这是临证思路的一个十分重要的问题。现结合本书所选医案就关于如何拓宽知常达变求本临证思路的几个问题作一总结，以抛砖引玉。

1. 先知常而后达变

要能达变，必须先知常，知常后，才可言"常中之变"、"同中求异"而达变。所以，要有较扎实的理论和临床功底，要勤于临床，善于总结，广涉猎，多撷菁，在此基础上才能"熟能生巧"、"巧则达变"，否则，只能是"弄巧成拙"，或"技穷无策"。头痛伴小便不利而屡用常法不效，刘渡舟经验辨为下焦水热互结上逆而冒犯清阳之位，故欲解其上，当利其下，用猪苓汤霍然取效。一顽固性呕吐遍用常法不效，郝万山善于抓副症与辨病机、求病本相结合，深究小便不利与呕吐之内在联系，辨为阴伤水热互结，水热邪气上逆犯胃所致，用猪苓汤，数剂而愈。一发热患者常法治疗久久不退，陈慎吾问知小便不利，胃脘胀满，舌苔白而水滑，属水饮内停，阳气内郁发热，用桂枝去桂加茯苓白术汤，不治热而治水，数剂热退而安。上案除主症外，均有小便不利的兼症或副症，一般不易辨析主症与小便不利的内在联系，故前医只能用常法治疗，当然少效，又不能因此而达变，这与功底欠扎实不无关系。

2. 精于辨证，探微求异而达变

要想达变，必须辨证，辨证以达变，而且只有精细的辨证，才能"同中求异"、"常中探微"而达变。李辅仁谓："辨证关键不在大同，而难在小异。"大同者，常也；小异者，变也。探微求异较难。故更需精于辨证。章真如治一暴发性失眠，辨析常中之微乃有气滞血瘀，神不守舍，用血府逐瘀汤加减治愈。一顽固性腹胀伴便秘，虽见一派热结症象，但同中求异有"虚坐努责，不口渴，所解之便细软，肛门内有物坠感"，实属清不升、浊不降之阴火腹胀便秘，用甘温益气降阴火法治愈。朱良春经验，证似阴虚作咳治之少效，但宿有两胁痛，且情志易于冲动，"同中之异"，乃病本在肝郁。路志正经验，一发热病人，气血亏虚之证显而易见，为其大同，而心烦易怒，肢背发麻且凉等气郁之小异隐而难明，乃属肝气郁结，阳郁不伸之发热。某患者心前区痛 14 年，历治不效，细察其常中之微乃有"小腹胀满尿次必多，腹宽心痛也随之缓"，抓住小便一症，辨为肾阳式微，水气逆上凌心，阻痹胸阳，用真武汤，2 剂犹罩影之效。所以，抓住精于辨证关键环节，"常中探微"、"同中求异"，见微知著，独处着眼，知常达变，常可柳暗花明。

3. 由"三因制宜"而达变

"三因制宜"是整体观念的重要体现，临床实践表明，不少常法治疗少效或一些疑难病证，在整体观念三因制宜理论指导启迪下，圆机活法达变而取效的。

审时以达变：知常达变更需因时制宜，常见同一病证，因发病时间不同而沿用常法不效，此时应辨析"时"对病证发生发展之影响而审时以达变，常可取得满意疗效。如遗尿多关乎肾，治疗多用补肾缩尿，而经前遗尿用常法不效，成玉明经验，因遗尿发生在经前之时，乃属肝郁化火，开合失司，用丹栀逍遥散加减治愈。心悸发生在暑热之季，应审暑热之季与心悸之内在联系，徐景藩经验，还当清解暑热以宁心。许多定时发病或加重的病证，常法难于取效时，如能分析时辰、日月、季节等对人体气血阴阳变化之影响以及与发病之内在联系，知常达变，常可取得意外的满意疗效。

观人以达变：由于人的性别、年龄、体质、性情、环境、习惯等不同，而对病证的发生发展有重要影响。同一病证常法不效时，若能"因人制宜"，观人以达变，往往可顿时悟出病因病机的关键所在。房定亚经验，一顽固性胸痛伴脊背部不适、失眠患者，就是从病人常睡席梦思床这一生活习惯中，精思善悟，悟出乃"过度安逸，久卧绵软，经脉不舒，气血不畅"观人以达变，而巧治顽固性胸痛。月经不调发生在乙肝病人，王忠民经验，因其还有邪毒蕴结，不可妄行温涩，调经仍不忘邪毒，其不同于一般情况下的月经不调。

察地以达变：地域环境、气候等对病证的发生发展同样有重要影响。同一病证常因地域不同而辨治有异。对一些久治不愈的病证，若能询问病人的地域变迁，"因地制宜"，察地以达变，常可取得意外之满意疗效。蒲辅周治一久治不愈的自汗病人，察知病人虽居住北方，但发病前去过多暑湿之南方数日，由此感受暑湿，病延至次年春，暑湿之邪仍未净，乃从湿热久羁，三焦失利论治而愈。

"三因制宜"与证合参而达变：由"三因制宜"而达变，是为了更准确地辨证求本。所以，不仅审时、观人、察地三者合参以达变，而且"三因制宜"还应与"证"合参以达变。张伯臾经验，虚人外感，有表虚营卫不和之象，虽为血家，又值夏令炎热，仍用桂枝汤加味，不拘泥血家，不受季节所限，只要脉症相符，便可对证用方。李振华经验，一高年心悸胸闷，口苦耳鸣者，常法易从肾阴不足、肝阳上亢论治，然舌苔黄腻，脉浮滑数，证属湿热内蕴，虽在高龄，仍作实治，不作虚论。

4. 四诊合参以达变

四诊各有其临床意义，但必须四诊合参方不致误，知常达变更需四诊合参，整体与局部合参，全面分析，剔伪存真，透过现象抓住本质，才能求真求本。如脉数主热为其常，而高辉远、张伯臾经验，心气虚心阳虚脉来亦数则为其变。黄腻苔主湿热，而黄水源经验，也可见于脾胃虚寒。李辅仁经验，肝郁脾虚，湿阻气滞也见黄腻苔。章叔赓经验，黄腻苔也见于气虚运化失司而致湿阻不化者。汪承柏治，39例肝炎黄腻苔，有7种不同证型，而从湿热论治者仅3例，有10例用温药取效。若细察这种舌苔，苔虽黄腻但浮浅不深固，不板滞，舌质淡胖而不红赤，与湿热实证黄腻苔有别。带下黄臭属湿热为其常，而刘长修经验，黄带痼疾从寒湿论治始愈，揣度其脉症，带下虽黄臭但质不稠反稀，尿不赤涩反清长，舌胖嫩，苔白腻，脉沉迟无力，四诊合参，辨其病本而达变。章次公经验，夜寐难安，口干唇碎，但舌淡白无华，脉沉无力，不能以热证而投寒凉，而用附片之类病愈。所以，必须四诊合参，不能"一症障目"，妨碍拓宽知常达变之临证思路。

5. 究病因特性而达变

病因乃致病因素，为辨证所求之本。有不少病证常法不效而变得疑难，原因之一就是病因错综复杂，隐匿疑惑。若能研究、掌握各种病因特性及其致病的双向性多向性，对启迪拓宽知常达变临证思路有重要意义。如湿胜则濡泄为其常，但湿阻气滞也便秘则为其变。湿郁可汗闭，伤湿成汗证。燥邪易伤津燥结为其常，但燥火下迫大肠也泄泻又为其变。热极生风、肝阳化风、血虚生风为其常，但气滞也生风，理气可息风；瘀血可生风，活血可息风；燥也生风，生津润燥可息风；阳虚可生风，温阳可息风，暖脾可御风；心火旺也生风惊风，清心可息风定惊。火性炎上，但也可下迫，大便失禁不属气虚，也可因肝气不舒肝火下迫所致。火热致病在外多为"热"的表现，但"热郁"、"火郁"可见肢冷而厥。伤食积滞腹痛腹胀、纳呆尚易辨识，但积滞发热、积滞咳嗽、积滞汗证、久痢久泻仍还有积滞则辨识较难。等等。

6. 不囿于西医病名而达变

辨证与辨病相结合，将辨证论治水平向前推进了一大步，但又不可为西医病名所惑，知常达变更不可囿于西医病名，而临证时却常常自觉或不自觉地拘泥西医病名或化验室等检查结果，束缚了知常达变的临证思路，如"炎症"不等于热证，"炎症"也不乏寒证、虚证。黄云经验，大叶性肺炎有从虚寒论治者。张发荣经验，大叶性肺炎，高热，但恶寒重，无汗，舌色不红，苔白脉浮紧，证属风寒表实证，用重剂麻桂取效。喻森山经验，肺部感染也有用桂枝汤加味者。李健经验，败血症高热属阳气虚衰而用四逆汤。张中立经验，前医为脓尿所惑而屡用清利解毒之剂无有疗效，不囿于西医病名，辨证达变属脾虚气陷，用参苓白术散加减治疗获效。高血压眩晕属肝火上炎、肝阳上亢者常有之，但也不乏镇潜无效，而不远辛温，用麻黄附子细辛汤、真武汤温阳见功者。再生障碍性贫血多属虚损，脾肾亏虚，一前医用大剂补益乏效之再障贫血，而董德懋不拘泥病名，辨证达变乃属湿困脾胃，用燥湿运脾取得显著效果。所以，临证时，要辨病，但重在辨证，这样才能更好地拓宽知常达变临证思路。

7. 不拘泥中医格言而达变

中医学在长期的发展过程中，总结积累了一些带有一般规律性的格言、警句，对指导临床辨证有一定的积极意义，但不可拘泥死守，而应辩证地对待。任何一条中医格言、警句所表达的内涵只是一般规律性的总结，不是全部，更不是"雷池"，所以，不可绝对化。许多临床实践表明，拘泥死守中医格言、警句是束缚知常达变临证思路的重要原因。如盗汗多阴虚，但不全属阴虚，气虚、阳虚、血瘀、湿热阻滞等均可致盗汗。自汗多气虚，但阴虚自汗、瘀血自汗、伤湿自汗、积滞自汗也常常可见。急病多实，久病多虚，但也有急病即虚，久病仍有邪实。赵绍琴经验，久汗久泻并非皆属虚。高辉远经验，长期发热仍属风寒闭肺。刘志明经验，长期发热不可忽视实证。五更泄多属脾肾阳虚，而鲜光亚经验，五脏六腑皆令五更泻等等。所以，对待中医格言、警句，既遵守一般规律，又不拘泥死守，该变则变，匠心独运。

8. 吸取新知，融会贯通而达变

中医学作为一门科学必须不断地吸取现代科学研究成果，为我所用，补己之短，以求发展，而不能孤芳自赏，固步自封。随着人们生活方式及心理的变化、环境生态的改变，以及药物的广泛使用等，使得疾病谱增宽和发生变化，而且也使得常见病的临床表现也变得更复杂多样，这就要求临证时更要不断吸取新知，融会贯通以拓宽知常达变的临证思路。顾丕荣经验，辨证仅按"望、问、闻、切"四法是不够的，当再添"查"，即西医的理化检查，只有查得细致，才可治得确切。尤其是对那些"无证可辨"，而只有某些理化检查异常，如仅"大三阳"患者的治疗，更须拓宽知常达变的临证思路。路志正经验，对复杂难辨的疑难病，单凭一组临床证候群来诊断，很难提出针对性较强的治疗方法，甚或如隔靴搔痒，不着实质。曾治一心脏病患者，多个医生按"胸痹"、"冠心病"论治，效果不显，经检查康氏试验阳性，用宽胸开结、化瘀解毒治疗月余而康复。说明单凭宏观辨证，不进行微观检查，很难切中病本。所以，临证时既不要为西医病名所惑而重在辨证，又要辨病与辨证相结合，宏观辨证与微观检查相结合，以提高临床疗效。吸取新知并通过临床实践的观察总结也是拓宽知常达变临证思路的又一重要方面。高辉远认为，临床上出现的一种由于长期运用西药，尤其是某些抗生素、激素等而致病态舌象，这种舌象，从外观上与过去舌诊书中描述的相似，但却与原辨证意义相悖，不能真正反映病变的本质。如服用激素可致舌质红，用某些抗生素可致舌苔增厚出现黄褐苔、黑毛苔等。此时，唯有以辨证为依据才能知常达变，提高临床水平。